U0219713

The Psychotherapy of Carl Rogers
Cases and Commentary

罗杰斯心理治疗

经典个案及专家点评

巴里·A. 法伯（Barry A. Farber）

［美］ 德博拉·C. 布林克（Debora C. Brink）　　　主编

帕特里西娅·M. 拉斯金（Patricia M. Raskin）

郑　钢　等　译

中国轻工业出版社

图书在版编目（CIP）数据

罗杰斯心理治疗：经典个案及专家点评／（美）法伯（Farber, B. A.）等主编；郑钢等译. —北京：中国轻工业出版社，2015.2（2025.2重印）

ISBN 978-7-5019-9978-1

Ⅰ. ①罗…　Ⅱ. ①法…　②郑…　Ⅲ. ①罗杰斯，C. R.（1902~1987）－精神疗法　Ⅳ. ①R749.055

中国版本图书馆CIP数据核字（2014）第241842号

版权声明

责任编辑：戴　婕　　　　责任终审：杜文勇

策划编辑：戴　婕　　　　责任校对：刘志颖　　　　责任监印：吴维斌

出版发行：中国轻工业出版社（北京鲁谷东街5号，邮编：100040）

印　　刷：三河市鑫金马印装有限公司

经　　销：各地新华书店

版　　次：2025年2月第1版第10次印刷

开　　本：710×1000　1/16　印张：28

字　　数：328千字

书　　号：ISBN 978-7-5019-9978-1　　定价：78.00元

读者热线：010-65181109

发行电话：010-85119832　　010-85119912

网　　址：http://www.chlip.com.cn　http://www.wqedu.com

电子信箱：1012305542@qq.com

版权所有　侵权必究

如发现图书残缺请拨打读者热线联系调换

250001Y2C110ZYW

出版者的话

　　自从2006年9月《罗杰斯心理治疗——经典个案及专家点评》第一次出版以来，它陪着我们走过了八个年头。在这八年中，它一直受到读者的广泛好评和赞誉。本书不仅有罗杰斯心理治疗过程的完整记录（许多经典个案为首次公开发表），还有其他心理治疗学派的专家们对这些个案的点评。本书将使新一代心理治疗师领悟到真正的罗杰斯治疗，以及这些治疗方法的重要意义，使罗杰斯的思想在心理治疗领域得到继承和发展。在此软精装版本中，我们对译文重新进行了校正，修改了错误疏漏之处，同时从阅读的舒适度考虑，对本版的排版重新进行了设计，希望本书能以更好的品质面对读者。

　　对于从事心理咨询或心理治疗的专业人士来说，本书是一本不可不读的经典之作。对于选修心理学的学生和接受心理咨询或心理治疗训练的学员来说，阅读本书就如同上了十堂临床心理治疗的观摩课。我们希望本书的软精装版本能更加得到广大读者的青睐。

万千心理
2014年12月

译　者　序

在现代心理学中，美国心理学家卡尔·罗杰斯（Carl Rogers）的名字是与人本主义心理学理论和以这一理论为基础的心理治疗方法——"来访者中心治疗"紧密联系在一起的。如果不了解罗杰斯所开创的"来访者中心治疗"的原则、方法和他的心理治疗实践，将无法真正了解人本主义心理学以及罗杰斯提出的人格发展理论，也将无法全面地了解现代心理学和心理治疗的发展。通过这本《罗杰斯心理治疗——经典个案及专家点评》，我们可以读到编者们从罗杰斯一生的临床实践中精选出的具有代表性的10例个案的详细文字记录，了解罗杰斯的理论观点和临床实践，看到罗杰斯本人和多位专家对实际治疗过程及其中问题的解释和评价，以及来自不同学派的心理治疗名家对这些个案的讨论和批评。

对于从事心理咨询或心理治疗的专业人员来说，这是一本不可不读的经典个案集。对于选修心理学的学生和接受心理咨询或心理治疗训练的学员来说，阅读这本书就如同去上10节临床心理治疗的观摩课。书中所展现的个案和专家点评可以使我们看到心理治疗的真实情况和"来访者中心治疗"原则的实际应用过程，感受到罗杰斯对复杂的人类心理活动的本质和规律的探索深度。对心理学感兴趣的一般读者也可以通过阅读这本书了解心理咨询或心理治疗到底是怎么回事，它们并不神秘，而是非常重要、复杂、细致和艰苦的帮助人的工作。

本书中的10例个案是按其发生的时间顺序排列的。罗杰斯在1942年出版的专著《咨询与心理治疗》中，第一次对非指导性心理治疗理论进行了系统阐述（Rogers, 1942），那时，学术界和社会上不乏对这种理论和治疗方法的批判与讥讽之声。本书中的第一例个案是"洛蕾塔个案"，记录了罗杰斯于1958年使用这

种疗法对精神病患者进行治疗的过程。当时，罗杰斯疗法已在心理治疗领域得
到广泛的认可，他的著作甚至被美国临床心理学的研究生们视为必读的"圣经"。
最后一例"马克个案"记录的则是罗杰斯于1982年在南非所做的一次观摩性面询，
离他1987年去世仅相隔5年。那时，罗杰斯八旬高龄，被视为学界泰斗，但他已
脱离实际临床工作多年，把许多精力投入到促进民主、种族平等和世界和平的
社会活动中。纵览全书，读者将感受到罗杰斯一生中对其科学理论、人生信念
和价值观的忠诚，看到其治疗技术在40年间的不断成熟、发展和变化的过程。

　　本书的主要目的就是要系统地介绍罗杰斯所创立的"来访者中心治疗"的理
论及其亲身实践。对于不甚了解罗杰斯理论的读者，见到本书一些章节中交替
出现"非指导性治疗"、"来访者中心治疗"和"以人为中心治疗"等术语，可能
会感到困惑。实际上，这三个术语是同义的，均指"罗杰斯治疗"。那么，为什么
会有不同的称谓呢？

　　最初，罗杰斯把这种心理治疗方法称为非指导性治疗（nondirective therapy），
强调治疗师不对病人进行任何指导，以区别于其他心理疗法（如精神分析疗法、
行为疗法、存在主义疗法、格式塔疗法和认知疗法等）中治疗师对病人的指导。
但是，如果治疗师不进行指导，不直接为病人解释或回答问题，又怎能帮助他们
走出心理障碍的困境呢？罗杰斯理论中有一个基本观点，就是"自我成长"。他相
信，人具有一种保护自己心理健康和寻求恢复健康的自然驱力。罗杰斯曾写道：

　　　　我记得那是在我童年的时候，我家地下室有一个冬季储存土豆的大箱子，放
　　在小窗户下面几英尺的地方。那种条件对于土豆上生出的芽是很不利的。但那些
　　苍白的芽却努力地向着窗户有光的地方窜，一直长到两三英尺。土豆芽的生长方
　　式是奇怪和徒劳的，而那是其趋光性本能的拼死表现……在面对那些生活已经相
　　当扭曲的来访者时，在面对那些在州立医院精神科接受治疗的男人和女人时，我
　　常常想起那些土豆芽……那是我们理解这些人的线索，他们在努力，以他们认为
　　自己仅有的办法去求得生长和改变。在健康者看来，那样做似乎是奇怪和徒劳的，
　　但对于他们，则是为了使自己成为正常人而付出的拼死努力。这种潜在的结构性
　　倾向是以人为中心治疗的一个基理。（Rogers, 1980; 参见 Coon, 2004）

　　罗杰斯认为，如果一个人在心理方面出现了"破损"，治疗师是不可能为其
"修复"的；治疗师的任务不应该是主观地指导或干预来访者，而是要营造一种

有利于来访者自己"生长和改变"的氛围或环境，使他们得以充分发挥内因的作用，积极寻找机会去解决自己的问题。

在心理治疗中，治疗对象往往被习惯地称为患者或病人。1942年，罗杰斯提出了在非指导性治疗中使用"来访者"（client）这一新概念来代替"患者"（patient）的重要性（Rogers, 1942）。他认为，治疗师不能把前来寻求心理咨询或心理治疗的人一概视为患者，因为他们中许多人是健康的，不是病人，只不过遇到了一些心理问题。在英文中，client指寻求专业咨询或商业性服务的委托人、咨询者、服务对象或顾客。心理咨询师或心理治疗师应把前来寻求帮助的人称为"来访者"，即咨询者或治疗对象，而不是患者。这不只是称呼的改变，而是一种观念上的变化。因为对于一个重病缠身、感到自己希望渺茫的病人来说，医生是专家、是救星，患者该吃什么药，是否需要做手术，一切都要听命于医生，而这种性质的医患关系是不可能平等的。在罗杰斯治疗中，咨询师或治疗师与咨询者或治疗对象之间的关系必须是平等的，那样，咨询师或治疗师才可能真正尊重、理解和关注咨询者或治疗对象，在咨询或治疗过程中耐心倾听他们诉说，时刻跟随着他们，支持他们自己向前走，陪伴他们最终达到恢复心理健康的目的。这一点也充分体现了人本主义心理学认为人具有自己选择的能力的基本观点。在汉语翻译中，过去曾把client-centered therapy译为"患者中心治疗"，是不确切的。后来，client被高明地译为"来访者"，在意思上很到位。

"以人为中心治疗"（person-centered therapy）的术语是从20世纪80年代开始使用的，国内一些出版物中也译为"个人中心治疗"。罗杰斯曾解释说，使用"以人为中心"这一新术语的主要原因是：目前临床心理学的发展已经大大超出了心理咨询和心理健康领域，大量的工作是为各种不同需要的人进行咨询，而其中大部分人并不认为自己是有心理问题的咨询者或治疗对象，所以治疗师们应使用person（"来人"或"来者"）称呼前来咨询的人（Rogers, 1979; Levant & Shlien, 1984），其实也就是"来访者"的意思。

"来访者中心治疗"里的"中心"（centered）指的又是什么呢？罗杰斯强调，在心理治疗过程中，治疗师或咨询师要毫无保留地接受来访者，要给予来访者无条件的积极关注，完全接受来访者的是非标准和价值判断，因为这是使来访者达到自我接受的最为重要的第一步；在谈话的过程中，每一个阶段讨论什么问题应由来访者决定，而不是由治疗师决定；治疗师要设法达到与来访者共情，要能够体验到来访者的感受，进行回应；治疗师要做到真诚和坦率，要放下专家架子，不要做主观的解释，也不要提出解决办法或建议。因此，"来访者中心"的意思是指治疗师要在治疗过程中以来访者为中心，随时把关注点集中在来访者方面，要根据来访者关心的问题、谈话的内容、思考的方向以及进展的节奏和速度来决定治疗师本人的反应方式。如果一个治疗师以专家自居，试图通过自己的解释、建议和指导去控制来访者，那就变成了"治疗师中心治疗"。

在罗杰斯的理论和治疗方法中，有许多具有特殊定义的术语，如共情（empathy）、回应（reflect）、一致性（congruence）、不一致性（incongruence）、自我形象（self-image）、自我肯定（self-regard）、理想自我（ideal self）和真实自我（true self）等，目前国内还没有统一的译法。如在其他书籍中，reflect 有时也译为"重述"，congruence 和 incongruence 指自我形象、理想自我与真实自我之间的"一致性"和"不一致性"，有时也译为"相符"和"不相符"。这些都有待今后选择最佳的译法，逐渐使之统一。

本书中一些点评文章的词句和术语看似普通，但不了解罗杰斯理论中那些基本概念的读者可能会感到似懂非懂，有碍他们深入领会书中精深的内容。由于这本书主要是针对从事心理咨询或心理治疗的专业人士的，对一些基本概念没有再做系统的解释。对于非专业的读者来说，如果能够参阅一些心理学导论或心理学入门之类的书籍，对于人本主义心理学和罗杰斯的"自我"人格发展理论中的基本概念有了一定了解，再读此书当有更多收益。

值得特别提出的是本书在内容选编上的独到之处，即在每例个案之后都加有来自不同学派专家的点评，其中既有肯定和解释，也有建议和批评，读者可从中了解不同学派的理论观点以及对心理治疗效果的分析和研究方法。本书的编者们都是著名的临床心理学教授和使用来访者中心疗法的心理治疗师。本书的正式出版虽然是在罗杰斯去世之后，但最初的策划和准备得到了他本人的赞同和实际支持。今天的心理学界已无传统意义上的门派之分，临床心理工作者们也都接受过不同治疗方法的综合训练，在理论上博采众长。然而在学术界，把别人的批评作为展示自己工作的一部分，真实、完整地公之于众，并不是人人都能做到的。但对于那些真正在追求真理的人来说，这一点非常重要。罗杰斯就是这种追求真理的人。我们在书中看到的罗杰斯是一个伟大而平凡的前辈，而不是一个头顶光环、无可挑剔的圣人。他坚信自己的理论和无指导的原则，但在实际工作中有时也会"违规"；他在治疗中的耐心和对各种技术游刃有余的运用令人叹服，但有时似乎也达不到任何效果。这就使我们不仅看到这种疗法成功的一面，同时也看到其有问题的一面，使新一代的专业工作者知道如何汲取罗杰斯理论思想中的营养，在临床实践中学习和运用这种疗法的长处。

和我一起完成本书翻译工作的有清华大学的刘丹、中国人民大学的孙凯跃和盘锦职业技术学院的刘刚。译文中的错误和不妥之处望读者斧正。

郑　钢

中国科学院心理研究所

2006 年 7 月于北京

参考文献

Coon, D. (2004). 《心理学导论》（第 9 版中译本），郑钢等译。中国轻工业出版社。

Levant, R. F., & Shlien, J. M. (Eds.). (1984). *Client-centered therapy and the person-centered approach: New directions in theory, research and practice*. New York: Praeger.

Rogers, C. R. (1942). *Counseling and psychotherapy*. Boston: Houghton Mifflin.

Rogers, C. R. (1979). The foundations of the person-centered approach. *Education*, 100, 98-107.

Rogers, C. R. (1980). *A way of being*. Boston: Houghton Mifflin.

作者介绍

M. V-B. 博温，博士（Maria Villas-Boas Bowen，Ph.D.），已故。Center for Studies of the Person，La Jolla，California，美国。序、第 4 章的作者。

J. D. 博查斯，博士（Jerold D. Bozarth，Ph.D.），Department of Counseling，University of Georgia，Athens，Georgia，美国。第 7 章的点评作者。

D. C. 布林克，博士（Debora C. Brink，Ph.D.），已退休。School of Education，City College of the City University of New York，New York，美国。第 1 章和第一部分简介的作者、第 9 章的谈话资料整编者。

B. T. 布罗迪利，博士（Barbara Temaner Brodley，Ph.D.），Illinois School of Professional Psychology，Chicago Counseling and Psychotherapy Research Center；同时为私人开业心理医生，Chicago，Illinois，美国。第 9 章的点评作者。

D. J. 凯恩，博士（David J. Cain，Ph.D.，A.B.P.P.），Graduate Program in Psychology，Chapman University，San Diego，California，美国。第 8 章的点评作者。

R. E. 丁曼，教育学博士（Robert E. Dingman，Ed.D.），私人开业心理医生，Burlington，Vermont，美国。第 6 章的点评作者。

B. A. 法伯，博士（Barry A. Farber，Ph.D.），Department of Counseling and Clinical Psychology，Teachers College，Columbia University，New York，美国。前言和第 1 章的作者。

J. D. 盖勒，博士（Jesse D. Geller，Ph.D.），Department of Psychology，Yale

University，New Haven，Connecticut，美国。第 6 章的点评作者。

M. R. 戈德弗里德，博士（Marvin R. Goldfried，Ph.D.），Department of Psychology，State University of New York at Stony Brook，Stony Brook，New York，美国。第 10 章的点评作者。

E. 古尔德，硕士（Edith Gould，M.S.，C.S.W.），Psychoanalytic Institute，Postgraduate Center for Mental Health，New York，美国。第 6 章的点评作者。

L. S. 格林伯格，博士（Leslie S. Greenberg，Ph.D.），Department of Psychology，York University，North York，Ontario，加拿大。第 7 章的点评作者。

A. M. 海斯，博士（Adele M. Hayes，Ph.D.），Department of Psychology，University of Miami，Coral Gables，Florida，美国。第 10 章的点评作者。

S. E. 梅纳海姆，博士（Samuel E. Menahem，Ph.D.），Center for Psychotherapy and Spirituality，Fort Lee，New Jersey，美国。第 9 章的点评作者。

P. 纳狄罗，博士（Peggy Natiello，Ph.D.），私人开业心理医生，Sedona，Arizona，美国。第 5 章的点评作者。

M. 奥哈拉，博士（Maureen O'ara，Ph.D.），Center for Studies of the Person，La Jolla，California，美国。第 8 章的点评作者。

N. J. 拉斯金，博士（Nathaniel J. Raskin，Ph.D.），Division of Psychology，Northwestern University Medical School，Chicago，Illinois，美国。第 2 章的点评作者。

P. M. 拉斯金，博士（Patricia M. Raskin，Ph.D.），Department of Counseling and Clinical Psychology，Teachers College，Columbia University，New York，美国。第二部分简介的作者。

D. 罗森茨威格，硕士（Debra Rosenzweig，M.S.），Department of Counseling and Clinical Psychology，Teachers College，Columbia University，New York，美国。第 3 章、第 9 章谈话资料的整编者。

J. 西曼，博士（Julius Seeman，Ph.D.），Department of Psychology，Peabody College of Vanderbilt University，Nashville，Tennessee，美国。第 10 章的点评作者。

F. 齐默林，博士（Fred Zimring，Ph.D.），Department of Psychology，Case Western Reserve University，Cleveland，Ohio，美国。第 3 章的点评作者。

序

　　卡尔·罗杰斯的著作内容丰富，涉及面很广。他于1939年出版了自己的第一本著作，直到1987年去世，这期间，他的思想一直在变化和发展着。多年来，罗杰斯的学说始终没有离开"关系"这一主线，他不断完善"关系"概念的含义，同时也不断扩大其应用的范围。最初，罗杰斯感兴趣的是心理治疗中治疗师与来访者的一对一关系。后来，他把自己的理念应用到小团体治疗中。随后，又扩展到参加者更多的团体治疗中。在他的著作中，有许多关于教育环境中和生活伴侣之间"关系"问题的论述，并把这一学说应用到对重大社会问题的讨论中，例如，如何解决种族矛盾和国际冲突。在罗杰斯生命的最后10年中，他应邀到欧洲和拉丁美洲的一些国家开展工作，他也去过日本、南非和前苏联等国家，影响遍及世界各地。临终前，罗杰斯依然把全部精力投入到促进世界和平的事业中。

　　过去，心理治疗过程是保密的，我们无从知道中间到底发生了什么，只能事后听治疗师做一点解释。罗杰斯是个勇气非凡的人，他打破了这种禁忌，允许对自己的治疗过程进行录音和录像，并允许公开发表那些治疗过程的文字记录稿，大胆地把自己置于同行和批评者的审视之下。这样，罗杰斯也为我们讲授心理治疗课程提供了一套非常有价值的个案和方法。

　　本书中不仅介绍罗杰斯的心理治疗个案，而且邀请其他心理治疗专家点评和分析这些个案，使人们能够更好地了解为什么罗杰斯的治疗工作会那么有效，那么成功。每一位专家都有自己的观点，他们的偏好不同，使用的理论框架也不同，因此，他们对罗杰斯工作的评论将是百花齐放式的。然而，当专家只针对一例个案进行评价和分析时，有时就可能会忽略罗杰斯治疗工作的整体性。这里的风险在于，一个部分从整体背景中分离出来之后，可能被赋予与原意不同的含义。同时，每个人都会有自己的观点或主观看法，因此，点评者可能选取个案中符合自己观点的内容，只谈一点，不及其余。因此，我们应抱着博采众长的态度阅读这些个案和点评，了解不同专家的意见、判断、理解和观点，从他们丰富的思想中得出自己的见解和结论，而不是专注于某位权威的一家之言。

对于研究心理治疗的人来说，阅读罗杰斯与来访者谈话的文字记录稿是有一定价值的。但是，我们也要意识到，文字记录稿并不能反映心理治疗师工作中一些关键的要素。例如，在那些谈话录音记录稿中，我们无法看到罗杰斯那种难以置信的个人魅力，无法看到他如何通过眼神、体态和声调来传达自己的意图，而这些方面无疑是罗杰斯心理治疗的核心部分。在更多的情景中，真正影响治疗效果的因素并不是他说了什么或做了什么，而是当时他说话的方式，以及与来访者相处的方式。

本书所选取的个案展示了罗杰斯在不同情景下的工作状况。其中有些是连续治疗过程中的一部分，如布朗个案，罗杰斯每周为他作两次面询，一共持续了11个月；也有的个案是演示性的，主要目的是为了保留录像资料或在治疗师培训班上示范教学之用，有些会谈仅仅进行了半个小时。人们可能要问：这样短暂的面询是否真能反映出罗杰斯的风格？这样的面询是否真能对来访者有所帮助？1942年，罗杰斯在《心理咨询与治疗》（*Counseling and Psychotherapy*）一书中首次阐述了他的心理治疗学说。他在书中写到，即便治疗时间非常短，也一定能使来访者得到某种帮助，因为"我们可以让来访者自由地表达他们的问题和感受，使他们在回家时对自己所面对的问题有一个更清楚的认识"（Rogers，1942）。我们会在罗杰斯心理治疗的个案中清楚地看到这种效果。

这些个案的时间跨度很大，其中有几个是罗杰斯在20世纪四五十年代的工作，如布朗个案和迪尔顿个案。需要说明的是，罗杰斯从20世纪60年代到70年代中期一直全力以赴地投身团体治疗工作，几乎没有时间进行个别面询治疗。1976年，在俄勒冈州举办了一个培训班，题为"以人为本的心理治疗"。在此期间，学员们请求罗杰斯做一次示范性面询。于是，罗杰斯与西尔维亚进行了面询。此后，罗杰斯开始系统地为培训工作准备用于教学演示的个案。他挑选来访者时总是非常谨慎，首先，他要知道以后是否会有其他治疗师继续为这位来访者提供帮助，然后，他才会决定是否为这位来访者作观摩性的面询。1963年，罗杰斯搬到了加利福尼亚州，从此便没有他进行长期心理治疗的任何记录了。现在能找到的1963年之后的资料，大部分是现场观摩性面询的记录资料。遗憾的是，我们对罗杰斯在他最后20年中所做的长期心理治疗几乎一无所知。我们知道，治疗师为来访者作第一次面询时的情景，与他们后来建立了彼此信任关系后的面询情景是不同的，因此，我们无法判断罗杰斯的这些演示性面询能够在多大程度上展现出真正的"罗杰斯疗法"。

本书中收集了持不同观点的专家对罗杰斯治疗的各种评论，其中既有赞同者也有批判者，但这些学术性讨论都不是在给罗杰斯的工作下定论。不同的评论和批评将有助于启发读者更多的思考。希望这本书能够给读者提供思想营养，能够激励治疗师和世界上所有的人为他人的幸福做出自己的奉献——这将是我们对罗杰斯最好的纪念。

M. V–B. 博温

参考文献

Rogers, C. R. (1942). *Counseling and psychotherapy.* Boston: Houghton Mifflin.

目　录

前　言 ……………………………………………………………… 1

　　说明 ……………………………………………………………… 13

第 1 章　罗杰斯临床治疗中的基本概念 …………………… 17

　　情感回应 ………………………………………………………… 17

　　营造相互适应氛围 ……………………………………………… 18

　　明确表达关注 …………………………………………………… 18

　　理解核查 ………………………………………………………… 19

　　复述 ……………………………………………………………… 19

　　表示理解 ………………………………………………………… 21

　　消除疑虑 ………………………………………………………… 21

　　解释 ……………………………………………………………… 23

　　正视问题 ………………………………………………………… 24

　　直接提问 ………………………………………………………… 24

　　根据求助问题提出反问 ………………………………………… 25

　　保持沉默和打破沉默 …………………………………………… 25

　　自我暴露 ………………………………………………………… 25

　　接受更正 ………………………………………………………… 26

第一部分 人本主义学派治疗师对罗杰斯五例面询个案的点评／29

简 介 ··31

  洛蕾塔个案 ··33

  格洛利亚个案 ··34

  吉尔个案 ··36

  玛丽个案 ··37

  路易丝个案 ··38

第2章 **洛蕾塔个案**（1958）·······························41

  面谈记录 ··41

  对洛蕾塔个案的点评 来访者中心疗法在精神病患者治疗中的

  应用 ··53

  背景 ··53

  洛蕾塔个案的重要意义 ······································54

  对罗杰斯治疗方式的分析 ····································62

第3章 **格洛利亚个案**（1964）···························67

  罗杰斯和格洛利亚的谈话概要 ································67

  对格洛利亚个案的点评 "来访者中心"治疗中的必要条件 ·········77

  对面询过程的分析 ··78

  对罗杰斯治疗方法和效果的进一步分析 ························83

第4章 **吉尔个案**（1983）·······························87

  罗杰斯和吉尔的谈话记录 ····································87

  对吉尔个案的点评 "非指导性咨询"的来源与实践 ··············97

第 5 章　玛丽个案（1986）和路易丝个案（1986）·················109

　　罗杰斯和玛丽的谈话记录·····································109

　　罗杰斯和路易丝的谈话记录···································125

　　对玛丽个案和路易丝个案的点评　来访者自我决定的重要性···139

　　　　背　景···141

　　　　总　结···151

第二部分　不同学派治疗师对罗杰斯五例面询个案的点评／155

简　介···157

　　蒂尔登个案··159

　　布朗个案··161

　　西尔维亚个案··162

　　"愤怒与受伤害"个案··164

　　马克个案··166

第 6 章　蒂尔登个案（1946）··································169

　　谈话记录稿··169

　　第 1 次面询···170

　　第 2 次面询小结···182

　　第 3 次面询···183

　　第 3 次面询与第 4 次面询之间的情况·······················196

　　第 4 次面询小结···197

　　第 5 次面询···198

　　第 6 次面询小结···203

　　第 7 次面询摘要···204

　　第 8 次面询小结···206

　　第 9 次面询···208

　　第 10 次面询··211

　　第 11 次面询··214

随访信息 ……………………………………………………225

对蒂尔登个案的点评 1　完整性注意在来访者中心治疗中的作用…227

对蒂尔登个案的点评 2　从当代精神分析理论的观点看

罗杰斯治疗 ……………………………………………………240

精神分析治疗 …………………………………………………240

"多样化中的统一" …………………………………………241

1946 年的女性角色与形象 …………………………………242

治疗初期的情况 ………………………………………………244

运用权威影响力的方式 ………………………………………245

治疗联盟 ………………………………………………………246

倾听的治疗效果 ………………………………………………247

澄清问题、对抗和解释的作用 ………………………………250

心理治疗的目的 ………………………………………………253

认同和性的问题 ………………………………………………254

结论 ……………………………………………………………257

第 7 章　布朗个案（1962）…………………………………261

谈话记录稿 ……………………………………………………261

对布朗个案的点评 1　罗杰斯怎样为一个沉默的年轻精神病

患者作面询 ……………………………………………………271

罗杰斯的治疗目的 ……………………………………………271

布朗个案简述 …………………………………………………273

罗杰斯在两次面询中做了些什么 ……………………………275

总结 ……………………………………………………………278

我的一点个人体会 ……………………………………………279

对布朗个案的点评 2　共情的力量——从"过程—体验"的

格式塔观点看罗杰斯的治疗………………………………283

第 8 章　西尔维亚个案（1976）·······························295

谈话记录稿 ···295

西尔维亚个案点评 1　罗杰斯如何帮助来访者学会自我治疗·······313

西尔维亚与罗杰斯的互动 ···································314

治疗中的重要时刻和重点问题——系列分析 ·············314

促进学习和成长的因素 ·····································320

结束语 ···322

西尔维亚个案点评 2　从男女平等的观点看罗杰斯治疗···········323

分析 ···326

结论 ···338

第 9 章　"愤怒与受伤害"个案（1977）·······················343

"愤怒与受伤害"个案点评 1　非同寻常的指导···············353

"愤怒与受伤害"个案点评 2　罗杰斯对超自然心理疗法发展的

贡献 ···366

面询中的要点回顾 ···366

推动心理学发展的第一力量、第二力量和第三力量 ·······370

心理学发展中的第四力量 ···································372

超自然存在 ···373

从"愤怒与受伤害"个案看第四力量的未来发展 ·············376

第 10 章　马克个案（1982）——一个南非白人的两难处境·········381

谈话记录稿 ···381

马克的批评和罗杰斯的回答 ···································391

罗杰斯的反思 ···393

罗杰斯谈 16 个月之后与马克的通信 ·····························395

马克在面询 3 年之后写给罗杰斯的信 ·····························398

罗杰斯的结束语 ···399

对马克个案的点评 1 一次性面询的持续性效果··················400

面询场合及其影响作用 ··························402

一些被忽略的方法学问题 ·······················403

罗杰斯与马克谈话的长期效应 ···················404

综合因素作用 ································405

马克个案点评 2 对马克个案的实证分析研究和基于认知—行为

理论的述评 ······························408

编码系统 ··································409

马克个案记录的编码分析结果 ···················412

讨论 ····································417

其他可行的治疗方法 ··························419

结论 ····································423

前　言

B. A. *法伯*

　　卡尔·罗杰斯（Carl Rogers，1902—1987）是20世纪最卓越、最有影响的心理学家之一。本书有两个目的，一是展示罗杰斯本人所做的一系列心理治疗的过程，二是邀请知名心理学家对这些心理治疗过程进行评论。

　　有关心理治疗的书籍中，一般只是介绍各种治疗技术，通过一些简短的说明解释技术中的要点，但还没有一本书能够详细介绍一位治疗师的实际治疗过程。本书将展示给读者的，就是罗杰斯在10个心理治疗个案中的实际工作过程。读者将有机会看到其中8次治疗中罗杰斯与来访者对话的完整文字记录[1]，同时还将看到一些理论观点各异的治疗师对这些个案的评论。本书分为两部分：第一部分中有5例个案，每一例个案由一位持"来访者中心"理论观点的心理治疗专家点评。第二部分也有5例个案，每一例个案由两位专家点评，其中一位是持"来访者中心"理论观点的心理治疗专家，另一位是持有其他理论观点的心理治疗专家。我们邀请的这些专家阅读罗杰斯治疗过程的完整文字记录或观看录像带，对治疗中的技术要点、不足、理论思想、矛盾之处和治疗过程的重要特征进行评论，从不同的理论角度近距离地审视这些个案。这些心理治疗实践者的评价不但更加充分地体现出罗杰斯思想的价值，同时也使罗杰斯对心理学的杰出贡献不再被神秘的光环所笼罩。我们相信，这样的批判性评价也是符合罗杰斯本人一贯思想的。

　　一些人只看过一部心理治疗的教学短片，或对罗杰斯治疗的某一例个案或某一项技术略之一二，他们却凭着这种一知半解刻板地看待罗杰斯的工作，甚至错误地理解。在罗杰斯从事治疗工作的时代，一些人对罗杰斯的治疗有明显误解，甚至说他那一套是"简单"和"幼稚"的做法，这是罗杰斯所不能容忍的。1986年，他曾对我说："有些人写的文章晦涩难懂，而我写东西追求简洁清晰。这绝不意味着文章难懂就是有思想深度或更有意义，而文章易懂就缺乏深度。"后来，本书编者之一布林克（Debora C. Brink）提议，编辑出版一本介绍罗杰斯心理治疗个案的书，以使人们了解什么是真正的"以来访者为中心"的心理治疗，罗杰斯表示赞成。罗杰斯本人列出了应收录在这本书中的一些个案，并由他的助手亨德森（Valerie Henderson）在罗杰斯发表的文章中找出了这些个案。1986年，哥伦比亚大学师范学院授予罗杰斯荣誉奖章，借那次机会，我和布林克一起去见他，与他进一步讨论了本书的出版计划。一年后，罗杰斯去世了。哥伦比亚大学师范学院的廷潘（P. Michael Timpane）院长希望能够找到一种好的方式来纪念这位备受尊敬、贡献卓著的校友，而最佳的方式莫过于编辑和出版这样一本书。为此，哥伦比亚大学师范学院资助了对本书中所选个案音像资料的文字整理工作。

本书中介绍的十例个案各有特点，是罗杰斯1946—1986年的代表作，涉及各种类型的来访者，有精神分裂症患者，也有心理功能正常但受到内心冲突困扰的人。其中，有两个案例是在医院里进行的，即洛蕾塔个案（The Case of Loretta）和布朗个案（The Case of Jim Brown）；一个是在大学的咨询中心进行的个别面询，即蒂尔登个案（The Case of Mary Jane Tilden）；一个是作为系列短片中的一部分，即格洛利亚个案（The Case of Gloria）；五个是在讲习班中的公开教学示范，包括吉尔个案（The Case of Jill）、玛丽个案（The Case of Mary）、路易丝个案（The Case of Louise）、西尔维亚个案（The Case of Sylvia）和马克个案（The Case of Mark）；还有一个是面询的录像教学片，根据片名称为"愤怒与受伤害"个案（The Case of "Anger and Hurt"）。其中，罗杰斯在为洛蕾塔作的面询中表现了始终如一的共情，而在与吉尔和路易丝的谈话时则多次提问，给出解释，并表达自己的感受。这些材料使我们有机会看到，罗杰斯总是那样真诚和恭敬地倾听来访者的诉说，40年始终如一。同时，随着经验的积累，罗杰斯在临床治疗中的技术应用越来越灵活多样，正如博温（Maria Villas-Boas Bowen）在对吉尔个案的评论中所说，罗杰斯对解释、比喻、幽默、引导等方法的运用显得越来越得心应手。

不论是在整个心理学领域还是在临床心理学领域，罗杰斯的贡献并没有得到应有的重视，即使是在心理治疗这样具体的领域中，重视程度也是不够的。但是，近年来人们对罗杰斯工作的兴趣又有所增长，例如，出版了罗杰斯传（Thorne，1992），书虽然不长，但写得很好；还出版了罗杰斯文集（Kirschenbaum & Henderson，1989b）以及一本罗杰斯与杰出心理学家、教育家、哲学家对话集（Kirschenbaum & Henderson，1989a）。我们还可以看到一些关于罗杰斯心理治疗与精神分析学派的学者科胡特（Heinz Kohut）理论之间联系的分析文章（如Kahn，1985；1989）。但是，罗杰斯工作中最突出的方面是他的心理治疗风格，而这些书籍和文章竟然没有一篇直接涉及这一方面。对于罗杰斯的工作，最广为人知的也许是他对心理治疗的研究、团体治疗和冲突解决的技术。然而，最具有深远影响意义的则是罗杰斯以人为本的哲学思想[2]和以这种理念为基础的治疗方式。

本书有两个独到之处。其一，此前没有一本书呈现罗杰斯的实际治疗过程，其中的某些个案以前从未发表过；另一个特点是，书中以百家争鸣的方式把不同的理论观点展示给读者。个案的点评者中包括一些了解罗杰斯或与他一同工作过的人，他们继承了"以人为中心"治疗或人本主义治疗的模式，同时也包括一些其他学派思想的继承者，他们在实际工作中使用着其他治疗模式，如经典精神分析治疗、认知－行为治疗、格式塔治疗、体验治疗和心灵治疗等。那些持其他学术观点的专家的批评，能够使读者更为全面地认识到罗杰斯治疗风格的长处和短处，更为明确地了解到这种治疗模式的实用性，更为清楚地看到"以人为中心"的学术思想与其他心理治疗理论之间的区别和共同点。此外，本书作者的立场差别很大，批评所针对的问题各不相同，其中包括基于男女平等政治观点的评论、作品分析方法的评论和文本分析研究的评论。这些评论反映了作者们的创造性，从不同角度解读罗杰斯的那些看似简单而蕴涵丰富的治疗技术。

罗杰斯的心理治疗，给人印象最为深刻的是他与来访者之间建立起来的关系，即使是他为来访者作第一次面询，这种相互信任和理解关系也能够建立起来。在经典精神分析式的面询中，治疗师应该是置身事外的观察者，倾听时要排除个人情感。罗杰斯的风格截然不同，他是一位情感投入的倾听者。不论是对于有一般心理问题的来访者还是精神分裂症患者，他都会全神贯注地听他们倾诉，了解他们的情感、思想、恐惧和心理冲突，理解他们的心理世界。在他的共情反应中，包含了自己对来访者在智力、情绪和精神方面的理解。同时，他的共情也打动了来访者。尽管他说话时使用的词语总是非常简单，但是罗杰斯对来访者的情绪状态极为关注并异常敏感，因此，他所使用的词语都是经过选择的。遗憾的是，在本书中只能读到罗杰斯工作过程的文字稿和专家的评论，我们无法听到他的声音，也看不到他的体态表情。但是，如果你有机会看到录像带，就会发现罗杰斯是那样全身心地投入到与来访者的交流中，使来访者意识到治疗师每时每刻都能理解自己的感觉。在罗杰斯所处的时代，大部分治疗师心理治疗时最重视的只是对患者的情况进行理性分析，而罗杰斯则开创性地提出了临床工作中的一种新的理念，即不但要对来访者的情况做出理性的分析，而且要了解他们的情感体验和精神需要。

20世纪四五十年代的大部分时间里，心理治疗中的主流思想是精神分析学说，认为人生充满冲突和痛苦。根据弗洛伊德的观点，精神分析能够把我们无法认识到的精神痛苦解释为可以认识到的一般性痛苦。按照当时流行的传统精神分析观念，人格是由非理性、非人性的"本我"（id）驱动的，因此，个体要在强大的环境压力下完成其社会化过程。如果没有内化的"超我"（superego）的控制，人就会放纵自己的性欲和攻击性等原始本能。尽管弗洛伊德似乎对宗教思想嗤之以鼻，但他的学说中认为"本我"具有破坏性倾向，而这种观点与"人天生有罪"的宗教信仰十分相像。第二次世界大战后，一些社会科学研究的结果似乎印证了弗洛伊德关于"本我"的破坏性的理论，例如，洛伦兹在他的《论攻击性》一书中试图说明，人的"敌意"和"攻击性"生而有之，都记载在我们的基因里，会通过本能的方式表达出来（Lorenz，1963）。

传统精神分析式的心理治疗属于"指导性"治疗，治疗师以权威身份出现，许多治疗师模仿医院中"名医"的样子，让患者把他视为无所不知、无所不能的救星。他们总是显示出自己的智慧和知识，让患者感到他们对自己的生活知之甚少，甚至全然无知。事实上，精神分析治疗的做法就是要求患者接受治疗师的指导，而治疗师从不鼓励患者自己去做任何重要决定，甚至连结婚、生孩子也不能擅自决定。

那么，人本主义心理学又是怎样在精神分析学说盛行的时代里产生的呢？首先，杜威（John Deway）提出了一系列哲学、宗教和教育的进步思想，他的学说中更强调个体经验和宗教态度在生活中的作用，并认为儿童具有一种天生的能力，即知道自己需要去学习什么；杜威的观点在很多方面是与精神分析学说截然相反的。另外，生物学研究证明，生命系统有着很强的自我调节和自我修复的能力，这些证据也对精神分析学说提出了挑战。1939年，戈尔斯坦的名著《生命体》一书出版（Goldstein，1939），成为心理治疗领域中思想进步的一个里程碑，因为该书不仅影响了罗杰斯，也影响了一批著名心理学家，如马斯洛（Abraham Maslow）、安雅尔（Andras Angyal）和埃里克森（Milton Erickson）等[3]。罗杰斯早年主修神学，20世纪40年代在罗切斯特儿童指导中心做心理治疗工作，对霍妮（Karen Horney）和兰克（Otto Rank）的新精神分析学说非常了解。因此，他能够把当时美国出现的新思想与他自己的神学知识、心理治疗工作的实践经验、新精神分析学说的思想（特别是其中兰克的"个体自我定向"概念）结合在一起，从中发展出一套新的价值观念和治疗过程，建立起罗杰斯心理治疗的范式。罗杰斯提出，最终能够改变自己的人是自己，而不是别人。根据这一新的理念，罗杰斯称前来咨询的人为"来访者"，而非"患者"；他和他的追随者们由此发展出一套非指导性的、来访者与治疗师之间更加平等的、以来访者为中心的心理治疗模式，而治疗的目的就是为了促进来访者的"个人成长"。在临床工作中，治疗师必须根据来访者本人的发展来确定治疗的方向，要把治疗重点更多地放在解决现实问题上，而不是以前的问题上；要更重视来访者的感觉，而不是其想法；要更重视来访者自身的资源，而不是治疗师的资源；要更注重来访者的潜能，而不是病态；要更重视治疗中双方的关系，使这种关系能够给来访者提供积极体验，而不是给来访者提供某种合理的解释。罗杰斯相信，每一个人都具有理解和处理自己问题的能力；这也是罗杰斯心理治疗的核心思想。毋庸置疑，由于治疗师相信和认为来访者能够向健康的方向进行自我改变，来访者的这种改变总是会得到鼓励或强化。一些持其他理论观点的治疗师会通过干预指导来访者提高对自己内在心理的认识，而罗杰斯不同意做这种干预，因为他认为治疗师永远不可能比来访者更了解他们自己的心理。

罗杰斯的第一本书《心障儿童的临床治疗》出版于1939年，书中还没有提出"来访者"的概念。他的第二本书《咨询与心理治疗》出版于1942年，罗杰斯在书中第一次使用了"来访者"一词，并提出了"来访者中心"治疗的核心概念，同时，也使我们能够第一次在一本书中读到完整的心理治疗过程的文字记录。当时，人们对这本名著的反应褒贬不一，正如有的评论所说："有些人把这本书奉若至宝，俄亥俄州的许多研究生经常将其称为'圣经'。但这本书对整个心理学界的影响不大，在一些主要的专业期刊竟然找不到任何有关书评。"（Thorne，1992）。在罗杰斯的整个职业生涯中，对他的评论一直这样，推崇者有之，漠视者亦有之。

罗杰斯并不是第一个倡导人本主义取向心理治疗的人。早在20世纪30年代，兰克提出了意志治疗（will therapy），这种治疗方法强调创造性、个体的独特性、自我指导性和个人成长。但是，罗杰斯第一个找到了一种不同于传统精神分析的理念和治疗方式，并提出了一套新的概念和术语。当然，任何一种新思想都是在借鉴已有思想基础上发展起来的，罗杰斯的思想也是如此。罗杰斯的创新之处在于，他的学说提出了一种新的人生观，认为人是可能自我成长和自我实现的；这一观点与第二次世界大战后大部分美国人的价值观和对生活的期望产生了共鸣。弗洛伊德的经典精神分析理论认为，人的心理是由"生"和"死"的本能驱动的。罗杰斯则认为，人在本质上是理性的、有责任感的和有现实感的。正如马斯洛认为人具有"自我实现倾向"一样，罗杰斯认为人具有"自我成长"的本性，使得他们朝着特定的方向发展，并创造性地把自己的潜力发挥出来。这就是"以来访者为中心"治疗与"精神分析"治疗的根本差别。

1985年12月，在凤凰城召开了一次学术会议，题为"心理治疗的革命"。罗杰斯年事已高，他出席了大会并发表演讲。一些批评认为罗杰斯对人性的看法过于乐观，对此罗杰斯这样说：

当然，我并不是对各种人的邪恶行径和各种正在发生的、极端不负责任的暴力事件视而不见。……很多次我都在想，我是不是没有对人性中丑陋、罪恶的一面给予足够的重视？但是，每当我又开始会见来访者并触及人性的核心问题时，我总是再次发现，人总是抱着一种希望，在追求着更充分的社会化、更完美的和谐和更为积极的价值观。是的，这个世界上遍布着形形色色邪恶的东西，但我相信那些邪恶的东西不是人性中固有的，我相信人在本性上不会比动物更加邪恶。（Zeig，1987）

按照罗杰斯的理论，如果来访者能够感到治疗师是在真挚、诚恳地与自己谈话，而不是在掩饰自己和扮演医生的角色，他们就会认为治疗师能够设身处地地理解自己内心隐秘的世界，即使自己说出一些"不可被他人接受"的观念或行为，也能得到治疗师的积极关注。此时，来访者就会感到有一种安全的谈话氛围。如果治疗师能够为来访者提供这样一种关系氛围并鼓励来访者自我探索，就能够促进来访者的个性改变，形成自我成长的自然过程。罗杰斯（1957）把这种治疗者与来访者之间的关系称为"使个性改变的必要条件和充分条件"。来访者一旦认为治疗师是在真诚地帮助自己、关心自己和理解自己，其自身就会发生明显和持久性的改变。

　　尽管有关心理治疗研究的结论不尽相同（Watson，1984），罗杰斯关于关系氛围是治疗中"必要条件和充分条件"的学说在心理治疗领域产生了巨大的影响。在心理治疗中，真正起作用的有效成分是什么？经典精神分析学说认为技术层面的因素最重要，比如"在适当时机做出解释"。罗杰斯学说则提出了一个看问题的新视角，认为真正产生治疗效果的因素是治疗关系的突变。在过去20年有关心理治疗效果的研究中，罗杰斯的这个观点得到反复证实，这些研究得出一个共同的结果：来访者对治疗关系性质的认识与临床治疗效果之间呈显著的正相关（Bergin & Garfield，1994）。

　　20世纪60年代，许多持行为主义观点的治疗师和经典精神分析学派的治疗师都坚信自己所信奉的理论是唯一可取的，而其他治疗方式即使有效也一定是"歪打正着"。持行为主义观点的治疗师认为，精神分析治疗的效果并非出于什么解释，而只是无意之中使患者降低了对恐惧体验的敏感性；持精神分析观点的治疗师则认为，行为治疗的效果不外是因为患者在偶然之中得到了某种解释、领悟或"起矫正作用的情绪体验"，使患者得到心理解脱，并得以去选择新的适应方式。回顾当时的学派之争，两个学派都提及在治疗中建立良好医患关系的重要性，而这恰恰是任何心理治疗中均不可忽略的一个重要因素。罗杰斯曾大致提出这种良好关系中应包括的成分，如真诚、积极关注和共情，但没有做出具体的定性解释或更准确的解释。通过研究，我们也许可以确定一种有效治疗关系中的特定成分，而这种关系的性质应是涉及患者和治疗师双方的多个变量的函数，这些变量应包括性别、年龄、文化背景、具体诊断结果、从前接受治疗的情况等。今天，罗杰斯的关于治疗关系重要性的观点已经被来自各种不同学派的心理治疗师所接受。

虽然目前各种理论都在强调"治疗关系",但所侧重的方面各有不同。过去20年中,精神分析学说一直在心理治疗领域中占主导位置。现在,精神分析治疗已把分析中的焦点问题从"内驱力"转向"关系",即从患者的人际关系入手去寻找产生心理困扰的根源和解决困扰的办法。(也许有人会说,精神分析学派一贯都强调医患关系。但是,经典精神分析治疗中所注重的是患者与治疗师之间的移情,并不是罗杰斯所说的关系。罗杰斯所强调的并不是通过"关系"去理解患者,而是给他们提供一种进行自我治疗所需的条件。)科胡特(Kohut)是自我心理学理论的创始人,他提出的是,治疗师要在治疗中能够为患者起到一个可证实的"自我客体"的作用。沙利文(Harry Stack Sullivan)的人际关系理论认为,治疗者与患者两个人在一个房间中作面询时,首先需要建立一种相互之间基本的"联系感"。这些学说中所说的"关系"虽不相同,但其间有着明显的共同之处。因此,大多数人认为,这些理论之所以都强调医患关系是出于一个相同的观点:既然"心理疾病"是由于患者对他们所遇到的某些"邪恶"客体的内化所致,那么,如果治疗师能够成为他们遇到的"善良"客体,以善去恶,治疗就会成功(Strupp,1978)。

当代心理治疗工作中的一个重要发展就是把治疗工作的重点从"技术"转至"关系";罗杰斯是这一实践的先行者。然而,作为先行者他的贡献并没有引起充分的重视。我们知道,罗杰斯的工作得到了美国整个心理学界的高度认可,他本人是第一个同时获得 APA 两项大奖("杰出科学贡献奖"和"杰出职业贡献奖")的人。但是,罗杰斯对心理治疗工作的发展所做出的巨大贡献并没有在临床心理学领域得到充分的重视。如前所述,在一般学术刊物和临床心理学的学术刊物中,几乎找不到对罗杰斯著作的完整介绍。在大学教科书中,凡是介绍现代心理治疗及其发展的内容,大多都是在讲精神分析或认知 – 行为治疗等学说。为什么会出现这种情况呢?罗杰斯说:

在大学课堂上,我们的理论和实践工作不但没有得到很好地介绍,还往往被曲解,甚至被错误地说成是肤浅的东西。造成这一局面的原因之一,是因为我们的观点使那些经院派学者感到了一种威胁。我们认为,在书本中学习和在实践中学习是同样重要的。实践经验会使学生对书本中的某些理论提出质疑,而一

个只懂得书本知识的教授则会害怕自己无言以对。(Rogers，1986a)

一直以来，对罗杰斯心理治疗的介绍主要限于心理咨询领域和咨询师培训工作，此外很少提及。当然，他的许多思想已经广泛融入心理治疗工作之中。在美国，绝大多数治疗师都称自己是"折中主义者"，他们已经无保留地接受了罗杰斯的许多概念和观点，如"共情"、来访者与治疗者"平等"、"治疗关系至上"、"研究价值取向"，等等。那么，我们为什么还说罗杰斯的贡献并没有得到充分重视呢？正如桑恩所说："虽然罗杰斯的很多理论概念已经融入日常心理学术语中，但人们却忘记了它们最初是怎样提出来的。……现在，这些概念被各种学派治疗师们采用，好像都是理所当然的事了。然而，罗杰斯当年提出"来访者中心"的治疗学说绝非是一件容易的事，因为他提出的大部分概念都是具有革命性的理论"(Thorne，1992)。

精神分析治疗中有许多具体的技术或方法可供使用，如解释梦的方法、移情解释方法、发现和应对阻抗的方法等。相比之下，来访者中心疗法中没有那么多具体的技术或方法。但是，这种治疗方式的效果是不可低估的。生活中，许多人都感到自己离"真实自我"越来越远，正因为如此，如果有一个人能够认真地倾听你的表白，一直和颜悦色、关心地向你询问以保证能够准确地理解你，那么，你会体验到一种感人的真情。治疗师坦诚的态度、及时的反应、准确的表达和对你的信任都可能使你感受到自身的价值。对一些人来说，这种来访者与治疗师的互动关系可以使他们突破长期自我封闭的障碍，并重新开始认识自己。

我们可以在本书的每一个案例中看到，罗杰斯是一个极为认真的倾听者，总是全身心地投入与来访者的谈话。他耐心地听着，积极地理解来访者话语中的含意，来访者难以表达自己真正想表达的意思时，罗杰斯似乎总是能够找到确切的词汇，使那些含糊的或自相矛盾的陈述变得清晰和有意义。这也许就是为什么他能够理解那些思维非常混乱的来访者的原因。罗杰斯注重对来访者内在需求的感受，并根据这种感受进行反应。在面询过程中，罗杰斯的反应从不超出治疗原则和价值观规定的范围，同时，他总是能够自如地、恰到好处地做出反应，包括：表示接受来访者的观点，用一个词概括出来访者的意思，用一个陈述句总结出来访者的话，确认自己的理解是否准确（如"我的理解对吗？"）；用自己的话解释来访者的话，偶尔的自我表露（如"我也有过这种念头。"），等等。罗杰斯认为，治疗师也会犯错误。实施以人为中心疗法时，治疗师不是权威。罗杰斯发现自己的观点与来访者不一致，他会认可这种不一致，而不是去尝试劝说对方按照他自己的方式看待问题；罗杰斯的这种治疗方式体现了非权威性治疗的基本理论思想。

在实行以人为中心治疗的过程中，"共情"反应同样体现出罗杰斯的理论思想。我们将在本书的个案中清楚地看到这一点。在与来访者交谈时，共情是治疗师对来访者的情感回应。罗杰斯说，这种反应的作用是检验或核查治疗师的理解或知觉是否正确（Rogers，1986b）。不论称之为"对来访者情感的回应"、"理解检验"或"知觉核查"，这种反应的临床效果非常好。来访者感到自己能够被理解，他们就会进一步更深入地进行自我认识和自我接纳。然而，有时治疗师虽然表现出真诚的关注和理解，但来访者并不一定感到舒服，有些来访者甚至认为治疗师是在装模做样，不能理解自己，破坏了自己的情绪。正如一些评论中所说，如果过于依赖这种"回应"技术，反而可能妨碍治疗效果。实施以人为中心疗法要求治疗师少做解释，这会使治疗师感到自己被捆住了手脚，治疗也变得毫无效果。例如，思龚巴是一位使用"非指导性"疗法的治疗师，在她的亲身经历中，曾遇到过一位来访者，认为她"不懂情感"（Schonbar，1968）。一次，思龚巴接待了一位年轻的女性来访者，她给思龚巴讲述了她的一个梦。思龚巴感到：

> 我使用的这种疗法中，似乎没有能够用于有效处理此类情况的办法。我只能对她在梦中的心境和情绪做一两句无关痛痒的评论。这时我意识到，好像有一件很重要的东西被拿进这间屋子，但却马上被扔到一个角落里。更恰当地说，这件东西就放在我们俩个人之间，而我却无法使用它，使其失去了重要的价值。这样就可能使来访者愈加感到我对她讲述的一些内容听而不闻，觉得我并不是真的关心她。（Schonbar，1968）

以真诚和关注的态度表现真正的共情是罗杰斯治疗工作的核心（Brink，1987）。但是，如何在实施来访者中心治疗时恰当地做出"回应"、"理解检验"或"知觉核查"呢？这是一个复杂但有趣的问题，是罗杰斯在长期的工作实践中总结出来的。实际上，非指导性的"回应"反应仅仅是向来访者表达共情的方法之一。但为什么人们往往认为所谓以人为中心疗法就是"回应"技术呢？布林科通过回顾罗杰斯研究的发展过程解释了其中的缘由：

> 罗杰斯和他的学生最初开始介绍他们的研究和治疗方法时，他们没有强调治疗师在倾听时的共情态度，而主要是谈治疗师在反应时是怎么说的。这样，就造成了一些人对这种治疗方式的误解或曲解，有人把非指导性治疗讽刺为一种'把来访者说出的情感体验再重复说给来访者听'的技术。当时真是一片批评声（Rogers，1980）！那些由于对罗杰斯治疗的曲解而产生的讽刺和批评不仅被流传至今，而且变为一种偏见。有趣的是，虽然罗杰斯在过去30年工作中的成就有目共睹，但并没有能够消除人们的这种偏见，而罗杰斯广博的哲学思想和整套的关于有利治疗条件的理念也被曲解为一种简单的技术。罗杰斯的思想中，并没有什么简单的'共情'技术。共情反应是能力、态度以及交流技能等成分的复杂组合。治疗师要有敏锐的意识和感受力，要对来访者抱以不评判、开放、尊敬、灵活、自信、敏感以及温和的态度，要关心来访者，愿意听他们把话说完，自己要有错认错。治疗师表达共情可以通过若干种方式，而'回应'是其中之一，这一反应不仅是把来访者的情感体验的陈述再重复说出来，而且必须清楚地表达出治疗师所感受到的情感。由于这种回应是非指导性治疗中的独特要求，一些人就把'回应'与'非指导性治疗'等同起来。如此一来，'回应'似乎成了一种简单的反应，一种谁都可以模仿和掌握的操作技术，而其中所强调的对来访者情感的关注则被抹杀了。只谈'回应'而不谈共情和非指导性治疗的环境气氛，就好比只见树木不见森林，这是我们人类中经常出现的一种谬误。（Brink，1987）

对罗杰斯治疗的大多数评论都集中在对"重复"和"回应"上的讨论，但在罗杰斯的治疗个案中，我们可以看到共情的许多临床反应方法，例如，在布朗个案中，我们不仅能够看到"回应"反应，还可以看到罗杰斯如何通过在长时间的沉默中耐心等待来表达共情。在这一个案中，罗杰斯还谈及他也曾一度感到自己"是个没用的废物"。（罗杰斯说："我想让他了解，并不是只有他有过这种感觉。"）稍后，他清楚地告诉布朗，自己非常关心他，关心发生的事情。罗杰斯通过情感反应和适时的自我表露表达出与来访者的共情，突破了来访者自我孤立的防线，触及来访者的内心，使来访者失声痛哭，发泄出来。在西尔维亚个案中，罗杰斯表达共情的方法是与她握手。而在格洛利亚个案中，则有一段非常动人的对话。格洛利亚说，她希望罗杰斯是自己的父亲；罗杰斯回答说，"对我来说，你就像一个可爱的女儿。"几分钟之后，格洛利亚又说，她并不期望他跟自己很亲近，因为他对自己还不了解；罗杰斯回答说："我知道我此刻的感觉，说实话，我觉得咱们俩个之间非常亲近。"按照心理分析治疗的原则，治疗师必须保持与患者的感情距离，不应做出这种自我表露。但对于罗杰斯来说，要在治疗中真正体现以人为本，就要根据每位来访者的独特需要灵活反应，因势利导。布林科记得，一位学员曾问罗杰斯："昨天晚上您讲课时告诉我们，绝不要一个问题接着一个问题地向来访者提问。但为什么今天您自己在治疗中却这样做呢？"罗杰斯回答道："是的，刚才这种情况恰好需要多问些问题。我信奉罗杰斯疗法，但我不是教条主义者。"（Brink，personal communication，1990）。

有人说，罗杰斯就是罗杰斯，罗杰斯治疗中的氛围是他的个人"魅力"营造出来的，别人难以做到。在某种程度上讲是这样的。在生活中，罗杰斯是个思想卓越但谦虚低调的人，他的眼神、举止和倾听的方式充满着魅力，总是给人留下深刻的印象。事实上，如果罗杰斯没有这样独特的人格魅力，他便不可能成功地发动起一场心理治疗领域中的革命，从而结束了精神分析学派在20世纪四五十年代唯我独尊的局面。罗杰斯也有着另外一面。作为同事，詹德林（Eugene Gendlin）曾这样描述罗杰斯："他是个普通的人，并不是一个妙语连珠的健谈者……他很少流露情感，几乎从不发脾气"（Gendlin，1988）。这并不奇怪，因为罗杰斯是在个性受压抑的家庭环境中长大的，后来，他时常情不自禁地回忆自己在青年时代被父母批评和指责的情景（Thorne，1990）。罗杰斯第一个提出，自己并不是圣人，因此也就不是唯一可以为来访者提供适宜成长条件的人。事实上，罗杰斯一直在尝试打消人们头脑中认为只有他才能为来访者提供适宜成长条件的看法。为了达到这一目的，他总结出了各种能够促进来访者在治疗中转变的适宜条件，并向人们传授为来访者提供这些适宜条件的具体方法。准确地说，如果来访者中心治疗不是靠这些方法产生疗效，而完全是靠罗杰斯特有的倾听和回应的方式以及他的人格魅力，那么，其他治疗师是无法运用这种疗法的。但是，这种治疗方法实际已经被很多治疗师成功地运用，也已经帮助了无数的来访者，使他们的生活质量有所提高。值得一提的是，一些持其他理论观点的治疗师也接受了罗杰斯的人本主义思想，并使他们的患者因此而受益。现在，罗杰斯所提出的"真诚"、"共情"和"积极关注"等理念对整个心理治疗文化产生着日趋扩大的影响。

如前所述，罗杰斯对关于心理治疗的研究也做出了革命性的贡献。他打破了精神分析治疗的传统，同意对治疗的过程进行录像，并把录像公开用于研究。这一做法曾被指责为"给精神分析的治疗关系抹黑"（Gendlin，1988）。弗洛伊德从不重视对治疗过程的研究，但罗杰斯相信，这种研究一定会促进治疗工作的发展，因此，"他一直坚持检验他的新疗法，以证明它的效果"（Gendlin，1988）。除了运用临床资料来研究治疗过程外，罗杰斯还率先在治疗师的培训工作中使用这些材料。在美国，实际上几乎所有的治疗师培训课程都在采用罗杰斯创造的一些模式，例如，听有经验的治疗师的面询录音、学员通过扮演治疗师和来访者角色进行体验、观摩督导教师的现场演示、亲身参加治疗、让学员观看自己在治疗时的录像，等等（Truax & Carkhuff，1967）。我们希望本书中的个案和评论能够给读者以启发，促进和提高心理治疗工作的水平，更好地帮助我们身边那些需要帮助的人们。

谨以此书献给卡尔·罗杰斯，我们永远怀念他。

说明

1. 因未获得版权方许可，本书中无法转载格洛利亚个案与"愤怒与受伤害"个案的录音记录全稿。

2. 罗杰斯最初把这种心理治疗方法称为"非指导性治疗"（nondirective therapy），后来称为"来访者中心治疗"（client-centered therapy），再后来又称为"以人为中心的治疗"（person-centered therapy）或"以人为本的治疗"。1979 年，罗杰斯曾就这个术语的变化做过解释。罗杰斯说，之所以要使用"以人为本"这一术语，是因为来访者中心治疗的发展进入了一个更为广阔的领域，大大超出了心理咨询和心理健康领域。正如莱文特和施利恩所说："重新命名反映了工作重点的转移，即现在的大量工作是在为各种各样的人进行心理咨询，而其中大部分人并不愿意把自己称为寻求心理治疗的'来访者'"（Levant & Schlien，1984）。

3. 在最近出版的一些著作中，提出了一些关于宇宙和人类本质的解释，这些新的解释颠覆了经典心理分析理论中的悲观主义观点。例如，路易丝·扬在《尚未完全形成的宇宙》一书中指出，物理世界有一种固有的"形成整体"的倾向，一旦条件适宜，微小的物质就会自然地相互吸引到一起，聚集起来，最终形成更大的整体（如夸克聚集后形成质子）。由于外力作用而造成分裂时，较大的整体将具有更好的稳定性，能够更好地自我保存和自我修复（Young，1986）。施莫克勒从人类学的角度提出过类似的观点。他认为，进化过程有一种特殊的倾向，那就是不断地创造"更为和谐的更大的整体"（Schmookler，1988）。可以认为，在一个更大的整体的形成过程中，暴力对文明的破坏只能造成一时的偏离或偶然的分裂（Schmookler，1988）。

参考文献

Bergin, A., & Garfield, S. (1994). *Handbook of psychotherapy and behavior change* (4th ed.). New York: Wiley.

Brink, D. C. (1987). The issues of equality and control in the client- or person-centered approach. *Journal of Humanistic Psychology, 27,* 27-41.

Gendlin, E. T. (1988). Carl Rogers (1902-1987). *American Psychologist, 43,* 127-128.

Goldstein, K. (1939). *The Organism.* Cincinnati: American Book Company.

Kahn, E. (1985). Heinz Kohut and Carl Rogers: A timely comparison. *American Psychologist, 40,* 893-904.

Kahn, E. (1989). Heinz Kohut and Carl Rogers: Toward a constructive collaboration. *Psychotherapy, 26,* 555-563.

Kirschenbaum, H., & Henderson, V. L. (Eds.). (1989a). *Carl Rogers: Dialogues.* Boston: Houghton Mifflin.

Kirschenbaum, H., & Henderson, V. L. (Eds.). (1989b). *The Carl Rogers reader.* Boston: Houghton Mifflin.

Levant, R. F., & Shlien, J. M. (Eds.). (1984). *Client-centered therapy and the person-centered approach: New directions in theory, research and practice.* New York: Praeger.

Lorenz, K. (1963). *On aggression.* New York: Harcourt, Brace, & World.

Rogers, C. R. (1939). *The clinical treatment of the problem child.* Boston: Houghton Mifflin.

Rogers, C. R. (1942). *Counseling and psychotherapy.* Boston: Houghton Mifflin.

Rogers, C. R. (1957). The necessary and sufficient conditions of therapeutic personality change. *Journal of Consulting Psychology, 21,* 95-103.

Rogers, C. R. (1979). The foundations of the person-centered approach. *Education, 100,* 98-107.

Rogers, C. R. (1980). *A way of being.* Boston: Houghton Mifflin.

Rogers, C. R. (1986a). Carl Rogers on the development of the person-centered approach. *Person-Centered Review,* 1, *257-259.*

Rogers, C. R. (1986b). Reflection of feelings. *Person-Centered Review, 1,* 375-377.

Schmookler, A. B. (1988). *Out of weakness: Healing the wounds that drive us to war.* New York: Bantam.

Schonbar, R. A. (1968). Confessions of an ex-nondirectivist. In E. Hammer (Ed.), *Use of interpretation in treatment* (pp. 55-58). New York: Grune & Stratton.

Strupp, H. (1978). The therapist's theoretical orientation: An overrated variable. *Psychotherapy: Theory, Research and Practice, 15,* 314-317.

Thorne, B. (1990). Carl Rogers and the doctrine of original sin. *Person-Centered, Review, 5,* 394-405.

Thorne, B. (1992). *Carl Rogers.* Newbury Park, CA: Sage.

Truax, C. B., & Carkhuff, R. R. (1967). *Toward effective counseling and psychotherapy: Training and practice.* Chicago: Aldine.

Watson, N. (1984). The empirical status of Rogers' hypotheses of the necessary and sufficient conditions for effective psychotherapy. In R. F. Levant & J. M. Shlien (Eds.), *Client-centered therapy and the person-centered approach: New directions in theory, research and practice* (pp. 17-40). New York: Praeger.

Young, L. (1986). *The unfinished universe.* New York: Simon & Schuster.

Zeig, J. K. (1987). *The evolution of psychotherapy.* New York: Brunner/Mazel.

第 1 章　罗杰斯临床治疗中的基本概念

D. C. 布林克

B. A. 法伯

情感回应

情感回应（reflecting feelings）是罗杰斯心理治疗中的一个基本方法。一般读者和一些专业心理健康工作者常常会理解为对来访者的情感表达做出应答或反应，但这是一种误解。1986年，罗杰斯曾专门解释说："我并不是要对来访者的情感做出反应，而是要检验一下我自己对他们内心世界的理解是否准确，核查一下我所看到的与他们在那一刻所体验到的是否一致……我想，称作'理解检验'或'知觉核查'要比'情感回应'更加确切"（Rogers，1986）。出于误解，有些批评者认为"回应"是一种过于简单和没有什么意义的反应。因此，把这一概念的含义解释清楚是非常重要的。我们将通过书中的案例看到，罗杰斯在治疗过程中的各种临床反应包含更为广泛的意义，实际上已经远远超出了"检验"或"核查"的范围。

我们将通过罗杰斯在治疗中使用的技术或方法来解释一些概念，这些技术方法都蕴涵着罗杰斯最重要的几个治疗理念：表里如一、准确共情、积极关注。本章中，我们将介绍一些技术和方法，同时希望读者不仅要了解这些具体的技术和方法，还要理解其中的理念。罗杰斯治疗思想所强调的，是真实性和真正的理解，并认为单靠某种技术或方法并不能进行成功的治疗。同时，技术或方法亦不可或缺，罗杰斯正是运用这些干预手段进行心理治疗的。在全世界各国，每一个接受心理咨询师培训的人都必须学习这些技术或方法。

本书的目的并不是完整介绍罗杰斯的全部理论，因此，我们将重点介绍书中所选案例涉及的一些治疗技术及其概念。如果你对不同个案加以比较，就可以发现罗杰斯在有的个案中所使用的技术比较单一，而在其他个案中则使用了多种技术，甚至在同一个训练班的前后两次示范中使用的技术风格都不一样，体现出了罗杰斯应对自如的灵活反应方式。

营造相互适应氛围

罗杰斯总是从营造相互适应氛围（providing orientation）开始，使自己和来访者很快适应对方。在双方第一次会面时，尤其需要相互适应。正式开始谈问题之前，罗杰斯会用几分钟时间使自己和来访者都进入状态，然后告诉来访者，自己已经准备好听对方讲话。

下面是马克个案中的片段：

罗杰斯：你要把椅子挪一挪吗？现在没什么问题了吧？好，现在我还需要一两分钟让自己静一静，可以吗？……咱们俩一起静一两分钟，好吗？（停顿1～2分钟。）现在你准备好了吗？

马克：我准备好了。

罗杰斯：那好。我不知道你想谈些什么事情或问题，但你想说什么就说什么，我都愿意听。

明确表达关注

我们从罗杰斯的每一例个案记录中都能发现，他总是让来访者随时都意识到自己的关注，让来访者知道自己正在以一种接受的态度倾听。在书中，我们只能读到罗杰斯使用"嗯，嗯"的回应来明确表达关注（affirming attention）。如果看录像，我们就能看到，罗杰斯的身体总是向来访者一侧倾斜，不时肯定地点头，通过平稳的注视始终与来访者保持目光接触。

理解核查

罗杰斯经常使用理解核查（checking understanding）的技术，用以检验自己是否正确地理解了来访者的意思。以下是"愤怒与受伤害"个案中的例子：

来访者：就像有一个人，拿着个很大的树棍，打下来……唉，你能理解吗？（叹了一口气）很难描述，你知道？你能懂吗？

罗杰斯：你是说，就像有一根大棍子打在你的屁股上，是吗？

来访者：（大笑）我没有这么说。

罗杰斯：你是这个意思吗？

来访者：我是这个意思。

罗杰斯：好，这就是了。我就是想知道，我是不是听明白了你的意思。

来访者：是的，肯定是。

复述

复述（restating）也是"回应"、"准确反应"或"共情"，在这里专门用于指罗杰斯在临床治疗中的一种反应技术。谈话中罗杰斯有时并没有说明是在核查自己的理解是否正确，而只是把来访者所说的话"复述"一遍。这种复述看似简单，听上去好像只是一个回应或回声，但却能够像镜子一样准确反映出来访者的情感、思想和话语中想表达的意思。有时候来访者表达不清，但是罗杰斯有一种非凡的能力，能够体会到来访者的内在情感，并把对这种情感的"共情"通过复述表达出来。

这也是罗杰斯治疗中被人误解最多的一项技术，甚至受到过很多嘲讽。我们经常听到一些心理医生把"以人为中心"疗法戏称为"复述"疗法。事实上，确实有一些治疗师在谈话中总是不停地"复述"，但不得要领。不论是在"来访者中心"治疗中滥用复述技术，还是在"精神分析"治疗中教条地坚持"保持情感距离"或"面无表情"，都是不对的。

下面介绍罗杰斯的4种复述方式：①复述原话；②把来访者的话加以整合，

把其中的意思清楚地复述出来；③在复述中突出来访者的某种情感；④用第一人称复述。

罗杰斯不常使用"复述原话"的方法。当他复述原话时，主要目的是表现对来访者所叙述的某一重要内容的关注。以下是吉尔个案中的例子：

吉尔：她想要救我。

罗杰斯：她想要救你。

第二种复述是罗杰斯治疗中的一种典型反应，即通过简洁而清晰的方式复述出来访者想表达但没有说出来的意思。这种复述的目的是把来访者的情感和意图整合起来，并使之更为清楚地表达出来。以下是路易丝个案中的例子：

路易丝：有时候，我觉得我根本不了解父亲。有时候，我会有一种悲伤的感觉，觉得他——，我为他感到悲伤，因为，不论他想要什么，都以失败告终；我也为自己感到悲伤，因为我想了解他，但却无法做到。

罗杰斯：嗯，嗯。你为他感到悲伤，是因为他的处境艰难；而你为自己感到悲伤，是因为你不了解他。

下面一个例子选自"愤怒与受伤害"个案：

来访者：我允许自己这样，我不后悔去关心别人，去爱别人，但是，你知道，就像，我就像是个孩子，你知道吧？从某些方面说，我就是一个孩子。我也希望得到别人的爱，有点互相的关爱。我开始想，我想，这应该是一种互相的关系，你知道，不能让我感到是冷冰冰的。你知道，我想要得到回报。

罗杰斯：你认为爱应该是相互的。

来访者：是的，是的。

有时，罗杰斯的复述起着加重或夸大来访者原话的作用，对叙述中的意思做进一步澄清，并点出来访者所要表达的情感。以下是马克个案中的另一个例子：

马克：……我一说，我为南非政府工作，他们就都走开了。

罗杰斯：所以，你觉得自己在这种社交场合中就像是个别人躲之不及的麻风病人。

马克：是这样的，是的。……

此外，罗杰斯有时用第一人称复述来访者的话，这样，就把自己和来访者放在了同等的位置上，起到加强共情的作用。我们在玛丽个案中可以看到，罗杰斯曾多次使用这种技术。

表示理解

罗杰斯对来访者的话语和非言语行为都非常关注。谈话时，表示理解来访者未说出的感受（acknowledging clients' unstated feelings）或细微的和非言语反应时的情绪体验是非常重要的，这可以使来访者更清楚地感受到，治疗师在关心自己，注视着自己，倾听着自己的叙述。下面两个例子一个选自格洛利亚个案，另一个选自吉尔个案：

格洛利亚：哦，我，现在我很紧张。你的说话声音像是男高音，听起来很舒服。但我希望你不会让我太紧张。但是，我……

罗杰斯：我能听出你的声音有些颤抖。

吉尔：是的，我很生气，我很生她的气。

罗杰斯：（停顿片刻）我想你现在有点紧张。

吉尔：是的，是的，感到非常矛盾。

消除疑虑

来访者有疑虑的时候，罗杰斯会为其消除疑虑（providing reassurance），方法是对来访者的问题表示赞同，并将其扩展为一种更具普遍性的观点。以下是西尔维亚个案和格洛利亚个案中的两个例子：

罗杰斯：嗯。你大概会想："我必须找到恰当的理由来证明自己。"

西尔维亚：嗯。（停顿 20 秒钟）如果是你，你会怎么想？你会这么想吗？

罗杰斯：估计每个人都会这么想。

格洛利亚：……虽然我总希望找到这种感觉，但实际很少能有这种感觉。

罗杰斯：我想我们谁都不可能经常有我们想要的感觉。

在某些情况下，也可以通过表示不赞同来为来访者消除疑虑。在西尔维亚个案中，罗杰斯曾表示不同意来访者的话。罗杰斯说，这样做就是为了制止她对自己做过的事情自责。下面是这段对话：

西尔维亚：我一胡扯起来就没完，让人听着烦。

罗杰斯："我一说起来就没完，让人听着烦。"听起来，你在自责啊。

西尔维亚：嗯。

罗杰斯：但我听着可一点也没有觉得烦。

西尔维亚：真的吗？（笑声）

罗杰斯：真的。

面谈时，来访者可能认为自己的某些情感表达方式或行为是不被允许的。这时，罗杰斯会通过一个简明的"表示允许"（permission giving）反应来消除对方的疑虑，肯定地告诉来访者，他/她有权表达自己的情感或提出要求。下面是"愤怒与受伤害"个案和路易丝个案中的例子：

罗杰斯：我懂你的意思，我也有一种很强烈的感觉，想对你说："如果你想在这儿把心里的愤怒发泄出来，就发泄出来吧。"（停顿）

来访者：但是，我不知道……可是，我不知道怎么才能表达，你知道，很难表达……

罗杰斯：当然，当然。我不是说你一定要这样。

来访者：我知道。

罗杰斯：我只是说我不介意你这样做。在这里，如果你想发火，就发出来。

来访者：你真的认为我可以那样？

罗杰斯：当然！

路易丝：……我想给你读读我写的东西。可以吗？

罗杰斯：当然可以。

有时，罗杰斯为来访者消除疑虑的反应也能够使来访者感受到治疗师的"积极关注"（positive regard）。以下是吉尔个案和格洛利亚个案中的两个例子：

罗杰斯：你在笑什么？

吉尔：你的眼睛在发亮。（两个人的笑声）

罗杰斯：你的眼睛也很亮。（笑声）

格洛利亚：我想我爸爸不会像你这样跟我谈话。我的意思是，我想说："上帝啊，你要是我父亲就好了。"

罗杰斯：对我来说，你就像是一个可爱的女儿。

在需要的时候，罗杰斯会跟来访者握手。例如，西尔维亚提出想握握他的手，他同意了。在布朗个案中，布朗陷入情绪混乱，罗杰斯伸出手，握住了布朗的手。由于布朗的情绪无法稳定下来，罗杰斯就一直和他保持这种身体接触。

解释

解释（interpreting）是根据收集到的资料所做出的推断。人们常常以为罗杰斯从来不做解释，但实际上他也做解释，但这种情况不是很多。罗杰斯的解释听起来与使用精神分析疗法的治疗师的解释十分相像，但其中有一个重要的区别：精神分析治疗的解释大多是基于弗洛伊德的人格理论，目的是分析过去的经历与现在的心理问题之间的关系；罗杰斯进行解释的目的是为了进一步了解来访者的内心世界，而不是为了去"释放"内部能量。以下是路易丝个案中的例子：

罗杰斯：你很希望他（父亲）能够像你一样，能够经历一次你所经历过的那种认识过程。（长时间的停顿）

路易丝：（惊讶的口气）是啊，是啊！我希望他能更加了解自己。（停顿，带着哭声）他是多么好的一个人。

罗杰斯：嗯？

路易丝：我希望他能够知道，他自己是多么好的一个人。

罗杰斯：是的。你很希望他也能画一张那样的画（译者注：指表现好父亲的画）。

路易丝：是的。

正视问题

虽然为来访者消除疑虑可以使他们畅所欲言，但有时来访者还是会感到有些问题难以启齿。此时，罗杰斯的做法是使来访者正视问题（confronting）。以下是"愤怒与受伤害"个案中的例子：

罗杰斯：我现在的感觉是，你在想："有很多原因让我不能把愤怒表达出来。现在我想谈谈所有这些理由。"

来访者：是的。（露出笑容）确实是这么想的……

罗杰斯：我听到你几次都解释说："我不是因为心里憋着火而生气。刚才就是一下子生起气来。"

来访者：确实是。（轻轻一笑）确实是。……你生气时是怎么把火发泄出来的？

罗杰斯：你想大声骂一句："他妈的！"

来访者：是的，对对对！确实是！（大笑）噢，我的天！（大笑）

罗杰斯：但你做不到。

来访者：（叹气）唉，真是不可思议。我不知道。哦，我觉得有点儿热了。

直接提问

在有的个案中，罗杰斯使用了解释技术和直接提问（direct questioning）技术。这似乎有违非指导性治疗的基本原则，但这说明罗杰斯治疗中也具有指导性成分。以罗杰斯在吉尔个案中所做的几次直接提问为例，他先是对吉尔说："听起来，关心你的人不是很多。"后来他问道："你能那样关心自己吗？"接着，他又问道："你的这一部分（指来访者心理上代表她年幼时期自我的那部分）会去关心你的其他部分吗？"从这些提问中可以看出，罗杰斯的目的是让来访者能够在更大程度上接受自我。

根据求助问题提出反问

面谈时，来访者渴望得到治疗师的指导和帮助，希望从治疗师那里得到解决问题的答案。作为非指导性治疗，罗杰斯采用的一种方法，是以求助的问题向来访者提出反问（turning pleas for help back to the client），让其自己找出答案。以下是格洛利亚个案中的例子：

格洛利亚：我知道你不会给我答案。但我希望你能指导我，告诉我从哪儿开始，怎么才能挽回我们的关系呢？

罗杰斯：我想问一下，你希望我说什么？

格洛利亚：我希望你对我说：你要诚实，去冒险，帕米会接受你的——

罗杰斯：嗯，听起来，你知道自己该怎么做。……

保持沉默和打破沉默

罗杰斯在对西尔维亚个案的评论中说，来访者沉默是有意义的，这是她经历艰难的心理过程的阶段。布朗是一位接受住院治疗的患者，罗杰斯每周与他面谈两次，每次60分钟。在与布朗的一次面谈中，罗杰斯保持沉默（maintaining silence）的次数共计25次，最短的一次为18秒钟，最长的一次为17分41秒，沉默时间加起来共计46分钟。首先，罗杰斯会根据来访者的需要来决定是否保持沉默。另一方面，罗杰斯也会根据面谈的性质（如连续性的心理治疗或训练班上的示范）来决定是否保持沉默。例如，吉尔个案是一次培训班上的面谈示范，时间为30分钟，其间出现过16次沉默，罗杰斯15次打破沉默（breaking silence），仅有1次保持了沉默。

自我暴露

治疗师的自我暴露（self-disclosing）可以使来访者增强自信心。罗杰斯的自我暴露内容可大致分为两类：一类是自己在治疗工作中遇到的问题，另一类是自己的个人问题。以下是格洛利亚个案中的一个例子，罗杰斯向格洛利亚讲述了自己对治疗的看法：

罗杰斯：你看，我真正关心的问题是，假如一个人还没有真正做出选择就开始做一件事，是不会有好结果的。这就是我为什么想帮助你，让你自己和你的内心做出抉择。

有时，罗杰斯也会把自己的个人问题告诉来访者。下面的例子来自布朗个案：

罗杰斯：我不知道这么说能不能对你有点帮助，我只想告诉你，我想我非常理解你的那种感觉，就是你觉得自己对于任何人都没有什么意义，因为我曾经有过那样的感觉，而且知道那种感觉让人非常痛苦。

（后来，罗杰斯本人在对这一反应进行评论时说："当时，我只是想让他知道，我也有过这样的体验，并不是只是他一个人有过那种痛苦的感觉。这是 种非同寻常的做法，我一般不会这么做。"）

接受更正

罗杰斯一旦发现自己的理解与来访者的本意或事实不符，他马上接受更正（accepting correction），然后再继续谈话。下面的例子来自玛丽个案：

罗杰斯：你觉得，你的那种博大的、真实的、内在的自我无法适应社会，而且永远无法适应社会，是命中注定的。

玛丽：也不是。虽然我的希望不会变为现实，但我永远不会放弃希望。

罗杰斯：对。你是说，从前不会，现在也不会。

玛丽：是，是的。

我们在本书每个案例中都可以看到，罗杰斯始终如一地信守以来访者为中心的治疗原则，将以人为本的价值观视为普遍真理，同时又灵活地运用各种治疗技术。他对每一位来访者的态度都是一样的，体现着罗杰斯治疗的基本理念。同时，他对不同来访者所采用的治疗技术又是因人而异的，体现着具体情况具体对待的灵活性。因此，有多少案例我们就能看到多少套罗杰斯的治疗技术。

参考文献

Rogers, C. R. (1986). Reflection of feelings. *Person-Centered Review, 1,* 375-377.

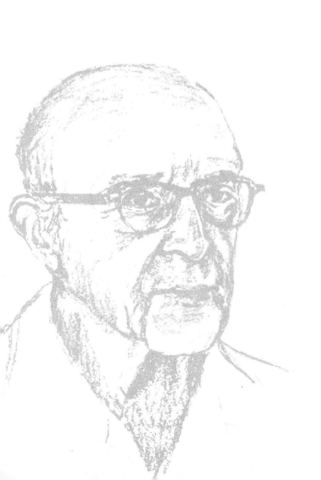

第一部分

人本主义学派治疗师对罗杰斯五例面询个案的点评

简　介

D.C.布林克

经过50多年的发展，来访者中心治疗学派的思想观念已经有了显著的变化。和精神分析及行为主义等著名学派的心理治疗发展一样，"来访者中心治疗"或"以人为中心"治疗在保持其极具特色的哲学观和价值观的同时，在理论和方法技术方面均有长足进展。改进治疗方式的正确方向，就是要使治疗师能够不断地适应社会变化，并使治疗技术能够在研究的基础上不断提高。目前，"以人为中心"治疗所涉及的范围越来越广，其中不但包括传统的罗杰斯式的面询治疗，还包括在罗杰斯人本主义理念基础上发展起来的一些新的心理治疗方法，例如纳塔利·罗杰斯的表现艺术疗法（Rogers，1993）和詹德林的经验疗法或集中工作疗法(Gendlin,1978)。罗杰斯本人也在不断发展。正如博温在本书第4章中所说，罗杰斯坚持着自己的基本理念，同时，他接待来访者的方法也在不断改进，变得更具有灵活性。

被称之为"来访者中心治疗"的种类在不断增加，但其中到底哪些才是真正的来访者中心治疗，而哪些不是真正的来访者中心治疗呢？这在治疗师之间引起了广泛的争论。我们的看法是，一种治疗方法的哲学思想及价值观可以在非常广泛的领域里得到应用，并且，在多数情况下，治疗技术的变化并不必然意味着治疗的哲学思想的改变。例如，在行为治疗中，治疗师们把关注的重点从外显行为转向认知，但这并没有改变行为疗法的基本理论思想。再如，精神分析学派的治疗师近年来越来越多地强调自我的内部表征，但也没有改变其疗法的基本特征。来访者中心治疗的基本理念包括以下要素：相信来访者具有自我成长和发展的能力；治疗师把自己与来访者的关系看做是平等关系；注重营造罗杰斯所描述的那种真诚、积极关注和共情的环境氛围，并以此作为深入理解来访者和与其建立平等关系的基础；虚心接受来访者对自己的更正。所有这些都是真正的罗杰斯思想的要素。如果一种治疗中含有这些要素，就是来访者中心治疗。

　　本书第一部分中将展示罗杰斯心理治疗的5例个案，其中有4个是详细的文字记录，另一个（格洛利亚个案）是谈话概要。这些个案以时间先后顺序排列，这样可以使读者了解到罗杰斯的治疗风格是如何随着时间而改变的。这5例个案的点评者都属于持"来访者中心治疗"理念的治疗师，他们将从正、反两方面来分析罗杰斯的每一个案例。

　　我们从洛蕾塔个案、格洛利亚个案和玛丽个案中可以看到，罗杰斯采用的治疗步骤大多是他早期提出来的，表现了经典罗杰斯治疗的风格。洛蕾塔个案的时间是1958年，格洛利亚个案是在1964年，因此，我们看到罗杰斯治疗的这种早期风格是很正常的。令人惊奇的是，玛丽个案的时间是1986年夏天，离罗杰斯去世不到1年，而罗杰斯又重新表现出早年那种"经典"罗杰斯治疗风格。但是，罗杰斯在另外两例个案中则表现出不同的治疗风格。路易丝个案的时间与玛丽个案的时间仅相隔1天。后来，罗杰斯谈论玛丽个案时说，他那次一反常规，谈话一开始就直接询问玛丽绘画的问题。在1983年的吉尔个案中，罗杰斯打破沉默的次数竟多达15次，仅有1次保持沉默，并使用了夸大感受和解释等技术。

　　在来访者中心治疗发展的早期，罗杰斯和他的同事提出了一个重要的概念，即产生治疗性改变的"充分条件和必要条件"，他们在实践中进行了验证。罗杰斯认为，这些条件是进行有效心理治疗的基本指导原则。到了晚年，罗杰斯似乎有了很大的改变，总是因势利导地针对每一个来访者的特殊需要做出反应。因此，在前后两天时间内，罗杰斯时而表现出经典的非指导性治疗方式，时而又表现出更具有指导性的治疗方式，而他每次采用的方法都显得非常适合于来访者当时的状况。这种灵活性可能主要出于罗杰斯的真实愿望：尽可能深入地了解此时此刻自己面前的这个人，根据来访者的诉说去了解他/她。同时，为了达到这种目的，罗杰斯无须拘泥于传统的非指导性治疗的一般方法，比如只是进行"回应"或"重述"而不给以任何指导。然而，这样一来，罗杰斯用于特定来访者的治疗方法有时会显得与其自己提出的非指导性治疗的哲学思想不符。这种不符恰好说明，他的治疗方法不是机械的或一成不变的。唯一不变的，是罗杰斯在接待来访者时全身心的投入。

洛蕾塔个案

洛蕾塔是一个偏执型精神分裂症患者。面询前，她非常担心医生把她转到另一个病房去，还表示出对一些令人迷惑不解的症状和体验的忧虑，因为她无法控制这些事的发生。她不大相信医院的医护人员，担心治疗的效果，她还担心另一个病人的干扰行为。她提到自己不能经常与爸爸和哥哥保持联系，这令她非常失望，她非常渴望回家。

在与洛蕾塔半小时的面询中，罗杰斯的做法给人留下深刻印象。他营造了活跃的自由交流的氛围，双方在谈话时随时都能插话打断对方。罗杰斯的谈话方式非常活跃，但话语非常温和。他通过不同的方式表达自己的看法，有时是提问式（如："你觉得这会儿有点想不清楚，是吗？"），有时是过渡式（如："如果我理解得对的话，你现在，你感到有一点儿紧张。嗯，也许……"）。他多次接受洛蕾塔对他的更正。此外，罗杰斯在与洛蕾塔谈话中的一个特点，是多次使用第一人称的表述方式，从洛蕾塔的角度来讲述她的想法（如："……对于大多数人来说，你都认为：'我不信任他们'"）。总的来讲，罗杰斯给我们做出的示范，就是要尽可能完整、准确地理解来访者的内心世界，并且，要尽量不把自己的主观想法夹杂在理解中。为了使自己能够接近和理解来访者，罗杰斯使用了重述、直接提问、解释、正视问题等技术，使用"嗯"作为回应，甚至根据自己的直觉进行反应，表示自己对来访者的理解。

拉斯金（N.J. Raskin）对罗杰斯与洛蕾塔的这次面询作了点评。他指出，罗杰斯对洛蕾塔表现出高度的共情，达到了推动和促进治疗的作用。拉斯金也指出，洛蕾塔谈到她对父亲和哥哥感到失望，而罗杰斯则绕过了这一点；他认为这一疏忽与罗杰斯个人生活有关。在点评的最后一个部分，拉斯金通过数据说明，在其他理论指导的心理治疗中，治疗师大多都处于主导位置，与之相比，在来访者中心治疗中，治疗师与来访者在互动关系中更为平等。他最后提到，洛蕾塔个

案表现了来访者中心治疗在精神病患者治疗中的成功应用。这是罗杰斯治疗的
一个经典案例。

格洛利亚个案

有人认为，格洛利亚个案是罗杰斯治疗中最著名的案例之一，罗杰斯本人和
其他许多人都写过关于这一个案的文章。当时，格洛利亚刚刚离婚，她十分担心
自己的性生活可能会对孩子造成影响。罗杰斯和她谈了半个小时，使她澄清了
自己的思想和感受。她有自己的性需要，但又怕影响孩子，她不知道如何来解决
其间的冲突，因此希望能够得到一些建议。但是，罗杰斯始终使用回应的方式对
待格洛利亚。在这次面询中，罗杰斯并没有处处遵循"罗杰斯疗法"，例如，有许
多次他没有对格洛利亚的情感表达做出回应，没有对格洛利亚所说的内容进行
重述，有时还随意讲讲自己的一些想法、价值观和情感。

格洛利亚进屋的时候，声音发颤，身体发抖，明显处于十分紧张的状态，害怕
罗杰斯会对她很严厉。一开始谈到她要咨询的问题，她说她想从治疗师那里得到
"答案"，告诉自己该做些什么。她的反应并不奇怪，因为罗杰斯在谈话开始时是
以"医生"的身份进行自我介绍，是作为专家出现的。在这次简短的治疗过程中，
格洛利亚一直在表达自己的愿望，希望得到罗杰斯的指导，一共提出了10次。

尽管罗杰斯作为"医生"出现，但他总是坚持着人本主义的思想和人人平等
的观念，相信来访者具有自我发现、自我指导的潜能。治疗时他并不给出具体
建议，而是帮助来访者，让她自己去寻找解决问题的方法。而格洛利亚希望得到
专家的意见，那么，怎样才能既满足她的这种需要，同时又让她能够有机会"自
我成长"的呢？下面就是罗杰斯在这次治疗中运用的一些方法：

● 罗杰斯态度温和，全身心投入到与格洛利亚的谈话中，通过体态、注视、声
　音、微笑或不断地"嗯"等方式来表达自己。这些反应方法的综合运用使
　格洛利亚不再感到紧张。

● 罗杰斯通过提问（如："是这样吗？""你是这个意思吗？"）验证自己是否准
　确地理解了对方的意思。如果不准确，就马上接受来访者的更正。（谈话中
　共有5次接受更正。）例如，格洛利亚说："实际上我并没有那种感觉。"罗

杰斯回答道:"你没有那种感觉,好的,好的。"通过这种共情方式,罗杰斯促进了来访者对她自己的理解,并使她能够更清晰地把自己的理念表达出来。

● 罗杰斯给出了一些解释,例如:"你厌恶自己做了那些你认为不对的事,但你更恨自己对孩子撒谎。"再如,他说:"我能感觉到,每当你置身于'乌托邦'时,你能体会到一个完整的自我,你觉得自己所有的部分都整合在一起了。"罗杰斯的这一解释深深地触动了格洛利亚。

● 罗杰斯坚定而温和地给自己可以做什么、不可以做什么设定了界限:"从我内心来说,我不想看着你深陷在情感的困惑中。但从另一方面讲,我觉得这是你个人必须面对的问题,我不可能替你回答。但我会尽力帮助你,我相信你自己能找到问题的答案。"罗杰斯采用的这种方式为格洛利亚提供了支持,而没有使她感到可以依赖别人去解决自己的问题。

● 格洛利亚坚持要从罗杰斯那里得到答案。罗杰斯使用了问话的方式,要她自己把答案说出来。他问道:"你希望我对你说什么?"一旦她真的说出了答案,他就马上予以强化,例如,他对她说:"听起来,你知道自己该怎么做。"

● 罗杰斯通过自我表露,说出自己对格洛利亚担心的事情的一些看法和感受,例如,他说:"我一直有种强烈的感觉,生活实在不是件令人愉快的事,生活就是冒险。"再如,他说:"假如一个人还没有真正做出选择就开始做一件事,是不会有好结果的。"通过这样的话,罗杰斯让格洛利亚产生一种"他都这么想,那么,我的那些感觉是很自然的"的体验,从而弱化她认为自己"不成熟"的自责心理。

对格洛利亚个案进行点评时,齐默林指出,罗杰斯往往只是采用自己的参照系进行反应,并且,选择反应的目标时比较随意,总是把焦点放在格洛利亚的行动上,而不注意她当时感受的体验,过于忽略格洛利亚的消极情绪。齐默林所说的"当时感受的体验",指的是詹德林治疗中的一个概念,即来访者将注意力集中在当时的体验上,集中在以这种体验为基础的非言语的身体的感受上。齐默林在批评中进一步指出,这一案例中反映出治疗中"共情"和"真诚"之间的矛盾,而这个问题有待于进一步的理论探讨。治疗师采用自己的参照系进行反应时,他似乎做到了"真诚"；但从另一个方面来看，在某些情况下，这与采用来访者的参照系和达到"共情"的目的是矛盾的。虽然齐默林对罗杰斯在这一案例中（一味采用自己的参照系进行反应）的做法提出了批评，但我们可以看到，罗杰斯的一些解释相当准确，例如：罗杰斯解释说，格洛利亚的问题可能出于她一定要做到对自己诚实；而这些解释对格洛利亚也是非常有帮助的。齐默林的评论提出了一个重要问题，即在来访者中心治疗中采用少量解释的必要性问题。博温在本书中也谈到了这个问题。

齐默林敏锐地发现，格洛利亚与她父亲和与她女儿之间的关系是一种性质相似的关系。他指出，罗杰斯并没有明确指出这两者之间的相似之处。齐默林猜测，如果按照这种思路，有可能更好地帮助格洛利亚解决她与女儿之间的问题。齐默林在总结时指出，虽然罗杰斯在治疗方法上有一些明显的缺点，但是，从格洛利亚在治疗后还与罗杰斯保持联系这一点上看，他们在治疗中的互动确实对她起到了帮助的作用。

吉尔个案

1983年，吉尔参加了罗杰斯的培训班。她难以跟自己上大学的女儿分开，并因此焦虑起来。她的自我形象是消极的。谈话中，罗杰斯不仅仅重复她的那些消极话语，而且采用夸大的方式复述这些话，一直到最后吉尔开始用积极的自我表述代替了消极的认识。

博温曾对罗杰斯45年的工作进行了回顾，其中也对吉尔个案做了评论。她指出，罗杰斯忠实于自己的价值观，并在与吉尔的谈话中表现出方法运用的多样性和灵活性，与他的早期实践相比，更好地把他的信念和思想应用在了治疗中。吉尔的自我转变正是罗杰斯坚持其信念的结果。罗杰斯相信来访者本人的力量和自我决断的能力，并对此坚信不疑。

博温的分析是对的。但是，还有另外一个因素可能也起着重要的作用，那就是直觉。要达到最高水平的技术应用能力，一定要通过从新手到专家的不同发展阶段(Dreyfus & Dreyfus，1986)的实践。掌握了一门学科的基本知识和原则后，一位专家就无须再拘泥于做片段式的、分析性的观察，无须完全根据规定的方法去解决问题。专家会完全深入到治疗过程中去，他们具有对整体模式的认知能力，能够以一种有感而发的、适应的、直觉的方式对即时情况做出反应。当然，直觉是容易出错的，因此，原则上直觉是需要验证的。罗杰斯一方面大胆地运用直觉进行理解，一方面总是做好准备接受来访者的更正，有时，他甚至是请来访者予以更正。

值得一提的是，罗杰斯有时会在观摩性面询结束后告诉观众，他当时的注意力完全集中在来访者身上，对于他来说，此外的一切都消失了。他还说过，面询结束后，他已经完全记不得面询过程中的细节了。罗杰斯有着多年的经验，他总是全身心地投入到与来访者的互动中去，总是在接受来访者更正，而他又往往无法回忆起治疗细节——这些都表明，罗杰斯越来越依赖直觉进行反应，而这种方式可以说明，罗杰斯的工作达到了成熟的阶段。事实上，罗杰斯在他后来发表的一篇文章中提到，在那几年的临床实践中，他开始重视直觉的作用。他说："作为治疗师，我发现，如果我能够处于一种与内在的、直觉的自我最接近的位置，如果我在某种程度上与我内在的、未知的部分连接起来，如果我能在这种关系中达到一种轻度的意识改变状态，那么，无论当时我怎么反应，似乎都会取得有效的治疗效果"（Rogers，1986）。

罗杰斯非常注重治疗师的直觉反应，他的实践显示，在治疗中不被特定规则或程序所束缚，是与以来访者为中心的治疗原则相一致的。我们并不是要把这一点理解为"你想怎么反应就怎么反应"。治疗师可以不采用标准和有效的程序，但其做法必须要能经得起考验，必须保持对来访者作为一个自主和完整的个体的尊重。

玛丽个案

玛丽和路易丝都参加了纳塔利·罗杰斯（Natalie Rogers）在1986年举办的一个"表现治疗"训练班。训练班即将结束的时候，罗杰斯分别在两天里为她们作面询。她们两个人的问题各有不同。玛丽的困扰是感到被这个世界拒绝，并很难为她自己找到一个立身之地。而路易丝则刚刚从黑暗中走出来，她正在庆祝自己的"日出"。对于玛丽来说，有一个非常严重的问题需要寻找答案；而对于路易丝来说，她体验着成功的喜悦，希望与人分享。（译者注：纳塔利·罗杰斯是卡尔·罗杰斯的女儿。女儿出面时用全名，即纳塔利·罗杰斯。卡尔·罗杰斯在全书中统称罗杰斯。）

罗杰斯对玛丽的做法，是重述和澄清她的想法，当他不能准确地理解玛丽的意思时，就马上接受她的更正。他的接纳和支持使得玛丽能够"接受"那些与她截然对立的事情，从而使她能够去解决自己的心理冲突。

纳狄罗在点评中分析了一些细节，说明罗杰斯的干预非常符合玛丽的需要。他随时鼓励玛丽去进行更深入的探索。她谈得越深入，罗杰斯的反应方式就越亲切，这使她最终找到了非常满意的答案。

这次面询的6年之后，玛丽在一封信中这样写道：

在"表现治疗"的整个过程中，有两方面的因素对愈合和促成转变起着同等重要的作用，一方面是创造性艺术的力量，使人能够在创作活动中将"自我"展示在自己面前；另一方面是人本主义的治疗思想，这种疗法中强调对来访者的肯定和热情接纳，而这一特点使"自我"能够不断地深入探索。这一点在罗杰斯和我的谈话中得到了最充分的体现。这种"愈合"的效果出现后，便开始不断地展开，在"自我"中扩散。现在我所体验到的，是一种无限扩展的内在的平静，一种自由和自我实现的感受，而此前40多年的痛苦感觉就像是一个遥远的梦，已经过去了。

路易丝个案

给路易丝作面询时，罗杰斯没有一成不变地使用自己通常的做法。他注意到路易丝总是去看自己的画，他就让人把画拿过来。路易丝的目光总是在那些画上，目不转睛地注视着它们，她好像并不在意罗杰斯的存在。罗杰斯采用了一种幽默的、无条件接受的方式，和她一起去看那些画，并强调指出，她自己就是画中那一轮正在升起的太阳。在路易丝个案里，罗杰斯表现出一种因势利导的风格，在谈话中，有时通过温和的提问方式给予指导，有时给予解释（例如，在谈及路易丝父亲时给出一些解释），有时给予肯定，有时进行澄清。同时，罗杰斯完全接受了路易丝的愿望，让她一直看着自己的画。面询结束后，路易丝更深刻感受到了罗杰斯的这种治疗风格的力量。

但是，纳狄罗认为，在与路易丝的谈话中，罗杰斯暴露出来的问题也更大。她指出，罗杰斯的指导性的做法可能有一个问题，即在指导中可能加入了自己对绘画内容的某些先入为主的看法，而这些主观的看法会影响罗杰斯与路易丝之间的相互理解，因此会使罗杰斯错过一些为路易丝提供帮助的机会。

罗杰斯为路易丝作的面询非同寻常。一般情况下，罗杰斯的治疗对象是寻求帮助的来访者，而路易丝已经克服了自己的心理障碍，并正在庆祝自己的胜利。可能正是由于这次面询的特殊性，使得路易丝感受了到一种特殊的重要意义。1992年，她在一次电话中告诉我，她从1978年开始接受纳塔利·罗杰斯的治疗，进行"表现治疗"训练。对她来说，1986年罗杰斯和她的谈话有着非同寻常的意义。这次面询中最使她振奋的时刻，就是她感到自己可以"想怎么做就怎么做"。路易丝在谈到自己和罗杰斯的那次面询时说："那时，我真的陶醉在那些画里，感觉好极了，那是一种很自然的感觉。"当时，她最需要的，就是庆祝自己的胜利。是罗杰斯帮助了她。她说："他进一步点拨我说：'你就是初升的太阳。'让我看到了要庆祝的东西，让我感到豁然开朗。"

但是，正如纳狄罗所说，假如罗杰斯能够更客观地理解路易丝本人的想法，能够把握住更多的机会，或许能使路易丝从中得到更大的收获。

参考文献

Dreyfus, H. L., & Dreyfus, S. E. (1986). *Mind over machine: The power of human intuition and expertise in the era of the computer.* New York: Free Press.

Gendlin, E. T. (1978). *Focusing.* New York: Everest House.

Rogers, C. R. (1984). Gloria—A historical note. In R. F. Levant & J. Shlien (Eds.), *Client-centered therapy and the person-centered approach: New directions in theory, research, and practice* (pp. 423-425). New York: Praeger.

Rogers, C. R. (1986). Rogers, Kohut, and Erickson: A personal perspective on some similarities and differences. *Person-Centered Review, 1,* 125-140.

Rogers, N. (1993). *The creative connection: Expressive arts as healing.* Palo Alto, CA: Science & Behavior Books.

Weinrach, S. G. (1990). Rogers and Gloria: The controversial film and the enduring relationship. *Psychotherapy, 27,* 282-290.

第2章 洛蕾塔个案（1958）

面谈记录

罗杰斯：（录音中出现女人尖叫）我叫卡尔·罗杰斯。你一定觉得这有点不可理解，有点怪，我是说，你们刚才的谈话被中断了，很抱歉；我觉得你好像还有些话想说。

洛蕾塔：我不知道。他们马上就要把我弄走了，要把我送到另一个病区去。我刚才一直在想：我是不是已经准备好换地方了？我已经说过了——她实在烦人。（洛蕾塔指的是那个不停尖叫的病人）那个女的没完没了地说——哦，她一直在那样喊叫。不过我还是喜欢我现在的病房。

罗杰斯：嗯，嗯。

洛蕾塔：我一直很配合……我想也许可以一直住在这儿，一直住到我能回家。

罗杰斯：嗯，嗯。

洛蕾塔：我知道，把我送到那个地方意味着我可能必须整天在洗衣房里工作。（录音中出现尖叫声）可是我觉得我不适合干那儿的活。

罗杰斯：嗯，嗯。因此，你需要马上考虑的事情是："如果换病房，我是不是已经准备好了，去面对一切将要发生的事？"

洛蕾塔：你到了这儿，就多少要适应这个地方。

罗杰斯：嗯，你有点儿适应了——

洛蕾塔：哦，有件事我想说明一下。刚才，我说"不"的时候，我的意思并不是我不想再和那个医生谈话了。我说"不"是因为我不明白为什么我还不能回家！我已经准备好回家了。

罗杰斯：是，是的。你觉得他没有完全理解你的话，那——（录音中出现尖叫声）那实际上——

洛蕾塔：也许，他认为我说话很直（录音中出现尖叫声）……他认为我说"不"的意思就是不想再和他谈了。（录音中出现尖叫声）

罗杰斯：哦。（录音中出现时断时续的尖叫声）嗯，如果我理解得对的话，你现在，你感到有一点儿紧张。嗯，也许他没有真正理解你的话，也许他认为你说话太——

洛蕾塔：我想他认为我——

罗杰斯：以为你让他闭嘴。

洛蕾塔：是的！我就是这么想的。

罗杰斯：哦，哦。

洛蕾塔：但那并不是我的本意——

罗杰斯：哦。

洛蕾塔：嗯，我不知道。我不知道换地方是不是件好事。我是说，在这儿，他们让你觉得你很重要，而其实你并不重要，但是——

罗杰斯：嗯，嗯。

洛蕾塔：但是，我要搬到2号楼去了，我知道那是个开放病房，是集体宿舍式的，我自己没有带多少换洗的衣服，因为我不喜欢洗熨衣服。我也不知道自己是不是准备好换地方了。

罗杰斯：嗯，而且——

洛蕾塔：因为我爸爸不会来看我，也不会因为别的事来这儿，所以我周末或其他时间都不会出去。

罗杰斯：嗯……但我还有点不太明白你的意思。你刚才是不是说，你觉得，在你现在的病房，他们好像把你看得很重要，但是其实你并不重要？（录音中出现尖叫声）是这样吗？

洛蕾塔：就是这样。他们说是病人至上，但其实不是那么回事。

罗杰斯：嗯。

洛蕾塔：如果去了另一个病房，我可能就不重要了。是的，我知道，你不那么重要了，所以就把你搬到另一个病房去。

罗杰斯：我明白了。那么，你在现在住的病房里已经不是非常重要的了，所以，如果再换个病房，你会感觉到自己更加无足轻重了。

洛蕾塔：是的，更加无足轻重了。

罗杰斯：所以，这事让你担心。

洛蕾塔：我想，那还意味着我要整天在洗衣房里干活，可我现在还没准备好呢。我是提到过换地方的事，我还住在6C病房的时候，只要一吃利血平，还有一种镇定药，我的膝盖这儿就有发痒的感觉——

罗杰斯：嗯，嗯。

洛蕾塔：我想就是那次。当时我问医生，能不能给我换个病房？那样的话，我能去工作，到洗衣房干活。

罗杰斯：嗯，嗯。

洛蕾塔：好啦，今天他们要给我换病房了。可我这次没有要求换呀。

罗杰斯：嗯，嗯。但是这件事困扰着你，你不知道自己是否真的准备好，去面对一些麻烦事。

洛蕾塔：我不知道，我也没什么可面对的，我想就是有点困惑。

罗杰斯：我明白了。更确切点儿说就是心里没谱，是这个意思吗？

洛蕾塔：我也不知道，我说不清楚（洛蕾塔轻轻地笑了）……我只知道——

罗杰斯：你觉得这会儿有点想不清楚，是吗？

洛蕾塔：瞧，我知道，那边病房的护士是阿妮塔，我不太信任她。（录音中出现撞击声）因为，她就是那个把我弄去做电击治疗的人。

罗杰斯：噢。

洛蕾塔：反正，我认为那次就是她干的。

罗杰斯：嗯，嗯。

洛蕾塔：我回来后，她还搂着我的肩膀挺亲热，可是……就是她告诉的我，我必须得接受电击。我觉得自己没有做错什么事呀，干吗要受那种罪！

罗杰斯：就是说，这件事情实在让你感到困惑。你换病房就会到阿妮塔那边去了，她好像挺喜欢你，会搂着你的肩膀和你聊天；可真见鬼，她又恰好是负责给你做电击治疗的人。

洛蕾塔：是的。……当然，她说那是执行医嘱。但那时我从没有跟任何我认识的医生谈过话。

罗杰斯：嗯，嗯。

洛蕾塔：我知道医生给他们开了医嘱……虽然他们在值班室里工作，医生会派他去治疗室，他们做完治疗后再回到值班室——（录音中出现尖叫声）

罗杰斯：嗯，嗯。

洛蕾塔：然后他们再去做治疗。

罗杰斯：嗯，你已经听到解释了，他们做什么都是根据医生的指示。但是，你还是会想："她是个可以信赖的人吗？"因为，她好像——

洛蕾塔：是的，我不会相信任何人，再也不相信任何人。

罗杰斯：嗯，嗯。

洛蕾塔：这也是我不想让他们信任我的原因。我要么信任，要么不信任他们。

罗杰斯：嗯，完全信任或绝对不信任。

洛蕾塔：而且，我想我并不怎么信任她。

罗杰斯：嗯，嗯。实际上，对于大多数人来说，你都认为："我不信任他们。"

洛蕾塔：没错。我不信任他们。（录音中出现尖叫声）对那些人，我要么就相信，要么就不相信；我也不知道，不能确定我是否该相信他们。

罗杰斯：嗯，嗯。

洛蕾塔：但是我不再相信，不再信任任何人。

罗杰斯：嗯，嗯，去信任别人，你不再抱这样的幻想了，你不再信任别人。

洛蕾塔：是的，我不信任他们。……如果信任别人，你会很容易受到伤害。

罗杰斯：嗯，嗯。如果你真的相信别人，并把希望寄托在他们身上，那么——

洛蕾塔：我已不再相信任何人，因此也不会寄托什么希望。

罗杰斯：嗯，显然，阿妮塔那件事让你感到——

洛蕾塔：我就是相信了她才受到伤害的。

罗杰斯：相信别人就会受到伤害。

洛蕾塔：这已经使我受到伤害了。

罗杰斯：这已经使你受到伤害了。

洛蕾塔：换病房倒没什么。我是说，如果，嗯——（录音中出现敲打东西的声音）嗯，另一件是出院回家的事。

罗杰斯：嗯。（录音中出现尖叫声）

洛蕾塔：但是我出不去，而且我不知道他——我哥哥——我给他写过信，但他一直没回信。（录音中出现尖叫声）

罗杰斯：嗯，嗯。

洛蕾塔：他从没来过。

罗杰斯：嗯。我是这么理解的，你的意思是不是说，换个病房并不是多大的问题。问题是——

洛蕾塔：我是否准备好了。

罗杰斯：那么，你，你准备好下一步怎么办了吗，是这个问题吗？

洛蕾塔：我觉得我不会喜欢洗衣房的工作，我知道那儿是怎么回事，因为我在那儿干过两次，感觉都不好。（录音中出现有线广播通知）而且，我想我也不喜欢餐饮中心的工作，我以前也在那儿干过，我不喜欢那儿的工作。

罗杰斯：嗯，嗯。

洛蕾塔：开始，我没觉着什么。……我……第 1 天，我干得好好的，第 2 天，我大概干了有半个小时，眼前一黑，就昏过去了。我又试了 3 天，结果天天如此。所以……后来我就不再去那儿工作了。那儿可能有一种很强的电流或者别的什么东西。

罗杰斯：嗯。你感觉那儿有什么东西不对劲，是吗？很强的电流或者别的什么东西，所以你想："在那儿工作，那东西一定会伤害到我。"

洛蕾塔：是的。我眼前一黑就失去知觉了。如果当时不是马上坐下了，我一定会晕倒在地上。

罗杰斯：嗯，嗯。你当时那样，真是让你感到绝望，是吗？

洛蕾塔：不，我并不感到绝望。我只是，我不明白那是怎么回事。我不知道我为什么会昏过去。

罗杰斯：我明白了。

洛蕾塔：可是，这真的让我感到害怕。这样我就不能工作了，那么——

罗杰斯：发生在你身上的这件事真是很奇怪。

洛蕾塔：因为我没有癫痫症，也没有类似的病，不会那样发作。所以，我想象不出那是为什么。我没这病，我不是癫痫病患者，我一般不会昏倒。

罗杰斯：嗯。这让你确实感到很困惑。所以你想："我这是怎么啦？"

洛蕾塔：这是怎么回事——是的。我努力过，但还是不能工作。而他们要我去工作，所以……有时我认为，如果你要是拒绝去工作的话，就会被强制接受治疗。

罗杰斯：啊，嗯，也许——如果你不按他们的要求做一些事情的话，他们也许就用电击治疗来惩罚你，是吗？

洛蕾塔：怎么说呢，每一个人说的话里都好像有这种意思，但是我不认为我为什么——我不知道为什么他们一上来就给我做电击。开始时，我只是意识到——我还能意识到，我在一个医院里。

罗杰斯：嗯，嗯。

洛蕾塔：再后来，我听到他们说："准备好，开始治疗了。"

罗杰斯：嗯，嗯。

洛蕾塔：然后，我就说："为什么让我做这个？我什么都没做呀。我没和别人打架，也没惹是生非呀。"

罗杰斯：嗯，嗯。

洛蕾塔：他们说："这是医生让做的。"我说："我还没有跟医生谈过呢！"因为，我没跟任何人谈过话。

罗杰斯：嗯，嗯。

洛蕾塔：也许我跟什么人谈过了，但至少我不知道。

罗杰斯：嗯，嗯，嗯，嗯。

洛蕾塔：所以——

罗杰斯：所以，在你看来："我开始清醒一些了，知道一点正在发生什么事情了。"

洛蕾塔：我刚刚开始意识到，我是在医院里——

罗杰斯：嗯，嗯。

洛蕾塔：他们给我做了电击，当天又让我去工作。

罗杰斯：因此，你觉得你看不出他们那么做有什么道理，所以你——

洛蕾塔：我就开始破口大骂，什么难听的话都说了，到现在我还记得一些我说的那些话。

罗杰斯：嗯，嗯，嗯。就好像是，你的那些话暴露出了你内心里最邪恶的东西。你是这个意思吗？

洛蕾塔：如果我内心里真有邪恶，也许是的。可是，那时就好像不是我自己在说话一样。

罗杰斯：嗯，嗯。这几乎不像是你——

洛蕾塔：后来，周末我回家又遇到了麻烦，那是因为我说的太多了。当然，我也在服用阿米妥钠。因此，这也许是两种作用合到一起的结果，并不单是某件事。

罗杰斯：但是，我想，我感觉你希望能够理解自己的那一部分。那时，有些话并不真是你自己的话。你说了那些话，或许那只是药物的作用，或者是因为做了电击，你才——

洛蕾塔：我想是两种作用加在一起。

罗杰斯：嗯。

洛蕾塔：也许你注意到了我的脚……总是在来回移动。

罗杰斯：是的，我注意到了。

洛蕾塔：我说过，我的膝盖发痒。

罗杰斯：嗯，嗯。

洛蕾塔：我无法控制，我不知道这是不是药物的反应。我无法安静地坐着，但这并不是因为紧张，不是那么回事。我在小组治疗或在别的场合也会这样，我控制不住。有时，这样做也让我感到很难堪。（洛蕾塔神经质地笑了起来）

罗杰斯：你想让我理解你，那并不是因为紧张或别的原因造成的，而是——

洛蕾塔：不是因为紧张。

罗杰斯：只是因为——

洛蕾塔：某种我自己不能控制的东西。

罗杰斯：痒得无法控制。（录音中出现尖叫声）

洛蕾塔：从膝盖往上这块地方都发痒，脚就老得动。如果一个人坐在角落里，脚动得就不这么厉害，但膝盖还是痒。

罗杰斯：嗯，嗯。

洛蕾塔：但是，如果和一个小组的人坐在一起，天哪，我也不知道是怎么回事，我的脚就是动个不停。

罗杰斯：看来，和小组的人在一起这种情况就更严重。

洛蕾塔：但有时，我一个人的时候也会这样。

罗杰斯：嗯，嗯。

洛蕾塔：我想，这是药物治疗的反应。

罗杰斯：嗯，只是药物的作用吗？

洛蕾塔：我想这是我吃的那种绿色药片的作用。我甚至都不知道那是什么药，我也没有问过，但是后来——

罗杰斯：嗯。

洛蕾塔：（停顿）我觉得这种谈话对我启发很大。（洛蕾塔轻轻一笑）

罗杰斯：是吗？

洛蕾塔：嗯，如果你现在没有想清楚，以后还可以再想。

罗杰斯：嗯，嗯，在这种意义上看，我们这么聊聊，在某种程度上有助于——（录音中出现砰、砰的撞击声）——让你以后能够更清楚地思考，是吗？

洛蕾塔：我想，我们的谈话给了我很大帮助，这种帮助远远胜过药片和治疗，是这样的。

罗杰斯：嗯，嗯。确实是这样，好像这么谈谈，从某种程度上来说就把烦心的事倒出来了——

洛蕾塔：不管什么情况，好像都得到了缓解。

罗杰斯：嗯，嗯。

洛蕾塔：如果能有一种情况让我缓解一下……我真希望那个女人不要再尖叫了。

罗杰斯：为什么她就不能停下来？

洛蕾塔：她停不下来，这是最糟糕的了。……那让你感到很可怕，如果你最后也变成她那样，怎么办呀？

罗杰斯：是呀，这种叫声让人感到有些心神不安，"天哪，这种事是不是也会发生在我头上？"

洛蕾塔：是的。

罗杰斯：嗯，嗯。

洛蕾塔：没错。你会想，整天听她这么尖叫你会疯掉的。她这样已经连续3天了。为什么他们给她吃那么多药？她——如果她就是我说的那个人——她也在上面的病房里做过一次那种治疗，我就坐在她的旁边，她说她喜欢聊天什么的。这怎么一下子就没完没了了，停不下来了。

罗杰斯：这似乎让人有点儿受不了，她就是这么个人，并且——

洛蕾塔：她那时……她完全正常，很平静，没说话也没做什么——

罗杰斯：她曾就坐在你旁边；而现在她是这种状况，在不停地喊叫——

洛蕾塔：你应该考虑考虑，我认为他们应该缓解她的病情，而不是让情况恶化下去。

罗杰斯：在某种意义上，这事让你对他们感到失望——在你看来，他们不是在帮她。

洛蕾塔：是的，想想看，这不是重症病人的隔离病房，这儿的病人本不应该大脑错乱成这个样子。这更像是他们来这儿后给他们吃了什么药，才让大脑错乱成这样。

罗杰斯：这几乎让你不得不想："是不是他们让她吃的药使她的病情恶化了？"是这样吗——

洛蕾塔：是的。

罗杰斯：这是件让人心烦的事——

洛蕾塔：我想是的。

罗杰斯：还想到——自己了？

洛蕾塔：因为，毕竟我也在服药，我可不想最后变成那样。

罗杰斯：嗯，嗯。这些让你不能不怀疑："他们给我吃的药会不会让我也变成那样？"

洛蕾塔：没错。而且，一旦你变成那样了，你还能做什么？！我只是——我知道那样的症状是什么样，我现在能够看到，因此，我有足够的自制力，看管好自己，不要用头撞墙，就像他们，唉……他们中有些人，就是想那么做，他们控制不住自己。他们……我已经见过、也听说了好多这样的情况，所以我会管住自己一些。

罗杰斯：那些事情真是有点儿——

洛蕾塔：我想那就是为什么——抱歉，我想那就是我的膝盖会发痒的原因吧。但是，这种反应比用头撞墙好。

罗杰斯： 嗯，嗯。那么，从某种意义上说，你能够很好地控制自己，不去用头撞墙，但这还是得发泄出来呀，于是就——

洛蕾塔： 就以发痒的形式发作了。太可怕了！

罗杰斯： 以膝盖发痒的形式表现出来了。

洛蕾塔： 因为……嗯，作为旁观者，我已经亲眼看到那些惨状，我是说，我知道……用头撞墙是没有用的。不管怎么说，我想我不会用头来撞墙，因为那实在是太不值了。（洛蕾塔的笑声）这是我自己的头，我喜欢。

罗杰斯： 你觉得："我可不想撞墙撞破脑袋"。

洛蕾塔： 是的。毕竟是上帝给了我这颗脑袋，这是我的头。就算我想那样，我也不打算往墙上撞，何况我其实无论如何也不想那样。……嗯。为什么？撞墙能给那个女孩什么帮助？……可是，把她关起来，让她那样尖叫不停，能对她有什么好处？我是说，究竟……那样做能帮她解决什么问题？有用吗？

罗杰斯： 我想，你在问你自己："那样究竟有什么好处——"

洛蕾塔： 不，我是在问你。

罗杰斯： 你在问我？可是，我不是这个医院的医生，我想我回答不了这个问题，我不认识她，这也不是我负责的事情。但是，我能理解，这种情景对你有很大影响，触动了你内心的情感。在我听来，真正触动你的不仅是她的叫喊声，还有那些——（录音中出现尖叫声）——那些叫喊声使你内心感触到的一些事情。

洛蕾塔： 我不知道。我现在脑子里一片混乱。我想——（录音中出现较弱的喊叫声）——想去1号楼，但我知道去1号楼以后也不能出院回家……如果我去1号楼，以后就能回家，那就好了。……可我以前去过那儿。我知道在那儿和在这幢楼里很不一样。我不想离开这幢楼，因为这儿很美。……但是，去那儿也许更好，比在这儿整天——天天听那个女孩尖叫要好。

罗杰斯： 各有利弊，真让人难以选择。

洛蕾塔： 但是，一想到我不得不去洗衣房工作，我就烦。我宁愿……而且，据我所知，那个病房要干的工作没有这边的多。

罗杰斯：嗯，嗯。你觉得，嗯——

洛蕾塔：你可以放松，只是睡睡觉，因为你有床，但是我想他们不会让你闲着。我认为如果你能做事，他们就希望你去工作。

罗杰斯：嗯，嗯。

洛蕾塔：他们不会让你像在疗养院里那样休息。（录音中出现尖叫声）他们让你一直不停地工作。

罗杰斯：如果是让你搬到另一个病房，在那里可以有机会休息，你也许很乐意去，可如果是让你整天工作的话，你不能肯定自己是不是愿意搬过去。

洛蕾塔：我想我是还没有做好准备换病房。

罗杰斯：哦。

洛蕾塔：因为我的膝盖发痒，也许那是……我以前在洗衣房里工作过，我知道。我能应付，没问题。我知道，我现在也能应付。但是——

罗杰斯："我可以搬，但是，嗯，我真的准备好了吗？"

洛蕾塔：既然要去，为什么还要准备？

罗杰斯："为什么？"嗯。

洛蕾塔：箱子我已经收拾好了，所以我已经准备好了。我并没有说"我就不搬"，我只是一直在试图抵抗。

罗杰斯：嗯，嗯。

洛蕾塔：如果换病房能让治疗有进展的话，好，我愿意搬。

罗杰斯：嗯。虽然你心里还有很多疑虑，但是你愿意抓住这个机会。

洛蕾塔：我愿意看着病人们能进来，接受治疗，当然，不想看到他们被越治越糟糕。治疗能有进展多好，病人进来了，治好了，出院了。

罗杰斯：如果你知道，他们——那会对你的内心有所帮助。

洛蕾塔：如果我知道他们能康复，并能回家，对我会有帮助。

罗杰斯：嗯，嗯。因此，别人身上发生的变化会影响到你，让你感到鼓舞或者沮丧。

洛蕾塔：我想过，我想过我将会从这儿回家，因为我没有犯过任何严重的错误——

罗杰斯：嗯。

洛蕾塔：我没有，嗯，从没和任何人有过暴力冲突，也没有过任何其他类似的事情。

罗杰斯：你自始至终都有一种感觉："我没有做错过什么。我能控制好自己，你看，我真的没有过什么暴力行为，我也没有违反过什么规定。"

洛蕾塔：我认为我没有违反过任何规定。

罗杰斯：你没有违反过任何——

洛蕾塔：你要花很多工夫才能知道有些什么规定，因为他们什么都不告诉你。

罗杰斯：嗯，嗯。你的感觉是："我一直表现很好。"

洛蕾塔：但我还不是太好。（录音中出现尖叫声）你也不能过分追求表现得好。

罗杰斯：嗯。

洛蕾塔：我也不信那个。

罗杰斯：嗯。

洛蕾塔：我做到了我所理解的"好"。

罗杰斯：嗯。

洛蕾塔：而且我也不是尽善尽美。我希望能够尽善尽美，但是我做不到。

罗杰斯：但是，你达到了你能做到的极限，你觉得自己已经尽力而为了。

洛蕾塔：我做到了我所理解的"最好"。

罗杰斯：嗯。洛蕾塔，我看那些人中有些现在要走了。我想咱们就谈到这儿吧。我很高兴这次有机会和你谈话。

洛蕾塔：非常感谢。我知道你是个非常重要的人物。不管怎样，我听说你是个重要人物。

　　[说明：罗杰斯与洛蕾塔的面谈磁带现存于美国心理治疗师学会录音资料馆。文字材料由特玛内（Macro Temaner）整理，拉斯金（N. J. Raskin）校。]

点　　评

对洛蕾塔个案的点评
·····························
来访者中心疗法在精神病患者治疗中的应用

N. J. 拉斯金

背景

这是罗杰斯在1958年夏天做的一次观摩性面询，洛蕾塔是一个被诊断为偏执型精神分裂症的住院患者。此时，美国心理治疗协会在麦迪逊的威斯康星大学召开为期4天的第二届学术年会，在此期间，大约30位心理治疗师聚集在医院的一个小会议室里，彼此观摩治疗的实际过程。最先为洛蕾塔作面询的治疗师是埃利斯(Albert Ellis)，他演示了合理情绪疗法。接着，精神病专家费尔德(Richard Felder)采用经验疗法为洛蕾塔作面询；这是费尔德和亚特兰大治疗学派的怀塔克（Carl Whitaker）、马隆（Tom Malone）及沃肯丁（John Warkentin）使用的一种治疗方法。

埃利斯和费尔德与洛蕾塔进行的面询都不是很成功，因此，这些来自不同学派的资深治疗师都希望看看罗杰斯与洛蕾塔的面询会有什么结果。罗杰斯本人也非常想试一试。他在观摩埃利斯和费尔德的面询时感觉很不好，在他看来，这两位治疗师对女患者表露出来的情感和态度都没有给予共情和回应。前一天，埃利斯试图帮助洛蕾塔发现她行为中的不合理性。当天早些时候，费尔德和洛蕾塔做了一次"平等对话"式的面询，谈话涉及了一些不同的内容，其中包括讲他自己在前一个晚上做的一个涉及洛蕾塔的梦。谈话后洛蕾塔回了病房。罗杰斯同意与洛蕾塔面询后，医生又去问洛蕾塔是否愿意回到会议室，继续同另一位心理治疗师谈谈，洛蕾塔同意了。因此，罗杰斯一见到洛蕾塔就自我介绍说："我叫卡尔·罗杰斯。你一定觉得这有点不可理解，有点怪，我是说，你们刚才的谈话被中断了，很抱歉；我觉得你好像还有一些话想说。"罗杰斯指的是，洛蕾塔可能觉得她想对费尔德说的话还没说完,面询就结束了。

罗杰斯是作为美国心理治疗师协会的第一任主席参加这次会议的。他于1年前从芝加哥大学转到威斯康星大学,同时任威斯康星大学心理学和精神病学教授。这给罗杰斯提供了直接与洛蕾塔谈话的机会,因为罗杰斯认为他在威斯康星大学的职位给他提供了一个机会,使他可以对"来访者中心"疗法用于治疗精神分裂症患者进行实验。罗杰斯为洛蕾塔作的面询只是对他的假设的一次临床实验;其临床效果需要通过大规模的综合研究进行验证(Rogers,Gendlin,Kiesler,& Truax,1967)。

洛蕾塔个案的重要意义

洛蕾塔案例的重要意义至少表现在两个方面:第一,这是对精神病患者进行治疗并保留了完整记录的一个案例,在采用各种方法的心理治疗中,都很少有这种留下详细面询记录资料的个案;第二,这一案例提供了将来访者中心疗法,应用于治疗已被诊断为偏执型精神分裂症的住院患者的一个具体样例。这次面询结果表明,即使患者有严重的心理障碍,她依然能够对治疗师的共情、始终如一和无条件的积极关注做出积极反应。

一些人对来访者中心疗法抱有成见,认为那种方法不适用治疗病人,只适宜帮助"正常人",比如那些有点轻微心理问题的大学生。这种看法可能与罗杰斯本人在他的《咨询和心理治疗》中提出的概念有关。那是他阐述自己观点的第一本著作,他在书中提出,对于任何一种心理治疗方法,试验其有效性的标准之一,就是看这种方法能否使个体"理性地摆脱严重的紊乱状态"(Rogers,1942)。在罗杰斯的第二本著作《来访者中心治疗》一书中,他的观点有了明显的变化。他在书中写到:

现在的观点认为,治疗方法是否合适需要以我们的经验加以验证。迄今为止,我们已经把来访者中心疗法用于治疗2岁的儿童至65岁的成人,包括有轻度适应失调问题的人,如那些有不良学习习惯的学生,也包括有严重心理障碍的人,如精神病患者。……接受、尊重和理解人的氛围可形成一种有利于个人成长的良好环境,这一点不但适用于我们的儿童、同事和学生,而且适用于来访者,其中即包括"正常人",也包括神经病和精神病患者。当然,这并不意味着这种疗法能用于"治愈"每一种心理疾病；事实上，在这种治疗思想体系中，"治愈"是一个后来纳入的概念。（Rogers，1951）

　　罗杰斯和洛蕾塔谈话持续了30分钟。下面是面询过程中的一些重要情节，我们将围绕这些主题进行深入讨论。

1. 洛蕾塔从她的角度解释了此前她在费尔德博士的面询结束时的想法。显然，让洛蕾塔有机会说明这一点，对于她来说是很重要的。
2. 洛蕾塔探讨了自己对换病房的想法。这是一个"说出问题"的过程，这也是她的一个真正的问题。
3. 洛蕾塔从换病房的问题转到另一个问题：她是否能够信任他人？她是否能够信任医院中对她进行治疗的医护人员？
4. 罗杰斯和洛蕾塔谈话时，始终都可以听到一位正在接受治疗的患者的尖叫声，洛蕾塔听到这种声音表现出忧虑和困惑。
5. 洛蕾塔描述了她在医院洗衣房工作时她的膝盖发痒和空气中有电流的奇怪感觉。
6. 随着谈话的深入，洛蕾塔开始表现出积极的自我肯定。

　　洛蕾塔从她的角度解释了此前她在费尔德博士的面询结束时的想法。洛蕾塔首先提起了医生要自己换病房的话题，接着，她转而谈到了和费尔德博士谈话结束时发生的事情，希望能够解释一个可能的误解，并明确表示，能有机会说明这一点对于她来说是很重要的。她说："哦，有件事我想说明一下。刚才，我说'不'的时候，我的意思并不是我不想再和那个医生谈话。我说'不'是因为我不明白为什么我还不能回家！"罗杰斯共情地回应说："是，是的。你觉得他没有完全理解你的话。"

　　此时，背景中可以听到尖叫声，但洛蕾塔好像不受影响，她接着回答罗杰斯说："也许，他认为我说话很直。他认为我说'不'的意思是不想再和他谈了。"罗杰斯说："嗯，如果我理解得对的话，现在你感到有一点儿紧张。嗯，也许他没有真正理解你的话，也许他认为你说话太……以为你让他闭嘴。"洛蕾塔表示他理解得对，并说："我就是这么想的。"

在这段对话中，罗杰斯共情的反应帮助洛蕾塔清楚地做出了解释，让她得到了满足。之后话题才又转到换病房的问题上来。

洛蕾塔探讨了自己对换病房的想法。洛蕾塔开始解释她的担心，她提出的问题是："我不知道。他们马上就要把我弄走了，要把我送到另一个病区去。我刚才一直在想：我是不是已经准备好换地方了？我已经说过了——她实在烦人（洛蕾塔指的是背景中那个不停尖叫的病人）。那个女的一直在说——哦，她一直在那样叫。不过我还是喜欢我现在的病房。"

显然，换病房对洛蕾塔来说十分重要，她在整个面询的1/4时间里都在说这件事。我们把她的话和态度汇总如下：

- 换病房就可能去洗衣房工作，可我不知道我是否已经准备好了到那儿去干活。我讨厌在洗衣房里工作；我现在甚至不愿意洗自己的衣服。我在病区餐饮中心工作的时候曾经感到身体不适，我昏倒过。
- 医院嘴上说病人至上，但我其实并不重要，在现在的病房不重要，到了新的病房就更不重要了。
- 我想过要求换病房，但是这次换房不是我提出来的。
- 我感到困惑。
- 如果换病房就能早点出院，那我会感觉好一些。
- 我喜欢现在住的这幢楼，因为这儿很美，搬到那边去后有好多活要干，但好处是可以远离那个尖叫的女孩了。
- 如果他们让我休息的话，我不介意搬到新病房去；但在那边他们会让我不停地工作。
- 过去我在那边的时候做过洗衣房的工作。我知道我现在能做这个工作，但是，我不能肯定自己是否已经准备好了。
- 我不拒绝搬病房。我甚至已经收拾好了自己的箱子。如果对康复有好处，我乐意配合换病房。

在对这些问题的态度上，罗杰斯以共情和理解为基础与洛蕾塔进行了交流。尤其要注意的是，罗杰斯认可洛蕾塔困惑的感受，完全理解她不能确定自己是否对改变生活做好了准备。他承认这对于洛蕾塔是一个困难的选择，他还清楚地说出了洛蕾塔的感觉，即这种选择或许并不是她真正想要的。有了罗杰斯的共情和帮助，洛蕾塔经过反复考虑，最终解决了一个十分困难又令她苦恼的问题，结论是：不管自己是否做好了充分准备，她都乐意换病房。

洛蕾塔从换病房的问题转到另一个问题：她是否能够信任他人？罗杰斯共情地对洛蕾塔的困惑做出反应。（罗杰斯说："你觉得这会儿有点想不清楚，是吗？"）之后，洛蕾塔转到了一个新的话题，她说："瞧，我知道，那边病房的护士是阿妮塔，我不太信任她。因为，她就是那个把我弄去做电击治疗的人。"在此后的一段对话中，罗杰斯对洛蕾塔表示出的不信任某人的态度做出了理解和接受的反应，因此，她把自己对他人的不信任向罗杰斯全部表达出来，她说："我不会相信任何人。"过了一会儿，她补充说："如果信任别人，你会很容易受到伤害。"在这一段谈话中，洛蕾塔的态度表达可汇总如下：

- 我不信任那个负责给我做电击治疗的人。她表现得很友好，说她是在执行医嘱；但我知道，我从没有跟医生谈过话。
- 一般来说，我不会相信任何人。我因为相信别人受到过伤害。
- 我不理解他们为什么要突然对我进行电击治疗。我不知道给我做电击是不是因为我说我不能工作，而他们不信任我的话。
- 我不知道为什么突然之间又给我做电击又让我干活。

对于洛蕾塔感到难以信任他人的问题，罗杰斯始终如一地试图理解她的感受和认识，例如，洛蕾塔说她对某个给她做电击治疗的人不信任时，罗杰斯回答说："就是说，这件事情实在让你感到困惑。你换病房就会到阿妮塔那边去了，她好像挺喜欢你，会搂着你的肩膀和你聊天；可真见鬼，她又恰好是负责给你做电击治疗的人。"洛蕾塔认为，使用电击治疗的目的是迫使她去干活儿，罗杰斯共情地对她的感受做出了反应，他说："好啦，也许，也许，如果你不按他们的要求做一些事情的话，他们也许就用电击治疗来惩罚你，是吗？"

当罗杰斯无法真正了解洛蕾塔的感受时，他会以一种含蓄的方式做出反应，让洛蕾塔来更正他。例如，洛蕾塔说她不能相信别人，因为相信别人不可避免地会使自己受到伤害；罗杰斯根据他真实的共情体验做出反应，他说："这可能会使你受到伤害。"洛蕾塔则回答说："这已经使我受到伤害了。"于是，罗杰斯接受了她的更正，他马上说："这已经使你受到伤害了。"

谈话过程中，洛蕾塔听到一位正在接受治疗的患者的尖叫声并对此表现出忧虑和困惑。 这次面询的录音背景中可以听到一位女性患者的尖叫声，使人印象深刻。尽管声音刺耳，持续不断，但洛蕾塔只是在谈话刚开始时提了一下，直到面询过半才再次提到这个声音，她说："我真希望那个女人不要再尖叫了。"罗杰斯以一种问话的方式做出共情反应，他问："为什么她就不能停下来？"洛蕾塔在回答中表示了自己的担忧，她说："她就是停不下来，这是最糟糕的了。那让你感到很可怕……如果最后你也变成她那样，怎么办呀？"

以下，我们列出洛蕾塔在这一点上的态度表达：

- 那个女人的尖叫声真让人心烦。整天听这种声音，你会发疯的。

- 我担心我最后也会变成那样。

- 我曾坐在她旁边，她看起来很好。她很平静，话不太多。

- 你可能以为医院会治好那样的患者，而不是使她的病情恶化，但实际不是这样。

- 我想，也许是他们给她服了那些药的结果。

- 我正在服药，我担心自己最后也会变成那样。

罗杰斯还是以他一贯采用的方式，共情地、明确地表达了对洛蕾塔这些担心的理解。他在回答中说出了她的恐惧，她害怕在那位尖叫的女患者身上所发生的事也会发生在她身上；并且，他还重复了洛蕾塔的一种怀疑，即医护人员导致她的病情加剧，而不是使她缓解，例如，罗杰斯共情地说："所以你可能想：'是不是他们使用的药物让她的情况恶化了？'"我们从洛蕾塔的谈话内容可以推断出，她能够感觉到罗杰斯理解她的担忧和她所害怕的结果。

洛蕾塔描述了她在医院洗衣房工作时她的膝盖发痒和空气中有电流的奇怪感觉。 洛蕾塔讲述了她的经历，她说："我觉得我不会喜欢洗衣房里的工作，我知道那儿是怎么回事，因为我在那儿干过两次，感觉都不好。而且，我想我也不喜欢餐饮中心的工作，我以前也在那儿干过，我不喜欢那儿的工作。（罗杰斯回答："嗯，嗯。"）开始，我没觉着什么。……我……第1天，我干得好好的，第2天，我大概干了有半个小时，眼前一黑，就昏过去了。我又试了3天，结果天天如此。所以……后来我就不再去在那儿工作了。那儿可能有一种很强的电流或者别的什么东西。"对此，罗杰斯回答是："嗯。你感觉那儿有什么东西不对劲，是吗？很强的电流或者别的什么东西，所以你想：'在那儿工作，那东西一定会伤害到我。'"洛蕾塔谈到她对自己昏倒感到很害怕，罗杰斯回答说："发生在你身上的这件事真是很奇怪。"后来他又说："嗯。这让你确实感到很困惑。所以你想：'我这是怎么啦？'"

过了一会儿，洛蕾塔又描述了自己的另一种症状，她说："也许你注意到了我的脚……总是在来回移动。"罗杰斯回答说："是的，我注意到了。"洛蕾塔进一步说明："我说过，我的膝盖发痒。（罗杰斯回答："嗯，嗯。"）我无法控制，我不知道这是不是药物的反应。我无法安静地坐着，但这并不是因为紧张，不是那么回事。我在小组治疗中或在别的场合也会这样，我控制不住。有时，这样做也让我感到很难堪。"说到这里，洛蕾塔神经质地笑起来。

罗杰斯尊重地倾听洛蕾塔讲述她的感受，这像是在特殊的情境中的一种奇怪的感觉。他回应说："看来，和小组的人在一起会让这种情况更严重。"针对洛蕾塔认为她的症状是药物作用的想法，罗杰斯的回应是："嗯，只是药物的作用吗？"后来，洛蕾塔对自己膝盖痒的问题做了另外的解释。她又提到了那位尖叫的女患者，她说："没错。而且，一旦你变成那样了，你还能做什么？！我只是——我知道那样的症状是什么样，我现在能够看到，因此，我能有足够的自制力，看管好自己，不要用头撞墙，就像他们，唉……他们中有些人，就是想那么做，他们控制不住自己。他们……我已经见过、也听说了好多这样的情况，所以我会管住自己一些。"

罗杰斯回答说："嗯，嗯。那么，从某种意义上说，你能够很好地控制自己，不去用头撞墙，但这还是得发泄出来呀，于是就——"洛蕾塔接着罗杰斯的话说："就以发痒的形式发作了。"罗杰斯接受了她的解释，重复说："以膝盖发痒的形式表现出来了。"

在罗杰斯听洛蕾塔讲述她的奇怪感觉时的互动关系中，一个突出的特点是罗杰斯对洛蕾塔的尊重；他尊重一位"正常人"来访者的体验，同样尊重一位住院精神分裂症患者的感受。他对洛蕾塔的无条件积极关注、共情和真诚促进了她的转变，对自己那种起初被看成是奇怪的症状做出一种理性的解释。

随着谈话的深入，洛蕾塔开始表现出积极的自我肯定。罗杰斯最初使用来访者中心疗法时，他发现这种方法有一种动力作用，即如果治疗师对来访者的负性情感能够表达出共情、理解和接受，那么，来访者就能够从负性情感中解脱出来，并能够体验到积极的自我以及给予他人积极的回应。我们可以在罗杰斯为洛蕾塔作的这次面询中看到这种效应。例如，在洛蕾塔与罗杰斯有关膝盖发痒的那段对话之后，洛蕾塔立即说："用头撞墙是没有用的。不管怎么说，我想我不会用头来撞墙，因为那实在是太不值了。（洛蕾塔笑了）这是我自己的头，我喜欢。"在这里，洛蕾塔认为自己是一个有价值的人，这是一种不寻常的体验；这也是她的谈话开始出现自我肯定的第一个例证。在接下来的交谈中，她又说："是的。毕竟是上帝给了我这颗脑袋，这是我的头。就算我想那样，我也不打算往墙上撞，何况我其实无论如何也不想那样。……嗯。为什么？撞墙能给那个女孩什么帮助？……可是，把她关起来，让她那样尖叫不停，能对她有什么好处？我是说，究竟……那样做能帮她解决什么问题？有用吗？"

在这里，罗杰斯回答说："我想，你在问你自己：'那样究竟有什么好处……'"洛蕾塔打断了罗杰斯的话，她说："不，我是在问你。"我们从这里可以看到，洛蕾塔敢于对这位著名心理治疗师直言不讳，目的是为了让罗杰斯明白她的问题，即她想知道罗杰斯如何评价对那位尖叫的患者所实施的治疗。在面询中还有几处例子，都反映出洛蕾塔坚持使自己能够被准确地理解。例如，当洛蕾塔描述她昏倒的经历时，罗杰斯说："你当时那样，真是让你感到绝望，是吗？"洛蕾塔马上纠正他说："不，我并不感到绝望。我只是，我不明白那是怎么回事。我不知道我为什么会昏过去。"

以上这些洛蕾塔坚持使自己能够被准确地理解的例子，是表明她在面询中出现自我关注的第二个例证。第三个例证较为间接，即洛蕾塔说心理治疗对她产生了帮助，她说："我觉得这种谈话对我启发很大。（洛蕾塔轻轻一笑）……我想，我们的谈话给了我很大帮助，这种帮助远远胜过药片和治疗，是这样的……不管什么情况，好像都得到了缓解。"洛蕾塔说，她与心理治疗师的谈话比服药对她的帮助更大；这说明让洛蕾塔来参加心理治疗对她是有意义的。因此，罗杰斯的这次面询是一个范例，显现出治疗中的情景对激发洛蕾塔的主动态度的作用。

还有一点值得注意。与罗杰斯谈话，洛蕾塔不止一次表达出她的忧虑，她不想让别人把她看成一个坏人，或有反社会行为的人。第一次是在面询刚刚开始的时候，洛蕾塔想纠正她可能给人留下的一种不好的印象，她说："哦，有件事我想说明一下。刚才，我说'不'的时候，我的意思并不是我不想再和那个医生谈话了。我说'不'是因为我不明白为什么我还不能回家！我已经准备好回家了。"她解释说，她没想那么生硬地说"不"，她并不想对医生无理，而且，她不想让人觉得她没礼貌。

另一次是谈到电击治疗时，洛蕾塔希望别人能够接受她的行为。她说："我没有做错什么事呀，干吗要受那种罪！"这句话间接表明，洛蕾塔担心别人认为自己做了什么"反常"的事。她在几分钟之后的谈话可以证明她的这种顾虑，她说："再后来，我听到他们说：'准备好，开始治疗了。'……我说：'为什么让我做这个？我什么都没做呀！我没和别人打架，也没惹是生非呀。'"

在后面的交谈中，洛蕾塔表达了她对如何才能出院的想法，她认为，自己如果表现得没有什么问题就应该可以出院。她说："我想过，我想过我将会从这儿回家，因为我没有犯任何严重的错误……我没有，嗯，从没和任何人有过暴力冲突，也没有过任何其他类似的事情。"罗杰斯认识到，这是一个贯穿面询始终的问题，因此他回应说："你自始至终都有一种感觉：'我没有做错过什么。我能控制好自己，你看，我真的没有过什么暴力行为，我也没有违反过什么规定。'"洛蕾塔回答："我认为我没有违反过任何规定。"接着，她又补充说："你要花很多工夫才能知道有些什么规定，因为他们什么都不告诉你。"罗杰斯对她的内心感受做出了回应，他说："嗯，嗯。你的感觉是：'我一直表现很好。'"

这时，洛蕾塔的回答非常有趣，也很重要，她说："但我还不是太好。你也不能过分追求表现得好。……我也不信那个。……我做到了我所理解的'好'。……而且我也不是尽善尽美。我希望能够尽善尽美，但是我做不到。"罗杰斯回答说："但是，你达到了你能做到的极限，你觉得自己已经尽力而为了。"洛蕾塔肯定了罗杰斯的理解，她说："我做到了我所理解的'最好'。"

对于洛蕾塔来说，最重要的一点是她表现出了以积极自我肯定的方式去解决问题。她所表达出的自我接受给人留下了深刻印象，她认为她做得很好，但不完美，而且她也不想一味追求"尽善尽美"。

对罗杰斯治疗方式的分析

以上我们分析了洛蕾塔所关注的6个方面的问题和应对过程，罗杰斯与洛蕾塔谈话时两人相互影响也给我们提供了罗杰斯治疗方式的许多例证。突出的一点是，罗杰斯始终如一地做出共情反应。整个面询过程中，罗杰斯几乎都是在向洛蕾塔传递同一个信息，即表示他理解洛蕾塔说的话，只有1～2次是为了传递其他信息。

洛蕾塔对罗杰斯的共情反应也做出了积极的回应。首先，随着面询的继续，她能够从一个话题转到另一个话题（例如：从正在谈论的换病房的困扰转到她不信任这家医院和医护人员的问题），并在对某些问题的认识上取得了进展（例如：她最后决定不再反对换病房，认为这可能有利于康复，从而解决了换病房问题引起的内心冲突）。其次，罗杰斯的共情反应促进了洛蕾塔的自我理解和自我接受，并增强她认清问题的能力。最后，洛蕾塔多次很快对罗杰斯的回答表示肯定（例如："没错"、"我就是这么想的"、"就是这样"），她感到罗杰斯能够真正理解自己。从这一点可以看出，她愿意接受罗杰斯的治疗方式。

罗杰斯的治疗方式中不但包含对来访者的高度共情，还有来访者中心治疗专家的另外两个特征，即无条件积极关注和真诚；这些特征构成了罗杰斯经典理论中所说的"治疗性人格改变的必要条件和充分条件"。他对洛蕾塔的尊重和对其他来访者的尊重是同等的；实际上，他之所以要为洛蕾塔作面询，就是因为他认为洛蕾塔在此之前的两次面询中没有受到应有的尊重，她的情感也没有得到充分的理解。无论她有什么想法，他都给予无条件的关注，例如，她相信洗衣房里的空气中有电流，以及她觉得她的膝盖发痒。他尊重她所选择的话题，尊重她探讨每一个话题的方式，尊重她转换话题的决定。在这样短暂的面询中，洛蕾塔一共做出了24次选择，她或者转到一个新的话题，或者回到一个先前的话题，或者谈到一个新的解决问题的方法，或者提出一个新的观点；有时，她会用其他方式自我引导。

这次面询的打印记录稿中，有两个人说话行数的长短统计，洛蕾塔的表述有218行，罗杰斯的则只有131行，这是"来访者中心"疗法的另一种索引。很多心理治疗师只是嘴上说要尊重自己的来访者，但是，如果他们有面询文字材料，你去读一下就会发现，很多治疗师使用的是阿德勒疗法、荣格疗法、格式塔疗法、认知疗法、家庭治疗或其他方法，在他们与来访者的互动中，大多是自己在讲话。这种情况在心理分析治疗中也很常见。而实施来访者中心疗法，治疗师不需要扮演"专家"角色，他们说话往往只是去表达共情和对来访者的理解，所以一般都不会比来访者说的还多。

在《心理疗法个案研究》一书中，有一篇对面询材料的分析（Wedding & Corsini，1989），比较了不同疗法的情况。这本书中收集了各种心理治疗方式的案例，根据面询的记录分别统计了治疗师和来访者说话的行数。如表2.1所示，使用阿德勒疗法的治疗师莫萨克（Mosak）和马尼阿西（Maniacci）、使用合理情绪疗法的埃利斯（Albert Ellis）和认知疗法的贝克（Aaron Beck）所说的话都比来访者说的多得多，而且，谈话的内容也多是在指导来访者。格式塔疗法中的指导也很多，虽然珀尔斯（Fritz Perls）在治疗中所说的话不多，但他总是在发出指示，如："去把这告诉他们"、"描述一下在卧室发生的事"、"现在，再说一下厨房的情况"、"体会一下你现在的感受"，等等。在家庭治疗中，治疗师帕普（Peggy Papp）的话也多具指示性；表2.1中来访者的325行谈话记录是参加治疗的5个家庭成员谈话的总和，而帕普则是一组正在通过单向玻璃进行观察的治疗师的代言人。

表 2.1 面询记录中治疗师和来访者的话语（行数）统计一览表

治疗思想和方法	治疗师姓名	治疗师话语	患者话语
阿德勒疗法	莫萨克和马尼阿西	268	227
来访者中心疗法	罗杰斯	165	401
合理情绪疗法	埃利斯	554	290
认知疗法	贝克	398	182
格式塔疗法	珀尔斯	200	540
家庭疗法	帕普	253	325

（摘自：Wedding & Corsini，1989）

与上述治疗方式形成对比的是，罗杰斯在面询中只是始终如一地表达共情。20世纪50年代初，他对这位称为"奥克太太"的来访者进行过一段较长时间的治疗，他们的一次面询记录被收录在《心理疗法个案研究》一书中（Wedding & Corsini，1989）。此外，布罗迪利将罗杰斯在1940 ～ 1986年间进行的34场面询中的 1928 次反应进行了分类（Brodley，1991），发现其中有 1659 次属于共情反应，在全部反应中占 86%。在罗杰斯的《咨询和心理治疗》（Rogers，1942）一书中，有 2/5 左右的篇幅都是关于他在 1940 年与来访者布赖恩（Herbert Bryan）的 8 次面询的内容。布罗迪利在统计时用了其中的 3 次面询记录。如果不计入这 3 次面询的话，罗杰斯的共情反应引人注目，高达 90%（Brodley，1991）。

罗杰斯认为，治疗师坦诚或真挚是"促进治疗发展的最基本的态度条件"（Rogers，1980）。我承认，判断一位治疗师是否"真挚"只能是一种主观的看法。但是，我观摩了罗杰斯与洛蕾塔的谈话并仔细地阅读了文字材料之后，我发现，罗杰斯一直对洛蕾塔非常坦率，给予洛蕾塔实实在在的关注。他有什么说什么，不是作为一个高高在上的专家，而是作为一个与洛蕾塔平等的人和她对话。

虽然罗杰斯始终能够与洛蕾塔共情，但是，我想提出他的一个疏漏之处。洛蕾塔曾两次谈到了她的家庭。第一次是在访谈开始阶段，她说："因为我爸爸不会来看我，也不会因为别的事来这儿，所以我周末或其他时间都不会出去。"几分钟后，她又说："换病房倒没什么。我是说，如果，嗯……嗯，另一件事是出院回家的事。（罗杰斯："嗯。"）但是我出不去，而且我不知道他……我哥哥……我给他写过信，但一直没有回音。（罗杰斯："嗯，嗯。"）他从没来过。"

洛蕾塔提到爸爸不会来看她和写信给哥哥却没有回音这些事，罗杰斯用"嗯"表示他在听，但接下来他并没有像以往那样去理解洛蕾塔的感受和态度，而是又转回换病房的话题上。罗杰斯未能鼓励洛蕾塔进一步谈她对没有得到父兄音信的失望，以及她对出院和回家的渴望。如果洛蕾塔能够继续就这个话题谈下去，罗杰斯和洛蕾塔的谈话很可能会转到这方面的内容上来。

这是不是说罗杰斯在此处没有做到共情呢？不论是听这次面询的录音还是阅读文字材料，这个问题并不显眼。当时，美国心理治疗师协会的 30 多位会员观摩了整个面询过程，其中大多数人都不是使用来访者中心疗法的治疗师。洛蕾塔离开之后，大家立即开始向罗杰斯提问，态度礼貌，但批评很尖锐。例如，有人问，为什么未能表示对医护人员的支持？为什么没有指出洛蕾塔所谈的一些问题之间的关联？虽然问题和批评很多，但没有人提出关于洛蕾塔谈到她哥哥和父亲而罗杰斯未做出反应的问题，尽管听众中有不少著名的心理分析师，却没有一个人对此做出评论。

从另一个方面看，也许值得对为什么罗杰斯没有促使这一话题继续下去的原因做进一步的分析。是不是因为罗杰斯的生活中曾发生过什么事情，使他不愿意继续与洛蕾塔谈论她的家庭？基尔申鲍姆在他撰写的《罗杰斯传》中曾提到：

我第一次采访罗杰斯时，他对我说："我讨厌那些总是在回忆过去的老年人。"他还经常说："我们这种年龄的人，真正快乐的屈指可数，大多数都变成老古板了。"1965年要出版一本著名心理学家传记的专集时，罗杰斯为此书写了一篇"自传"。他后来说，他和海伦（罗杰斯的妻子）花了很长时间去回忆往事，之后又花了好几个月才从这种回忆中恢复过来。在他的身上，同时体现出科学家和艺术家的品质，而这两种角色都需要新的挑战，而且都不会满足于过去的成就。此外，罗杰斯非常注重未来，和年轻人交往颇多。他总是非常珍惜与研究生之间的关系，并在他离开大学之后一直保持着彼此之间的联系。他这样说道："在有生之年，我能在心理治疗方面不断向前走，一个重要因素也许是因为我能够在完全平等的基础上与年轻人不断地交流。我总是和年轻的同事一起工作，因为我从同龄人那里得不到任何激励，即使有一些例外，亦属偶然。我发现，年轻人的头脑中充满了新思想，勇于探索学科的前沿问题，有些东西我认为是神圣不可质疑的，而年轻人则敢于提出质疑。正是这些不断地激励着我，促使我向前走，我也希望能够继续成长。"（Kirschenbaum，1979）

罗杰斯对家人的态度也是如此。他与和自己相伴55年的妻子海伦、儿子戴维和女儿纳塔利以及6个孙子孙女之间的关系亲密无间。但是，他与自己的兄弟姐妹之间的关系却越来越疏远；这很有可能是因为他们之间缺少共同的价值观和兴趣所致。

或许是由于罗杰斯本人生活经历的影响，所以他才"忽略"了洛蕾塔谈到她父亲和哥哥时表露的情绪，他更关注的是她当时面临的问题，比如换病房的事情和她不相信医护人员等。当然，这一点点疏忽并没有影响这次不同寻常的面询的效果。这是来访者中心治疗的一个经典范例，也是成功地将这种疗法应用于偏执型精神分裂症患者治疗的一个成功范例。

参考文献

Brodley, B. T. (1991, July 1-6). *Some observations of Carl Rogers' verbal behavior in therapy interviews.* Paper presented at the Second International Conference on Client-Centered and Experiential Psychotherapy, University of Stirling, Scotland.

Kirschenbaum, H. (1979). *On becoming Carl Rogers.* New York: Delacorte Press.

Rogers, C. R. (1942). *Counseling and psychotherapy.* Boston: Houghton Mifflin.

Rogers, C. R. (1951). *Client-centered therapy.* Boston: Houghton Mifflin.

Rogers, C. R. (1980). Client-centered psychotherapy. In A. M. Freedman, H. I. Kaplan, & B. J. Sadock (Eds.), *Comprehensive textbook of psychiatry/III* (pp. 2153-2168). Baltimore: Williams & Wilkins.

Rogers, C. R., Gendlin, E. T., Kiesler, D. J., & Truax, C. B. (Eds.). (1967). *The therapeutic relationship and its impact: A study of psychotherapy with schizophrenics.* Madison: University of Wisconsin Press.

Wedding, D., & Corsini, R.J. (Eds.). (1989). *Case studies in psychotherapy.* Itasca, IL: Peacock.

第 3 章　格洛利亚个案（1964）

D. 罗森茨威格

罗杰斯和格洛利亚的谈话概要

以下资料选自对格洛利亚的系列治疗录像（Shostrom，1965），有三位属于不同理论流派的心理治疗师为格洛利亚作面询，罗杰斯是第一个，另两位是埃利斯（Albert Ellis）和珀斯（Frederick Perls），他们分别使用的是合理情绪疗法和格式塔疗法。格洛利亚个案也许是心理精神专家们评论最多的个案之一。

由于不允许公开发表全部录像内容，这里只能就面询的大概情况向读者做个介绍。读者可以通过文献（如：Rogers，1974；Wood，1974；Rogers，1984；Ellis，1986）进一步了解面询的详细内容。对这一个案有很多争议，感兴趣的读者可参阅维因拉赫（Weinrach，1990）的文章，作者对录像中的面询过程做了精彩叙述，其中还包括面询结尾部分的对话，有249个词的对话文字记录，这一部分是录像片中所没有的。此外，维因拉赫还在文中讲述了罗杰斯和这位来访者治疗后长期保持交往的一些细节。

面询开始，罗杰斯首先说："早上好！"他向格洛利亚解释说，虽然他们只有半个小时的谈话时间，但他希望他们的谈话能有些结果。他说："我很想知道，是什么让你感到忧虑。"

格洛利亚回答说，她一直很紧张，但是现在罗杰斯的男高音嗓音使她感觉舒服多了，但她还是希望他不要让她太紧张。

罗杰斯说，他听得出她的声音有些颤抖。

格洛利亚讲述了她想谈的"主要问题"。她说："我最近刚刚离婚，我以前做过治疗，感觉也不错，然后就不做了。现在，生活一下子全变了，要使自己适应单身生活。"接着，她做了解释。她说，她一直担心一件事：如果家里有男人，会不会对她9岁的女儿产生不良影响？她的女儿帕米情绪上出过问题。格洛利亚清楚地意识到，自己这件事情会影响到帕米。她还讲述了她和女儿之间的坦率，她们几乎无话不说，甚至谈到过性的问题。她说："她问我，我与她父亲分手以后是否和别的男人上过床。我说没有。我对她撒了谎。从那以后，这件事总是出现在我脑海里，我觉得对她撒谎了，非常内疚，因为我从来不撒谎。我想让她相信我。我想从你这儿得到答案，我希望你能告诉我，如果我跟她说了真话，是不是会对她有不好的影响。"

罗杰斯回应说，格洛利亚在担心自己与女儿之间的坦诚关系会出现危机。

接着，格洛利亚讲述了自己第一次亲眼看到父母做爱时的感受，她认为那是肮脏而可怕的事。后来的一段时间里，她甚至觉得自己不喜欢母亲。因此，她即害怕女儿知道实情后会有同样的后果，又希望能与女儿坦诚相待。这使她很苦恼。

罗杰斯说："我确实希望能给你答案，看你该怎么跟女儿说……因为你想要的就是答案。"

格洛利亚说，她最想知道的是，怎么做才更妥当，是全部坦白、诚实一些，还是撒谎。她觉得，撒谎一定会使她和女儿的关系紧张。

罗杰斯回应说："嗯。你觉得她会起疑心，或者，发现你们的关系有点不对头。"

格洛利亚说，她主要是担心女儿不再相信她。她解释道："等她再长大一点，如果发现我们在干那种事，她会怎么想呢？上帝，她也许根本想不到我会那样，因为我在她眼里是那么的和蔼可亲。可我真怕那时她会认为我是一个恶魔。"格洛利亚说，她为自己的"阴暗面"感到羞耻。

罗杰斯回答："嗯，我明白了。这样说就更深入一些了。如果她真的了解你，她会不会接受你？她能不能接受你？"

格洛利亚同意罗杰斯的理解。接着她说，她有了男人后自己感到非常内疚，因此，她会"特别注意"，不让孩子们撞到自己和男友干"那事儿"。她说，无论是决定不说还是以实相告，她都希望自己可以安下心来。但是，她说："我觉得，有些地方我都不能接受自己。"

罗杰斯换了种方式重述格洛利亚的话："如果在某些方面你都不能接受自己，告诉了女儿，怎么可能会安心呢？"他接着说道，"并且，就像你说的，你的确有这些欲望，你确实有自己的情感，可是，可是你觉得困惑，认为自己这样不好。"

格洛利亚表示同意罗杰斯的解释。她又接着说，她感到罗杰斯只是坐在那里看着，而她自己则深陷在情感困惑中。她希望从罗杰斯那里得到更多的帮助。她说："不论是对帕米撒谎，还是跟男人上床，都让我感到非常内疚。……我想让你帮我摆脱掉那种内疚的感觉。……只有那样我才能感觉好一些。"

罗杰斯回答："从我内心来说，我不想看着你深陷在情感困惑中。但从另一方面讲，我觉得这是你必须面对的问题，我不可能替你回答。但我会尽力帮助你，我相信你自己会找到解决问题的答案。我不知道我这么说你是不是能理解，但我说的是实话。"

格洛利亚说，她很欣赏罗杰斯的话，并且，罗杰斯也确实是这样做的。但格洛利亚就是不知道如何解决发生在自己身上的那些问题。她说对自己感到失望，因为，她以前认为已经摆脱了内疚感，可现在那种感觉又回来了。格洛利亚认为这暴露出她个性中更"丑陋"的一面，也使她感到内心的冲突。她并不总是那么和蔼可亲，她不想否认这一点，但也不能让别人知道。

罗杰斯告诉格洛利亚，他理解她的这种失望，因为格洛利亚曾认为自己在好多事情上已经想通了，可现在依然感到内疚，感到自己身上有很多别人无法接受的东西。罗杰斯继续说："那种感觉不停地涌现出来。我想我能理解你，你感到很困惑，总是在想：怎么做才好呢？到底怎么做才好呢？"

格洛利亚确认了，罗杰斯说的正是自己苦恼不已的事。她接着说，她原来一直想把实话都说出来，那样才能感到安心，并且是很自然的事。但是，后来她记起自己小时候的经历，她又告诉自己，绝不能说出来。她说："一想起这件事，脑子里就全乱套了。"接着，格洛利亚讲述了自己处于两难困境中的感受。本来，她希望并喜欢利用晚上的时间工作，她也想多赚些钱。但后来她感到自己对孩子们照顾不够，没能用足够的时间和他们在一起，因此她感到很内疚。她即想做个好母亲，又想利用晚上的时间工作。格洛利亚说："我越来越意识到，我是个完美主义者。……不论什么事，如果要做，我就要按照自己的标准，做到完美无缺，要么就不去做。"

罗杰斯问格洛利亚：她是不是希望自己有一个好母亲的形象，而实际上她的一些实际想法与保持这种形象并不相符？

格洛利亚否定说："实际上我并没有那种感觉。"

罗杰斯回答："你没有那种感觉，好的，好的。"

然后，格洛利亚说，她希望能够认可自己，但她做那种事，又无法"认可"自己；她感到沮丧。

罗杰斯回应说："我想我能理解。听起来，你想的是一回事，而做出的好像是另一回事。你想认可你自己，但你所做的事又不允许你认可自己。"

格洛利亚确认了罗杰斯说的话并解释说，在性生活问题上，如果是和她爱的男人上床可能不会感到那么内疚；但有时和男人在一起只是满足生理需要，这让她感到自己是在犯罪。她几次说："我不想面对孩子们，不想看到自己的样子。我也几乎享受不到快乐。如果不是那样就好了，我就不会感到那么内疚，因为我能给自己一个理由。"格洛利亚接着谈到，她总希望自己有一个完美的状态，她控制不住自己的那种欲望，她曾试图说服自己不去那样做。她对自己说："好吧，如果再干那事儿，我就不是格洛利亚！我不会再这样了！"可是，这又使她开始抱怨自己的孩子。她开始想，孩子们凭什么总妨碍她做自己想做的事情呢？

罗杰斯说："有时，你有那种欲望，所以你抱怨他们，就是说，为什么因为他们你就不能过正常的性生活呢？"

格洛利亚说，自己的内心深处有一种感觉，那种感觉告诉她，如果仅仅因为男人在生理方面对自己有吸引力就跟他做爱，是不健康的。

罗杰斯说："有时，你做一些事的时候能感觉到，自己并不是在按照自己内心的标准做事。但是刚刚你还在说，由于你内心的欲望，你控制不住自己。"

格洛利亚说，她要能控制住自己就好了，但她做不到。她觉得过去还能控制自己，但现在不行了。她说："我控制不住自己，就去做了，做了那么多错事，之后我又感到愧疚——我确实不喜欢这样。"格洛利亚问罗杰斯："你认为，对于我来说，坦白和诚实是不是更重要？如果诚实更重要，我就应该对帕米说：'是的，我过去对你撒谎了，这让我感到很不安，现在我想把事实告诉你。'可是，如果我告诉她事实会使她大吃一惊，或感到很难受，这会不会对她产生更坏的影响呢？

我希望自己能摆脱内疚感，可我也不想以女儿痛苦为代价。"

罗杰斯说："我想，你回避了一点。在我看来，你真正不能完全以诚相待的人是你自己。你刚才说：'无论是和男人上床还是别的，如果我觉得我做得对，如果我真有这种感觉，我和帕米说话就不会有任何顾虑，也不会担心影响我们的关系。'这句话给我印象很深。"

格洛利亚说："我想努力认可自己，我想努力让自己对这种事不再感到内疚。不，这种事是合情合理的，是自然而然的，那么，我就不必再为帕米担心什么了。"然而，格洛利亚又问罗杰斯，如果一冲动又那么做了，她怎么才能够接受自己呢？

罗杰斯说："你感到你在做错事，这时，你又希望，想让自己能更接受自己。是吗？"

格洛利亚同意罗杰斯的解释。

罗杰斯说，这听起来是件很难做到的事。

格洛利亚说，她觉得，她与自己不爱的男人上床是个错误，尽管心理治疗中说那只是人本能产生的欲望，但她始终认为那是一个错误。她说，她感到绝望。

罗杰斯回应说："所以，你认为这是个冲突，是无法解决的，因此就没有希望了。你来找我寻求帮助，而我好像给不了你什么帮助。"

格洛利亚肯定了罗杰斯的说法，并告诉罗杰斯，她所需要的就是请他给以指导，或是告诉她从哪着手，事情才会有起色，不再令她那么绝望。

罗杰斯问格洛利亚，她希望他对她说什么？

格洛利亚说，她希望罗杰斯让她去冒这个险，向女儿帕米坦白一切。她解释道："如果她真的知道我这么坏以后还仍然爱我和接受我，也许能帮助我更加接受我自己，也许事情并不真的是那么糟糕。"格洛利亚认为，如果当年她自己的母亲开放地和她谈有关性的话题，如今她也许会心胸开阔一些。她说，她希望帕米把她作为一个完整的女性来看，即是和蔼可亲的母亲，也是渴望男欢女爱的女人。她也更希望自己能完全认可自己。

罗杰斯说："嗯，听起来，你知道自己该怎么做。我是说，你刚才一直在对我说自己和帕米的关系，还有你想怎么做。"

格洛利亚说，得到权威专家的肯定了，她才敢冒险对帕米坦白一切。

罗杰斯说自己的理解是，生活就是冒险。他说："这也是巩固你们母女关系的一个机会，是你让她了解那个'真实的你'的机会。"

格洛利亚说："是啊，就算我不去冒这个险，即使我现在感到她爱我、接受我，心里还是不好受。"

罗杰斯问："你是说，如果她所爱的和接受的不是真实的你，你会觉得不好受。是这个意思吗？"

格洛利亚表示同意。她接着说，作为母亲她感到责任重大，她不想给孩子造成任何心理创伤。

罗杰斯说："嗯，我刚才说的'生活就是冒险'就是这个意思。……承担一种责任……去面对可怕的风险。"

格洛利亚与罗杰斯又讨论了另一个问题。她说，如果她能一直对孩子们诚实就好了，她会对自己感到自豪的。令她嫉妒的是，孩子们的父亲并不诚实，但孩子们却觉得他是个又可亲又令人愉快的爸爸。

罗杰斯说，格洛利亚是希望自己能和孩子们的父亲一样，值得他们信任，为了保持这种形象，她不得不说一点儿谎话。

格洛利亚认为，自己比孩子们的父亲脾气坏，因此，可能做了更多的孩子们不喜欢的事情。

罗杰斯回应说："听起来，你好像认为很难相信孩子们了解到真实的你之后仍然会爱你。"

格洛利亚说，她需要确信自己所做的事情是对的，才能去冒这个险。

罗杰斯回应说，她确实是希望能够得到什么人的允许。

格洛利亚热烈地表示赞同罗杰斯的说法。她谈到，她在一本书中读到自己所要做的事情是正确的时候，她得到了很大鼓舞；无论做什么，诚实是最重要的。

罗杰斯说："嗯。靠自己做出选择真就这么困难吗？"

格洛利亚说，她费了这么大劲儿才做出决定并认定应该这么做，因此，她感到自己很不成熟。她真的需要有人帮助她，鼓励她。

罗杰斯回应到，她是因为自己两方面的需要而自责。

格洛利亚同意罗杰斯这样解释。她说，她所希望的，就是接受她自己。她希望自己能够说这样的话："孩子们，无论你们问我什么，至少我都会如实告诉你们。你们可能会不高兴，但这是事实。"若能做到这一点，她会尊重自己。

罗杰斯说："听上去好像，你厌恶自己做了那些你认为不对的事，但是你更恨自己对孩子撒谎。"

格洛利亚表示承认这一点，并补充说，1个月前她对帕米说了谎，一直到现在仍然为此感到痛苦。她说："现在，虽然我并没有去做什么，但我觉得这个问题似乎已经解决了，我也觉得自己轻松多了。"格洛利亚告诉罗杰斯，她觉得是他给了自己支持，允许她去做她想要做的事。

罗杰斯说："我想，我的感觉是，你已经告诉了我，你知道自己要做什么。是的，我确实支持人们去做他们想要做的事情。但是，这跟你的情况还是有一点不同。"

格洛利亚感到有些不解。

罗杰斯解释说："你看，我真正关心的问题是，假如一个人还没有真正做出选择就开始做一件事，是不会有好结果的。这就是我为什么想帮助你，让你自己和你的内心做出抉择。"

格洛利亚说，她很难说清自己的哪种感觉最强烈。即使她实际上选择了某种方式去处理问题，她也不知道这是否意味着自己最认可这种方式，因为她往往会在事后后悔。

罗杰斯说："听起来，你现在心里还是充满了矛盾。刚才我听你说，你想要那么做，并且，做出这样的决定真的让自己感到轻松了许多。"

格洛利亚表示同意。但她说，对于这个问题，她真正的感觉是没有得到任何答案。

罗杰斯说："嗯，那可真难了。刚才你做出了决定，感到舒服了。过了一会儿，你又感觉不对了。那么，如果你真的去那么做了，之后可能会出现哪种感觉呢？"

格洛利亚说，她和丈夫分手时，她知道自己的决定是正确的。那时，她没有感到有任何心理冲突，而是觉得是在按照自己真实的想法去做。

罗杰斯回应格洛利亚说，她做那些自己认为正确的事情时，她对自己内心的想法了解得非常清楚。

格洛利亚同意罗杰斯的这种解释。

罗杰斯接着说："也有的时候，你对自己说：'不，这不是那种感觉。如果我做的是我认为正确的事情，我的感觉不是这样的。'你可以听到自己怎么说，意识到自己内心的感觉。"

格洛利亚说："我有好几次差点儿就按我所想的去做了。但我又对自己说：'唉，现在还有别的事。下次一定这么做'。"格洛利亚接着说，她有自己的"乌托邦"，那就是一种自我感觉良好的状态。

罗杰斯说："我能感觉到，每当你置身于'乌托邦'，你能体会到一个完整的自我，你觉得自己所有的部分都整合在一起了。"

格洛利亚说："没错。但你这么说也让我觉得心里有点'堵'，因为，虽然我总希望找到这种感觉，但实际很少能有这种感觉。"

罗杰斯说，他认为没有人总能处在自我感觉良好的状态。

格洛利亚说，她与罗杰斯谈话时感觉一直非常好。她说，她想起了她的父亲。她的父亲从来没有像罗杰斯这样跟她聊过天。这时，格洛利亚对罗杰斯说："我的意思是，我想说：'上帝啊，你要是我父亲就好了'。"

罗杰斯回答说："对我来说，你就像是一个可爱的女儿。你这么说，是因为你不能和你父亲这样坦率地交流，感到很遗憾。"

格洛利亚说，她的父亲从来不听她说什么，为此她对父亲非常不满。她还意识到，她之所以总是追求完美，是由于当初父亲总是要求她做得更好。

罗杰斯说："你一直努力按照他希望的去做，做个好女儿。"

格洛利亚补充说："是的，但同时也开始逆反。"格洛利亚接着说，她给父亲写信，告诉他自己晚上去做女招待。她知道父亲会反对，但她就是为了气气他，并以此为乐。同时，她也希望父亲仍然接受她、爱她，不介意她去做女招待。

罗杰斯说："我想，你也知道，他不会对你说什么，这确实让你非常难受。"

格洛利亚说，她父亲从不听她讲自己的感受。她讲了两年前的一件事：她非常想跟父亲谈谈自己的感受，告诉他，自己很怕他，但仍然爱他；而她父亲只是反复地说："亲爱的，你知道我爱你，你知道我一直爱你。"就这么一句话。

罗杰斯："嗯，他从没真正了解过你或爱过你。不知道为什么，这就是让你心中流泪的原因。"

格洛利亚说，她把这些事情谈出来时，她总感到自己"口无遮拦"；而当她安静地坐下来的时候，她会感到内心充满了痛苦。

罗杰斯说："能'口无遮拦'一下也好啊，因为那样能够减少内心的一点痛苦。"

格洛利亚说，她与父亲之间的关系，也是一个让她感到无法解决的问题。她努力过，可没有结果，她不得不接受一个事实，即父亲不是那种能和自己交流的人。她说，虽然父亲关心她，但彼此之间无法交流。

罗杰斯回应格洛利亚的感受说："你觉得：他永远不会对我说真话。"

格洛利亚说，这就是为什么她希望找到父亲的"替代者"。她珍惜有机会与罗杰斯和其他她所尊敬的男士交谈。她描述了自己内心的感受，她觉得自己对罗杰斯有非常亲近的感觉，罗杰斯就像是一位替代父亲。

罗杰斯说："我觉得我并不是在装着当你的父亲。"

格洛利亚说："可你并不真的是我父亲。"

罗杰斯对此答道："不，我刚才想说的是，你觉得和我谈话很像是在和父亲聊天。"

格洛利亚说，她确实觉得自己是在"假装"和父亲聊天。她说，罗杰斯并不真正了解她，因此，自己并不期望他对自己有亲近的感觉。

罗杰斯最后说："好吧，我所知道的就是我现在的感觉，那就是，此时此刻我觉得我们两人之间非常亲近。"

面询录像结束。补充说明：有一盘录音带记录了这次面询的全过程，其中包括以下录像带中没有的一段对话。格洛利亚继续说，她需要有一个人能像父亲那样爱她。她还说，她和自己并不爱的男人约会过，这很荒唐。罗杰斯的回应是一种出乎意料的、需对证的解释："你不是为了报复你的父亲吧？"格洛利亚似乎没有听懂罗杰斯的话，她问道："哦？为什么我和成熟的男人约会是报复我父亲？"罗杰斯解释道："不，我是说，和你并不爱的男人约会。"录音记录中的最后一句话是格洛利亚说的。她说："我没有报复的意思。我不知道为什么我不喜欢的男人总是我在身边晃。"

参考文献

Ellis, A. E. (1986). Comments on Gloria. *Psychotherapy, 23,* 647-648.

Rogers, C. R. (1984). Gloria–A historical note. In R. F. Levant & J. Shlien (Eds.), *Client-centered therapy and the person-centered approach: New directions in theory, research, and practice* (pp. 423-425). New York: Praeger.

Rogers, C. R., & Wood, J. K. (1974). Client-centered theory: Carl R. Rogers. In A. Burton (Ed.), *Operational theories of personality* (pp. 237-254). New York: Brunner/Mazel.

Shostrom, E. L. (Producer). (1965). *Three approaches to psychotherapy (Part 1)* [Film]. Orange, CA: Psychological Films.

Weinrach, S. G. (1990). Rogers and Gloria: The controversial film and the enduring relationship. *Psychotherapy, 27,* 282-290.

点　评

对格洛利亚个案的点评
"来访者中心"治疗中的必要条件

F. 齐默林

　　了解一种治疗方法，我们不仅要了解那些专家正确使用的方法，还要了解那些专家认为无效的做法。仔细读过罗杰斯的几个完整且相当长的面询记录稿，我发现，每次治疗时，罗杰斯显然都很轻松地获得了他所提出的那些"必要条件和充分条件"。首先，我在这里要提出的是，在罗杰斯与格洛利亚的谈话中，他好几次都没有达到他自己提出的目标，即并没有达到与来访者的共情和理解。罗杰斯在治疗中一贯坚持要达到他所提出的目标，这就给我们提供了一个难得的机会，使我们能够探究他的错误所在，并仔细想一想这些错误带来的负面影响。其次，我想借此机会讨论一下"以人为本"思想的一些含义。"以人为本"的思想运动是在"来访者中心"疗法中发展起来的，目前越来越强调治疗师的真诚，强调根据自己个人的准则诚实地表达看法。在与格洛利亚的谈话中，罗杰斯有好几次就是这样做的，即根据他本人的准则表达自己对生活的看法，以及对来访者的看法。

　　为格洛利亚作面询时，罗杰斯的想法是非常明确的。面询开始之前，罗杰斯谈到建立治疗氛围的三个条件：第一是自己要做到"透明"和真诚，要表达出对自己和来访者之间关系的任何感受；第二是要发自内心地爱护来访者，积极关注来访者，对其谈话内容不进行任何是非评判；第三是要理解来访者的内心世界，感同身受。他要求自己要以来访者的观点去看世界，通过共情来理解来访者内在的行为准则。治疗师要做到真诚、"透明"和无条件地爱护来访者，这样，来访者才可能相信治疗师没有隐瞒自己对问题的看法。达到共情是"来访者中心"疗法的要点，即治疗师关注的焦点是来访者如何看待世界，而不是来访者身上有什么问题。

为了了解罗杰斯在治疗中的做法是否符合他自己所提出的那些条件，我们将对他在格洛利亚个案中的做法进行详细分析：他是怎样回应格洛利亚的，有时又为什么不做回应。另外，我们还要看看他的那些反应的效果如何。我们会看到，罗杰斯对格洛利亚谈话中的那些主观性的、感受性的内容做出反应时，格洛利亚便开始探察自己的主观世界了。

对面询过程的分析

面询开始后，罗杰斯首先介绍自己，并温和地说，虽然他不知道半个小时的面询能有什么结果，但他希望会有所收获。他真挚、坦诚地告诉格洛利亚自己对这次面询的感受。这时，罗杰斯谈及的是他与格洛利亚之间关系的话题，这与他在面询中的关注点是不同的。尤其是面询的前一部分，罗杰斯所关注的问题都与治疗中的关系无关。有好几次，罗杰斯小心并及时地转换了话题，不再（为了表现真诚）去谈他对治疗关系的想法和感受，而是根据自己的准则转移了话题，与来访者交流对其他事情的想法和感受。

格洛利亚首先谈到自己感到紧张，而罗杰斯对此并没有做出反应。随后，她讲到了罗杰斯的嗓音，说他的声音让她感到舒服；也许从声音中她可以感觉到罗杰斯是不会批评或评判她的。罗杰斯仍然没有做出回应，只是和蔼地说她的声音有些颤抖。这里需要指出的是，罗杰斯在治疗的最初阶段似乎就已经决定了对什么内容做出反应。他之所以避免对格洛利亚当时的消极情绪和对他的评价做出回应，可能是由于他感到那些只是她一时的情绪反应，不是她真正希望与自己交流和探讨的问题。这也许使罗杰斯感觉到了格洛利亚真正希望在这次面询中谈论的话题，他尊重她的想法，因此等待她把想说的话说出来。

接着，格洛利亚把话题转到了"正题"上：她担心自己把男友带回家会对孩子有不好的影响。她还说，她紧张得发抖。我们无法确切地知道为什么格洛利亚此时要说这些。罗杰斯一直和蔼地微笑着，但并没有做出任何言语上的回应。通常情况下，如果来访者说出自己当时的主观感受而治疗师不做反应，来访者会感到不知所措，并往往把话题转到客观的事情上。

格洛利亚接着谈到她对女儿帕米撒了谎，说自己离婚后没有跟别的男人上过床，而这件事让她感到"非常内疚"。从这里开始，罗杰斯的反应方式开始显得清晰了。格洛利亚问罗杰斯，如果她对女儿说实话，是否会对她造成伤害？格洛利亚说自己担心女儿，并担心说实话会破坏她和女儿的关系，罗杰斯对这一点做出了反应；格洛利亚说自己有内疚感，希望罗杰斯能告诉她该怎么做，罗杰斯对于这两点没有做出回应。然而，他这样做是为了达到两个目的：第一，不让格洛利亚的消极情绪继续下去；第二，不让格洛利亚把解决问题的希望寄托在自己身上，给她什么指导。

格洛利亚谈过关于自己是否对女儿说真话的两难困境之后，把这种为难情绪与她对自己母亲的消极情感联系起来。她第一次看到自己的父母做爱时，她感到"肮脏而可怕"。格洛利亚一直要求罗杰斯给她一些建议，罗杰斯也许感受到了她的心情，因此对她前面的要求做了一次反应。（罗杰斯说："我确实希望能给你答案，看你该怎么跟女儿说。"）但是，罗杰斯始终都没有对格洛利亚所说的一些情况做出反应，其中包括格洛利亚对自己母亲的性生活的消极感受，以及这种感受对她自己的影响——她为此而难以决定是否把自己性生活的事实告诉女儿。

格洛利亚又进一步讲述了自己的内心冲突：如果自己不能诚实地对待女儿，女儿将来有可能不再信任自己；如果自己对女儿说了实话，女儿又可能不接受自己。她还承认说，她对自己的"污点"感到羞耻。罗杰斯对于她希望得到女儿的接受这一点做出了反应（罗杰斯说："如果她真的了解你，她会不会接受你？她能不能接受你？"），但对于她的羞耻感并没有做出反应。这里，罗杰斯之所以回避格洛利亚的问题，不做出反应，也许还是因为她的主观情感体验中带有很多消极成分。

格洛利亚在稍后的谈话中又提出，希望罗杰斯能够帮助她摆脱这种负罪感或内疚感。罗杰斯也又一次回答说，他并不能告诉她该怎么做，但他会尽力帮助她自己去发现答案。格洛利亚说，她接受他的观点，但不知道自己该怎么做。格洛利亚希望对自己的感觉能好起来，但又对自己感到很失望。罗杰斯对她的心情表示理解。（罗杰斯说："是的，我理解这种失望。"）但是，他并没有回应她的无助感，即没有回应她当时感到自己软弱的体验。格洛利亚说，她原来可以和女儿随便交谈，这才能让她感到安心，但她记起自己小时候的经历后，"脑子里就乱套了"，不敢把自己的事都告诉女儿了。她不知自己应该怎么做。罗杰斯又一次没有对此做出回应。

这似乎很清楚，罗杰斯对来访者叙述中的两类内容不做反应：一是对于那些他认为带有来访者"自我挫败"情绪的谈话内容不做反应；二是对于来访者要求他给予指导的内容不做反应。后来，格洛利亚说她是个完美主义者，她谈到了自己想在晚上工作和想做一个好母亲之间的冲突。此时，罗杰斯对她的理解显然受到了他主观看法的影响。在他看来，格洛利亚产生心理冲突是由于她希望在别人眼里很完美，而这种解释似乎反映了罗杰斯的一个观念，即人们希望在别人面前表现得好、而这样做又必须否认自己实际的感受时，他们就会"陷入困境"。格洛利亚表示不同意罗杰斯的解释；这是她在面询中第一次纠正罗杰斯的理解。她解释说，自己并不是希望让别人看着完美无缺，而是想得到自己的认可，但她在行动上却做不到。

罗杰斯回应说，她的想法和做法好像是脱节的。格洛利亚没有很在意他的评价，而是接着说她希望能够认可自己，尤其是在两性生活方面认可自己。如果她能够和一个与自己有性关系的男人相爱，她就能够认可自己。这时，罗杰斯说："在我看来，你真正不能完全以诚相待的人是你自己。你刚才说：'无论是和男人上床还是别的，如果我觉得我做得对，如果我真能这么感觉，我和帕米说话就不会有任何顾虑，也不会担心我俩的关系。'这句话给我印象很深。"他在重复时准确地说出了格洛利亚的想法，表示自己能够理解她。

谈到这里，我们有必要总结一下，看看罗杰斯所强调的那些治疗要点在这次面询中究竟有哪些体现。治疗开始时，他明确地表示，希望能和格洛利亚一起使这次面询达到一定的效果；他开诚布公，完全表现出自己是个"透明"的人。但是，他似乎没有完全达到自己的目的，即做到对格洛利亚的无条件积极关注并理解她的内心世界。他所尝试的共情反应中似乎带有一种固定模式。从格洛利亚在面询开始时提到她紧张得发抖，一直到她讲到自己无法控制的欲望和无助感，罗杰斯似乎总是在回避或不去理解她此时自我感受中那些消极的东西。也许罗杰斯这样做是为了能够迅速建立起适宜的医患关系，或避免使格洛利亚感到尴尬。但是，如果不去理解来访者体验中的这一重要部分，治疗师就不可能全面了解来访者的内心世界，也无法回应来访者的内在准则或参照系。治疗师这样回避问题时，必然会影响他对来访者的"无条件接受"，因为，如果治疗师只认可来访者体验中的积极部分，而不认可其"软弱"和"无助感"，来访者就不会感到自己所谈的这些消极部分也同样得到了治疗师的尊重和认可。一般说来，罗杰斯总是把来访者的即时感受作为自己关注的焦点。但他这次却不是这样。尤其是在面询的前半部分，他似乎更关注格洛利亚的自我建构问题，即把关注的焦点放到了她的自我、行为和自我判断之间的关系问题上。他这样做也许是因为一些客观压力所致，比如，格洛利亚的问题有一定复杂性，而他们必须要在规定时间内完成这次示范性面询。

如果治疗师根据自己的准则做出反应，来访者就会倾向于跟着治疗师的思路走，并要求治疗师给出意见。这次面询中的情况正是这样。格洛利亚反复说她无法控制自己，不知道如果告诉女儿关于自己性生活的事实会不会伤害她，并要求罗杰斯给出意见。罗杰斯根据自己的准则做出回答，指出问题首先在于格洛利亚对她自己是否诚实。他又进一步解释说，根据她之前所谈的情况，如果她自己觉得没有问题，跟女儿交流就没有问题。格洛利亚说她接受这个观点，并表示她要努力接受自己。但她又说，她怀疑自己能不能做到。她感到很困惑，首先，她不知道自己会不会由于一时冲动再做出自己都认为不能接受的事情；其次，她不能确定自己在性关系问题上的行为准则是否正确。

罗杰斯一直避而不答格洛利亚提出的具体问题，但指出了她受到心理冲突的困扰。她表示同意他指出的问题，并说自己感到绝望。罗杰斯对此的反应是陈述两个事实，即她感到问题没有解决，而他好像并没有给她任何帮助。格洛利亚希望罗杰斯能告诉她，如何做才能不这么绝望；罗杰斯反问，她希望他怎么做；格洛利亚说，她希望他"允许"她做一个诚实的人。接下去，格洛利亚假设说，如果当初她母亲能够更开放地向她讲一些有关性的问题，如今她就不会在这个问题上有如此狭隘的观念。罗杰斯对此没有做出回应，而是根据自己的参照系回答说，他认为她已经不像刚才那样不知所措了，她也更清楚地知道了自己想从和女儿帕米的关系中得到什么。格洛利亚说她不想"冒险"时，罗杰斯表达了他自己对生活的态度，他说："生活就是冒险。"她对他的观点表示同意并补充说，她不想在不冒险和女儿不能了解真实的自己的前提下被女儿接受。罗杰斯表示他能理解这一点。她说，无论如何她不想给自己的孩子造成任何心理创伤。

对此罗杰斯解释说，他所说的"冒险"的意思是，如果你想按照你的准则去做人，你就要准备去"承担一种责任……去面对可怕的风险。"

罗杰斯在这里表达的是他本人对自我接纳和冒险的看法。他即没有谈论格洛利亚谈到的冲动与行为准则之间的冲突问题，也没有过问她的行为准则是什么。而且，他也忽略了格洛利亚对这些问题的感受。格洛利亚谈到自己感到绝望时，罗杰斯即没有对此做出回应，也没有让格洛利亚陷在这种情绪中。由于罗杰斯做出了这样的反应，格洛利亚的无望感觉没有再持续和发展。

随着谈话的继续，格洛利亚又讲述了自己的另一个心理冲突：她希望孩子们能够接受她真实的自我，同时，她又希望孩子们认为她是"和蔼可亲"的妈妈，就像喜欢他们的爸爸那样。她说，和前夫相比，她已经是"坏脾气"了，如果再把实情告诉孩子，她就不可能在女儿眼中有好的形象了。罗杰斯回应说，她是不相信孩子们在了解了真实的她之后依然会爱她。格洛利亚觉得罗杰斯理解了她的顾虑，她说，她需要得到专家的保证才能"冒险"。她提到她在一本书中读到一种观点，支持她选择诚实，她感觉好多了。罗杰斯的回应中并没有提到格洛利亚需要得到保证的事，而是针对她关于书的评论，他说："靠自己做出选择真就这么困难吗？"罗杰斯的回应更像是在表达他个人的态度，他的话听起来好像是在责备她。因此，格洛利亚解释说她感到自己不够成熟，想要自己做出决定并不再改变主意，但又做不到。格洛利亚说，她处在两难困境中，自己做了不对的事情或是撒了谎的时候都会憎恨自己。罗杰斯理解她的感受，但他根据自己的参照系回应说，从她的语气中判断，她认为撒谎比做错事更不可原谅。格洛利亚表示同意，但她又回到了自己难以做出决定的话题，还是说她不知道应该如何对女儿帕米讲这件事。此时，她感到自己愿意向女儿说明撒谎的事，并感到罗杰斯是支持她这样做的。

格洛利亚认为自己并没有去解决问题，但她觉得问题已经解决了；这好像是自相矛盾的。她感到自己解脱了。正如罗杰斯所说的，她知道自己应该做什么，并准备那样去做。罗杰斯说，他认为应该去支持人们做那些他们自己想做的事，而让人们去做那些他们并不想做的事"不会有好结果"。格洛利亚回答说，对于自己想做的事她心里仍然觉得矛盾；有时她知道自己想要做什么，她会去做并自我感觉良好，但有时她弄不清楚自己想要做什么。

罗杰斯开始关注格洛利亚的这种感受，他回应说，她心里还是充满着矛盾，对自己到底希望什么还不是很清楚。接着，格洛利亚转移了话题。由于罗杰斯对格洛利亚内心感受的关注，格洛利亚的注意力也集中在这儿了。格洛利亚说，自我感觉良好的时候，她有到一种"乌托邦"的感觉。

谈话时的关系融洽，格洛利亚表示，自己能和罗杰斯谈谈感觉非常好；她也很遗憾自己不能和父亲进行这样的交流；她还希望罗杰斯是父亲的角色。在罗杰斯看来，如果做不到坦诚相见，就没有治疗师与来访者的良好关系；我们应当记住这一点。在这里，罗杰斯真诚地对格洛利亚说："对我来说，你就像是一个可爱的女儿。"同时，他通过重述格洛利亚的话，对她不能与父亲坦率交流感到遗憾做出了回应。接下来，他再次回应了格洛利亚的感受，他重复她的意思说，她的父亲不能接受一个真实的她是因为"他从没真正了解过你或爱过你。"格洛利亚袒露了自己内心的痛苦，她和父亲之间无法交流是这种痛苦的"巨大伤疤"，她有一种被欺骗的感觉；格洛利亚说："这就是我喜欢'替代者'的原因。"她所说的"替代者"，指的是罗杰斯和其他医生等一些令她尊敬的男士。但接着她又说："但我并没有期望你对我有亲近的感觉。"罗杰斯根据自己当时与格洛利亚谈话的感受，很真诚地回答说，他"此时此刻的感觉"是他们之间很亲近，他并不是为了敷衍才这么说的。罗杰斯最后这句话中充满了真挚的情感。

访谈录像到此结束。

对罗杰斯治疗方法和效果的进一步分析

许多心理治疗中关注的是客观现实，客观世界中的问题和标准。如果我们把注意力放在来访者对客观世界的认识和有关的问题上，我们就会强化客观世界对他们的重要性。按照罗杰斯的治疗思想，治疗师要把注意力放在来访者的主观表达方面。这样做会有两个结果：一是削弱了客观世界的重要性；二是提高了主观世界的重要性。

但是，在这次面询的大部分时间里，罗杰斯和格洛利亚都在谈论行为和态度，而不是主观感觉。罗杰斯谈得更多的是他本人对人生的看法，而不是格洛利亚面对自己的问题无助的感觉，这出乎人们的意料。整个谈话过程中，罗杰斯常常是根据他自己的参照系，而不是根据对格洛利亚的参照系的理解做出共情性回应。这样的反应大约有20次，其中约有一半是回答格洛利亚的问题，另一半是对格洛利亚生活的看法和评价。

罗杰斯这样做的目的，并不是促使格洛利亚进一步了解自己的主观世界，而是要她把注意力集中在对客观世界的认识上。我们来看一个例子，这是面询录像音停止后的一段249个英文词的对话（参见 Weinrach，1990）。格洛利亚说，她希望能有人像父亲那样爱她。她还说，她和自己并不爱的男人约会过，这很荒唐。罗杰斯回答说："你不是为了报复你的父亲吧？"格洛利亚问："哦？为什么我和成熟的男人约会是报复我父亲？"罗杰斯解释说："我是说，和你并不爱的男人约会。"格洛利亚回答说："我没有报复的意思。我不知道为什么我不喜欢男人总是在我身边晃。"可见，罗杰斯的这种看法完全是根据他自己的参照系提出来的。

如果治疗师根据自己的参照系对来访者做出回应，会产生一些负面影响。最严重的是，治疗师本人会变得越来越注重自己的准则，而不去关注来访者的内在准则。正式面询结束后，在最后一段录音中，罗杰斯对格洛利亚说话时的方式与他平时的治疗风格完全不同，他的做法可能就是这一原因造成的。

其次，治疗师这样做也会对来访者有不好的影响。如果治疗师根据来访者的参照系对一个话题做出回应，就会产生积极效果，即来访者很可能会继续就这一话题深入谈下去。然而，如果治疗师根据自己的参照系回答来访者的问题，来访者就会中断对自己内在世界的关注，而把话题转到外在的问题上。例如，在录音最后的那段谈话中，罗杰斯说出了他自己得出的结论（格洛利亚和自己并不爱的男人约会是为了报复父亲），而格洛利亚无法再谈自己的感受，只是表白说自己没有那样的想法（"我没有报复的意思"）。

而罗杰斯能够与格洛利亚共情并根据她的参照系做出回应时，效果就大不一样了。在面询后半部分的多数时间里，罗杰斯随时关注格洛利亚的感受，格洛利亚立刻对自己生活有了新的感觉。对于她希望通过心理咨询解决自己的问题来说，出现这些新的感觉并不是必然的条件。实际上，对于她将如何与女儿沟通、如何把事情对女儿说清楚等问题，显然并没有一个明确的解决办法。同时，无论是心理治疗中还是在现实生活中，如果能够更多地关注我们对生活的实际感觉，就可能产生一些新的感觉和认识，而我们也许以为这些与要解决的主要问题没有逻辑关系。这一个案中的情况就是这样。面询最后阶段，格洛利亚无法自己做出决定，心里充满矛盾，罗杰斯对此给予了关注，这使得与罗杰斯以及与父亲交流的感觉一下子成为格洛利亚注意的焦点，这些感觉是她最真实的感受。

值得一提的是，格洛利亚大部分时间谈论的都是自己和女儿之间交流的困难，以及不知道女儿是否能接受她；咨询快要结束时，她谈论的则是她和父亲之间的交流问题，以及不被父亲接受自己为此感到难过的问题。我们也许可以提出一个有趣的假设：面询时间更长一些，那么，格洛利亚希望和女儿沟通并被女儿接受、和父亲交流并被父亲接受这两件事之间的相似性就会变得越来越明显，最后会成为同一个愿望。

我们还可以假设，格洛利亚认为父亲对她不说真话、不接受她，这使她感到受到伤害，而通过这种思考，可以帮助她重新认识自己与女儿的关系，以及为什么得到女儿的认可对她如此重要。这样，也许可以使她在如何对待女儿的问题上做些什么，建立起更令人满意的情感关系。有两种可能性：第一种，解决了需要得到认可、得到爱的情感问题之后，格洛利亚也许会发现，女儿是否接受自己不再是一个那么重要的问题了；第二种，她也许会想些办法使自己更好地接受女儿，而不是让女儿来接受自己。

格洛利亚个案是一个非常好的例子，可以让我们看到：对来访者的主观感受做出回应或不做回应会有什么不同的结果？根据来访者自己的参照系做出反应或不做反应结果又会有什么不同？有时，罗杰斯不去关注格洛利亚的参照系，而是按照他自己的想法告诉格洛利亚如何做是对的，比如谈论"冒险"的话题；这时，格洛利亚的注意力就会一直被锁定在外部行为方面，只关注她应该做什么、她应该对女儿采取什么行动，等等。而罗杰斯与格洛利亚共情，关注她本人的参照系时，格洛利亚的主观感受就会丰富多彩。

如何丰富来访者的主观感受才能对问题的解决产生影响，我和坎特就这个问题进行过调查研究（Kantor & Zimring，1976）。来访者把注意力都集中在被麻烦困扰的情绪上时是无法解决问题的。而此时若有一些新的感受，解决问题的办法就可能由此产生。面询快结束时，罗杰斯把注意力集中在格洛利亚表达的情感上，与她达到了真正的共情，这时，格洛利亚有了新的感受和想法，而这些成为她重新审视自己问题的基础。她能够把话题从关注与女儿交流和被女儿接受的问题，转到与父亲交流和被父亲接纳的问题上了。

治疗中罗杰斯一直坚持对来访者做到"透明"和热忱，这样做的效果是长期性的。这次示范面询之后，过了两年，格洛利亚又注册参加了罗杰斯的另一个培训班，后来一直与他保持着长达15年的联系，直到她逝世。

共情是罗杰斯提出的一个开创性的概念，格洛利亚个案可以证明共情作为心理治疗的"必要条件"的效度。有的时候，治疗师的真诚可能会误导其说出自己的价值观；有的时候，治疗师没有注意到来访者体验中的消极方面。如果这样，治疗中就不可能达到共情，来访者很可能就不再注重自己的感受，不再关注自己的内在准则，转而关注治疗师的准则。共情，这种心理治疗的必要条件形成的时候，也就是治疗师真正关注来访者内在情感表达（当然，也包括关注来访者体验中的消极方面）的时候，来访者才更有可能进一步关注他/她自己的参照系。

参考文献

Kantor, S., & Zimring, F. (1976). The effects of focusing on a problem. *Psychotherapy: Theory, Research and Practice, 13,* 255-258.

Weinrach, S. G. (1990). Rogers and Gloria: The controversial film and the enduring relationship. *Psychotherapy, 27,* 282-290.

第4章 吉尔个案（1983）

罗杰斯和吉尔的谈话记录

罗杰斯：我想我准备好了。你准备好了吗？

吉尔：好了。

罗杰斯：我还不知道你想谈些什么。咱们有半个小时，我希望我们在半个小时里尽可能更多地了解对方。但我们不需要一定要达到什么目的。这是我的想法。你能告诉我你在想什么吗？

吉尔：我和我女儿相处有一些问题。她20岁了，在上大学。让她就这么走了，我非常痛苦。……我对她充满内疚。我非常需要她，依赖她。

罗杰斯：需要她留在你身边，这样你就可以为你感到的愧疚做些补偿。这是其中一个原因吗？

吉尔：在很大程度上是吧。她一直也是我真正的朋友，而且是我的全部生活。非常糟糕的是，她现在走了，我的生活一下子就空了很多。

罗杰斯：她不在家，家里空了，只留下了妈妈。

吉尔：是的，是的。我也想成为那种很坚强的母亲，能对她说："你去吧，好好生活。"但是，这对我来说非常痛苦。

罗杰斯：失去了自己生活中珍贵的东西是非常痛苦的，另外，我猜，还有什么别的事情让你感到非常痛苦，是不是你提到的和内疚有关的事情。

吉尔：是的，我知道我有些生她的气，因为我不能总得到我所需要的东西。我的需要不能得到满足。唉，我觉得我没权力提出那些要求。你知道，她是我的女儿，不是我的妈妈。有时候，我好像也希望她能像母亲一样对我。可我不能向她提那样的要求，也没那个权力。

罗杰斯：所以，那样的想法是不合理的。当她不能满足你的需要的时候，你会非常生气。

吉尔：是的，我非常生她的气。

罗杰斯：（停顿）我猜这会让你感到紧张。

吉尔：是的，非常矛盾……

罗杰斯：嗯，嗯。

吉尔：很痛苦。

罗杰斯：很痛苦？这方面的情况，能再多谈谈吗？

吉尔：我向她伸出手，但她却躲开我。她向后退，然后脱开我，就好像我是个坏人，她不愿意让我碰她。

罗杰斯：听起来你同时有两种想法，一种说："死丫头，我要你留在我身边！"另一种说："上帝，我不让她离开，我太霸道了！"

吉尔：嗯，是这样。我应该更坚强一些，更成熟一些，允许她离开家。

罗杰斯：然而却相反，有时你像是她的女儿，是吗？

吉尔：是的，有时我搂着她时，感觉是她在搂着我。

罗杰斯：嗯，嗯。（停顿）但你给自己提出了许多要求，要求自己："我不应该这样！"

吉尔：是的，我应该更成熟一些。我应该自己满足自己的需要，那样，我就不会非要从她那里得到什么了。

罗杰斯：你应该也能通过别的方式或在别的方面使自己的需要得到满足，都没有尝试过吗？

吉尔：不，我觉得我的许多需求都得到满足了，但是仍然非常需要她。这是一种女人的需要，真的，我觉得，我从男人那里得到的什么都无法代替。

罗杰斯：只是从她那里才能得到某些东西，是吗？

吉尔：是的，只能从她身上。（叹气）

罗杰斯：她离开时，你感到非常痛苦。

吉尔：是的，那是非常让人难过的，确实如此。（长叹）

罗杰斯：（停顿）好像你现在就有这种感觉。

吉尔：是的。我能感觉到她离我越来越远。

罗杰斯：嗯，嗯。（停顿）她离你越来越远?

吉尔：是啊……她走了。

罗杰斯：你觉得，她离你越来越远，是不是你……觉得自己受到了伤害——

吉尔：是的，我只想一个人坐在那儿，就像是，你知道，我感觉到她走了，把我一个人留在那儿。

罗杰斯：嗯，嗯。你正在经历这种痛苦——她走了，这里只剩下你，孤独一人。

吉尔：是的，我感到非常孤独。（哭泣）

罗杰斯：嗯，嗯。如果我理解得对的话，你一想到她走了就会感到孤独，但并不是任何事都让你有这种孤独感。

吉尔：是的，就是因为她走了。（哭泣）

罗杰斯：我不是好的治疗师，我应该准备好一大盒面巾纸。我这多少还有点儿——（笑声）

吉尔：谢谢。（笑声）好像一想到这事我就哭个没完。（笑声）

罗杰斯：嗯，嗯。你一想到这件事就会止不住地流眼泪。

吉尔：是的，止不住。

罗杰斯：她走了，她离开你了，可你没有办法，又承受不了这一切。

吉尔：是的，没有她我真的很痛苦。（哭泣）

罗杰斯：听起来，你女儿似乎是你生命中最重要的人。

吉尔：是的，差不多。虽然我丈夫、其他孩子、家庭、工作对我也非常重要，但是，总像是有些什么东西，把我的心和她紧紧地连在一起。

罗杰斯：她离开家让你非常伤心。

吉尔：是的。（哭泣，停顿）我真不想让她离开。

罗杰斯：你想"让她一直是自己身边的女儿，一个小姑娘，一个能搂在怀里的孩子。"

吉尔：是的。一个能搂在怀里的孩子，她也喜欢搂着我。

罗杰斯：嗯，嗯。

吉尔：（哭泣）你知道吗，我也为她担心，她离开，自己去闯世界，不得不去经历我曾经历的那些事情，太痛苦了。我要能保护她就好了。

罗杰斯：你想要保护她，不让她自己到外面去闯荡，不让她受你受过的苦，对吗?

吉尔：是的。所有的年轻人都要面对许多新事物，那都是非常艰难的。她要去抗争。

罗杰斯：这是一个很艰难的世界。

吉尔：是的，非常艰难。

罗杰斯：你想让她别那么难。

吉尔：是的，我想让她一生都顺利。

罗杰斯：保护她不受伤害，就像她走路会摔倒或磕伤了膝盖什么的，你可以在旁边帮她。你希望她一切都好。

吉尔：让她能更顺一点，尽量让她能更顺利一点儿吧。

罗杰斯：（停顿）我想，现在你不可能再那么帮助她了，但你很难去面对这个现实。

吉尔：我是不能很好地面对这个现实。（笑声）

罗杰斯：是啊。

吉尔：我觉得我还想要保护她。

罗杰斯：是啊。

吉尔：我觉得这样就不会完全失去她。

罗杰斯：可在你的心里，你仍然认为自己要帮助她，上帝作证，你还是想这样做。

吉尔：是的，上帝作证，我还是想这样做，帮她生活得更好，她喜欢也罢，不喜欢也罢，我都会这样做。（笑声）

罗杰斯：即使她反对你那样做，你也要去拯救她。

吉尔：拯救自己。我——

罗杰斯：这是个问题，你在拯救谁。

吉尔：是的，那样我就不会感到内疚。我有些事情确实做得不对。

罗杰斯：你觉得"我不是一个完美的家长"。

吉尔：做过很多错事。（叹气）

罗杰斯：你不能宽恕自己，或者说，你不能宽恕自己做过的那些错事。

吉尔：是的、不能。我对自己确实很苛刻。

罗杰斯：你就是和自己过不去。

吉尔：是的，我是和自己过不去，确实给自己造成伤害，尤其是我的身体。

罗杰斯：我突然想到，你大概不会像对待自己这样苛求你的女儿。

吉尔：你说得对，不会的。我一开始像对待我自己那样苛刻地对待她，我就马上制止自己。

罗杰斯：能不能说一下你是怎样做的？

吉尔：（流泪）好吧，你这么慈祥地看着我，我觉得你真的能理解我。有人能认真地听我说，真正能理解我，让我觉得心里非常难过。

罗杰斯：你觉得心里非常难过，是因为平时没人听你说吗？

吉尔：是的。（哭泣）

罗杰斯：你觉得很少有人好好地听你说。

吉尔：（哭泣、停顿、抽泣）

罗杰斯：哭吧，把所有的眼泪都哭出来。

吉尔：（哭泣）你知道，我的女儿也能好好地听我讲。

罗杰斯：她也能好好地听你讲？

吉尔：是的，她能。（哭泣）

罗杰斯：原来是这样……嗯，难怪你们的关系那么值得珍惜，她能理解你。

吉尔：是的。她是一个能理解我的人。我总是无法不想这些。

罗杰斯：嗯，嗯。

吉尔：她真的关心我。

罗杰斯：需要面巾纸吗？

吉尔：我正在失去一个能关心我的人。我就是这种感觉。

罗杰斯：听起来，关心你的人不是很多。

吉尔：不多，不是很多。

罗杰斯：因此，又少了一个，是——

吉尔：是的，是一个非常大的损失。

罗杰斯：我知道。

吉尔：一个非常大的损失。

罗杰斯：（停顿）你不能照顾好你自己吗？

吉尔：（叹气）这非常困难。我觉得自己不配得到照顾。

罗杰斯：这么说，照顾自己是不合理的，你不该得到照顾。

吉尔：是的，我不该得到。我也想，但我觉得我不会这样做。

罗杰斯：你想照顾好你自己，但实际上，有些事情似乎你一直都做不到。

吉尔：是做不到。我非常恨自己。

罗杰斯：因为自己是一个很坏、很坏的人。

吉尔：是的，我是一个恶人，我做过坏事，就是这样。

罗杰斯：邪恶的人。

吉尔：是的，一个邪恶的人。（叹气）

罗杰斯：谁还会愿意照顾这样一个人呢？

吉尔：是的，我觉得是这样。别人怎么会愿意照顾我呢？难怪她离开我，难怪她不愿意让我碰她。

罗杰斯：你觉得，因为你是一个很坏、很坏的人，所以你女儿要离开你。

吉尔：是的。因为我做了非常坏的事情。我觉得是这样。她知道，她肯定知道我做过的那些事。

罗杰斯：她知道你的秘密，所以——

吉尔：是的，她知道我的秘密，就是，她知道我的秘密。

罗杰斯：所以，她不愿意再和你这样的坏人有任何关系。

吉尔：是的。她曾要搬回家来，但后来又不回来了。她要离开我这个大坏蛋才能有所解脱。

罗杰斯：是啊，没人会愿意和一个大坏蛋在一起。

吉尔：是的，就是。我觉得就是这样。事情已经非常糟糕了，无法挽回了。

罗杰斯：你觉得没办法接受自己。

吉尔：（叹气）我只能接受自己的一部分，而不是整个的我。我也不能照顾整个的我。

罗杰斯：另外那些部分非常糟糕，所以你不能接受，也不能照顾。

吉尔：是的。我不能照顾我的那些部分。我必须惩罚那些坏的部分。

罗杰斯：那些都是不可宽恕的。

吉尔：是的，不可宽恕。我做的那些都不可原谅。可是，我也不知道我做了些什么事。

罗杰斯：嗯。那些并不是一些具体的事情，只是你的一种感觉："我知道我做了一些不可宽恕的错事。"

　吉尔：是的。我肯定是做过——

罗杰斯：肯定是做过——

　吉尔：是的，我一定是做过什么不可宽恕的事，所以才没人愿意理我。我觉得是这样。

罗杰斯：感觉上是这样的。虽然从各方面看事实并不是这样，但感觉上是这样的。

　吉尔：感觉上是这样……对……对。

罗杰斯：因为你做过很坏的事情，所以没人愿意理你，是吗？

　吉尔：是，是的。如果没人愿意碰你，没人爱你，也没人愿意和你一起做任何事，你一定是做了坏事。所以，我肯定做过什么坏事，人们才会那样对我。

罗杰斯：所以，你觉得人们那么对待你，一定是事出有因，你由于某种原因、在某个时候以某种方式做了坏事。

　吉尔：是的，是的。可以这样解释。

罗杰斯：这是一切问题的答案。

　吉尔：嗯。是的。

罗杰斯：是不是你觉得没人关心你，没人能接受你？

　吉尔：不是的。我现在觉得，有人关心我、接受我、理解我、尊重我。但这不是最重要的——

罗杰斯：但有一个人不是这样做的，那就是你自己。所以呀，那个不能关心你、接受你和尊重你的人就是你自己呀。

　吉尔：嗯，嗯，是的，很大程度上，就是我自己。

罗杰斯：那个不能宽恕你的人就是你自己。

　吉尔：是的，是的。没人这样对我。

罗杰斯：嗯。别人不会对你那么苛刻，不会把你说得那么糟糕。

　吉尔：（叹气）

罗杰斯：不会那么恨你。

吉尔：也可能会恨我的。真的。

罗杰斯：听起来，你是在自我审判，认定自己有罪并且惩罚自己。

吉尔：是的。最可恨的敌人就是我自己。

罗杰斯：你给自己判得够重的。

吉尔：是的，对自己不够宽容。

罗杰斯：是的，你对自己不够宽容。嗯。

吉尔：嗯。

罗杰斯：你这样对待自己，你会这样对待你的朋友吗？

吉尔：你问得对。我不会这样对待别人，那我这人就太可怕了。

罗杰斯：嗯，嗯，嗯。（停顿）只是对你自己，你简直一无是处。

吉尔：那倒不是，我也有可爱的地方。

罗杰斯：那好，那好。

吉尔：是的。

罗杰斯：好的，所以，在某些方面，你还是喜欢你自己的。

吉尔：是的。我欣赏作为孩子的我，我爱自己的这一部分。

罗杰斯：嗯。

吉尔：这个女孩儿是通过奋斗闯过来的。

罗杰斯：嗯。

吉尔：幸存了下来。

罗杰斯：嗯。

吉尔：命运非常坎坷。

罗杰斯：嗯。是一个非常非常好的小女孩。

吉尔：是的。她非常特别。（罗杰斯：嗯。）她很像我的女儿。

罗杰斯：啊，哈。

吉尔：（叹气）

罗杰斯：而且，这是一个你可以拥有的女儿。

吉尔：是的，是的。我仍然能够搂着她，告诉她，她非常漂亮。我非常爱她。

罗杰斯：她是一个幸存者，她非常坚强，她经历过许多艰难困苦，但她都挺过来了。

吉尔：是的。她非常特别。

罗杰斯：（停顿）这样一个特别的人是你生命的一部分，这有多好啊。

　吉尔：是的，这很好，是的，这非常好。

罗杰斯：她关心你的其他部分吗？

　吉尔：她开始了。

罗杰斯：她开始去关心其他部分？

　吉尔：是的。

罗杰斯：嗯。

　吉尔：刚刚开始。

罗杰斯：嗯。她对你不像成年的你那样严厉。

　吉尔：对，不严厉。（罗杰斯：嗯。）她非常善解人意，（罗杰斯：嗯。）非常有
　　　　同情心。（罗杰斯：嗯。）

罗杰斯：（停顿）听起来她非常爱你。

　吉尔：是的。她无条件地给了我她所有的爱。我从前没感觉到我拥有这一部
　　　　分。

罗杰斯：嗯。（停顿）她爱你的全部。

　吉尔：是的。她爱我的全部。

罗杰斯：对她，没有任何事情是不可宽恕的。

　吉尔：是的。没有什么不可宽恕的事。

罗杰斯：都可以宽恕？

　吉尔：是的。（叹气）

罗杰斯：我喜欢她。

　吉尔：我也喜欢她。（叹气）她要拯救我。

罗杰斯：嗯？

　吉尔：她想要救我。

罗杰斯：她想要救你。

　吉尔：（笑声）就是让我不要再伤害自己。

罗杰斯：嗯，嗯。（停顿）她也许真能不让你再去伤害自己，真的会拯救你。

　吉尔：是的。我想她会的，我想她会的。我也必须给她一些帮助。

罗杰斯：嗯，嗯。就像是两个人在一起努力，来拯救自己。

罗杰斯： 和她这么一个好朋友在一起真好，对吗？

吉尔： 是的，真好。（叹气）有一个朋友真好。

罗杰斯： 是的，嗯。有自己的一部分作为朋友，这对你真是很好。

吉尔： 是的。真是这样。我不会失去她，因为她永远和我是一体的。

罗杰斯： 嗯。她不会再离开你——

吉尔： 不会到外面去做她自己的事。（笑声）她可以在家里和妈妈在一起。

罗杰斯： 嗯。而且，也可以做妈妈的妈妈，是吧？

吉尔： 是的，是的。（停顿，叹气）

罗杰斯： 你在笑什么？

吉尔： 你的眼睛在发亮。（两个人的笑声）

罗杰斯： 你的眼睛也很亮。（笑声）

点　评

对吉尔个案的点评
·······················
"非指导性咨询"的来源与实践

M. V-B. 博温

　　早在20世纪30年代，诊断－指导性咨询几乎是心理咨询的唯一方法。罗杰斯在威斯康星行为指导中心从事心理咨询工作时发现，如果能够倾听来访者讲述，让他们把心里话都说出来，往往就能够获得比进行诊断和给予指导更好的效果（Rogers，1980）。罗杰斯于1942年完成了他的著作《咨询与心理治疗》，针对诊断－指导性咨询的问题，他在书中首次提出了"非指导性咨询"的概念。

　　罗杰斯引用了波特所做的一项研究（Porter，1941），从技术和价值观两个方面对指导性咨询和非指导性咨询进行了比较。波特的研究表明，两种咨询方式的特点不同。在指导性咨询中，咨询师提出很多非常具体的问题，对于这些问题，也都由咨询师提供信息、给出解释和特定答案，由咨询师告诉来访者应该如何去做才能达到转变的目的，由咨询师通过证据和自己的影响力来保证来访者按照要求去做。与此相反，在非指导性咨询中，大部分时间是在听来访者讲述，咨询者通过一些特定的技术来帮助来访者，使他们能够认识、理解和说出自己的情感、态度和反应模式。为了达到这一目的，非指导性治疗中最常用的技术，是由治疗师通过"重复"，把来访者的意思清楚地表述出来，使其能够无阻碍地表达自己的真实感受。在波特研究的基础上，罗杰斯总结出指导性咨询和非指导性咨询在价值观方面的差别（Rogers，1942）。指导性咨询强调社会顺从，认为只有强者才能有效地帮助弱者。非指导性咨询则强调每一个人都是心理上独立的个体，都应保持个体在心理上的整体性。当代的"来访者中心"治疗理论继承了罗杰斯当年提出的两个重要原则：第一，咨询师要注重运用"重复"来访者的话和"说明体验"等方法达到与来访者的共情；第二，咨询师要时时提醒自己，不要去指导来访者。

　　罗杰斯为吉尔作面询的地点在加利福尼亚的拉乔拉（La Jolla），时间是1983年，距离《咨询与心理治疗》出版的时间已有40余年了。吉尔是一位参加培训班的治疗师，她志愿配合罗杰斯，完成这次作为教学内容的观摩性面询。这次半个小时的面询显示，与过去相比，罗杰斯的咨询方式出现了一些改变。当然，一些本质的东西没有变，罗杰斯在咨询过程中依旧表现出深切的共情，无条件地尊重来访者和她的自主性，能够敏锐地察觉来访者的深层意识。然而，他在为吉尔作面询时的反应方式与他在《咨询与心理治疗》一书所讲的咨询方式是不同的，我们可以看到两个明显之处。首先，他运用了多种方法，而不仅是重述和说明感受两种，例如，他运用了解释；他根据来访者身体变化的信息做出反应，使她意识到此时此地的情景；他不失时机地以比喻、夸张和幽默的方法做出回应，夸大和重复吉尔自我贬低的话，使她能够更为准确地评价自己。其次，他允许自己去指导来访者。他对问题产生的原因提出假设，然后主动提出问题，去验证自己的假设。另外，他还主动引出一些话题和多次打破沉默。

　　人们普遍认为，罗杰斯反对在心理咨询中运用"解释"的方法。我们在《咨询与心理治疗》一书中可以读到，罗杰斯强烈反对心理分析的方法，认为那种把个体早期生活经验与目前问题联系在一起的解释并不能有效地帮助来访者。然而，在这同一本书中，他还就"解释"的作用写有这样一句话，他说："解释对治疗可能是无效的，也可能产生负面影响；但如果来访者能够接受这些解释，则另当别论。"我们也许可以由此推论，如果治疗者能够与来访者共情，能够想其所想，治疗者的解释能够被来访者接受并起到作用，那么，就是一种有效的方法。

　　罗杰斯从面询一开始就使用了解释的方法。让我们回顾一下他们的谈话。

　　吉尔：我和我女儿相处有一些问题。她20岁了，在上大学。让她就这么走了，我非常痛苦。……我对她充满内疚。我非常需要她，依赖她。

罗杰斯：需要她留在你身边，这样你就可以为你感到的愧疚做些补偿。这是其中的一个原因吗？

　　罗杰斯对吉尔的内疚感和她不想让女儿离开自己的因果关系做出了解释，

并没有等待吉尔自己将两者联系起来。值得指出的是，罗杰斯只是尝试性地说出了自己的解释，并想检验一下吉尔能否接受他的解释。吉尔的回答是"在很大程度上是吧"，说明她有保留地接受了他的解释。我相信，假如吉尔完全不接受，罗杰斯一定会放弃这个解释，不会坚持自己的想法。有一些缺少经验的治疗师，如果来访者不接受他们的解释，他们则认为来访者在否认事实或抗拒，一些自以为是的治疗者更甚，他们从不认为自己的解释会是错的。然而，罗杰斯并不计较谁对谁错，他更看重的是自己能否对来访者有所帮助。

　　下面的例子中我们可以看到，罗杰斯想说明吉尔的意思，但吉尔不接受他的解释，他便立即改变了自己的想法，甚至打断了她的谈话，马上重新提出一个解释，吉尔接受了。

罗杰斯：是不是你觉得没人关心你，没人能接受你?

　吉尔：不是的。我现在觉得，有人关心我、接受我、理解我、尊重我。但这不是最重要的——

罗杰斯：所以呀，那个不能关心你、接受你和尊重你的人就是你自己呀。

　吉尔：嗯，嗯，是的，很大程度上，就是我自己。

　　罗杰斯并不是教条主义地一味反对使用解释，而且也允许自己这样做。他认为，使用解释需要有两个前提：第一，给出的解释必须是在倾听来访者谈自己的想法与感受的过程中"有感而发"的解释，不是对来访者行为的根源及意义的理性解释；第二，治疗者不可以固执己见，认定自己的解释是正确的，如果来访者不认可，就必须放弃。

　　罗杰斯对吉尔提出自己的看法，他说："所以呀，那个不能关心你、接受你和尊重你的人就是你自己呀。"这实际上是罗杰斯提出的一个假设，目的是解释来访者问题的根源。他之所以提出这种假设，主要有两方面的依据：一个是他听来访者倾诉时产生的直觉；另一个是罗杰斯本人提出的理论。罗杰斯的人格理论认为，缺乏"自我接纳"能力是人们产生心理问题的一个重要原因。这就是罗杰斯做出以上解释的理论基础。罗杰斯希望吉尔能够把关注点从女儿身上转向自己。在罗杰斯的引导下，吉尔转变了看问题的角度并认识到，她之所以依赖女儿是因为自己不能很好地照顾自己，不能自我接纳。

面询时，使用来访者中心疗法的治疗师有一个信条，即决不首先提出任何来访者本人没有谈到过的问题。但罗杰斯这次却反其道而行之，他直接提出了吉尔不能照顾好自己的问题。

罗杰斯：听起来，关心你的人好像不是很多。

吉尔：不多，不是很多。

罗杰斯：因此，又少了一个，是——

吉尔：是一个非常大的损失，是的。

罗杰斯：我知道。

吉尔：一个非常大的损失

罗杰斯：（停顿）你不能照顾好你自己吗？

吉尔：（叹气）这非常困难。我觉得自己不配得到照顾。

在面询过程中，罗杰斯不断鼓励来访者，使她把关注点集中在她所缺乏的照顾自己的能力和无法接纳自我等问题上。他的回应方式很生动，通过音调或用词的变化，反复地、夸张地提到吉尔对自己的负面评价。他把吉尔的自我贬低夸大到一定程度时，吉尔终于觉察到，这样贬低自己是荒唐的，她自己也有好的方面。最后，他们开始一起寻找吉尔的好品质。这里是一个好例子。

罗杰斯：那个不能宽恕你的人就是你自己。

吉尔：是的，是的。没人对我这样。

罗杰斯：嗯。别人不会对你那么苛刻，不会把你说得那么糟糕。

吉尔：（叹气）

罗杰斯：不会那么恨你。

吉尔：也可能会恨我的。真的。

罗杰斯：听起来，你像是在自我审判，认定自己有罪并且惩罚自己。

吉尔：是的。最可恨的敌人就是我自己。

罗杰斯：你给自己判得够重的。

吉尔：是的，对自己不够宽容。

罗杰斯：是的，你对自己不够宽容。嗯。

吉尔：嗯。

罗杰斯：你这样对待你自己，你也会这样对待你的朋友吗？

　吉尔：你问得对。我不会这样对待别人，那我这人就太可怕了。

罗杰斯：嗯，嗯，嗯。（停顿）只是对你自己，你简直一无是处。

　吉尔：那倒不是，我也有可爱的地方。

罗杰斯：对，对。

　吉尔：是。

罗杰斯：对。尊重你使你自爱。

从这一点他们共同探测出吉尔可爱的品质。

这里，有一点需要解释清楚。人们往往把"说明感受"视为一种对来访者做出回应的技术。这也许和罗杰斯在《咨询与心理治疗》一书中对自己一些反应方式的解释有关。这些反应本来都应该是治疗师自发做出的，但为了使其概念化，罗杰斯将这些反应模式描述为一种技术，并统称为"说明感受"（clarification of feelings）。后来，罗杰斯的许多自发的反应模式都被不加区分地被视为唯一正确的反应技术，甚至听来访者讲述时，他常常"嗯、嗯"，表示在倾听的反应习惯也被视为一种技术。（我猜想，使用"来访者中心"疗法的治疗师，也许是说话时带"嗯、嗯"最多的人。）吉尔对自己做出负面评价时，罗杰斯好几次使用了夸大谬误的反应方法。人们很容易以为这是一种反应技术，其实不然。所谓反应技术，是指治疗师在特定情景条件下为达到某种预期结果所采用的一种即定的行为策略。然而，我们可以肯定地说，在罗杰斯的治疗思想和工作实践中，他从来没有规定过在什么情景条件下要使用什么技术。治疗过程中，达到与来访者共情时，罗杰斯会自然而然地有这些反应。我认为，罗杰斯能够非常投入地关注来访者，因此，他根本不需要考虑诸如"我现在应该用什么技术"之类的问题，这也正是罗杰斯成功的秘诀所在。

罗杰斯与吉尔的面询是在他辞世4年前做的。通过这个案例，我们可以看到罗杰斯的治疗方法经过了数十年发生的变化。他不再刻意坚持"非指导性"治疗的信条，他对来访者谈话的反应显得更加灵活多变。例如，这次面询中，罗杰斯就16次主动打破沉默；他还根据非言语线索做出反应，把来访者的注意力带回到她此时此地的感受。下面是一些例子：

例1：

吉尔：是的，我非常生她的气。

罗杰斯：（停顿）我猜这会让你感到紧张。

吉尔：是的，非常矛盾。

例2：

吉尔：是的，那是非常令人难过的，的确。（长叹）

罗杰斯：（停顿）好像你现在就有这种感觉。

吉尔：是的。我能感觉到她离我越来越远。

例3：

罗杰斯：我突然想到，你大概不会像对待自己这样苛求你的女儿。

吉尔：你说得对，不会的。我一开始像对待我自己那样苛刻地对待她，我就马上制止自己。

罗杰斯：（停顿）能不能说一下你是怎样做的？

吉尔：（流泪）好吧，你这么慈祥地看着我，我觉得你真的能理解我。有人能真的在听我说，真正能理解我，让我觉得心里非常难过。

例4：面询结束前，罗杰斯再次打破沉默，通过非言语线索把吉尔的注意力引向自身。

吉尔：（停顿，叹气）

罗杰斯：你在笑什么？

吉尔：你的眼睛在发亮。（两个人的笑声）

罗杰斯：你的眼睛也很亮。（笑声）

上述例子生动地表现出罗杰斯如何在互动中直接向来访者提问，以及如何利用非言语线索引导来访者把注意力转回到面询时的感受中。同时，我们也可以从中看到，罗杰斯在整个谈话过程中仍不失对来访者的热忱，与其共情，并达到一种与来访者之间近乎完美的共鸣。他是在指导，但同时，还一如既往地表现出对来访者自主性的充分尊重。

我认为，绝对的"非指导性"治疗是不可能的，因为治疗师不可能表现得过分被动，或过于迟缓地做出反应，更不需要花很长时间去确认自己及来访者的内心状态，这些在技术上也都是不可能的。在心理治疗中，治疗师与来访者建立起一种医患关系时，治疗师本人的个性品质必然会在心理治疗中发挥重要作用，这一点是不可否认的。治疗师总是有意识地或无意识地做出选择，决定自己从什么角度对来访者倾诉中的问题做出反应。下面的例子，是罗杰斯在吉尔谈到她需要自己女儿时做出的回应。

吉尔：不，我觉得我的许多需求都得到满足了，但是仍然非常需要她。这是一
　　　种女人的需要，真的，我觉得，我从男人那里得到的什么都无法代替。

罗杰斯：只是从她那里才能得到某些东西，是吗？

吉尔：是的，只能从她身上。（叹气）

我们可以想象一下，一个治疗师从女性问题的角度理解吉尔的话，那么，这位治疗师可能会问："只是从女性那里才能得到某些东西，是吗？"这样的反应会引导来访者去探索自己女性的心理，以此来理解她对女儿的需要。

这里，我们并不是要讨论往哪个方向上引导会更好，而是要说明一点，即，治疗师会因人而异做出不同的反应，不同的治疗师对同一位来访者可以达到相同程度的共情，但是，对于来访者讲述的同一段话，他们做出反应时所针对的问题则可能有所不同。罗杰斯在1983年就这一问题谈到过他的观点，也是对我的一些问题的答复。

事情的缘由是这样的：罗杰斯在家中举行过一次研讨会，他在会上播放了与吉尔谈话的录音。我就是在这次会上第一次听到这次面询录音的。会上，有一个学生问罗杰斯，他是如何选择对来访者的谈话做出反应的，哪些回应，哪些不做回应。罗杰斯解释说："我尽量对那些对于来访者有着重要意义的情况做出反应。"后来，我给他写了封信，针对他的这种解释，谈了我的不同看法。我在信中说，尽管我听到的是同一次谈话录音，但我经常想象，我当时也许会针对来访者讲述中的不同方面做出反应，与他的那些反应完全不同。我认为，什么是对于来访者有重要意义的问题呢？不同的人对此的判断也许是不同的。1983年1月16日，

罗杰斯给我的回信中这样写道：

我要对那些对于来访者最为重要的感受做出反应时，我的选择肯定会受到我本人的个性、经历以及其他个人因素的影响。我同意你的看法，毫无疑问，情况就是这样的，并且，我想我从未说过不是这样（否定这一点）……在一定程度上，治疗师的选择和反应是在其个人"知觉"的基础上形成的，同时，这种知觉又是在来访者的表达和治疗师的个性两方面因素的基础上形成的；如果我们大家都能够认可这些因素的作用，就能够避免去模仿某种"反应模式"。

那种认为治疗师的个性不会影响治疗过程的想法是不符合实际情况的。治疗是在来访者与治疗师之间的互动过程中进行的，并不是来访者或治疗师一个人完成的。用布贝尔的概念讲，这是一种"你–我关系"，其中的连接符"–"反映的是两个参与者之间深层的相互关系。

罗杰斯总是选择来访者自我中健康的一面，使自己与来访者的健康心理部分形成联盟。从一方面来看，这样做可以促进来访者逐渐认可自我，并且营造了更为祥和的谈话氛围；但是从另一方面考虑，这也许会阻止来访者进一步探究自己内心深处的"阴暗面"，来访者还会因此失去了形成更为完整和正常的自我概念的机会。

我们不难发现，与吉尔谈话时，罗杰斯往往回避对吉尔消极情绪的探究。我们来看下面这个例子：

罗杰斯：这是个问题，你在拯救谁。

吉尔：是的。那样我就不会感到内疚。我有些事情确实做得不对。

罗杰斯：你觉得"我不是一个完美的家长"。

吉尔：做过很多错事。（叹气）

罗杰斯：你不能宽恕自己，或者说，你不能宽恕自己做过的那些错事。

吉尔：是的。不能。我对自己确实很苛刻。

罗杰斯：你就是和自己过不去。

如果吉尔能有机会更深入地谈论和探究她做过的错事，也许她会自己想到要宽恕自己。然而，罗杰斯没有给吉尔这样的机会，而是对吉尔提到了"宽恕"。

罗杰斯还评价说："你就是和自己过不去。"这句话本身就有宽恕的意思。他在来访者宽恕她自己之前就已经宽恕了她，使吉尔感受到一种认可和安慰。然而，人本主义的治疗师常提出这样一个问题：如果有一位来访者，他虐待过儿童，现在深感自己的行为不可宽恕；碰到这种情况，是不是也要使来访者感受到可以得到宽恕呢？这样的来访者是必须要正视自我中需要改变的一面的。但是，如果像罗杰斯那样，过早地阻止来访者审视自己，会不会也阻碍了来访者去探察其自我中问题的一面呢？我们不知道罗杰斯在这种情况下会怎么做。也许他会说，他不是要宽恕那些不道德的行为，是要让来访者感受到一种安全的谈话氛围。

　　罗杰斯对人的本性中都有善良的一面坚信不疑。正是出于这种信念，罗杰斯似乎在暗示吉尔，她的错误很容易被原谅。实际上，罗杰斯在谈话中多次努力去淡化吉尔对自己"阴暗面"的感觉，而不是帮助她把自己这种愧疚感的由来探察清楚。在下面的谈话中，罗杰斯通过夸大谬误的方法对吉尔自我贬低的评价做出反应。这也是表明罗杰斯在自己和来访者心理的健康部分之间建立联盟的一个例子。

罗杰斯：你想照顾好你自己，但实际上，有些事情似乎你一直都做不到。

　吉尔：是做不到。我非常恨自己。

罗杰斯：因为自己是一个很坏、很坏的人

　吉尔：是的，我是一个坏人，我做过坏事，就是这样。

　　我想，如果罗杰斯接下去说"你觉得自己做了坏事"之类的话，回应吉尔此时的感受，那么，吉尔也许会接着去思考她所做过的坏事，继续审视自己"坏"的一面。但罗杰斯没有这样做，而是把吉尔的话加以夸大，吉尔用"坏"描述自己，而他则使用了"邪恶"。

罗杰斯：邪恶的人。

　吉尔：是的，一个邪恶的人。（叹气）

罗杰斯：谁还会愿意照顾这样一个人呢？

　吉尔：是的，我觉得是这样。别人怎么会愿意照顾我呢？难怪她离开我，难怪她不愿意让我碰她。

罗杰斯：你觉得，因为你是一个很坏、很坏的人，所以你女儿要离开你。

吉尔：是的。因为我做了非常坏的事情。我觉得是这样。她知道，她肯定知道我做过的那些事。

罗杰斯：她知道你的秘密，所以——

吉尔：是的，她知道我的秘密，就是，她知道我的秘密。

此时，罗杰斯并没有任由吉尔对其所认为的"阴暗面"的秘密进行探索，而是继续夸大吉尔对自我的负面评价。

罗杰斯：所以，她不愿意再和你这样的坏人有任何关系。

吉尔：是的。她曾要搬回家来，但后来又不回来了。她要离开我这个大坏蛋才能有所解脱。

罗杰斯：是啊，没人会愿意和一个大坏蛋在一起。

吉尔：是的，就是。我觉得是这样。事情已经非常糟糕了，无法挽回了。

罗杰斯：你觉得没办法接受自己。

吉尔：（叹气）我只能接受自己的一部分，而不是整个的我。我也不能照顾整个的我。

吉尔最后终于不再继续自我贬低了，她重新形成了一个更加正常、更能让自己认可的自我。

治疗师如何选择对来访者谈论的话题进行反应，回应或回避哪些问题，都会受到其本人个性的影响。认识罗杰斯的人都知道，他为人热情、平和，从不轻易动怒。他接待过的来访者，几乎没有人对他有不满情绪。我们不难看出，虽然罗杰斯总是在"夸大"吉尔的那些自我贬低的描述，但整个面询过程中他都在尽力避免让吉尔去深究自己的阴暗面。我写信给他，谈了我的这种看法。他似乎意识到了这一问题，并似乎还有些疑惑。他在1983年1月16日给我的回信中是这样解释的：

不止你一个人有这样的看法，即我不去直接面对我自己或其他人的阴暗面；既然你们都这么看，那么，你们说的应该是对的。但是，我本人并没那样的体会。如果我意识到了这一点，我一定会改变自己的做法。你所指的主要不是我的阴暗面，而是他人的黑暗面；你的这些批评会使我今后对阴暗面更加敏感。

公正地说，罗杰斯和吉尔面询的性质很特殊，因为这次面询主要是以教学示范为目的的，仅持续了半个小时，并且是罗杰斯第一次、也是最后一次与吉尔进行的一对一咨询。在这种情况下，并不适宜鼓励来访者过于深入地探察自己内心世界的隐匿部分，因为罗杰斯不可能再对这位来访者做后续治疗，无法继续解决一些需要进行多次治疗的深层问题。每次做示范性面询时，罗杰斯总是非常慎重地考虑到这一点。

综上所述，在吉尔个案中，我们可以看到罗杰斯的治疗中出现了许多变化。1942 年，罗杰斯在《咨询与心理治疗》一书中提出了自己的重要观点，即心理咨询者对来访者的回应不可超出来访者谈论的话题。他写道："这一点非常重要，因为，如果你走得太快，谈得过深，或者把来访者自己还没有意识到的态度表述出来，有可能对来访者造成实际上的伤害。这样做的目的，是为了完全接受和认可来访者能够表达出来的感受"。直至 1987 年，45 年过去了，罗杰斯似乎也有所改变，面询时他不但自己首先说出那些来访者本人尚未表露过的态度，而且主动给出自己的解释并要求来访者验证，甚至对来访者进行指导。

然而，如果说罗杰斯有什么改变，我认为，他的最大变化就是对来访者更加信任了。在他看来，来访者并不是那么脆弱，并不是那么容易被治疗师的评论所伤害。他更加相信来访者的自我决定和自我调控的能力，因此他认为，来访者并不需要治疗师不必要的呵护。而且，罗杰斯对其治疗的核心价值取向和信念从未改变过。1942 年，他在书中写道："非指导性治疗的观点高度重视一点，即每一个个体都有权保持其心理的自主性和其心理的完整性"（Rogers，1942）。看似矛盾的是，罗杰斯似乎改变了他严格地坚持"非指导性"的做法，但他恰恰在这一"改变"中展示出了他对来访者的自主性和心理完整性的加倍信任。我相信，正是由于这种改变，罗杰斯得以在治疗中表现得更加灵活，游刃有余，把自己做人的信念和治疗方式完好地结合在一起。

参考文献

Porter, E. H. (1941). *The development and evaluation of a measure of counseling interview procedures.* Unpublished thesis, Ohio State University, Columbus, Ohio.

Rogers, C. R. (1942). *Counseling and psychotherapy.* Boston: Houghton Mifflin.

Rogers, C. R. (1980). *A way of being.* Boston: Houghton Mifflin.

第5章 玛丽个案（1986）和路易丝个案（1986）

罗杰斯和玛丽的谈话记录

罗杰斯：好，大家坐下，麦克风也准备好了。现在，我想让自己静一静，准备一下。我只需要一两分钟。你是不是也希望用一两分钟，镇静一下？

玛丽：好的。（停顿）

罗杰斯：我们开始吧。我认识这个培训班的一些人，但和你却没接触过。也许是我不记得了。虽然我们不熟悉，但我非常想了解你，你想说什么就说什么吧，我洗耳恭听。

玛丽：（叹气，停顿15秒）好，我想，嗯，我想说的是我现在的状况，在这个培训班，我想说说我的处境。我一直想看我最近画的那张画，它就挂在那儿。

罗杰斯：嗯，嗯。

玛丽：嗯，我完成第一级训练的时候，我有种感觉，嗯，感觉自己像是在睡觉一样。

罗杰斯：嗯，嗯。

玛丽：在我的生活中。就像到了我生活中的一个地方，一个我认为自己一直想去的地方。嗯，为了去这个地方，我克服了自己周围的许多不利因素，许多条条框框。嗯，我觉得自己已经做了很多。但是，实际上，事情并不像我想象的那样。现在，我以为自己已经到达了一个可以准备开创全新的生活的地方，但我却不知道该做些什么了。我没有一个可以效仿的榜样。

罗杰斯：嗯，嗯，嗯。

玛丽：并且，在我的画里，我，我觉得自己已经到了我想要去的地方，嗯，我准备好了，我准备好要做出点什么来，怎么也得做出点什么来。

罗杰斯：嗯，嗯。

玛丽：嗯——

罗杰斯：听起来你清除了一大堆垃圾，已经清干净一块地方了。那么，现在你准备在这块地方建造些什么呢？

玛丽：是的。清干净了一块。我想，我想我仍然有一些障碍，嗯，影响我的发挥。

罗杰斯：是，嗯。

玛丽：并且，嗯，无论这种联系可能是什么，我都想和我的，我的更深层的自我，或者更真实的自我在一起。

罗杰斯：嗯。

玛丽：我，我觉得我生活在一个，嗯，一个奇怪的世界里。这很难描述清楚，因为我总是觉得，我觉得我的生活和许多人所体验到的都不一样，我觉得自己在试图去一个完全不同的地方。

罗杰斯：别人可能没法理解，因为，因为你所追求的东西也许不是他们想要得到的东西，因此，他们也许不知道你是怎样的一个人，不知道你在努力为自己做什么。

玛丽：是的，就是这样。在我周围的人中，我找不到自己的榜样。

罗杰斯：嗯，嗯，嗯。所以，无论你试图去创造什么，都没有先例。因为，那是不同寻常的东西。

玛丽：这，我就是这么觉得的。我是指，那可能，它可能就在那儿，但我还没有发现——

罗杰斯：是的。

玛丽：可能，我想，仍然有一种障碍，阻碍我去发现它。

罗杰斯：嗯。

玛丽：也可能，我只是不知道该如何去创造这样一个先例。

罗杰斯：嗯，嗯，嗯。

玛丽：所以——

罗杰斯：但是，你还是觉得，似乎有什么东西在那儿阻碍着你，不让你开始。那是——

玛丽：是的，我，我有过许多经历，我经历过许多事。嗯，我生活在这个世界上，但我，我一直在反抗它，因为这个世界太古怪了。

罗杰斯：嗯，嗯。

玛丽：嗯，这个社会太古怪了，并且，嗯，你看，现在我又觉得，自己什么都说不清楚。我开始觉得什么都不能确定，先是不能确定我到底是怎么回事，后来又是不能确定我周围都是什么。

罗杰斯：嗯。

玛丽：好像周围的一切都混在一起了。

罗杰斯：嗯。你不能确定自己是不是愿意生活在这个疯狂的世界里。

玛丽：那倒不是，我已经想通了，我能确定，我愿意。我想，我觉得，我已经想通了，嗯，我想要表达我自己，成为真实的我，并且能够为社会做点什么。

罗杰斯：嗯。

玛丽：所以，我，所以为了达到这些目的，我必须找到真实的自我，知道真实的自我是个什么样子，我会在哪方面对这个社会有用处。

罗杰斯：那么，你在想："在这样一个陌生、古怪的世界里，我到底想以什么方式对这个社会有点用？"

玛丽：嗯，我想，这关系到找到自我的问题，我的——

罗杰斯：嗯。

玛丽：（叹气）嗯，我不知道我是不是可以这样说，那是个更深层的自我，我不知道它是不是一个——

罗杰斯：你希望能够走近自己内心真实的自我，不论你的真实自我是个什么样子。

玛丽：是的，是的。嗯。（叹气）我也不知道怎么说，我总是这样，嗯，我想那就是我生活的意义，弄清楚该如何去生活。但这对我又非常困难。

罗杰斯：嗯，嗯。

玛丽：嗯。我想这些问题的时候，心里总是很害怕，但我又强烈地感到，觉得自己很脆弱，并且——

罗杰斯：嗯。

玛丽：并且很容易，就会被击碎。

罗杰斯：嗯，嗯，那么，进入这个世界是非常危险的，因为，你很脆弱，你可能会被击碎，这让人感到害怕。

玛丽：（叹气）并且，我还想，我还有一种感觉，我觉得自己很有价值，但别人可能不这么认为。

罗杰斯：嗯，我能感觉到，在这方面，你感到有点儿孤独，对于你所追求的东西，你不知道别人是不是也认为有价值。

玛丽：（停顿）是的，我觉得非常孤独，非常孤独。我一直是一个独来独往的人。

罗杰斯：嗯。

玛丽：可我也是一个非常独立的人，因为我不想总是要先得到别人的许可才去做事情。

罗杰斯：嗯，嗯，嗯。

玛丽：但是，是的，从另一个方面来说，我是很孤单。

罗杰斯：但是，我想，问题的关键是："对于我这么一个独来独往、如此与众不同的人来说，这个世界上是否有我的立足之处？"

玛丽：（停顿）是的，就是这样。我觉得，我唯一能给予的，或者说，我能做的对社会有用的事，就是（叹气），就是在某种程度上改变自己，去适应——，和别人的看法保持一致，去利用，你知道的，去适应别人，适应这个社会的准则和价值观，还有这个世界上诸如此类的东西。

罗杰斯：如果没听错，刚才你好像是说，你觉得："我应该在某种程度上与别人对我的要求保持一致，或者说，在某种程度上去适应别人。"

玛丽：是这样的，或者说，去了解别人的看法和期望，看他们需要什么。是的，我觉得我应该做一些改变，不一定真有必要去寻找和弄清自己究竟要做什么，这一切的价值——

罗杰斯：那么，你确信自己没有必要去弄清真实的自我，所以你想调整一下自己，去适应别人的期望。

玛丽：是的，是这样。

罗杰斯：嗯。

玛丽：我不知道。当时，我听到一个声音对我说话，听起来似乎是那个自我在说话，但是，可能它是，嗯，但是，嗯，我不知道。我觉得这声音中有一种深深的，一种很深的恐惧。

罗杰斯：嗯。听上去，你不敢肯定，在这个世界上，是否能有一块你的真实自我的容身之地，因此，你需要对它做一些改变，更符合人们期望的或可以理解的东西。

玛丽：对。我还觉得，在这个真实的自我中，可能是——嗯，是的，我想也是，这个真实的自我并不需要是十全十美的。而且，在这个真实的自我中，存在着巨大的力量、能量，嗯，还有善良、真理和美，还有其他的一切，尽管如此，它还有另一面，有它的缺陷。

罗杰斯：嗯，嗯，嗯。所以你——

玛丽：是的，我觉得很担心（叹气）害怕把这一切表现出来，害怕受到别人的指责，嗯，我想，我也害怕它的力量。

罗杰斯：唔，嗯。

玛丽：而且，我知道，嗯，我在精神世界中看到它。我担心——（叹气）我害怕它会遭到更多的报应，就是，那是，将来会报应到它身上。嗯，就像我所做过的那样，我意识到我苛待过自己，我的力量，嗯，我能意识到，我有一种力量，可我不知道怎么使用它才恰当，而且——

罗杰斯：嗯，嗯。所以不会有——

玛丽：是有后果的。

罗杰斯：嗯，嗯。

玛丽：并且，嗯——

罗杰斯：所以，你拥有一种内在的力量，很强大，这是毫无疑问的。你对这一点坚信不疑。问题是，它的状态不完美，一旦把它释放出来，会很危险。

玛丽：对啊。实际上，我也不知道自己是否有权那样做。

罗杰斯：嗯。因为它太强大了？

玛丽：因为我不，嗯，因为我无法确定自己是否能恰当地使用它——

罗杰斯：我明白了。

玛丽：不能伤害别人，也不能做不对的事情。

罗杰斯：是的，不仅因为它本身有缺陷，还可能带来不好的后果。可能会有害，或者并不是真的能给人带来什么好处。

玛丽：是的。我担心伤害到我自己，也担心伤害到别人。

罗杰斯：嗯，嗯。

玛丽：我觉得我也害怕自己的这种力量。

罗杰斯：你是说，你身上蕴藏了足够的力量，这就是说——上帝，这意味着什么？这种力量可能非常危险，可能会伤人，也许能创造奇迹，但是有缺陷。

玛丽：是的。我一直都觉得它很危险。

罗杰斯：嗯。

玛丽：我曾经一直用危险的方式使用它。

罗杰斯：嗯，嗯，嗯。

玛丽：我感觉到，嗯，感觉得到我对它的恐惧，我限制它、控制它，尽全力对付它，我这样做和宗教有些关系。

罗杰斯：嗯。

玛丽：嗯，我想这种恐惧感可能更多的是宗教方面的原因，不是精神世界方面的原因。嗯，我有一种感觉，我的意思是，嗯——（叹气）我，我不知道——我觉得自己走入了一个危险的地方，而且(停顿20秒，叹气) 嗯，我想，我觉得自己像个女巫，并且，嗯——

罗杰斯：嗯。

玛丽：并且正在受到人们指责。

罗杰斯：嗯，嗯。

玛丽：人们指责我，是因为我的这种法力，因为我有这种法力，嗯——，它是一个完整的东西，你知道，我是说，如果说它有缺陷，那也是它原本的样子。

罗杰斯：它可能以原本的样子出现，就是它，但人们会说："天哪，那是什么？那可能是一个女巫！"

玛丽：是的。

罗杰斯：人人都会咒骂女巫。

玛丽：是的。

罗杰斯：或者，很多人会咒骂女巫。

玛丽：而且，人们不会，不会只是以一种比较温和的方式对待她，而是会以一种置她于死地的方式对待她。

罗杰斯：嗯，嗯，嗯。因为拥有这种法力，可能被诅咒或处死，你也许会有一种很真实的感觉。

玛丽：嗯，嗯。是的，对。所以，我现在，我觉得，我现在谈到的这种恐惧与其说是一种感觉，不如说是切身体验，而——

罗杰斯：什么样的体验？

玛丽：真正的身临其境的体验，一种处在生死边缘的体验。

罗杰斯：嗯。

玛丽：嗯。

罗杰斯："我不想被杀死。"

玛丽：是的，不想。所以我认为，这些，你知道，这些东西在我的潜意识里根深蒂固，并且牢牢地控制着我。或者，不管那是什么东西，也不管那些思维方式源于何处，嗯，我无法有意识地去对付它们。

罗杰斯：也许，可能真正的问题是："如果释放出我的这种能量，放任它在这个世界上发挥威力，人们会把我杀了。"

玛丽：（停顿，叹气）或者受到其他的什么可怕的惩罚。从某种程度上说，是种无可名状的恐怖惩罚。

罗杰斯：是的，的确，是种什么可怕的惩罚。

玛丽：嗯，天知道是什么样的惩罚，这让人感到更加可怕。

罗杰斯：嗯，嗯，"这可能会带给我某种可怕的命运。"

玛丽：是的。（停顿）还有，这里面还有一点，我这样是非常错误的。我的意思是，这让我感到非常困惑。怎么可能有这么一件事，会把"我"和"错误"连在一起！

罗杰斯：嗯，嗯。

玛丽：真是让人难以接受，后果又是那么让人吃惊——（叹气）

罗杰斯：可能么？"怎么会这样？这个真实的、内在的自我怎么就注定会带来这么可怕的后果呢？""真是这样吗？"看来，这真让人感到困惑。

玛丽：是的，或者，怎么就会出现这样的错误呢！

罗杰斯：是啊。

玛丽：怎么可能，从某种意义上说，怎么就会是这样的错误呢！

罗杰斯：是的，嗯，嗯。"就算我释放出真实的、内在的自我，怎么可能捅出这么大的漏子呢？"

玛丽：（停顿）对。对。所以，所以我真的有一种感觉，我真想拥抱一下我的、我的那个真实的自我，拥抱与之相连的所有部分，拥抱那个完整的自我。嗯，你知道，那是个巨大的、很全面的自我，各部分之间有着千丝万缕的联系。

罗杰斯：嗯，嗯，嗯。

玛丽：唔，既连着世俗世界，又连着上天之灵。

罗杰斯：嗯。

玛丽：或者说，既和自然界有关，又和精神世界有联系。

罗杰斯：嗯。

玛丽：唔，我有一种非常强烈的冲动，我想这是非常强烈的，或者说，唔，我想大声说，大声喊出来："不！"

罗杰斯：你非常爱你自己，这种爱生根于大地，又连着天空。

玛丽：是的。

罗杰斯：并且，是博大而完整的。

玛丽：一直以来，我一直都有这种感觉，感觉自己很棒。但是，在这个现实社会，在这个世俗世界里，我感觉不好，我觉得很不安全——

罗杰斯：嗯，嗯。

玛丽：和别人的关系，和这个世界的关系，这个世界，还有，嗯，对我来说一直很难，嗯，很难找到一种与内在的自我和谐一致的感觉，那就是，对我来说，那就是和上帝同在，或者，和这个世界、这个宇宙同在，无论是什么吧，都保持一致。

罗杰斯：而且，这可以使你对自己有信心，对吗？

玛丽：保持一致，嗯，是一体的，或者，与内在的自我和谐相处。

罗杰斯：是一体的，嗯，嗯。

玛丽：但是，嗯，同时呢，从另一个精神层面上看，确切地说是从宗教层面上看，这完全是错误的。

罗杰斯：嗯。

玛丽：所以，我的内心深处是撕裂开的。

罗杰斯：嗯。

玛丽：那是——

罗杰斯：这么说来，从精神层面看，一切似乎还不错，你确实是，你对自己挺满意。

玛丽：在一个精神层面上，就是从我内心的精神层面上看，是这样的，但是在——

罗杰斯：但是在宗教层面上。

玛丽：在那种宗教层面上，对我影响一直很深的那种宗教精神——

罗杰斯：是的，嗯，嗯，那种来自于外部世界的宗教精神层面的东西。

玛丽：是的，而且——

罗杰斯：而且令人惊叹。

玛丽：而且我有种感觉，我能感受到宗教的整个历史，从它一开始形成，嗯，从这个世界一开始形成什么的。

罗杰斯：感受到有史以来的一切东西。

玛丽：我总有那种感觉，那种分裂感，就是，一会儿感觉很好，一会儿又不好了。

罗杰斯：所以，从某种意义上说——

玛丽：所以，我的意思是，这不像是今生今世的事，我是在，你看，我是在天主教堂出生的，我觉得，我有种感觉，多少个世纪发生的事我都能感受到。

罗杰斯：嗯，嗯。有史以来，你觉得自己内心深处一直有这种撕裂感，这种分裂是在——

玛丽：是的，一直有。

罗杰斯：你真正的精神本质——

玛丽：是。

罗杰斯：你真正的精神本质确实是好的，但对于宗教上的精神特质而言，它就是坏的，错的。

玛丽：是的。我生活在这么一个社会，可我怎么才能融入这个社会——

罗杰斯：嗯。

玛丽：如果是那样，我是说，如果这么看，我现在绝对不可能适应这个社会，而且将来也永远没法适应。除非首先否定我自己，对吗？

罗杰斯：你觉得——

玛丽：而且，可是，而且，如果我不去适应，就别想成为这个社会的一员，别想融入这个社会，这个文化和人类，还有社会的发展，所有这一切。而我又觉得，我需要与这些保持和谐，而且，要成为其中的一员，无论社会怎么发展，我们都要为这种发展做些什么。

罗杰斯：你觉得，你的那种博大的、真实的内在的自我无法适应社会，而且永远无法适应社会，是命中注定的。

玛丽：也不是。虽然我的希望不会变为现实，但我永远不会放弃希望。

罗杰斯：对对，你是说，从前不会，现在也不会。

玛丽：是，是的。

罗杰斯：嗯。

玛丽：（叹气）

罗杰斯：你还没有放弃希望。

玛丽：没有。

罗杰斯：就有可能适应。

玛丽：我一直在努力，但都没用，解决不了任何问题。我还是觉得无法适应这个社会。（停顿）我只能在某些方面做一些努力，那是，从表面上，我是说，我开始通过造出外在的自我去达到目的，可是，我，我并不愿意这样，我希望能有一个完整的自我。

罗杰斯：嗯，听你这么说，我的感觉是，你认为改变自我的一部分来迎合这个社会的做法是不可取的，你还是想成为一个完整的自我。

玛丽：是这样的，因为自我是与生俱来的。

罗杰斯：嗯，嗯。那是你天生的，也正是你的独特之处，你愿意成为那样的人。

玛丽：从一个方面来讲，我感觉那是宇宙直接给我的指令，或者——（**罗杰斯：** 嗯，嗯。）是人类种系的指令，来自人类的某一部分。

罗杰斯：所以，宇宙让你成为一个完整的个体。

玛丽：是，可我现在不是。嗯，又说回来了——

罗杰斯：这种感觉太强烈了。

玛丽：就像把苹果切成两半——

罗杰斯：嗯，嗯。

玛丽：我也不知道，没有任何道理，也不合逻辑，但是——（叹气）

罗杰斯：然而，你的确感到，那是一个指令，是宇宙构成的一部分，你应该成为一个完整的自我，但却——

玛丽：（停顿 15 秒）可以说，这又成了我内心的一个冲突，我感到有一种男性和女性之间的冲突，虽然从某些方面说，也不完全真是两性的冲突，一方面是想保持自己内心深处本性的愿望，另一方面是想摆脱内在的束缚，让自己去适应外面的社会。我正在抒清自己的想法，我会解决这个问题的。

罗杰斯：嗯。你用男性和女性之间的不同来看这种冲突——

玛丽：我有过很多这样的感受，嗯，是这样，也不是，一直以来我都觉得，作为女人，我不能有那些经历，不能有那些联系。

罗杰斯：什么联系？女人就没有权力在这个社会上有一个完整的自我吗？

玛丽：是的，因为，宗教毕竟是由男性——，嗯，是男性——

罗杰斯：男性取向的。

玛丽：男性取向的，由男性为主导的。

罗杰斯：嗯。

玛丽：所以，从精神层面上讲，对我来说，这是一场抗争，因为我尽力想找回真实的自我。所以，有很长一段时间，我一直对上帝感到愤怒，我不得不去对付那个上帝，那是个男性的上帝。

罗杰斯：那个上帝说："你仅仅是一个女人，你没有权力把你的'自我'显露出来。"

玛丽：是的。所以，我感到我被卡在那里，被一种感觉卡在那里，完全是一种精神上的。

罗杰斯：（停顿）无可奈何——有些事。

玛丽：是的。（叹气）我觉得，自己好像弄明白了其中的一些事，但我仍然认为，嗯，无法改变，有一股无法改变的力量。我的意思是，就像是有两种互相对抗的力量。

罗杰斯： 似乎是——

玛丽： 我不知道怎么才能解决。

罗杰斯： 只能放弃了，无可奈何，是的，情况就是这样，始终是这样，（停顿）又不可能改变它。

玛丽： 我感到，这股力量无处不在，渗透到了我身体中的每一个细胞。

罗杰斯： 嗯。

玛丽： 都是这种冲突的感觉——

罗杰斯： 看来，要想从这种感觉中解脱出来不大可能，它渗透到了你身体中的每一个细胞。那个上帝不允许你显露‘自我’。

玛丽： 是的，这个世界就是这个样子，我也说不清——

罗杰斯： 嗯，嗯。

玛丽： 我不知道有什么解决办法。

罗杰斯： 嗯。无可奈何，甚至没有希望。

玛丽： 是的。

罗杰斯： 嗯，"这个世界就是这个样子。我永远无法从自我的冲突中解脱出来。"

玛丽： 是的。正是这样。（停顿）我偶尔也冒出这样的念头：我不死心，我不要放弃。

罗杰斯： 你想放弃，感到没有希望了，但有一种声音在告诉你："不，我没有放弃，我现在还没有放弃。"

玛丽： 怎么说呢，我内心里有一部分明白。（叹气）这部分知道，有一个完整的我。可我不知道怎么才能把这一部分引出来。（停顿）或者让它创造。

罗杰斯： 嗯，你不知道怎么才能使自己得到允许，给自己创造一个机会，把自我释放出来。

玛丽： 我刚刚有一种感觉，嗯，也许，我应该敞开心扉，去接受这个世界。我想——

罗杰斯： 嗯，嗯，嗯。

玛丽： 我拒绝接受这个世界，这个世界也会拒绝我。

罗杰斯：嗯，嗯，嗯。

　玛丽：我是自食其果。

罗杰斯：嗯，嗯。

　玛丽：另外，嗯——

罗杰斯：你似乎是说，你有一个念头，你现在拒绝接受这个世界，这个世界也就拒绝你。所以，你需要再让自己开放一点。

　玛丽：是的，这可能也是唯一可以做的了。

罗杰斯：嗯？

　玛丽：唔，那可能，那就是，我也不知道怎么说，我脑子里出现一种情景——

罗杰斯：嗯，嗯，嗯。

　玛丽：一切还是照旧，这不起作用。

罗杰斯：嗯，嗯，嗯。

　玛丽：是的，我也试过，但这——

罗杰斯：不起作用，一切还是老样子，"我还是这种状况。"

　玛丽：嗯。（停顿）我使劲不这样想，不想这样想。我脑子里出现了一条蛇——

罗杰斯：嗯。

　玛丽：一种情景，一条蛇在吞一头巨兽，一个很大的动物——

罗杰斯：嗯，嗯，嗯。

　玛丽：把它吞下去了。

罗杰斯：我也在想，把它吞下去了。

　玛丽：全都吞下去了。

罗杰斯：把那个倒霉动物全都吞下去了，连骨头带肉一点不剩。

　玛丽：整个儿吞掉。

罗杰斯：嗯，完全吞下去了，是这样的。嗯。

　玛丽：那个动物给它以营养，成为它的一部分。

罗杰斯：成为——

　玛丽：成为蛇的一部分。

罗杰斯：嗯，嗯，嗯。

　玛丽：（叹气）

罗杰斯：听起来，那是一条相当健壮的蛇。

玛丽：从某种意义说，这就是世界，这就是这个世界的形象——

罗杰斯：嗯。

玛丽：我们这个星球。

罗杰斯：嗯。他们告诉我，快到时间了。

玛丽：（笑，停顿20秒）是的，我感觉自己现在是信口开河。这会儿，我是想到什么说什么，让自己的想法任意流露——

罗杰斯：嗯，嗯，嗯。

玛丽：说来说去，就说到这儿吧。

罗杰斯：嗯，我们这么聊，的确不像是在寻找解决冲突的办法。只是——

玛丽：只要我抱着这种"冲突"不放，就不会找到解决方法。

罗杰斯：嗯，就像是一个动物被蛇吞掉了，但物质不灭，还会接着转化。

玛丽：是呀。所以我应该换一种方法。

罗杰斯：嗯，嗯，嗯。

玛丽：我觉得我抓到问题所在了。

罗杰斯：嗯。

玛丽：这个冲突算是解决了，是在这里解决的。

罗杰斯：是的，换一种思路。这是一种新的选择，或者说，一种不同的思维方式。

玛丽：（叹气）嗯，是的，一种新的思维模式。

罗杰斯：嗯，新模式。

玛丽：是的。

罗杰斯：那好，我们先休息一会儿。

玛丽：好的，谢谢。

罗杰斯：嗯。谢谢。

玛丽：谢谢。

罗杰斯：咱们在这儿再待一会儿。我想想。过一两分钟，如果你愿意讲讲，能够谈谈体会，你可以告诉大家你在我们这次互动中的感受，我也会告诉大家我的感受。这样，可以使大家了解一些我们内心的感受。

玛丽：好的，你想让我来说吗？

罗杰斯：如果你愿意，给大家说说吧。

　　参加者：你们需要休息一下吗？

玛丽：不，不需要。

罗杰斯：嗯。

玛丽：我觉得自己很容易就进入互动，我觉得……嗯，嗯，我一直想把话说出来。对我来说和别人谈这些事情是很困难的，因为，从这些事的本质上说，我的意思是，我也不知道怎么说，这些都是我不想说出来的事情。我觉得没人听得懂，或关心我的这些事。我也不知道怎么说，我说的这些，有些怪怪的，是些胡思乱想。

罗杰斯：是有一点奇怪，嗯。

玛丽：是的。但是，因为是你在听，我就愿意说，想到什么就说什么。之前，我没想到我能做到，但我做到了。我是说，我也不知道怎么说才好。真的很完美。就这样找到了答案。真的很——

罗杰斯：嗯，我也和你有很多同感。我可以确定的一个原因是，我自己有时也觉得孤独，但没那么严重。……所以，我是在这个基础上去理解你的，不是根据你所说的那些去理解你；但我觉得很容易和你交谈，我能感受到你所说的东西。嗯，比如你说，假如你真的把内在的自我释放出来，就可能变成一个女巫。嗯，后来，你渐渐把事情看得更清楚了，直到最后，放弃了原来的想法，转而采用一种新的方式去看待世界。这种结果真让人感到振奋。

玛丽：你特别能与人共情。

罗杰斯：是的，我是在共情，我对你说的感同身受。

玛丽：你这样做才使我能想说什么就说什么，正是因为这样，我才能一点没有阻碍地把心里的话都说出来。

罗杰斯：嗯，这就对了。我觉得这是，对我来说，是感受他人的一个角度，这对我是有意义的，因为，你必须非常细心才能做到共情。我是说，嗯，一个人把自己非常脆弱的一面表露给你的时候，只要人家觉得你有一点点的误解、拒绝或评判什么的，都会对你关闭心灵的窗口。

玛丽：我们谈话时我没有这样的感觉，一点都没有。

罗杰斯：是的，我也没有。确实没有。嗯，有一次，你在试着表达自己，我试着去理解，但我说的已经超出了你的实际想法，然后，你来更正我。那时，我感到像是碰到一根难啃的骨头，很难理解你的意思。那是——

玛丽：不过，你那种寻求理解的方式还是对我有所启发——

罗杰斯：嗯，嗯。我当时想去理解，对，去理解你。但我不知道我是不是理解过头了，似乎超出了你的本意。

玛丽：我明白你的意思。

罗杰斯：是的，我很想体会到你当时的感受，嗯，你说得很生动，这确实能帮助我了解你的感受，嗯。

玛丽：你愿意理解我，这也使我愿意敞开心扉，我打消了顾虑，有了这么一个畅所欲言的空间。

罗杰斯：咱们谈话之前，你说你不知道自己是否能够解开心里的疙瘩；我也不知道。嗯，在互动中，还有一点得到了证明，那就是，来访者最了解自己。你可能不知道自己最了解自己，你并没意识到你会往哪走，但是如果我相信这一点，而且跟着你一起走，不论你走出的步子有多么离奇，不论你走向哪里，有时可能显得有些荒唐，我都相信，你最了解你自己。但是，如果我给这次面询规定了某种目标，我就可能把你往我的目标上拉，而这种做法会对互动起破坏作用。因此，无论你往哪里走，我只要尽力去跟着你，让你走自己的路，你就会看到一扇新的大门，向你敞开着，那就是你自己找到的答案。

玛丽：我确实对"引导"很敏感。

罗杰斯：嗯。

玛丽：还有，对"推"也很敏感。

罗杰斯：嗯，嗯。

玛丽：我原来以为，只有得到引导和推动，才能解决我的问题。我知道，我有一种说不出的恐惧，虽然不太强烈，但我有一种感觉，我可以毫无顾虑地和你谈。但是，嗯，我知道，如果换了别的治疗师，就可能会在某个地方出现阻碍。嗯，他们不听你说，不去了解你的想法，"推"着你走，这样做使我无法搞清楚自己的问题，只会让我感到心凉。

罗杰斯：嗯，嗯，嗯。如果那样做的话，面询也不需要花这么长时间了。

　玛丽：如果那样指导我，我就不得不去寻找一些比较容易接受的观念，那样，我看问题也许就会很浮浅。

罗杰斯：说得好。现在，我们让大家也谈谈看法，好吗?

　玛丽：好吧。

罗杰斯和路易丝的谈话记录

罗杰斯：很感谢你愿意充当这次面询中的来访者。你想要谈什么呢?

路易丝：嗯，我也不清楚。等一下，我想，就说说我现在的感觉吧。

罗杰斯：嗯。

路易丝：嗯，说点儿，一些，就说说我的焦虑吧。我记得我昨天说过，我的手心总是在出汗。

罗杰斯：嗯。

路易丝：N 君请我去跳舞，我们在那儿的时候，我们跳完舞以后，我突然觉得，我几乎没穿衣服。那时我想："这就是我常有的感觉，我觉得自己非常脆弱，容易受到伤害。"

罗杰斯：嗯。

路易丝：是的，有一种赤身裸体的感觉。

罗杰斯：嗯。

路易丝：就是这种感觉。

罗杰斯：感到又焦虑又没有人保护。

路易丝：是的。

罗杰斯：嗯。（轻轻一笑）

路易丝：从某些方面讲，那种感觉也很好。我们进行小组训练时，我就会出现那种感觉，嗯，今天上午我们的课程是画三张画。训练时，我就有那种感觉。结束之前，我觉得，嗯，我回过头，专门看了看其中的两张画，当时我觉得，自己完全被从画里涌现出来的东西感染了。（译者注：路易丝是参加培训的治疗师。）

罗杰斯：嗯。

路易丝：那种美，那种闭上眼睛也能看到的东西。所以我想，能够在自己内心里意识到、接触到和享受到这种美，真是妙不可言。

罗杰斯：嗯，嗯。

路易丝：嗯，现在我们要做的和早上的内容有关系么？（转头去看房间里存放绘画的地方）

罗杰斯：我在治疗时一般是不这么做的——，但是如果你愿意的话，你想把那些画拿过来看着说吗？

路易丝：嗯，是的，我想让你看看那些画。

罗杰斯：好的。是不是……请哪位帮忙把画递过来？

路易丝：就在那儿，那一堆，橘黄色的那一堆，是的，就是那儿，是的，那三张，那三张，黄色的，不——，对了。（停顿）那就是我印象深刻的两张画。（画拿了过来，整齐地摆放在椅子旁边的地板上）嗯，那就是，这是第一张。

罗杰斯：嗯，嗯。

路易丝：（停顿）我记不清了，就是这张吧。（停顿）我注意到，对我来说，好像并不是第一次见到。那些形状，那些颜色，给人一种感觉，就像是你把它存放在那里很久了，可是现在才第一次完全真正地注意到它。

罗杰斯：嗯。

路易丝：是的。

罗杰斯：你是不是打算把每张画都说一下？（停顿）刚才你说，这是第一张，对吧？

路易丝：是的，嗯，C 给我们的建议是，对那些烦心事儿，或我们心里的事儿，都要两方面去想，从两方面的极端情况去想——，看看各是什么样子。

罗杰斯：嗯。

路易丝：我碰到过一件事，大家听了可能感到好笑。嗯，那是，就在这个星期，有个人，他常去花园，在地上捡树叶或干什么，我有时也和他打个招呼。就在我来参加这个培训班之前，他突然提出，要和我约会。

罗杰斯：嗯，嗯，嗯。

路易丝：我喜欢和他聊聊天。但是，他约我出去，我真有点害怕。嗯——，我知道，我没必要跟他出去，我也没有时间，所以，我告诉他不行。后来，就到这里来了。但是，我一直在想这件事，如果让我从两方面的极端情况去想，一方面，我期盼着有一个伴侣；另一方面，我也害怕有这种关系。

罗杰斯：好像只是一件小事，但对你象征着什么。

路易丝：是的。

罗杰斯：即期盼，又害怕。

路易丝：没错，是这样的。

罗杰斯：嗯。（停顿）那么，这第一张画——

路易丝：我所感受到的正是期盼，还有恐惧，那是，在这张画里是期盼——

罗杰斯：嗯。

路易丝：我本来打算接着画一张，是恐惧，以为会画出一张那种黑色的画。但实际并不是。怎么说呢，我想我还是在画中表达了一种快乐和美。

罗杰斯：嗯，嗯。

路易丝：就好像是，在一定意义上，第二张画成了前一张的延伸——

罗杰斯：嗯，嗯。

路易丝：而不是——

罗杰斯：嗯。

路易丝：而不是表达一种相反的感受。

罗杰斯：这两张画似乎是在表现一种相同的感受，但你在画这两张画时的出发点却不相同。

路易丝：是的，是这样。

罗杰斯：如果我理解得对，你的这一张画，是你想把期盼的感受用极端化的方式表达出来，而你的另外一张画则表达出了你真正的快乐。

路易丝：对，就是这样。后一张画中进一步表达了第一张里的东西，而不是相反的东西。

罗杰斯：嗯，嗯。

路易丝：（停顿 25 秒）我想到一件事，是今天早上写下来的，是关于我对父亲一事无成的感受。那是，嗯，我说不好，那到底是一种刻意寻找到的感受，还是一种自然流露出来的，但是——

罗杰斯：嗯，嗯。

路易丝：我也在想，是不是因为我和父亲的关系影响了我平常与男性的交往？

罗杰斯：嗯。

路易丝：事实上，我和我母亲的关系更亲近——

罗杰斯：嗯。

路易丝：有时候，我觉得我根本不了解父亲。有时，我会有一种悲伤的感觉，觉得他，我为他感到悲伤，因为，不论他想做什么，都以失败告终；我也为自己感到悲伤，因为我想了解他，但我却无法了解他。

罗杰斯：嗯，嗯。你为他感到悲伤，是因为他的处境艰难；而你为自己感到悲伤，是因为你不了解他。

路易丝：是的，是这样的。

罗杰斯：有一点我不太明白。你刚才提到你父亲的"失败"，你是指他自己的失败，还是指在他眼中的你的失败？

路易丝：他的，我是说，我对他的失败的感受。是啊，我猜，他会说——，他会承认他自己的失败。原来，他曾经在那边得到了一个很好的职位；我觉得他很了不起，因为，我只知道看那些外在的东西，那时，我所关注的都是那些表面的东西。

罗杰斯：嗯，嗯。

路易丝：之后，我们回到这边。那时，他40岁，但却不得不去做一份低就的工作，和他的能力非常不相符。一直就是这样。他现在65岁了。

罗杰斯：嗯，嗯，嗯。

路易丝：唔，还有，我也想到，那时，不但他很失败，我也很失败。真的那样，在学校里，我的成绩总是不够好，总是达不到别人的期望，也达不到我对自己的期望。

罗杰斯：嗯。

路易丝：我父母从来不严格要求我。

罗杰斯：嗯？

路易丝：他们应该对我有所要求，但他们从来不对我抱什么高的期望。

罗杰斯：嗯，嗯。

路易丝：在后来大约 10 年的时间里，他们一直就是那样，也不管我。后来，我没能通过师范学院的学位考试。嗯，再后来，我想了很多——，想我到底该做什么。最后，我又回到学校学习，拿到现在的学位。但是，我和我的指导老师之间，有一段时间的关系非常糟糕。

罗杰斯：嗯，嗯。

路易丝：唔，那个老师对我说——，意思是说，我以后一定是个失败的教师。我想，在自己内心深处，我绝不相信这种话。但是，要想摆脱她那句话给我造成的阴影，确实需要一段时间。

罗杰斯：嗯。

路易丝：就是这样的。

罗杰斯：所以，在你父亲的眼里，在你的指导老师眼里，你总是一个失败者，而有时候你自己也这么想。但即使你的老师那么说，你还是感到："我是对的，他才是错的，我不是一个失败者。"

路易丝：是的，我脑子里认为我不是。

罗杰斯：嗯？

路易丝：我脑子里说，我不是个失败者。这样说并不难。

罗杰斯：唔，嗯。

路易丝：但是，在我心里，我还是在想——嗯，嗯，我是个失败者。

罗杰斯：你在心里说，他是对的，他是正确的。

路易丝：是的，就是这样。

罗杰斯："我可能是个失败者。"

路易丝：是的。嗯，我觉得，自从参加了这个培训班，我的看法开始改变了。我是说，我们从昨天晚上开始，就开始涉及这个问题。

罗杰斯：嗯。

路易丝：而且，通过现在我们的谈话，我也认识到了自己的力量，看到了自己积极的一面。

罗杰斯：我发现，你没有提到第三张画。

路易丝：嗯？这一张吗？

罗杰斯：应该是这张。

路易丝：这张画嘛，我感觉，它是黄色的那幅画的延续。是的。嗯，当时，N建议我们去画那样的画，这是去表达运动中的东西。这时候，我看到我自己好像，嗯——，好像是站在悬崖边，在那里迎接日出，唔，很有意思。

罗杰斯：唔，就是这张。（看画）

路易丝：就是这张，是的。

罗杰斯：嗯。看起来，这张画是这三张画中情感表现得最强烈的一张。（看画）

路易丝：是的。

罗杰斯：你的感觉是，你站在悬崖边上，迎接初升的太阳。

路易丝：是的。（停顿）我一直在想，这里面的寓意是什么？这是一种比喻，其中，这升起的太阳就好比是我，我以前就这么想过。

罗杰斯：嗯。

路易丝：唔，这就意味着我开始认可我自己了。

罗杰斯：你就是初升的太阳。

路易丝：是的，是这样。

罗杰斯：从黑暗中慢慢升起。

路易丝：是的。

罗杰斯：嗯。

路易丝：感觉好极了。

罗杰斯：要我说，看起来，这种感觉反映到了这幅画上。

路易丝：是的。

罗杰斯：嗯。

路易丝：是的，这是一种非常好的感觉。我想给你读读我写的东西。可以吗？

罗杰斯：当然可以。

路易丝：嗯，"我为之惊讶，我为之惊叹，那就是我！美好的感觉，美丽的身影，那就是我！一个高大、神秘的黑衣女坐在那里，不停地指责，一股无处不在的力量向你压来。尽管如此，尽管她在那里，尽管黑暗笼罩着这里的一切，我依然写着我的诗歌。多么美好，多么令人惊奇！"（停顿）我真的感觉好极了。

罗杰斯：的确，令人惊奇！你从前那位老师是女性吗？

路易丝：是的。

罗杰斯：噢，真奇怪，我一直以为是一位男性。

路易丝：是的，是男性的象征。

罗杰斯：我明白了。嗯，嗯，嗯。

路易丝：我是随手画的。

罗杰斯：那么，对你画的日出也可以有另一番解释了。

路易丝：是的，是的。（停顿）

罗杰斯：嗯。而且，真是令人惊奇。对吗？　（在场者都笑了）

路易丝：（笑，停顿）唔，我刚才在想那个神秘的黑衣女。昨天晚上，我和 S 做咨询的时候，她建议我们用格式塔疗法。我和她面谈，用那种方法跟她谈话。这个过程中，我意识到，嗯——，我和自我中的某一部分连在一起了，这一部分就像是那个总在指责我的神秘黑衣女，……我似乎把她内化了。

罗杰斯：嗯，嗯。

路易丝：而且，唔，但我觉得她现在没有那么大的力量了。我是说——

罗杰斯：嗯，嗯。

路易丝：我觉得自我中批评我的这一部分还在，但是，要健康得多了，成了有利于健康的一面。

罗杰斯：听起来，你心里的那个神秘的黑衣女像是离你而去了。我也可能说得不对。

路易丝：嗯，怎么说呢，这很可笑——，我也几乎觉得，她已经不在那儿了。

罗杰斯：好。

路易丝：这时候，我又想起 D 说过的话，在自我中有一个批评你的声音是有益的。我就想："是啊，在自我中可能真有点什么。"就像是——，我觉得，她几乎就是这个批评者的一部分。

罗杰斯：嗯。

路易丝：是啊。

罗杰斯：在那儿还可能有别的什么力量吗？

路易丝：是的。

罗杰斯：嗯。

路易丝：那种健康的自我批判的部分——

罗杰斯：嗯。

路易丝：但她不会使用那种滥施压力的方式。

罗杰斯：你可能会保留她健康的那些部分，而不是总在指责你的那一部分。

路易丝：是的，是的。（停顿20秒）嗯，我真的把自己画进去了。（在场者都笑了）

罗杰斯：是的，能看出来。嗯，唔，你看着这幅画，看着看着，你发现："那就是我！"

路易丝：是的，是的。我在想，唔，真是有点奇怪，我居然花了这么久才意识到这一切。（长时间的停顿）我曾想，这个黑衣女早该对我说："老实说，路易丝，为了搞清楚这点事儿，你花的时间也太长了。"

罗杰斯：嗯，唔，"老天，为什么你会这么慢？"

路易丝："还花那么多钱来参加培训班。"

罗杰斯：我知道，这很糟糕。

路易丝：嗯，因为这里太有吸引力了！唔！（在场者都笑了。停顿）嗯——，N让我来做这次面询，我就有一种感觉，觉得自己得到了一个非常好的机会，我二话没说就答应了。你知道，当时我真想立刻就来。我心里想，我的训练可以算是完成了。

罗杰斯：你认为："我得到了这么好的一个机会，怎么能拒绝呢？"

路易丝：是的，是的。

罗杰斯：而且，我能体会到，对你来说，这有点像是在庆祝什么。

路易丝：是的，是的，就在庆祝。

罗杰斯：你被你的画吸引住了，越看越爱看！（在场者都笑了，停顿）

路易丝：是的。其实，现在我应该多注意你，而不该总看着画儿。我觉得有点内疚了！

罗杰斯：我知道这种感觉。可是，你就是没办法把眼睛从自己的这些杰作上移开！（在场者都笑了）

路易丝：（笑）你对自己画的画儿也有这样的感觉吗？

罗杰斯：对不起，你的意思是说？

路易丝：嗯，你画了一张画，并且你真的喜欢这张画，你也会老看着它吗？

罗杰斯：是的，是的。我也会喜欢看着它。嗯，嗯。（停顿）看来，你真是很欣赏这张画，也很欣赏你自己。

路易丝：是啊，是啊，没错！我还是有点奇怪，为什么自己原来从来没有过这样的惊喜，但突然间，一下子就感觉到了！

罗杰斯：嗯，嗯。有一种疑惑的感觉，一种"这是真的吗？"的感觉。

路易丝：是的。

罗杰斯："我让它诞生了。"

路易丝：是的。真的是这样。我就是在想"诞生"这个词。嗯。这让我觉得，我是可以有所作为的。

罗杰斯：嗯。

路易丝：是的。

罗杰斯：我这样的人是可以有所作为的。

路易丝：是啊，有所作为。是的。

罗杰斯：嗯。

路易丝：昨天晚上，有一件事让我很惊讶，当时，我在和 C 一起做格式塔的治疗，嗯，我在和我的这位，嗯，导师，我的教授说话。

罗杰斯：嗯。

路易丝：嗯，我希望她能认可一件事，就是，我有潜力，而且，我有创造力，我能在我的工作领域里成为领袖。我，我没说出口，因为我不好意思对她说这些话，可是，但我心里还是想把话都说出来；嗯，我刚才就是在想这件事。

罗杰斯：我没太听懂你的话。你是希望在自己内心里认可那些能力，还是希望她认可你在昨天晚上的活动中表现出来的那些能力？

路易丝：嗯，我想这并没有区别，是吧。

罗杰斯：好，好，是的。

路易丝：是啊。

罗杰斯：你希望内心的那个女人认可你。

路易丝：是的，希望她能认可这一切。（停顿）

罗杰斯：我看，你也知道，她已经认可了。

路易丝：是的。但我原来没想到这一点。（停顿）是的，我想，这意味着，嗯，如果我能够接受自己的失败，并认识到失败只是过去的事情，那么，我现在就能有所作为。

罗杰斯：嗯，嗯。

路易丝：我一直在想，或许我也能够帮助我父亲，让他也认识到这一点。

罗杰斯：嗯，嗯，嗯。

路易丝：我知道，嗯，我知道，我和他关系不好的原因之一，在某种意义上说，是因为我不去了解他的痛苦。他把自己的痛苦掩饰得非常好。最让人感到没办法的事，嗯，就是他总在不断地说呀说呀，他谈论的——，对我来说，那些算不上的事，都是什么政治呀……，嗯，主要是关于政治的话题。（叹气）但是我觉得，他说那些只是一种自我保护，是想掩饰他内心的一些东西。但是，嗯，听他说那些实在让我受不了，所以我就想跑掉，躲开他。

罗杰斯：嗯，嗯，嗯。你受不了那些谈话背后的东西，所以你实在受不了那样的谈话，是吗？

路易丝：受不了那些谈话背后的东西，是的。

罗杰斯：但是，现在你在想："也许我可以走近他，甚至可以帮助他。"是吗？

路易丝：是的，是的。就好像我会走到画中那个悬崖的边上，向自己保证说，（指"日出"画里的那个人）她一定能做到。（笑）

罗杰斯：嗯，嗯，嗯。如果你能够找回自信，你能做到。可是，为什么，嗯，我想，虽然你这么说，但你现在并没有把握。当然，这正是你想去做的事情。

路易丝：就是这样。

罗杰斯：（停顿20秒）我想问一句，那张画会刻在你的脑子里，是吗？

路易丝：（笑）我在想，他马上就要退休了。

罗杰斯：嗯？

路易丝：我爸爸就要退休了，那样，他就会有更多的时间了。

罗杰斯：哦，嗯。

路易丝：嗯，让我想想。（停顿）想到他要退休，我对他的感觉也变了。我能感觉到，我并不像太阳那样感到自豪，而是很悲伤。

罗杰斯：嗯，嗯，嗯。一想到他的事，阳光就不见了。你是在感受，感觉到他的感受。听起来，他似乎在你的思想和情感中占有非常重要的地位。

路易丝：（说话时带着哭声）我在想，我觉得，我得到了发展的机会，但是他却这么早就被卡住了，动弹不得。

罗杰斯：嗯，嗯，嗯。

路易丝：（哭）他也来参加过一次培训班。而且，嗯，现在他心胸开阔多了，能接受自我发展的思想了。

罗杰斯：嗯。

路易丝：后来，他把一个——，把一部电话机给砸了。他参加的是一个"静思"训练班，我想，你当时也在场吧——回家后，他就把电话机给砸了。在这里，他有过美好的感觉，但回家之后，他又觉得，这个世界上，事事跟他过不去——，他无法在这两种感受之间搭建起桥梁。我觉得，这就是为什么他不再继续寻找自我的原因。

罗杰斯：那么，是那部电话机妨碍了他，使他不能自由地表达自己了，是吗？（在场者都笑了）

路易丝：是的。

罗杰斯：但你觉得他确实想这样做。

路易丝：是的。现在我从心里觉得，他确实努力过——。我打电话时，如果妈妈在家，他会简单跟我说两句话，然后说："好了，你妈在家，跟她说吧。"就好像他没什么话可跟我说似的。但如果妈妈不在家，我打电话回去，告诉他我遇到了困难，并需要得到帮助，嗯，他就会，他一定会想办法帮助我。（停顿）我记得，有一次，他跳起舞来，可是，他觉得自己像是木偶皮诺曹，就停了下来。我觉得，可能他，希望有人能支持他。（叹气）好啦，他需要放松一些，（声音渐渐变低）需要对自己更有信心。

罗杰斯：你很希望他能够像你一样，能够经历一次你所经历过的那种认识过程。（长时间的停顿）

路易丝：（惊讶的口气）是啊，是啊！我希望他能更加了解自己。（停顿，带着哭声）他是多么好的一个人。

罗杰斯：嗯？

路易丝：我希望他能够知道，他自己是多么好的一个人。

罗杰斯：是的。你很希望他也能画一幅那样的画。

路易丝：是的。

罗杰斯：嗯，嗯，嗯。

路易丝：他是一个自我批判性很强的人。有时候他会表现出来。他会指责撒切尔、批评里根或者别的政治人物，比如，卡扎菲。但是，嗯，我觉得这些都跟他对自己的指责有关。

罗杰斯：嗯。你觉得他内心里有一个自我批判的阴暗面。

路易丝：是的，非常黑暗。

罗杰斯：他们告诉我，时间就要到了。我觉得好像才刚刚开始。

路易丝：是的，真不可思议，好像我们才谈了10分钟。

罗杰斯：（笑）

路易丝：嗯，可是，我肯定还是没有——，刚才和现在，我都还没能完全领会那幅画的力量。

罗杰斯：你都陶醉在那幅画里了，是吗？

路易丝：是的。

罗杰斯：嗯。

路易丝：是啊。可我也觉得，我不应该总是去说这幅画。既然我在跟你谈话，我就应该跟你说话。但我总是让那幅画分心。

罗杰斯：嗯，这幅画确实有吸引力。

路易丝：是啊。

罗杰斯：嗯，嗯。那么，咱们的面询到此结束，你就继续欣赏这幅画吧，行吗？

路易丝：当然。（笑）

罗杰斯：好的。

路易丝：谢谢你，卡尔。

罗杰斯：非常好。嗯，我们还是按老做法。你来简单讲讲你在谈话过程中的体验，可以吗？我也会说说我的感受。

路易丝：嗯，好的。一开始的时候，我觉得似乎没有什么可谈的。

罗杰斯：嗯。

路易丝：嗯，然后，我就把自己的这种感觉说了出来，我能感受到，你认可了我，你说，能来就好。嗯，这样，我就放松多了。对我来说，这是一种很奇怪的复杂感觉。一方面，我觉得我这样做也许不太对，另一方面，我又不管三七二十一，也不管她会不会指责我，反正我就这么做了。

罗杰斯：嗯。不管那个"黑衣女"说你这样做对不对，你就是要这样做。

路易丝：就是这样。我说："去你的吧！"我想怎么就怎么做。有了这种感觉，也就保证了我能在这次面询中一直按我想的去做，比如，我总是去注意那些画儿。嗯，我觉得，这对我来说，好像有些神秘。尽管我可以弄明白一切是怎样发生的，但是，当我找到和自我的那种联系后，我觉得发生的一切又都是那么——，用一个词形容，就是"不可思议"。我是说，我居然告诉你那么多事情，包括我和男性的关系、我的失败、我父亲的失败、我快乐的感觉，嗯，那些事是怎样连到一起的，嗯，尤其是感觉到那些事情与父女关系之间的联系。搞清楚这些对我非常有帮助。

罗杰斯：嗯。

路易丝：还有，就是我意识到他内心的阴影。

罗杰斯：嗯，嗯。

路易丝：在整个过程中，我觉得我不是很——，我并没有完全放松的感觉。嗯，但是，尽管如此，我的感觉不错。我是说，那个——，我终于看到，那个总在指责我的声音是多么弱小。她冲我说："路易丝，你还没有放松！"我确实没有感到完全放松，但我的感觉很好。这没什么区别。

罗杰斯：她指责说：你没有把注意力放在说出各种各样的问题上，你没有完全放松，所有的事都出了错。

路易丝：是的，就是这样。

罗杰斯：但事情并没有出什么错。

路易丝：而且，我觉得那些指责对我没有什么压力了。

罗杰斯：嗯。

路易丝：是的。

罗杰斯：嗯，只是觉得自己"几乎没穿衣服"，有点压力！（笑）

路易丝：天哪！没错！怪不得我觉得肩膀压得生疼！

罗杰斯：嗯。对我来说，这也是一次很特殊的面询经历。嗯，通常人们来咨询，都是因为他们有某种心理问题，而这一次很新鲜。嗯，怎么说呢，我们看到的是一位崛起的新女性。嗯，嗯，这次对我来说确实也有点奇怪。这次——，我们一直在按照"表现治疗"的步骤进行谈话。（笑）

路易丝：无论如何，效果很好！

罗杰斯：是的，无论如何，效果很好。是这样的。

路易丝：是的。你说这并不是你常用的方法，但我们也许可以在咨询中这么做，对吗？我很高兴听到你这么说。

罗杰斯：就是这样。你所讲的一切，还有我们的整个谈话过程，大家都看到了。我觉得心情挺愉快，嗯，感到很轻松。我可能说得不很准确，但希望不会被误解。我能够比较轻松地做出回应，比如，去欣赏你的绘画作品。

路易丝：是的，是的。

罗杰斯：嗯。这样，我就能够尽量把你的讲述和那些在绘画中反映出来的东西联系起来；这就好像是我们平时把来访者的讲述和他们的心理问题联系起来一样。这也是我对自己感到满意的地方。现在，让我们听听大家的意见，好吗？

路易丝：当然。

罗杰斯：（对听众说）诸位有什么问题或看法吗？

点　评

对玛丽个案和路易丝个案的点评
···
来访者自我决定的重要性

P. 纳狄罗

"来访者中心"疗法的一个突出的特点，就是治疗师确信来访者具有自我决定的能力。罗杰斯是这样描述这种信念的：

治疗师要有意识地完全摈弃和避免对来访者进行控制，或代替他们做出决定。这样才能够使他们真正自己把握自己，找到解决自己问题的有效途径，找到关键问题并做出决定，承担起使这些决定起作用的责任。从策略上讲，这些都需要真正以来访者为中心才能达到。（Rogers，1977）

在我个人使用"来访者中心"疗法的实践中，这个概念是非常重要的（Natiello，1987）。看上去，这似乎是个很简单的概念。但仔细想过之后，你会发现其实不然。其他学派的治疗方法大多靠的是治疗师的专业和权威性，而"来访者中心"疗法相信的是来访者的自我决定能力和本人的力量，这是实质性的改变。据我所知，罗杰斯一贯相信来访者的自我决断能力，并在治疗实践中坚持使用这种疗法。

使用"来访者中心"疗法的治疗师，尊重来访者的自我决定能力和他们授予自己的权限，这一点体现在治疗师总是心甘情愿地去跟随来访者，在双方共同的心理历程中每一步都始终陪伴着他们。这种风格的疗法不仅仅是一种技术（Brink，1987）。事实上，格兰特认为这是一种道德观（Grand，1990），是从深层的价值观和哲学观演化而来的。这种道德观认为，来访者最了解他们自己，他们比任何其他人都更清楚自己需要什么，他们是可以信任的，是具有自我引导能力的，我们应当接受和尊重他们的信念和感受。正如罗杰斯所说，我们只有真正以来访者为中心，才可能使他们"找到关键问题并做出决定，承担起使这些决定起作用的责任"。这就是我们为什么把这种疗法称为"来访者中心"疗法的缘由。

让来访者自己做决定，并不是说治疗师只能像鹦鹉学舌那样，回应或重复来访者所说的每一句话，在这种医患关系中，治疗师不是局外人。在"来访者中心"疗法中，对来访者自发地提出的问题或者要求，治疗师应当经常做出回应，可以通过各种方式，如说一句笑话，用手接触一下来访者，提出问题，讲述一下自己的感觉和想法，凭直觉讲出来访者没有直接表达出的意思，保持沉默，或采用各种其他形式表示自己在真诚地倾听。同时，治疗师要避免去做那些可能使来访者失去对自己谈话内容的控制权的事情，如不可在来访者未提出请求的情况下提出建议，不可试图改变谈话的主题或来访者当时的体验，以及不可为了满足治疗师自己的需要而做任何事情。

罗杰斯的做法在何种程度上能够作为"来访者中心"疗法的范例呢？这其中有一个明显的问题。一些人们熟知的罗杰斯治疗的著名案例，大多是他在职业生涯的晚期做的，而当时他已经不再从事临床工作了。这些案例中，一般只包括一次或两次的面询。因此，人们看到的只是这种在一两次治疗中的共情或对来访者做出的适当的回应方式，而这种面询并不能完整地体现出那种更加成熟的、长期治疗过程中的互动情景。这种差别已经成为人们对罗杰斯疗法产生很多误解的根源，因为，治疗师所实际面临的，大多是长期治疗中的问题。

这一章中的两个案例都是一次性面询。尽管如此，我们还是可以从中看到罗杰斯采用的多变的、多样的反应方法。有人讥讽这种治疗方法只是"鹦鹉学舌"的重复，事实证明并非如此。

罗杰斯在其中一次面询中使用了"来访者中心"疗法，而在另一次则使用了一种多少带有"治疗师中心"味道的疗法，这就使我们有了一次难得的机会，可以比较两种不同反应方式的作用。有人认为，采用"来访者中心"疗法的治疗师总是不加思考地回应来访者。为了消除这种误解，我在下面的评论中不仅要讨论这种治疗的效果，还要重点讨论罗杰斯在这种一次性面询中是如何采用一种具有艺术性、多样性和不断创新的方式进行反应的。

背景

这两次面询的时间都在1986年8月，是在一个"表现治疗"的周末培训班上进行的，此时离罗杰斯去世仅有6个月。作为来访者的两位女士都是参加培训的治疗师。"表现治疗"与罗杰斯的治疗风格并不是完全一致，培训中包括一些创造性表达形式，如绘画、写作和健身活动等，以达到促进顿悟强化个人意识的目的。这两位来访者都提到了绘画，因此，这可能是她们本人在罗杰斯作面询之前所做的一部分培训内容。

在为玛丽作面询时，罗杰斯一如既往地表现出对来访者的信任，他相信来访者的智慧，总是等待着玛丽自己去选择方向，并且从不把她带离她所选择的方向，让她从始至终都能够控制自己走出的每一步。这是一个非常微妙的过程。（例如，在面询结束后的小组讨论中，培训班的一位参加者对罗杰斯说："你简直就是她的心灵伴侣。"）这次谈话达到了使来访者完成对个人经历认识的转变和自我重新整合的目的，这一点在面询最后罗杰斯和玛丽的交流中得到了证实。（例如，玛丽说："我没想到我能做到，但我做到了。……真的很完美，就这样找到了答案。"）由此可见，这是"来访者中心"治疗理论与实践相一致的一个优秀范例。

在为路易丝作面询的过程中，罗杰斯没有坚持他一贯强调的来访者自我指导的原则，而是从一开始就引导路易丝，建议她把那天上午她画的那些画拿过来，边看边谈。在谈话过程中，他又几次把路易丝的注意力引回到她的画上，而不是等待她自己选择方向。总的来说，他在与路易丝和玛丽的谈话过程中都使用了共情，但我认为，他与路易丝之间建立的联系没有那么深，因此，这样的谈话对于促进来访者康复及个人成长的可能性较小。

下面，让我们对罗杰斯和玛丽的谈话做进一步的分析，重点讨论罗杰斯的各种反应方式的作用，以及他是如何做到让玛丽自己决定话题的。

罗杰斯与玛丽的谈话

面询以罗杰斯邀请玛丽谈话开始。罗杰斯说，他已经准备好倾听她希望谈的任何问题，并清楚地告诉玛丽，请她来把握谈话的方向和进程。他预先没有任何谈话的内容计划。

玛丽叹了一口气，然后说：

玛丽：我想，嗯，我想说的是我现在的状况，在这个培训班，我想说说我的处
境。我一直想看我最近画的那张画，它就挂在那儿。

罗杰斯：嗯，嗯。

请注意，罗杰斯这时没有否定也没有支持玛丽谈到自己的画，而是把下面接
着谈什么的决定权完全留给了玛丽。这一点很重要，这与他为路易丝作面询时
的方式形成了鲜明的对比。然后我们看到，玛丽仅仅是用此作为一个引子。后
来，她只是简略地又一次提到了画。

接着，玛丽开始讲述她的故事。她说，自从她参加这个"表现疗法"的培训
项目以来，她已经在很大程度上摆脱了消极的情绪，现在"可以准备开创全新的
生活"，去做一个有用的人，去实现更加完整的自我。在分析自己过去做不到这
一点的原因时，玛丽发现，这是因为她不相信自己有能力，她害怕，惟恐声称自
己有能力时会遭到拒绝，或者会出现其他更糟糕的后果。她认为，现实社会中没
有一个能够容纳"完整自我"的地方。

谈话的最初阶段，罗杰斯的回应主要是表达单纯的关注，如通过"嗯"或"是
的"做出反应，或者复述玛丽描述的情况，其目的只是为了证实或加深他的理解。
随着谈话的深入，罗杰斯开始能够体会到玛丽的感受。这时，他不再只是重复来
访者的原话，而是通过更多的比喻方式说明自己的理解，例如，他说："听起来你
清除了一大堆垃圾，已经清干净一块地方了。那么，现在你准备在这块地方建造
什么呢？"；"你非常爱你自己，这种爱生根于大地，又连着天空。"

罗杰斯对玛丽的感受稍有误解的时候，玛丽会纠正他。例如：

罗杰斯：嗯。你不能确定自己是不是愿意生活在这个疯狂的世界里。

玛丽：那倒不是，我已经想通了，我能确定，我愿意。我想，我觉得——，我已
经想通了，嗯，我想要表达我自己，成为真实的我，并且能够为社会做
点什么。

这说明，玛丽完全相信罗杰斯的反应是为了验证他理解得是否准确。从更
深层的意义上说，罗杰斯并不是简单地重述来访者的经历，而是要了解她的体

验，因此，玛丽才能够很自然地去纠正罗杰斯。她似乎很肯定，罗杰斯把她对现实的感受看得很重要，并让她自己来决定谈论什么话题。

有时候，玛丽没能说清楚自己的感受，而罗杰斯则似乎对她理解得更深。我们从下面这段对话中可以看到，罗杰斯通过共情更加深入地了解了她，并帮助她意识到了自己还没有认识到的一些东西。

玛丽：（叹气）并且，我还想，我还有一种感觉，我觉得自己很有价值，但别人可能不这么认为。

罗杰斯：嗯，我能感觉到，在这方面，你感到有点儿孤独，对于你所追求的东西，你不知道别人是不是也认为有价值。

玛丽：（停顿）是的，我觉得非常孤独，非常孤独。我一直是一个独来独往的人。

罗杰斯：嗯。

玛丽：可我也是一个非常独立的人，因为我不想总是要先得到别人的许可才去做事情。

罗杰斯：嗯，嗯，嗯。

玛丽：但是，是的，从另一个方面来说，我是很孤单。

随着谈话的继续，出现了一些有趣的现象。罗杰斯了解了玛丽的经历后，他的回答也变得更加复杂，而不再是简单地共情和表示关注。他开始把谈话前后部分的内容联系起来，以便自己能够更好地理解。例如，玛丽谈到她担心自己可能会错误地使用她的力量及其后果时，罗杰斯把这一点与玛丽坚信自己有力量的话联系起来。

罗杰斯：所以，你拥有一种内在的力量，很强大，这是毫无疑问的。你对这一点坚信不疑。问题是，它的状态是不完美的，一旦把它释放出来，会很危险。

随着谈话的继续，罗杰斯的回应又有了变化。玛丽不再有顾虑，讲述着自己的烦恼，她深深地陷入到自己过去痛苦的经历中，此时罗杰斯和她的联系程度反而显得更加紧密了。在录像中可以看出这一点，他回应时的声音更加亲切和蔼，同时，从他那更加关注的眼神和姿势等非语言性的反应中也可以看出这一点。有时候，他坐在了椅子边上，身体倾向玛丽那一边。这让人明显感觉到，罗杰斯开始站在来访者的立场，他说话时越来越多地使用"我"，而不是"你"，例如，他说："我不想被杀死。""如果释放出我的这种能量，放任它在这个世界上发挥威力，人们会把我杀了。"以及"就算我释放出真实的、内在的自我，怎么可能捅出这么大的漏子呢？"还有几次，他甚至帮助玛丽找到了她想要用的词，把她的话表达完整。例如：

玛丽：是的，我也试过，但这——

罗杰斯：不起作用，一切还是老样子，"我还是这种状态。"

玛丽继续梳理自己的感觉，说她从来不能完全展示出自己的力量。玛丽的情绪似乎更加悲观失望，但罗杰斯从不试图告诉她怎么做才能摆脱这种情绪，也不试图改变她看问题的方法。他毫不动摇地全盘接受玛丽的一切。半小时的面询即将结束的时候，玛丽认识到，虽然自己澄清了一些有关"自我"的问题，但还是没有看到任何可能的解决办法。她深深地叹了一口气，陷入沉默。此时：

罗杰斯：只能放弃了，无可奈何，是的，情况就是这样，始终是这样，（停顿）又不可能改变它。

玛丽：我感到，这股力量无处不在，渗透到我身体中的每一个细胞。

罗杰斯：嗯。

玛丽：都是这种冲突的感觉——

罗杰斯：看来，要想从这种感觉中解脱出来不大可能，它渗透到你身体中的每一个细胞中去了。那个上帝不允许你显露'自我'。

玛丽：是的，这个世界就是这个样子，我也不知道。

罗杰斯：嗯，嗯。

玛丽：我不知道有什么解决办法。

罗杰斯：嗯，嗯，无可奈何，甚至没有希望。

玛丽：是的。

罗杰斯：嗯，"这个世界就是这个样子。我永远无法从自我的冲突中解脱出来。"

玛丽：是的，正是这样。（停顿）我偶尔也冒出这样的念头：我不死心，我不要放弃。

罗杰斯：你想放弃，感到没有希望了，但有一种声音在告诉你："不，我没有放弃，我现在还没有放弃。"

　　从这时开始，转机出现了。玛丽认识到，有一个能够容纳完整自我的地方，她知道这个地方就在现实世界中，此时，她甚至开始怀疑自己是否能够只是在自己的生活中创造出那种完整的自我。她说：

玛丽：我刚刚有一种感觉，嗯，也许，我应该敞开心扉，去接受这个世界。我想——

罗杰斯：嗯，嗯，嗯。

玛丽：我拒绝接受这个世界，这个世界也会拒绝我。

　　接着，玛丽用一条蛇和一头巨兽搏斗的比喻来说明会有什么结果，她描述一条蛇与一头巨兽搏斗，蛇把巨兽整个吞了下去、消化掉，获取营养。讲着讲着，玛丽整个人都紧张起来。她神情紧张，不时用手捂住嘴，她深深地叹息，表情痛苦，紧紧地搂抱着自己。后来，她似乎平静一些了，神情缓和下来，脸上浮现出笑容，甚至轻轻地笑出声来，放松地坐在椅子上了。面询之后，在对咨询过程的讨论中，她带着令人信服的微笑说："我也不知道怎么说才好。真的很完美。就这样找到了答案。"

　　仔细审查这次面询的全过程，我们了解到实施"来访者中心"疗法的治疗师做出回应的各种方式。即使是短短半个小时的谈话中，罗杰斯反应的风格也有一些细微的变化，显出多样性。他回应的目的大多都是为了能够更好地共情或理解，但方式是多种多样的。有时，罗杰斯通过直接提问来加深理解，有时则重复来访者的话，而重复的方式也有所不同。有时是直接重复，有时是以比喻的方法复述；有时，把来访者前后谈话的内容结合起来；有时，把玛丽表述不完全的意思说出来；有时，则是帮助玛丽找到正确的词汇来表达自己；有时，他在反应中使用第一人称"我"，像是玛丽在说话；有时，甚至还开个小玩笑，以缓和谈话的气氛。

　　虽然罗杰斯回应来访者的方式多种多样，但有一点是始终不变的。那就是，罗杰斯本人决不选择方向或设定谈话进程。他的每一种反应都是建立在同一种信念基础上的，那就是毫无保留地相信来访者自己选择谈话方向的能力，以及绝对尊重来访者的即时感受。实际上，还有一个小插曲。在这次面询后的集体讨论中，罗杰斯说："试图去引导谈话是非常可怕的。就好像是亵渎神圣。"此时，一位学员提出了反对意见，她说，这次"表现治疗"训练班的目的，就是为了让治疗师学会心理治疗的各种不同的方式；而罗杰斯使用诸如"可怕"和"亵渎"等字眼，似乎是在判定只有他的这一种方式才是对的。她还说道，如果她给玛丽咨询，就会把玛丽的画摆放在她面前，那样就可以在适宜的时候随时使用。罗杰斯马上解释说，他用"可怕"这种词汇完全是针对他自己而言，因为，谈话时"引导"来访者的做法不是他的风格，也与他本人的信念背道而驰。他接着补充道，对每个学员来说，最重要的是形成自己的治疗风格，并一直坚持下去。

现在，我们来回顾一下罗杰斯的面询过程。我们将看到，罗杰斯在谈话时进行了"引导"，把来访者的谈话内容引向绘画。他的建议与路易丝对他的期望不大一致，他的做法也妨碍了他们之间建立深层的联系。面询结束时，路易丝并没有能够像玛丽那样，体会到一种完美和放松的感觉。其中的原因也许是对玛丽个案的讨论多少影响到了罗杰斯，使他调整了一下，使自己的做法能够与这个"表现治疗"训练班的目标保持一致，因而没有坚持自己的一贯风格。

罗杰斯与路易丝的谈话

这次咨询过程中，罗杰斯在某种程度上偏离了他一贯的做法。在表现治疗训练班上，路易丝画了一些画；罗杰斯直接引导她去谈论她的那些画。玛丽提及自己的画的时候，罗杰斯只是简单地回应；与此形成对比的是，与路易丝谈话时，他似乎已经准备好让她去谈论她的画。谈话结束时，罗杰斯曾询问录像机是否还开着，并建议路易丝把自己的画举高一点儿，让录像机录下来。这一点说明，罗杰斯对于谈论绘画的话题是有备而来的。

路易丝谈及自己经历的时候，罗杰斯做出了共情和理解的反应。但是，大多数时间路易丝都在关注自己的画，而且没能让罗杰斯充分了解她个人的情况，因此，罗杰斯无法达到共情。路易丝的注意力完全集中在绘画上的时候，罗杰斯以很轻的口气，对她的做法和那些画儿做出了肯定，例如，罗杰斯说："你越看越爱看！""你就是没办法把眼睛从自己的这些杰作上移开！""那张画会刻在你的脑子里，是吗？"此外，路易丝提到她内心里的那个批评者（黑衣女人）的时候，罗杰斯和她一起，以一种温和而幽默的方式去嘲讽那个批评者。

路易丝：我曾想，这个黑衣女早该对我说："老实说，路易丝，为了搞清楚这点事儿，你花的时间也太长了。"

罗杰斯：嗯，唔，"老天，为什么你会这么慢？"

路易丝："还花那么多钱来参加培训班？"

罗杰斯：我知道，这很糟糕。

在与路易丝的谈话中，虽然罗杰斯的反应方式也是多种多样的，但我认为，由于他把'画'设定为谈话主题，这就使谈话的深度受到了影响，没有能够像玛丽个案那样，随着治疗的进展，治疗师与来访者之间建立起深层的联系；而建立这种联系恰恰是罗杰斯治疗的特点和他认为最有疗效的方法。在路易丝个案中，罗杰斯几次放弃了他深信不疑的做法：让来访者"自我决定"。而在和玛丽面谈后的小组讨论中，罗杰斯刚刚非常清楚地阐述了让来访者"自我决定"的重要性。他是这么说的：

在互动中，还有一点得到了证明，那就是，来访者最了解自己……。你并没意识到你会往哪走，但是如果我相信这一点，而且跟着你一起走，不论你走出的步子有多么离奇，不论你走向哪里，有时可能显得有些荒唐，我都要相信，你最了解你自己。但是，如果我给这次面询规定了某种目标，我就可能把你往我的目标上拉，而这种做法会对互动起破坏作用。

在罗杰斯为路易丝作面询时，他脱离了个人的治疗风格，这一点在谈话一开始路易丝提到自己的画的时候就非常明显地显露出来。罗杰斯说：

罗杰斯：我在治疗时一般是不这么做的——，但是如果你愿意的话，你想把那些画拿过来看着说吗？

路易丝说她愿意。考虑到罗杰斯的身份和来访者在这种公开咨询场合中的尴尬感觉，路易丝只能接受罗杰斯的建议，这并不奇怪。但是，路易丝在接下去的谈话中并没有表现出对谈论画的兴趣，而罗杰斯却显得非常希望继续谈论这个话题。他说：

罗杰斯：你是不是打算把每张画都说一下？（停顿）刚才你说，这是第一张，对吧？

虽然路易丝还是简单地谈了谈自己的画，但多少显得有些勉强。实际上，她很快就把话题转到一星期以前她和一个男人的谈话上去了。她谈了一些事情，罗杰斯做出了一些共情反应，但接下来又出现了令人尴尬的停顿，好像没什么话可说了。这时，罗杰斯又把话题转回到那些画上，他说："那么，这第一张画——"

从这以后，路易丝开始用很多时间谈论在自己座位右边的那些画。她很少直视罗杰斯，除了她在谈到自己的父亲的一段时间，她和罗杰斯几乎没有目光的交流。这使得他们无法形成相互之间的紧密联系。

他们又谈了一阵路易丝的画，然后出现了大约25秒的停顿。之后，路易丝看着罗杰斯，谈起了她的父亲，再没有提起那些画。从这以后的谈话内容看，很明显，路易丝希望探讨一下自己与父亲的关系问题。

路易丝：我想到一件事，是今天早上写下来的，是关于我对父亲一事无成的感受。那是，嗯，我说不好，那到底是一种刻意寻找到的感受，还是一种自然流露出来的，但是——

罗杰斯：嗯，嗯。

路易丝：我也在想，是不是因为我和父亲的关系影响了我平常与男性的交往？

这是路易丝第二次不再以那些画作为谈话的主题，而试图探讨她对父亲的感情以及她与其他男性的关系问题。这些情况说明，如果罗杰斯不把话题引到那些画上，路易丝就很有可能从此开始进一步谈论其他她所关心的问题。她会进一步谈谈自己与父亲的关系，以及对父亲失败的职业生涯所感到的悲伤。

路易丝：有时候，我觉得我根本不了解父亲。有时，我会有一种悲伤的感觉，觉得他——，我为他感到悲伤，因为，不论他想做什么，都以失败告终；我也为自己感到悲伤，因为我想了解他，但我却无法了解他。

罗杰斯问路易丝，她是为父亲还是为她自己感到悲伤？他这样问是为了确认自己对她最后一句话的理解是否正确。但是，罗杰斯提出这样一个问题令人惊讶，也完全出乎我的意料，因为，这表明罗杰斯与路易丝的沟通不够深入。显而易见，路易丝是在为她父亲的失败感到悲伤，实际上，此时路易丝还没有提过她自己的失败。还有另外两处问话值得注意。有一次，罗杰斯问道："对不起，你的意思是说？"他希望路易丝能把她刚说过的话再重复一遍；还有一次，他说："我没太听懂你的话。……"这两个例子表明，罗杰斯并没有能够建立起自己与路易丝以及她所谈内容之间的有效联系。我认为，这些谈话脱节现象的出现，是主题来回变化造成的。谈话不能围绕一个明确的主题进行，一会儿是路易丝的画，一会儿又转到其他内容，而治疗师和来访者之间也没有建立起较深的情感联系。

路易丝回答罗杰斯的问题，确认她指的是父亲的失败，但很快就转了话题，第一次谈到自己失败的感受。虽然这个话题对路易丝是很有帮助的，但是，非常明显，她并没能主导自己的谈话方向，而是很容易地受到罗杰斯的引导，跟着他提出的问题走。这与玛丽个案中的情况完全不同。在路易丝个案中，罗杰斯似乎从一开始就把引导谈话方向的权力留给了自己。

路易丝继续探讨了一会儿自己因为失败而情绪低落的问题，接着她说，参加表现疗法的训练使她觉得自己有了一些转变，并告诉罗杰斯，在这次面询中，她"认识到了自己的力量，看到了自己积极的一面。"此时，罗杰斯又一次做出了极为反常的反应，他说："我发现，你没有提到第三张画。"这是一个与路易丝本人的选择完全不同的谈话方向。

就第三张画，路易丝谈了几句，但似乎并没有太多东西可说，而罗杰斯只是"嗯，嗯"地简单回应着，这使后面的一段谈话显得尴尬而不自然。大部分时间路易丝的目光没有离开那些画儿。有几次，罗杰斯说她沉浸在对自己"杰作"的欣赏中，路易丝笑着表示同意。除此之外，路易丝和罗杰斯之间很少有真正的交流。

当半小时的面询就要结束的时候，路易丝又一次谈到她对父亲的失败和自己与父亲的关系感到痛苦。一开始谈这个话题，就出现了几次令人尴尬的冷场，而路易丝再一次低头去看那些画。罗杰斯幽默地问道："我想问一句，那张画会刻在你的脑子里，是吗？"路易丝接下去的回答表明，她根本不是在研究那些画，而是一直在想她的父亲。

路易丝：（笑）我在想，他马上就要退休了。

罗杰斯：嗯？

路易丝：我爸爸就要退休了，那样，他就会有更多的时间了。

从这时开始，路易丝谈起了自己的父亲。面对罗杰斯，她似乎深深地沉浸在自己的回忆中。当罗杰斯共情地说"听起来，他似乎在你的思想和情感中占有非常重要的地位"时，她的眼泪一下子涌了出来。谈话快结束的时候，路易丝和罗杰斯之间产生了一种她所期望的、在她父亲的问题上的相互理解。

罗杰斯在最后这一阶段的反应（以及路易丝找到对"自我"问题的答案和达到正确面对自己内在的"批评者"的过程）都清楚地表明，这次面询对于路易丝来说是有价值的。然而，我认为，面询中的大部分时间里，治疗师与来访者之间缺乏沟通，远未达到玛丽个案中双方达到的沟通深度。面询结束后小组讨论中的情况可以证实我的这种判断。

面询之后，并没有出现玛丽个案结束后那种热情讨论的场面，只有两个人发言，说了说他们对这次面询的想法和反思，其他人则沉默不语。虽然路易丝本人对这次面询表达了一些积极的看法，但她同时说道，她"没有完全放松的感觉。"提到压力时，她说："天哪！没错！怪不得我觉得肩膀压得生疼！"路易丝的这些话说明，她并没有能像玛丽一样，在与罗杰斯交谈后体验到一种情绪的释放以及自我的整合。

回顾这次面询的过程时，罗杰斯似乎只是将其视为一次庆祝，即庆祝路易丝画中表现出来的"新女性的崛起"。

罗杰斯：嗯。对我来说，这也是一次很特殊的面询经历。嗯，通常人们来咨询，都是因为他们有某种心理问题，而这一次很新鲜。嗯，怎么说呢，我们看到的是一位新女性的崛起。

然而，如果对面询全过程的录像进行分析，我们看到的路易丝绝不仅仅是一位崛起的新女性，她是有心理问题的来访者。在咨询过程中，罗杰斯似乎没有意识到路易丝谈及自己与父亲的关系时的痛苦和困惑。谈及这次面询的体验时，罗杰斯称自己"觉得心情挺愉快，……感到很轻松。"

在此后的讨论中，还有两个地方可以表明罗杰斯（按照表现疗法的步骤）把自己的注意力集中在那些画儿上，并且自己设定具体步骤在谈话中使用那些画儿。例如，他说：

罗杰斯：……这次对我来说确实也有点奇怪。这次，我们一直在按照"表现治疗"
　　　　的步骤进行谈话。（笑）

路易丝：无论如何，效果很好！

罗杰斯：是的，无论如何，效果很好。是这样。

在讨论即将结束的时候，罗杰斯仍然在按照自己的设想使用那些画。他询问是否还在摄像，建议路易丝把自己的画举高一些，好让摄像机录下来。显然，他放弃了"来访者中心"疗法，而采用了"治疗师中心"疗法。

总结

实施"来访者中心"疗法的关键就是要信任来访者并严格信守来访者自我决定的原则。布罗迪利这样写道："治疗实践中，治疗师要坚持'无指导'的态度，不应有任何'指导'的意图。治疗师的意图只能有一个，那就是为来访者创造转变态度的条件。"（Brodley，1988）这段话明确地解释了治疗师应该如何在"来访者中心"治疗中表现出对来访者的信任。

罗杰斯也曾明确指出，治疗师是否相信来访者具有"自我决定"的能力，会对治疗师与来访者之间的关系产生关键性的影响。他说：

正如我们设想的那样，以人为本的观点对于改变治疗师与患者之间的关系起着至关重要的作用。治疗师不是来访者转变的启动者，他们要成为这种转变的'助产士'。治疗师要把最终的决定权交到来访者自己的手中，小到纠正治疗师理解中的错误，大到决定自己生活的方向，都要由来访者自己来决定。如何进行评价，如何做出决定，决定权都要明确地交到来访者手中。（Rogers，1977）

路易丝个案中，罗杰斯确实表现出了指导倾向，具体地说，他引导路易丝谈论那些她在表现疗法培训中所创作的绘画。他不动声色地坚持把路易丝的话题引回到她的那些画儿上。这样，在他和路易丝的医患关系中，不可能表现出"来访者中心"治疗应有的特点。很显然，罗杰斯有时变成了"启动者"，而不再是"助产士"。因此，路易丝在谈话过程中并不拥有最终的决定权，而是受到了罗杰斯引导的影响。谈话即将结束的时候，她做出了自己的决定，开始谈论她父亲的问题。在后来的讨论中，路易丝说她没有感到放松。但她提到，她同时想到了许多事情，包括和男性的关系、父亲的失败、自己的失败、快乐的感觉，"尤其是感觉到那些事情与父女关系之间的联系"，这可能是路易丝本人认为非常重要的问题。然而，我们在这个案例中却看到，罗杰斯一直坚持让路易丝谈论绘画的主题，而路易丝本人却不得不努力把话题转回有关父亲的问题上去。需要指出的是，即使是那些接受过表现疗法训练的治疗师，他们也会允许来访者去谈论自己想谈的事，而不会坚持让来访者只谈他们选定的话题。

而在玛丽个案中，罗杰斯在整个过程的每一步都紧紧跟随着玛丽，从没有打断过她，没有改变过谈话的方向，而玛丽从始至终都是转变的"启动者"。玛丽在评价这次谈话时说："真的很完美。""之前，我没想到我能做到，但我做到了。"玛丽还证实了她对罗杰斯信任的作用，她说："因为是你在听，我就愿意说，想到什么就说什么。"她还特别提到，"如果换了别的治疗师，就可能会在某个地方出现阻碍。嗯，他们不听你说，不去了解你的想法，'推'着你走，这样做使我无法搞清楚自己的问题，只会让我感到心凉。"

我感到，自从1987年罗杰斯去世以后，一些使用"来访者中心"疗法的治疗师似乎也变了，他们相信来访者的自我决定能力并坚持让来访者做出自我决定的观念开始淡化了。但这恰恰是"来访者中心"治疗中最重要的一环。在目前的心理治疗中，依赖治疗师的经验和主导作用的做法非常普遍，因此，坚持让来访者自我决定也变得更为困难。因此，玛丽和路易丝这两个案例值得我们仔细研究，尤其值得实施"来访者中心"疗法的治疗师认真反思。这两次面询是在同样的背景下进行的，持续的时间也一样，参加观摩的也是同一批学员，而罗杰斯则给我们示范了两种对比鲜明的治疗方法。从第一个案例中，我们可以看到坚信来访者具有自我决定和自我指导能力的治疗师怎样进行治疗，其过程和效果如何；从第二个案例中，我们还可以看到把自己置于"主导"或"指导者"地位的治疗师是怎样进行治疗的，其过程和效果又如何。

参考文献

Brink, D. (1987). The issues of equality and control in the client-centered or person-centered approach. *Journal of Humanistic Psychology,* 27(1), 27-37.

Brodley, B. (1988). *Client-centered and experiential-Two different therapies.* Paper prepared for the International Conference on Client-Centered and Experiential Psychotherapy, Louvain, Belgium.

Grant, B. (1990). Principled and instrumental non-directiveness in person-cen- tered and client-centered therapy. *Person-Centered Review,* 5(1), 77-88.

Natiello, P. (1987). The person-centered approach: From theory to practice. *Person-Centered Review,* 2(1), 203-216.

Rogers, C. R. (1977). *Carl Rogers on personal power.* New York: Delacorte.

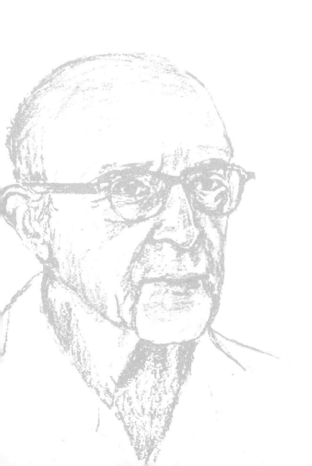

第二部分

不同学派治疗师对罗杰斯五例面询个案的点评

简　介

P. M. 拉斯金

　　本书是为了那些对罗杰斯治疗理论感兴趣并希望了解他的工作的读者编写的。这些读者中有许多人相信，罗杰斯充分注意到了人的行为中的细微差别，他的理论十分高明，分析也很有深度，治疗技术卓有成效。然而，读者中肯定会有一些人对罗杰斯的疗法持有异议，他们不相信上面的那些评价。罗杰斯和所有重要理论家一样，有忠诚的支持者，也有反对者。因此，至少有一部分读者会对罗杰斯所做出的贡献和在心理学领域中享有的地位抱怀疑态度。在点评中，那些持不同理论观点的作者对罗杰斯疗法提出了批评，指出了罗杰斯在临床治疗中的一些不足或不当之处，有的批评是相当尖锐的；这并没有什么可奇怪的。令人感到意外的是，那些拥护来访者中心理论的作者也在点评中指出了罗杰斯治疗中的一些缺陷。无论如何，我们认为这些批评都是积极的。这些作者不乏以人为中心学派中的重要人物，他们对这个学派的创建者提出了建设性的批评，而这些批评必将给来访者中心疗法的发展带来活力和信心；这种自我批评也是其他理论学派中罕见的。

　　除了一些从理论角度对罗杰斯治疗方法提出的批评之外，也有从方法学角度提出的问题。例如，罗杰斯与那些广为人知的来访者（如格洛利亚个案）的谈话能在多大程度算是"真正的"心理治疗？罗杰斯留下的很多个案资料都是观摩性的、为了演示目的而拍摄的录像（如格洛利亚个案），或者在培训班上所做的一次性的面询，"来访者"是付费参加培训班的学员，面询也是在全体学员面前进行的。问题是,这些个案中"人造"的条件与通常的心理治疗环境有很大差别,即使治疗在这种条件下获得成功,我们不能就由此得出结论,认为这样做在通常治疗环境中也一定能够获得成功。也就是说,这些个案中的很多来访者在治疗之前就已经对罗杰斯佩服得"五体投地",对他的治疗方法深信不疑,早就准备好自我暴露,准备好对他的共情、积极关注和坦诚做出配合的反应。更大的一个问题是,这些来访者中的许多人在面询之前就与罗杰斯有过短暂的接触,因此,我们可以认为,那种应该在面询中建立的治疗关系,实际早在治疗之前就已经建立好了。

从事心理治疗的专业人员都非常清楚地知道面询开始阶段对于治疗过程的重要性。治疗师给来访者留下的第一印象不仅会影响有效治疗联盟的创建,也会影响来访者,使他们决定是否把自己关心的问题暴露出来,以及下一次是否还来接受治疗。在这种以演示为目的的治疗中,如果罗杰斯对来访者早有了解,更重要的是,如果来访者对他早有了解,非常熟悉他的治疗方法,交费来参加他的培训班,那么,治疗所需要的最佳条件在面询开始之前就已经建立起来了。在一些合理情绪疗法和心理剧的培训班上,也会邀请观众参加公开的演示性治疗,因此也会产生同样的问题。当然,我们需要考虑到一个实际问题,即罗杰斯晚年声名显赫,要想在培训班学员中找到一位对他的思想和治疗一无所知的"来访者"也不容易。

从总体意义上讲,罗杰斯的贡献不仅得到持以人为中心观点的治疗师的认可,也得到了持不同学派理论观点治疗师的认可。尤其是那些持"博采众长"观点的治疗师,他们总是非常关注罗杰斯的那些心理治疗过程的公开演示,他的研究兴趣,他对来访者的尊重,他温文尔雅的风度和他为大众所写的那些通俗易懂的文章。然而,正如在本书前言中所说,在这一片赞扬声之外也有批评之声,一些使用传统心理疗法的治疗师不愿意承认罗杰斯治疗的真正价值,常常把他的疗法说成是"不解决问题"、"过于宽泛"或"没有实质性内容"的做法。

鉴于此,我们在第二部分中刻意加入了不同观点作者对罗杰斯治疗的点评,即在每例个案之后有一篇实施来访者中心疗法的治疗师的点评,同时加入一篇由持不同理论观点的治疗师对同一个案例的点评。这部分中所介绍的个案主要选自罗杰斯晚年时期的工作。在那一段时间中,罗杰斯主要是做研究,没有对来访者进行长期性治疗。作为来访者中心疗法的创始人和主要理论家,他把主要精力投入到研究工作中。那时,罗杰斯已是一个名人。虽然读者不希望看到这些个案中的来访者受到罗杰斯盛名的影响,但这事实上是无法避免的。在本部分中,布朗个案和蒂尔登个案也许受此影响较小,因为那时罗杰斯还不是很出名,因此不会因为他的名声而对来访者造成影响。一些人可能对罗杰斯写在书中的理论抱有偏见或成见。每一个具体个案都有其特点,因此,我们希望点评者能够在对特定个案资料的分析中抛弃他们自己的偏见,以全新的方式来对罗杰斯的治疗方法做出评价。我们还特别要求他们做出"批评性的评论意见",提出罗杰斯治疗中的优点、缺点、理论假设、明显特征或不一致的地方。实际上,几乎每一位点评者都在罗杰斯的治疗中发现了某种方式的干预,或指出了互动中的某些问题。在大多数情况下,那些来访者中心学派的点评者都抓住这一机会,阐述和澄清来访者中心疗法的基本原则,而使用其他疗法的作者则会对面询过程和谈话内容进行分析,探讨是否有可能选择其他疗法达到更好的治疗效果。本部分中的5例个案是以时间顺序编排的。

蒂尔登个案

蒂尔登个案发表于1947年,来访者是个20岁左右的女性,极度退缩,她抱怨自己和别人不一样,她一直自我谴责,并且越来越强烈。母亲带她来做心理治疗。我们可以通过罗杰斯连续进行的11次面询了解到他的早期治疗方式,因此,这一个案有其特别的价值。这些面询资料中,只有一部分是详细的对话记录,其他部分只是概要综述,罗杰斯对来访者和他自己做出的许多反应都做了注释。这些注释表明,早在《来访者中心疗法》一书发表的5年前,罗杰斯在治疗方法方面仍然处在探索阶段,他按照"非指导性原则"进行治疗,几乎完全是在使用"情感回应"技术。阅读这些注释可以帮助读者了解罗杰斯的治疗中使用"干预"的理由。

蒂尔登个案是罗杰斯经典疗法的最典型的范例之一。在文字记录中,人们可以读到罗杰斯思想的精髓。蒂尔登感到非常绝望,陷于矛盾之中。一些治疗师不相信仅仅凭着"真诚地接受"就能够促进来访者达到自我提高。如果遇到这样的来访者，他们也许会说很多话，会给予更多的解释和指导。然而，罗杰斯谈到自己的治疗方式时，他总是会提到相信来访者的重要性，他认为有这种坚定的信念比技术更重要。当然，罗杰斯在治疗中的做法有时也会超出他自己提出的原则。例如，他对蒂尔登说："你总是听你母亲的。"这种反应的作用恐怕已经不只是"情感回应"了。

丁曼从来访者中心的观点出发对这一个案进行了点评，他描述了来访者最初希望被"治愈"的愿望，以及她迟迟不愿深入分析自己的情况。丁曼指出，蒂尔登极度渴望"使自己表现出（在她看来是）这一年龄段的人应该具有的态度和行为"；但罗杰斯克制着自己，没有提出建议或指导。相反，他选择了"保持共情，理解她的受挫折感和迷茫的反应方式，而不是给她指导和告诉她怎么做才能够改变自己。他不想给出所谓的'答案'的目的，是为了不影响蒂尔登自己思考的进程，使她能够自己去面对"自己的需要和自我的努力。按照丁曼的解释，罗杰斯在这一个案中清楚地展现了他的"非指导原则"和他拒绝扮演专家角色的理念，并证明这样做是行之有效的。

盖勒和古尔德从现代心理分析的角度对蒂尔登个案做了点评，其文强调治疗中的两个主题：第一，"蒂尔登抗争的核心，是要建立一个具有积极的女性意识的自我"；第二，蒂尔登努力发现其"真实的自我"时遇到的困难，这种困难是"与母亲之间的关系和当时的社会文化条件之间的相互影响"所导致的。盖勒和古尔德肯定了罗杰斯以平等的方式与蒂尔登交谈的做法，认为这样做不但确立了罗杰斯权威性，也"成功地使蒂尔登增强了自主能力和与别人相互交流的能力"。但他们同时提出，"在1946年，一个20岁左右没有工作的高中毕业生在一个中年男性医生面前是不可能真正感到平等的。"他们承认，治疗快结束时，来访者的自我接受能力已大大增强，但他们同时坚持认为，"罗杰斯和蒂尔登之间从未在治疗目的、各自的责任或在治疗时需要建立的关系等问题上达到过完全一致的看法"。盖勒和古尔德认为，"罗杰斯在处理蒂尔登提出的与性和性行为有关的问题时……暴露出他治疗上最薄弱的环节。"他们指出，罗杰斯只对蒂尔登的积极方面做出反应，而不对她病态的行为做出反应。他们还指出，罗杰斯对蒂尔登的消极情绪没有表达出他的共情，也没有去深入理解，因此未能促使蒂尔登对这些方面的问题进行深入的自我探查。

布朗个案

　　布朗个案的文字稿由1962年1个星期中的两次面询组成。来访者化名为吉姆·布朗，是个28岁的住院病人，患有精神分裂症，沉默寡言。布朗觉得自己是个"不中用"的人，并且没有人能够帮助他。罗杰斯不断地送他东西(香烟、杂志)，并使自己一直保持共情。但是，最后使治疗出现转机的因素是罗杰斯的自我暴露，促进了他称之为"发生不可逆转改变的时刻"的到来。得到治疗师(不论是罗杰斯或者其他人)对住院精神病人进行心理治疗的记录是非常困难的。因此，布朗个案的记录是非常宝贵的一份资料。博查斯是坚持以人为中心疗法的代表，他在点评中着重解释了罗杰斯的理论、在治疗中的做法以及来访者在治疗中的变化之间的关系上。博查斯特别提出，罗杰斯在整个治疗过程中表现出了其行为的"一致性"，他说："除了对来访者无条件的积极关注，罗杰斯一直努力去体会来访者的参照系，以达到与之共情交流。罗杰斯竭尽全力去理解这个处于自我封闭状态、总是沉默不语、并在反应时持否定怀疑态度的来访者。"博查斯还特别提出了罗杰斯个性化的表达方式。例如，罗杰斯说："但是我想，我得告诉你，我在乎你。我担心会发生什么事情，我不想让你受到伤害。"这很有可能就是治疗中一个关键性的转折点。(有趣的是，盖勒和古尔德认为罗杰斯不去探讨来访者的消极情感，而博查斯则相反，他认为罗杰斯一直密切关注着布朗"糟糕的情绪"。)

　　格林伯格从格式塔/经验治疗的角度对这一个案进行了点评。他提到，"正是罗杰斯对来访者即时感受的关注在打破布朗的防御性沉默时起到了关键性的作用。"同时，他也对以人为中心的理论提出了批评。以人为中心治疗思想认为，只要做到共情、重视来访者和对来访者真诚，就可以使他们的状况通过治疗有所好转。格林伯格表示，他不同意这些假设。格林伯格说："在这里，我并不是说这三项要求不重要……我想指出的是，他的理论的基本组成部分无法对治疗过程中的有疗效成分做出充分的解释。"按照格林伯格的看法，罗杰斯在实际治疗中的做法比他在书中所写的情况要复杂得多。例如，罗杰斯回应来访者时的说话方式、他对反应时机的把握、他所谈论的内容——尽管罗杰斯没有言明，但他所做的这一切都在非常微妙地传递着一种非常复杂的、适时的指导。他写道："依我看，罗杰斯的治疗过程有其自己的目的和导向性……他缓缓地并不断地给布朗施加压力，使布朗关注到自己的内心体验，感受到特定时刻的特殊感受。"格林伯格认为，罗杰斯的做法远不是简单地接受来访者的想法，或仅仅对来访者的情感做出反应，而是"通过共情的探查和推测，了解在来访者即将意识到自己的问题时会有什么样的体验。"

西尔维亚个案

西尔维亚个案是罗杰斯1976年在得克萨斯女子大学所进行的一次观摩性面询的记录。来访者名叫西尔维亚，她谈到自己对黑人男性的情感而产生的心理冲突，也谈到了自己近来有所进步和开始学习等情况，并为此感到自豪。1年之前，罗杰斯曾为西尔维亚作过3次面询。我们读到的个案是这期培训班中为西尔维亚作的第二次面询。1980年，这一个案以录像片的形式发表，片名为《努力接受自己》。与前两个案例相比，这一个案无论在谈话内容还是谈话过程方面都相当引人注目。尽管罗杰斯在谈话时的语调、风格和所谈的问题等方面与他在其他个案中的表现并无明显差别，但是，与蒂尔登个案和布朗个案相比，他在这次面询中的反应显得游刃有余，不拘泥于形式，在情感上与来访者的联系也显得更为紧密。此外，西尔维亚显然已经内化了治疗的"守则"，即要由她自己去认识问题，去体验自己的感受，自己去寻找解决问题的答案，而从不向治疗师提出要求。

西尔维亚个案的文字稿是非常有价值的，因为，文稿中记录了罗杰斯和西尔维亚两个人在面询后对这次谈话中的许多内容做出的评论。这就使读者能够有机会了解双方参与者的即时体验。凯恩曾经担任过《以人为中心治疗评论》杂志的编辑工作，他对双方在这次访谈中的互动过程印象非常深刻，他说："罗杰斯和西尔维亚似乎是在一个其他人无法进入的玻璃罩中，在这里，整个世界的其他部分……好像都不存在了。"与博查斯一样，凯恩称赞罗杰斯对来访者的"深刻而准确的共情、接纳、支持以及全身心地投入其中达到了相当的程度"。与格林伯格一样，凯恩也提到罗杰斯非常偏爱的一种反应方法——即对来访者表述中潜在的情感（而不是表面的意义）进行回应的方法——凯恩将这种方法称之为"推理性共情"。和格林伯格的感觉一样，凯恩也认为罗杰斯提出的那些治疗的"必要条件和充分条件"不足以解释治疗成功的原因。凯恩认为，来访者对治疗的成功与否起着关键的作用，但罗杰斯的理论中对这一方面强调得不够。凯恩指出，在这一个案中，治疗的成功有赖于西尔维亚的接受能力和反思能力。凯恩还在点评中特别强调了罗杰斯的"接受比理解更重要"的信念，但他同时也提出："即使像罗杰斯这样的大师级的治疗师，他们的个人观点与来访者的需要或看法发生冲突时，他们有时也无法摆脱个人的观点。"他认为，罗杰斯在对西尔维亚的理解中带有主观偏见，可能对治疗产生了不利的作用。凯恩认为，这次面询总体上是成功的，这种治疗效果在很大程度上产生于双方的"合作性和来访者与治疗师两人共同努力时产生的默契，在这种合作关系中，他们各自都通过使用自己的资源去学习和成长"。

　　奥哈拉提出了另外一种视角。她从"男女平等主义"（也称"女权主义"）的观点出发，对西尔维亚个案进行了点评。奥哈拉坦率地提出了自己对罗杰斯的传统白人男性观点的看法，她还谈到了西尔维亚对这种传统观念的内化程度。奥哈拉对罗杰斯和他的治疗工作表达了深深的敬意和深厚的感情，同时也指出罗杰斯疗法中的问题，她认为罗杰斯有意无意中起着"维护、维持和保护欧洲中心主义的、父权制的、信奉犹太教－基督教共有教义的社会的作用"。奥哈拉提出了一个问题：如果罗杰斯不是把西尔维亚的性行为理解为"冒险"，而是理解为一种"自我肯定的、自信的、真实或政治意义上的革命行为"，会不会在治疗中产生更大的力量？她还提出了一点质疑：既然西尔维亚的问题是因为她对黑人男性迷恋引起的，为什么罗杰斯和西尔维亚都没有把她的问题与种族歧视或性别歧视的问题联系起来？尽管奥哈拉承认罗杰斯的治疗在整体上是有效的，并特别提出了他"对西尔维亚的陈述近乎完美的解释……有助于她更深入地倾听自己的心声"的效果，但她同时也指出了罗杰斯疗法中的"严格意义上的回应和共情反应"的局限性。她认为，罗杰斯应该更多地看到造成西尔维亚的两难选择的社会原因，而不是个人原因。

"愤怒与受伤害"个案

"愤怒与受伤害"个案的录像片录制于1977年，记录了罗杰斯所做的两次演示性面询。来访者为男性，患有白血病，当时病情处于缓解期。第1次面询时，来访者谈到了自己的愤怒，但情绪波动不大。本书中的文字稿是第2次面询的记录。由于来访者是一位黑人，这使我们有机会看到罗杰斯是如何对少数民族来访者作咨询的，也使我们有机会观察他如何处理来访者因在这个社会中受到不公正待遇而激起的愤怒情绪。布罗迪利从人本主义理论的角度对这次"信息量大、内容高度集中"的谈话内容进行了点评。在面询中，罗杰斯"关注点高度集中，一次次给出共情性反应"，"敏感地察觉到来访者的问题和脆弱性，并表示认可"；罗杰斯的这些能力给布罗迪利留下了深刻印象。但她也指出，罗杰斯在治疗中并没有坚持他本人一贯强调的非指导性原则，这使她多少感到有些惊讶。她指出，罗杰斯"有时是有明确和具体的目标的"。例如，罗杰斯一再要来访者把自己的愤怒和痛苦表达出来。他的这种指导性态度使来访者感到有些困惑，觉得自己在某种程度上受到了控制。另外，布罗迪利还引用了对罗杰斯过去9个治疗个案的研究结果，并把罗杰斯在那些面询中的做法与他在这次面询中的做法进行了比较。她得出结论：罗杰斯在这次面询中对来访者的反应方式非同寻常。

梅纳贝姆从"超个体心理治疗"的角度对这一个案进行了讨论。他指出，罗杰斯的观点体现出超个体心理治疗的基本原理，因此，罗杰斯与超个体心理学有着思想上的渊源。与布罗迪利一样，梅纳贝姆也认为，罗杰斯在这次咨询中对来访者进行指导不是他的一贯做法。罗杰斯鼓励来访者表达出自己的愤怒，这体现了他"对来访者真诚的关心和关怀"，也体现出他相信自己有能力"出于直觉对来访者进行干预"。梅纳贝姆与布罗迪利看法有一点不同，即梅纳贝姆认为罗杰斯的指导对来访者是有益的，可以使来访者更快地产生顿悟。按照梅纳贝姆的观点，"超自然力是在情绪康复中开始发挥作用的"，而罗杰斯的治疗启动了来访者内心里的这种力量。

正如奥哈拉从男女平等主义的角度对西尔维亚个案进行分析那样，我们也可以从跨文化研究的角度对"愤怒与受伤害"个案进行分析。正如奥哈拉所说，罗杰斯是他所处时代的产物——一个白人中产阶级男性，他在代表白种人的、男性价值观的社会中占据着优越的位置。由于他是白人和男人，因此，他与女性共情的能力是有限的，与黑人共情的能力也是有限的。德拉冈斯说，在心理治疗中，文化永远是一个沉默的参与者（Draguns, 1989）。的确，如果我们从跨文化咨询的观点来分析这一个案，就不能不考虑这些文化因素的限制作用。

在罗杰斯治疗和他的个人风格中，一个突出的特点就是他总是尽可能地深入了解来访者，接受来访者的参照系。但是，他的这种能力在"愤怒与受伤害"个案中受到了限制。埃斯平曾经说过，如果治疗师能够意识到来访者的种族或民族会对其个性和人际关系形成的影响，那么，他们就会对这些因素的作用更为敏感（Espin, 1987）。在录像中，来访者说自己曾与一位"不同种族"的人结婚。显然，他曾娶一位白人女性为妻，后来婚姻破裂了；没人知道为什么，也没人认为有必要知道为什么。但是，我们确实从谈话中了解到，这个来访者很看重他的岳父（一个白人男性），同时，他也开始更加认为自己是被剥夺了更多权利的人中的一个。那么，从某种程度上来说，这个来访者的愤怒是否与他逐渐意识到他的黑人身份以及这种身份在白人社会中的地位有关呢？罗杰斯是否能够打开这扇大门，让来访者去探索他由此而产生的痛苦呢？事实上，罗杰斯有很多机会可以做到这一点。例如，在面询开始后的几分钟里，来访者说："好像总是那样，嗯，不管周围发生过什么事情或者不管正在发生什么事情，都会把我再一次拖入到那种陷阱中，那是一种系统。"罗杰斯回应说："我想我理解你的意思了，你这么说的时候，你的理智现在正在代表你脑子里的那个系统说：'好好的，要做合乎情理的事。'"在这里，罗杰斯对来访者说的关于"系统"的想法和感受未做出反应，既没有回应也没有询问。罗杰斯也许需要有一种文化视野和一种更为广阔的自我意识，那样，他才有可能以真正共情的、更为坦诚的方式回应来访者。

"愤怒与受伤害"个案录制于1977年，当时，对黑人问题的意识和对种族问题的讨论遍及全社会，争论激烈。来访者在面询时不愿意把他的愤怒完全发泄出来，这也许可以反映出来访者所意识到的种族和社会权利之间的关系对他的重要影响。没有罗杰斯的鼓励，他是不会把他的这种感受说出来的。罗杰斯确实试图鼓励来访者把他的愤怒发泄出来，但是，他也许并不知道黑人文化对来访者的影响；在那个时代，黑人在白人面前表露强烈情绪是不可以的。

马克个案

最后一个是马克个案。马克是一名临床心理学家，在南非政府工作。他感到和别人很疏远，并为自己在种族主义政府工作的角色深感苦恼。这个案例最有价值的地方在于，我们不仅了解到面询的过程，还可以看到罗杰斯和马克在面询后的讨论，马克在那次观摩性面询3年后写给罗杰斯的两封信件，以及罗杰斯个人对这些信件的反馈。第一位点评者是西曼，他是最早提倡以人为本治疗的职业心理咨询师，根据罗杰斯和他自己的治疗实践写过大量文章。他认为，罗杰斯总是能"从现象学的角度出发，通过自己全身心的投入，进入来访者的世界"；罗杰斯与马克的谈话方式表现了典型的罗杰斯疗法。西曼说，这种方式"引起了对马克内心的快速探索"，使得马克"开始探索自己心中的疑问。"尽管如此，西曼也指出，马克和罗杰斯都对面询的结果感到失望。西曼把这归因于"观众效应"。此外，他还认为，罗杰斯没有对马克希望得到更多支持的请求做出共情性回应。罗杰斯不做出回应可能是有理由的，但这里还是有问题的。对于马克来说，这次谈话意义深远。通过对一些短暂的心理治疗案例的分析，西曼发现，这次面询与其他一些成功的短暂治疗有明显的相似之处。总之，西曼坚信，"马克和罗杰斯之间的这次面询是短暂的，有着一些复杂的情节。……应该说……是使他终生受益的一次经历。"

从认知－行为治疗的角度出发，海斯和戈德弗里德对马克个案发表了他们的评论，他们利用自编的治疗师反馈焦点编码（Goldfried & Hayes，1989）分析罗杰斯对马克做出的反馈。他们提供的分析结果证明，罗杰斯的实际做法和他在理论中提出的方法是一致的。他们认为，罗杰斯的工作使马克"看到自我中一些以前被自己否定的、自己感到无法接受的部分，减弱了他孤立的感觉，并且开始对自我中分离的部分进行整合，并增强重新整合后的自我感。"他们还承认，这种示范性治疗对马克有着深远的影响。同时，他们也对罗杰斯"探查马克的自我感，而不是消除他在价值观和信仰方面的疑虑"的做法提出质疑。他们认为，对这位来访者的治疗可以选择其他方法，包括认知－行为疗法和格式塔疗法，而运用这些治疗方法也许能更直接地关注到来访者"僵化的知觉"，并"对自己某些经历的困惑性反应”进行调整。尽管海斯和戈德弗里德提出了一些批评，但他们也承认，这位来访者的问题确实很难解决，不可能轻而一举找到答案。

　　我们将看到，来自不同学派的点评者对罗杰斯治疗的有效性并没有很大疑义，与那些持来访者中心观点的点评者也并没有明显的分歧。他们多是建议使用其他方法来达到治疗目的，或是从其他理论的角度对罗杰斯治疗的效果进行解释。在点评中，持来访者中心理论观点的作者和持其他学派理论观点的作者各抒己见，围绕着心理治疗有效性的问题进行了广泛的讨论。

参考文献

Draguns, J. G. (1989). Dilemmas and choices in cross-cultural counseling: The universal versus the culturally distinctive. In P. B. Pedersen, J. G. Draguns, W. J. Lonner, & J. E. Trimble (Eds.), *Counseling across cultures* (3rd ed., pp. 3-21). Honolulu: University of Hawaii Press.

Espin, O. M. (1987). Psychotherapy with Hispanic women: Some considerations. In P. B. Pedersen (Ed.), *Handbook of cross-cultural counseling and psychotherapy* (pp. 165-171). New York: Praeger.

Goldfried, M. R., & Hayes, A. M. (1989). Can contributions from other orientations complement behavior therapy? *The Behavior Therapist, 12,* 57-60.

第6章　蒂尔登个案（1946）

谈话记录稿 *

　　最初，蒂尔登（译者注：来访者化名为玛丽·简·蒂尔登；文中称为蒂尔登）的母亲打来一个电话，这位母亲非常希望有人能够帮帮她的女儿。她的一个朋友曾向她提到过心理咨询的情况，她就此向我们询问了许多问题。她说自己的女儿"行为古怪"、"整天待在家里不出门"，"需要搞清楚一些问题"。她非常肯定地说蒂尔登自己是不会来的，最后她预约了时间陪女儿一起来。虽然她不太清楚到底是怎么回事，但她自己也想和咨询师谈谈。

　　第1次面询时，来访者和她的母亲稍微晚到了一会儿。蒂尔登21岁，年轻漂亮，她很愿意与咨询师谈她的情况（详见谈话记录）。她母亲也与另一位咨询师交谈，详细讲述了家人与蒂尔登交流困难的问题。她的话使我们了解到蒂尔登的一些情况，如"她总是睡觉，若叫醒她，她也总是一声不吭地待在那儿，不知道在想什么，很难和她交流"。"难道应该让她一直睡到12点吗？我不知道。她不能总是这样，就算起来了也不梳理打扮一下。不是坐在收音机边上听广播就是睡觉。有时候我会逼她打扮一下出去走走。但是，如果她碰上熟人，人家问她为什么不上班，她会觉得非常羞愧——她惟恐别人对她有看法。"蒂尔登的母亲说："她经常说害怕自己变成疯子。"她母亲承认她自己也很担心这一点，因为她们有一位亲戚出现过类似的行为症状，被诊断为精神病患者。蒂尔登的母亲解释说，蒂尔登不久前辞了职，从那以后便不愿意与别人交往了。

---

* 本案例文稿由卡尔·罗杰斯整理完成。脚注均为辛德（William Snyder）撰写。此案例最早见于《非指导性咨询案例集》（Rogers，1947）一书，辛德是该书的编辑。

最初两次, 蒂尔登的母亲在陪女儿来面询时自己也与咨询师交谈, 后来就不想再谈了。第3次面询时, 她还是陪着玛丽来了, 但在玛丽面询时只是在外面等着。从第4次面询开始往后, 都是蒂尔登一个人来的。

第1次面询

（10月7日）

罗杰斯: 我不大清楚你为什么来这里, 愿意告诉我原因吗? [1]

蒂尔登: 这说来话长。我失去了自我。似乎事事都错。我无法与周围的人相处。有谁批评我或者说些什么, 我都受不了。以前我还上班的时候, 若有人批评我, 我就会崩溃。

罗杰斯: 你觉得一切都出了问题, 而且你被批评击垮了。

蒂尔登: 嗯, 甚至说还没到挨批评的份上就垮了。很久以前我就是这副样子了。上小学的时候从来就没有过归属感。哦, 有时候我会努力去体会那种优越感, 但接着情绪又一落千丈。我过去一直是老师最喜欢的学生, 但这无助于我和别的女孩儿交往。

罗杰斯: 你觉得很久以前就有这种感觉了, 甚至从小学开始, 从来没有过真正的归属感。

蒂尔登: 后来的情况就更糟糕了。我甚至觉得自己应该待在精神病医院里。我肯定是出了什么很严重的问题了。

罗杰斯: 事情变得很糟糕, 你觉得自己可能真的有些不正常。

蒂尔登: 我是这样觉得。当然, 上学的时候我常常得高分, 但我想那只是因为我记性比较好。

罗杰斯: 对不起。你说的太快了, 我无法把它们都记录下来。如果用麦克风把我们的谈话内容录下来, 不会影响你吧? [2]

蒂尔登: 不影响——就这样好了。（从此时起, 对整个谈话过程进行了录音。）

---

[1] 这是种很好的开场白, 可以使来访者完全自由地以自己的方式展开思路, 讲述自己的情况, 并使来访者在咨询中承担起说明自己情况的责任。

[2] 这种对咨询过程录音的方法似乎不同寻常, 却很快得到了来访者的同意。

罗杰斯： 现在，你就当没有这个录音机好了，很快就会觉得这没什么的。你过去常常得到很高的分数，并且一直——

蒂尔登： 你说得对，但我想我必须把那些课本上的内容都背下来。我知道，我除了学习就是学习，从不和别人出去玩儿。可以说，是我把自己与外界隔绝开来的，因为我受到了很深的伤害。于是我——

罗杰斯： 你说你受到了很深的伤害？[3]

蒂尔登： 是的。因为和别人在一起我就会觉得不舒服。我觉得自己完全被排斥在那些社交活动或是诸如此类的事情之外了。并且，我想我有些——我学习，这对我来说就是一种逃避，我试图忘了什么。但是，我没有以——我想我没有以一种正确的态度来学习，去摆脱困境。我有点把学习搞成了在另一个世界做的事。有些自我封闭。你明白我的意思吗？所以，这种学习并不是使我正常起来、与别人交往、并且与他们达成共识的东西。

罗杰斯： 你努力学习、成绩优秀以及由此感受到的一切，在某种程度上，都只不过是将你与你的生活隔离开来的东西，对你的帮助不大。

蒂尔登： 嗯，你说得对。并且我——这不是正确的态度，我知道这样做不对。学习应该是与我的生活融为一体的，但实际上不是——我想我不过是以此来逃避现实。

罗杰斯： 你觉得你的学习和工作不过是逃避现实的一种方式？

蒂尔登： 是的。所有人都很奇怪，为什么我居然喜欢做家庭作业？而我就是喜欢，我似乎觉得这是一种享受——并且，它使我找到某种感觉——它让我觉得自己多少比别人强一点儿，但是我似乎并没有从这种学习中得到什么——因为——嗯，现在我的记忆力好像不如以前了。脑子里像一锅粥。我是说，我一直在想，脑子里一遍又一遍地琢磨这事，想找出问题的根源。（停顿）但是我好像做不到这一点。后来我想，又要和周围的人打交道，又要考虑这些烦恼的事，对我来说都那么费劲儿，必须得采取措施了。这样不对，也不正常。有时候，对我来说，出去上街走走都得下半天决心。这让人发疯，真的。

---

[3] 在这里，我们看到咨询师用了一种直接引导的方式来追踪来访者对其感受的描述。这使得来访者能进一步就其郁郁寡欢的童年生活进行讨论。

罗杰斯：甚至是很小的事情——只是很普通的事情，也让你觉得非常苦恼。[4]

蒂尔登：嗯，你说得对。而且，看起来我无法战胜这些烦恼。我的意思是——这些本该是无足轻重的小事，但它们每天似乎都在不停地困扰着我。

罗杰斯：那么，不仅是没有进展，简直是毫无起色。

蒂尔登：是的。而且我好像对什么事情都失去信心了——我搞不懂，为什么我能看到别人身上的优点，就不能——说到我自己，就不能相信我也有长处。这真是太糟糕了。（笑）能认为自己很好是一种不错的感觉，但我想我有点儿——有点儿，自虐——总是以一种自我谴责的方式折磨自己。而且，这种情况越来越严重，已经有很长时间了。

罗杰斯：所以——你总是自我谴责，把自己看得很低，而且情况正在变得越来越糟糕。

蒂尔登：就是这样。嗯——我甚至不想去尝试做什么事情了——我指的是——我开始做一项工作或者什么事情的时候——我就——嗯——我觉得自己一定会失败。这很糟糕，但是——

罗杰斯：你觉得，你还没开始比赛就被淘汰出局了。

蒂尔登：嗯。只要一同别人接触，我就有这样的感觉。我曾经做过一份销售工作，因为我想，自己应该走出去和别人一起工作。但是一想到自己得这么做，我就无法面对这一切，你看，我无法摆脱恐惧，只要一想到置身其中——不知为什么，就让我感到害怕——于是就什么也做不成了。而且，似乎别人——他们对事情做出的反应，看到他们做事情的方式，都让我觉得——我知道——自己这样做是不对的。这让我感到自己低人一等，我不正常。就是这些事情，总是困扰着我。

罗杰斯：你就是觉得自己达不到别人做事情的标准。你就是没有勇气面对别的女孩子。

蒂尔登：嗯，这是一种比较。是的。与其他女孩相比，似乎——我觉得自己完全比不上她们。而且，直到最近我才有点儿关注这个问题。我的女朋友们——嗯——我想我说这事有点儿好笑，她们都准备结婚了——是

---

[4] 这种回应是确认来访者在其生活经历中体验到的对困难的绝望情绪。如果继续下去，很可能使来访者进一步发现和意识到自己的无望感和对自己个人缺陷的感觉。

的——嗯，我不是嫉妒她们才这么说，而是她们已经准备好了，这是事实——看起来她们做什么事都是正常的，她们走的是世界上每个人都应该走的那条生活之路。但一轮到我自己，我就会想："唉，天哪！我连边都挨不上。"这个打击太大了——我开始意识到，自己没有沿着应该走的那条路向前走——我的意思是，我一点进步都没有。[5]

罗杰斯： 你并不是嫉妒她们，你只是逐渐意识到，她们已准备就绪要开始过一种新生活了，而你却没有。

蒂尔登： 唔，这种感觉太糟糕了。因为别人都这样，所以我觉得我也应该这样生活，自然而然我就这么想，我也应该这样生活的。但我的生活却完全两样。

罗杰斯： 你没有像你应该做到的那样有所进步，这种感觉更加强烈。

蒂尔登： 就是这样。（停顿）我也一直在努力观察别人是怎么做的，试图多少摆脱一下自己那种想法的纠缠，和她们在一起的时候努力忘掉自己。和别人在一起时，一切还好，可是一旦开始想我是怎样的一个人的时候，就感到一种很严重的心理冲突——（笑）这种感觉糟糕极了。我希望永远不要有人知道我这样看低自己。这是种令人难受的感觉。每个人做事都得依赖于自信，但是我却没有。

罗杰斯： 你完全没有自信。

蒂尔登： 没有。（笑）人们总是说我装样子——我想这是因为我表现得不自然吧。这可能多少是我害怕的缘故，我努力想找回自我——可他们就总是说我表现得不自然。（停顿）就算是装样子，我也是不由自主那么做的，因为我不想表现出自然的我，因为我觉得我不喜欢自己。

罗杰斯： 你觉得你不能自然地表现自己，别人又说你装样子，这又困扰着你。[6]

蒂尔登： 嗯——比这还要严重——这无法改变了——是件多么愚蠢的事。事实上，我似乎无法对付这些问题。嗯，我一直觉得自己脑子不够使。

---

[5] 这是一个真实的自我评价，来访者既说明了问题，又有深刻的见解。这也许是这个女孩在第 1 次面询中唯一的一次真正表现出她有解决问题的动机。这好像是她性格中一种积极向上又犹豫不决的力量的某种迹象，眼见女朋友们准备结婚，她感到自己无法去拥有生活中更加丰富的一面，表现出一种不言而喻的遗憾。这可能就是罗杰斯要求的"成长的积极驱动力"，是治疗的基础所在，即导致一个人改变自己的驱力是来自内部的力量。

[6] 这是一个很好的对来访者情绪的确认，而不是把注意力局限在对其理性表述的内容上。

罗杰斯：你觉得你没有足够的能力来解决这种事情。

蒂尔登：嗯，是我实际的智力问题。就是这样。我的意思是，我应该能把这个问
　　　　题认识清楚，多少能说服自己，但我似乎没有能力做到。

罗杰斯：你能告诉自己应该做什么，但又无法做到，是这样吗？

蒂尔登：是的——我好像总是在走回头路。事实上，我找不出任何自己应该活在
　　　　这个世上的理由。我时常有自杀的念头，因为我无法为自己现在的这种
　　　　生活方式找到任何正当的借口。（停顿）这很滑稽，别人都有他们的理
　　　　由，这我知道，但是我没有——我绝对相信别人是有能力的，但就是在
　　　　自己身上看不到这种能力。[7]

罗杰斯：你可以理解为什么别人愿意活下去，但说到自己，你几乎找不到理由。

蒂尔登：找不到，我似乎看不到任何希望。妈妈告诉我，一切都会过去的，事情
　　　　总会好起来的，可我却看不到出路，我就是不知道怎么能好起来。

罗杰斯：人们试图安慰你，但都无济于事。

蒂尔登：是的，那没什么用。（长时间停顿）还有一件类似的事情也困扰着我。
　　　　我尽量安慰自己，对自己说："好吧，如果你觉得自己还没有准备好，就
　　　　不结婚好了。"但我又会反驳自己说："这不对。"我的意思是——别人
　　　　都结婚，为什么我不该结婚？我的两个姐姐都结婚了，但是我害怕自己
　　　　达不到她们那样的标准——我没法儿和她们比——即使是很小的事上
　　　　也不行。[8]

罗杰斯：你想让自己相信无论如何事情都会好起来的，但是你无法让自己真正
　　　　感受到一切会好起来。你就是觉得自己达不到别人那样的标准。

蒂尔登：你说得对。因为，你看，就像是我的周围立着一堵墙，使我不能和周围
　　　　的其他人一样。因为，不管在哪儿，爱情似乎都是最主要的——是生活
　　　　中主要的兴奋点。我的意思是，无论你走到哪里，都是这样。可是，我
　　　　被这堵墙围着——只有我一个人不能像其他人那样去做。（停顿）这是
　　　　一件非常令人困惑的事儿，我像是在一圈一圈地在那里绕圈子，但就是

---

[7] 来访者相当快地表现出深深的绝望或一无是处之感。

[8] 来访者对于可能永远不会结婚的关注在这里显现出来。对于这个年龄段的年轻女子来说，这种抱怨
很常见，但是，一般来说，在其他涉及婚姻的资料中，情况不像这一案例中这么复杂。

走不出来。但是我明白我这样是不对的。

罗杰斯：显而易见，你是否能够达到别人那样的标准去爱、去婚姻，等等——这件事现在对你的困扰更大了。

蒂尔登：嗯，这个问题引出了更多的烦恼，因为——（停顿）——嗯，我现在已经快 21 岁了。还是孩子的时候，我说："噢，好吧，将来总有一天我就不会有这种感觉了。总会有所变化的。"日子就这样一天一天过着。后来你发现你到了一定的年龄，我的意思是，你还不觉得自己长这么大了。但周围的人都用这种眼光看你，"是的，她 21 岁了，她现在该是个成人了。"但是你还满脑子愚蠢幼稚的想法。这是不对的。

罗杰斯：这就是让你感到沮丧的地方。[9]

蒂尔登：是的。（停顿）有时我想我肯定是疯了。我也会想，自己是否应该待在疗养院或诸如此类的地方，在那里可以得到帮助——而不是这样一圈一圈地绕圈子。这是不对的。

罗杰斯：你也觉得似乎自己真的是不正常了。[10]

蒂尔登：嗯，没错，我觉得自己一定是疯了。这也不是个觉着疯不疯的问题——我的意思是，我有点儿——以一种消极的方式向自己证明了这一点，我是说，我好像就是不能像别人那样，该怎么想就怎么想。如果我做不成一件事情，我就会感到自己受到很大打击；可如果我做成了一件事情，我也不能——我也不会感到是一种胜利。我甚至根本就不会去想我能做成一件什么事儿。

罗杰斯：这么说，你总是——你往往是消极地考虑问题。

蒂尔登：是的。（停顿）我不知道自己是否愿意消极地想问题——我——我不知道自己能怎么做，但似乎我总是看到事情消极的一面，这使我一事无成，到处碰壁。（停顿）这种感觉有点儿像——你觉得你只是在看着周围的人们享受生活，而你自己正在错过生活的机会。这种感觉太糟了。

罗杰斯：这实际上概括了你说的很多东西，不是吗？——你觉得你忽视了自己的

---

[9] 来访者的激烈情绪得到了明确的确认。

[10] 注意，咨询师并没有试图安慰来访者，使其相信自己还没有发展到精神病的地步，而是对她表现出来的强烈情绪表示认可。

生活,你没有做好准备接受它。[11]

蒂尔登:嗯。(停顿)我的意思是,我在书上看到人们的正常生活,人们结婚生
子以及所有的事情——我猜他们——我想女人会有女人的疑惑,男人也
一样;但那对他们似乎没什么,人们都在享受生活,能自然而然地接受
一切,可我想我就不能。对我来说,任何鸡毛蒜皮的小事似乎都是大得
无法逾越的障碍。

罗杰斯:你觉得甚至鸡毛蒜皮的小事你都承受不了。

蒂尔登:是的。我有一个妹妹——嗯,她只有14岁,她跟我的情况正好完全相
反。我的意思是,她有那么多朋友。和朋友们在一起让她感到愉快,她
喜欢他们,她能正确地看待他们。我是说,那是一种正常的方式。她享
受着友谊,而且她有——嗯——她和男孩儿们一起玩儿,她和他们约会
什么的。她什么事都干得很漂亮,我的意思是,无论走到哪儿,无论做
什么事,她总能从中获得快乐。我想,她也要努力去解决一些问题,毫
无疑问,她肯定有问题。但她似乎就能把问题看成是生活中的必然现
象,该怎么过就怎么过。你知道,你就得这么生活。而我这个姐姐却就
会整天呆坐家中,无所事事。这好像很荒谬。[12]

罗杰斯:你觉得自己应该比妹妹更成熟一些,但实际上妹妹似乎比你更会生活。

蒂尔登:嗯。(很长时间的停顿)告诉您我的这些烦恼似乎很傻——我说的每件
事情都这么令人不快——我真是疯了。但是,这就是我的感受。

罗杰斯:你觉得你描绘出一幅黑暗的画面,但至少它是真实的。[13]

蒂尔登:是的(停顿)我只是觉得,我自己不能像别人那样在这个社会中找到自
己的位置。

罗杰斯:嗯。

[蒂尔登接下去谈到,她觉得自己性格上确实有缺陷。她由于害怕而不敢表

---

[11] 这是一个很好的例子。最初,来访者对其情感描述得不很清楚,咨询师简单明了地重复一遍,帮助她
弄清楚这和感觉。

[12] 来访者强烈的自我感觉。这些感受的现实基础在她与妹妹的比较中显现出来。

[13] 咨询师在这里给出了一个很好的例子,确认了来访者的矛盾情感。请再次注意,咨询师没有试图安
慰来访者,而是随她说下去。

示出"无私"，不敢去爱，惟恐会因此受到伤害。她觉得人需要能肯定自己才能够好好生活下去，但她却做不到。人们夸她聪明，她却觉得这是因为人们并不真正了解她才这样说。她一直尽量装着自己很强，但这无济于事。她姐姐把头发整理一下，姿势很优雅，她也试过像姐姐那样做，但人家却说她"装样子"。有时候。她认为自己的脑子一定是出什么毛病了，真的坏了。谈话继续进行。]

蒂尔登：　一定在某个地方、有种什么东西能够对付这一切。我的意思是说，别人也肯定会经历我的这种烦恼，或是他们觉得自己会有这种体验。我不知道他们怎么解决这类问题。我意识到我的一些烦恼人人都有。因为它们并不是我生造出来的，我想，它们早就在那里了。但是我不知道——似乎我就是找不到摆脱它们的办法。

罗杰斯：　你觉得自己的一些烦恼别人肯定也有，但他们能以某种方式解决这些问题。而你的问题是，你找不到能够解决问题的有效办法。

蒂尔登：　你说得对。我知道自己没聪明到能发明出这些烦恼来的程度。它们不是我杜撰的。每个人或多或少一定都有过这种经历。我在书上读到过。这就是我知道的一切。人们通常对这类事避而不谈。所以，我不知道下一步该怎么办。（停顿 10 秒）[14]

罗杰斯：　好吧，我来说明一下我们现在做的事。我想，你今天开始努力做的事就是，你来我这里的目的是想把这些确实困扰着你、让你感到焦虑的事情都说出来。如果是这样，你也许就有一个机会，能让你发现你能做一些事情，让自己从困境中走出来。我认为，应该由你自己来决定，看你是否值得试一试。我所能告诉你的是，一些人已经这样做过，而且他们觉得确实有效，但我不能保证对你的效果会怎样。我觉得你是想找到一种什么方法，能够帮助你。

蒂尔登：　嗯。我觉得我只是想知道该怎么做，但是也许没有人能告诉我。[15]

---

[14] 来访者提到这一点时，她实际上的意思是："我无法解决这个问题；你该告诉我下一步怎么做。"咨询师（在他的回答中）解释了在这个治疗阶段该做的事情。这是做治疗安排。更重要的是，咨询师还说明了，如果能够找到一种解决方法，这很可能就是通过来访者本人自愿做出的积极努力而获得的。他还小心谨慎地表示，自己不能保证治疗一定有效。

[15] 来访者意识到对她的问题没有简明的答案。但这个问题在随后的几次面询中依然困扰着她，不知来访者在多大程度上真的这样想。

罗杰斯：你想马上找到答案，但也意识到可能没有人能够给你这种答案。

蒂尔登：我只是不知道。我不知道自己在寻找什么。有时我只是想：自己是不是心理上出问题了？我觉得我都成精神病了。

罗杰斯：你感觉自己和正常人不一样了，这让你很担心。[16]

蒂尔登：是的。对我说"别担心"之类的话都是废话，因为我的确很担心。这是我的生活。这种事有什么理论依据吗？你是不是发现自己也有过这样的问题？我不知道。我猜，没有人能够真正帮助你，是不是？

罗杰斯：我们会帮助你自己去解决你的问题，而能否做到在很大程度上取决于你自己。[17]

蒂尔登：我们这么谈话就能解决我说的所有这些问题吗？我是说，就像现在这样吗？你一句话都不说吗？（笑）我的意思是说，你在努力理解我，但是，我的意思是，你就一点都不告诉人们应该怎么做吗？

罗杰斯：我只能帮助你，让你自己去找到使你感到满意的答案，我不会给你提供一大堆答案。就像你说的那样，有人可能会说，"你是精神病。"而另外的人又会说，"不，你很正常。"嗯，我会说你是正常的，而别人——有人可能会说你是个精神病。其实——真正重要的，是你如何真实地看待自己。

蒂尔登：嗯，我不知道该如何改变对自己的看法——因为我就是那么想的。

罗杰斯：你觉得自己与别人格格不入，但是你不知道怎么才能解决这个问题。

蒂尔登：当然了，我很早以前就知道我是这副样子了——因为事事都是有根源的。我不只是——不知怎么的，我成长的过程中哪个地方出了什么问题。我想，我们多少都得着手解决它了，就像是再教育。但我认为我自己无法做到这一点。[18]

[16.] 如上所述，咨询师认为，如果只是安慰来访者，她便更加无法认识自己的问题，更加无法去做些什么减少自己的担心。咨询师试图确认并且弄清楚的，是来访者对自己心理健康的担心，而不是努力消除她对此的疑虑。交谈中，来访者也说安慰对自己帮助不大，需要的还是面对问题，即她怎样做才能帮助自己。

[17.] 咨询师阐明了咨询的环境状况，说明了他和来访者都必须扮演的角色。在这次谈话中，来访者清楚地说明了很多来访者在第一次来面询时都有的问题。这个解释非常清楚地说明了避免使用"指导"的理由。其后的证据表明，这位来访者的生活中可能从未缺少过"指导"，而问题可能是"指导"过多。

[18.] 来访者在此处的陈述非常清楚地表明了她对自己是否有能力找出问题答案的怀疑。

罗杰斯：你意识到必须寻找问题的根源，并且，从某种意义上来说，你想在生活中从头做起，但你不能确定自己是否能做到这一点。

蒂尔登：是的。（停顿）我就是这么想的，我可以看到自己一辈子的生活经历，50 岁、60 岁甚至到了 70 岁——满脑子还都在想着这些可怕的问题。这么做似乎毫无意义——我是说，这是不是太荒唐了？别人都在以自己的方式享受生活，而我只是在生活的边缘上。这肯定是不对的。

罗杰斯：你以这种方式去看待未来，这个未来可是不大光明啊。

蒂尔登：是的。（长时间停顿）我知道自己缺乏勇气，这是我的一个大缺点。肯定是这个原因。因为，别人就不这么容易受情绪影响。尽管这很可笑，可一想到那些——那些品质，我总认为它们，我不知怎么说好——不真实，是远离现实某个地方的什么东西。这很难解释清楚。这就好像——它是真实的，而我会和它保持一定距离，嘲笑它。这种感觉就像是我在讥讽它——但我知道这肯定是真实的，因为周围的人总是在说这些。这种感觉让人很是迷惑。

罗杰斯：从逻辑上来说，你意识到勇气是你所缺乏的一种品质。但在内心里，你发现自己在嘲笑这种看法，并觉得这与你实际上并没有什么关系。是这样吗？[19]

蒂尔登：是的。从某种程度上说，我总是把自己弄得与别人不一样。就是这样。

罗杰斯：嗯，你是说这也许与别人有关，但与你无关，因为你和别人不一样。

蒂尔登：我不知道这种感觉到底是对是错。我无法用手去触摸它。有时候我觉得孤独，有时候又会有别的感觉。你遇到过像我这么糟糕的案例吗？

罗杰斯：你很想知道是不是别人也可能——

蒂尔登：我想，我的问题比我认识的任何人的都要严重。就是这样。我觉得我的状况非常非常不好。我无法重新站起来回到起点去，看起来不值得——为此事烦恼，这样做好像毫无意义。[20]

---

[19] 这些话是对来访者感受的精彩回应。

[20] 在此处及其随后的一些谈话中，来访者都流露出非常绝望的情绪，她觉得完全不可能找到解决问题的办法。罗杰斯相信，咨询师在这种情况下只能依靠一个因素，即来访者本身的需要改变的内驱力。请注意，咨询师要做的是努力表现出对来访者绝望情绪的共情和理解。

罗杰斯：你想努力抗争，但这似乎不可能。

蒂尔登：是的。我只是很想知道别人遇到这种问题的时候是怎么做的。我很好奇，他们是否真的看透了这些？或者他们是不是试图找到解决的办法？

罗杰斯：你觉得你想知道别人是怎么处理这种事情的。

蒂尔登：是的。但是我——我经历过这些情况，自己置身其中，然后（记录稿中此处有文字缺失）。例如，如果我去参加一个舞会什么的——要是没人邀请我跳舞，我就会觉得受到很深的伤害，而且我立刻就会觉得自己一无是处，这件事本身就证明了我不行。但是，如果别人遇到同样的事，他们该干什么还干什么，丝毫不受影响。我的意思是——然后，我就会想：也有过别人请我跳舞而其他女孩没被请到的时候，那不也是一样吗？但我这么想也无济于事。我是说，这不会让我的感觉好起来。我只是认可这类事情，但不会再高兴起来。我最好的状态，就是没什么不好的感觉。

罗杰斯：你能达到的最好状态也就是感觉还行。从另一方面来说，发生任何一件带有负面影响的小事无疑都会彻底破坏你的情绪。——好，我想今天就到这里吧。下个星期你还想来吗？[21]

蒂尔登：（笑）可能来吧。

罗杰斯：你还没想好，是吗？想来还是不想来呢？

蒂尔登：我不知道我来对我是否有所帮助。我是说，我不知道有什么能帮我。（停顿）你遇到过比我的情况更糟糕的吗？（笑）或者，差不多糟的？

罗杰斯：你还是想知道，是吧？你想知道有没有——嗯，我可以告诉你，是的，有过。[22]

蒂尔登：他们最后都进精神病医院了吗？（笑，罗杰斯也笑了起来）听上去我像是在胡说八道，是吗？我也知道，但我就是这么想的。

罗杰斯：嗯，请说一下，下个星期你还想来吗？（长时间停顿）

蒂尔登：（非常轻声地说）好，我会再来的。[23]

[21.] 咨询师很清楚地说明，来访者前来咨询必须是她自己希望那样做，而不是咨询师劝说她来咨询。

[22.] 在一些难度较大的案例中，来访者时常提出这类问题。来访者想了解自己的情况是不是咨询师所见过的最糟糕的案例，咨询师告诉来访者有过类似的案例，以给她一些安慰。

罗杰斯： 就这样了。（记录下一次面询时间）

　　第 1 次面询中来访者表达出的重要感受：

1. 每件事都不对劲儿。我觉得自己不正常。

2. 我觉得学习对我来说只是一种逃避的手段。

3. 我甚至连生活中一些很平常的事情也做不好。

4. 我已经对什么都失去信心了，包括对自己。

5. 我肯定自己什么事情都做不成。我很差劲儿。

6. 我意识到别的女孩子们都正常成长，走入婚姻；而我甚至根本没有准备好。

7. 我完全没有自信心。

8. 我做不到自然地表现自我，因为我不喜欢自己。

9. 我想过自杀，因为找不到活下去的理由。

10. 我有些幼稚，但是人们认为我是成年人。

11. 我不正常。

12. 即使是微不足道的失败也会把我打垮，但成功不能让我振作。

13. 我应该比妹妹更加成熟，但却正相反。

14. 我找不到自己在社会中的正常位置。

15. 我的性格中真的有缺陷。

16. 我不敢表现得无私或开朗，因为我怕受到伤害。

17. 我模仿成功者时，总被人说是装样子。

18. 我觉得别人能应对我所面临的这些问题，但是我却做不到。

19. 我意识到这些问题有其根源，可追溯到很久以前，但我觉得自己无法改变这种状况。

20. 我不能这样继续下去了。

21. 我缺乏勇气，但又嘲笑自己有这种想法。

22. 我觉得我比自己认识的任何人都差。

---

23. 虽然经过长时间的犹豫，来访者才小声地说出了这句话，在整个咨询过程中，这是一种表示，表明了一种积极的、有目的的态度。它代表了来访者主动跨出的第一步。这一次，来访者是在母亲的竭力劝说下才来的，她对自己完全不抱希望。但她有机会表达自己时，她的表现似乎让人看到了某种希望。罗杰斯相信，在每一个来访者身上都会显现出这种建设性的力量。

23. 我不知道你能不能帮助我解决问题。我对此有怀疑。

24. 我想我会再来。

第 2 次面询小结

（10 月 14 日）

　　这一次，蒂尔登的谈话是从探究自己与他人的关系开始的。她觉得自己没有能力去建立深层次的人际关系，并且，从来没有过真正的"归属感"。蒂尔登没有什么兴趣爱好，因为她怕自己不能把它们恰当地保持下去，所以什么也不愿意尝试。她害怕别人会发现她是一个多么"笨"的人，尤其是怕男性知道。蒂尔登说："我不知道到底有没有答案。面对一个完全不相信自己一定能找到答案的人，你能做些什么呢？其实对这样的人你也没有办法，是吧？"她觉得自己甚至不如一个小孩子，但是又觉得自己应该超越这些事情。她问道："对于我的问题，会有什么解决办法吗？"咨询师采用了与第 1 次面询时相似的方式与蒂尔登建立联系。蒂尔登说，她有时出去走走，并且按照心理学书上的建议做了一些事情，但没什么效果。以下是这次面询结尾部分的对话：

蒂尔登：问题是——我是说——我知道没有人能够真正帮助我——我的意思是——我想他们可以告诉我一些方法——但是他们不能代替我思考。[24]

罗杰斯：你觉得别人可能对你会有些帮助，但你同样意识到，无论如何，一切取决于你自己，这是问题的实质。

蒂尔登：是的。（停顿）我真的有点糊涂了，不知道自己实际想要达到什么目的。

罗杰斯：你确实不能肯定——你要达到的目标是什么。

蒂尔登：你说得对。

罗杰斯：嗯，我想时间快到了。下星期你还想来吗？

蒂尔登：（笑）你真的觉得你能以某种方式帮助我吗？我是说，你觉得你能吗？

---

[24] 在此处，来访者表达得非常清楚，而这一概念正是非指导性治疗的思想基础。然而，显而易见，她仍然怀疑别人是否能帮助自己。随后她又一次提出这个问题。咨询师很有技巧地重述了他的立场，并得到来访者的认可。咨询师要求来访者表明态度，是放弃咨询并继续在适应不良的状态中挣扎，还是努力在自己身上找答案，来访者选择了后者。

罗杰斯：我想，我想把你这个问题放到以后回答——嗯——回到我这个问题上来——你觉得你还想继续下去吗？如果你还想，咱们就来约定下星期的时间。如果你觉得一点希望都没有，做什么都无济于事了——

蒂尔登：我来不来完全取决于我的态度，是吗？（停顿）好。那么，就下星期再谈吧。

第 3 次面询

（10月21日）

罗杰斯：好啦——今天，你想在这段时间里谈些什么？[25]

蒂尔登：嗯——我说不太清楚。哦——（长时间停顿）只是出于好奇，前两天我一直在看一本书。书名是《女性的生活》，这本书有个副标题——"如何充实地生活"。书中描述了不同类型的人的生活状态和她们的工作情况，但没有深入探讨原因或诸如此类的问题——但是——嗯——书中谈到了一个人的生活是不完整的，而且多少提到了为什么——我的意思是，嗯——书中谈到了对那些人的回答为什么有所不同，并且解释了为什么人们不喜欢他们那些人的原因——我是说，唔——书中深入谈到了如何，唔——他们在一个团体内工作时，为自己想得太多了。他们从不付出。书中很仔细地解释说那个人很懒——做事不努力。嗯，我觉得这本书非常好，其中还提到没有把握住生活的人并不是不正常的人，他们只是没有尽力去做而已，需要不断的努力——才能有所变化。嗯，我看这本书时，对事情的本质有了进一步的认识。但是——我还是不知道该从哪儿入手去做。看书的时候，我意识到人们都会经历那些事情。我甚至不知道我为什么会想到这些——看起来，这个开始似乎不错。[26]

罗杰斯：嗯，你觉得读这本书有一些收获，它告诉你与别人不能很好地交流并非

---

[25] 对于一次谈话来说，这是一种很好的开场白。它强调了这样一种思想：只要来访者觉着合适，她可以自由支配这段时间，谈话过程并不是由咨询师控制的。

[26] 虽然来访者并不能确信自己学到了什么，她已经在努力学习关于行为的知识；她的这种积极表现是个很好的迹象。

不正常，但要保持和一个团体的关系需要做出持续不懈的努力。是这样吗？但你看过书之后还是感到"不知道该从哪儿入手去做"，对吗？[27]

蒂尔登：是的。（长时间停顿）嗯，首先，假如现在我立刻去找一份工作的话，我觉得对雇主不公平。我是说，我确实认为那不公平——我还处在这么糟糕的一种状态，没有什么改变。问题的关键是，我提出这个理由，是不是出于一种不去工作的自我保护机制？或者说，我真的是觉得不公平？这对我来说是个很重要的问题。[28]

罗杰斯：你觉得这不公平，但同时又怀疑自己，是不是在以这个问题作为借口而不去做一份也许很难做的工作？

蒂尔登：是的。（停顿片刻，笑）你摇了摇头。这就算完了吗？[29]

罗杰斯：那么说，你觉得也许我该知道答案。

蒂尔登：是的。如果出去找到一份工作——你觉得，嗯——这可能对你会有所帮助，但也许对雇主没有多少好处——这样做你觉得对他公平吗？（停顿）这公正吗？

罗杰斯：你觉得这么做，可能真的就是在欺骗雇主。

蒂尔登：是的，我刚才说过了。我想我们以前聊到过这个话题。嗯。（长时间停顿，笑）好吧，答案是什么？我是不是要找到答案？

罗杰斯：也许你才能找到答案——你也在这样想，不是吗？

蒂尔登：换句话说，我自己首先得有一个彻底的改变，那样我才能——我的态度和其他方面才会有所变化。

罗杰斯：你意识到，如果——嗯——如果你尝试去做某些事情的话，那将意味着相当彻底的改变。

蒂尔登：是的。（长时间停顿）我想，这可能对我更好。我的意思是，刚开始我可

---

[27] 咨询师避开了对来访者所阅读的书进行评价，却对她的读后感做出了回应。如果咨询师批评这本书中的观点（当然，他也完全有理由这样做），接下来就会有一场围绕对这本书的理解问题的讨论，而且，来访者很可能会为自己的观点辩护。这样的讨论不大可能帮助来访者更好地了解自己的情绪变化。

[28] 来访者这样说是为了表明她对心理学概念有一些了解。她提出的问题是：她的想法是否是一种自我保护机制？这反映了她较高的智力水平和对有关行为机制知识的了解。

[29] 此处来访者试图强迫咨询师回答她的问题。她先问咨询师她自己是否能解答这个问题，然后又问为什么不能给她一些建议，例如，能不能帮她找到不去工作的充分理由。来访者一会儿觉得自己的解释不合理，一会儿又觉得咨询师可能不愿意给她提供帮助。

能不喜欢，但一段时间之后可能就会对我有所帮助了，是吗？这多少是在强迫我去做我不想做的事，我认为——[30]

罗杰斯： 你认为这也许是一件很难对付的事情，但对你来说很可能确实会很有意义。

蒂尔登： 是的，也许我必须去做些什么。（停顿）但再接下来该怎么走？下一步干什么呢？

罗杰斯： 你意识到，即使你真的那么做了，前面仍然会有大量没有答案的问题和很多困难。

蒂尔登： 是的。（停顿）读点儿这方面的书真的有帮助吗？虽然，我的意思是——如果从表面上看你可能找不到答案，如果你似乎就是没有能力对付这种状况——你不能找到答案，读书还有用吗？我是说，我会不会有某种——一种不愿意认可书中观点的情绪？这之前我自己从未想过这一点或诸如此类的情况。

罗杰斯： 但你觉得应该再深入探讨一下自己的实际问题，而不只是去看书中的东西。[31]

蒂尔登： 是的。似乎我早该考虑这些问题了——即使我不会——好像我应该想过。（长时间停顿）我是不是想过呢？（笑）我想这就是为什么有人写书的原因吧。他们写书是为了帮助别人。人们写书所以他们能够帮助别人。我只是奇怪为什么我会觉得这么难以接受他们的思想，即使我知道他们说的都是对的。

罗杰斯： 换句话说，你意识到你在书里读到了许多很好的建议——可能是一些合理的主意——但是这并不意味着你能接受那些建议。

蒂尔登： 是的。唔，我这么觉得是因为，你刚读到书里提出的那些建议的时候，似乎觉得与你的情况并不吻合，只是书里的东西而已——嗯，就像是把你自己的一条建议加上去，但它对别人的情况就没什么帮助。我是说，你可以接受一个建议，照着去做，接着你会想，嗯——你去做了之后，

---

[30] 让来访者自己思考去工作有哪些益处的问题，她无疑也能够做出清楚的评价。

[31] 这个关于来访者会从阅读（阅读疗法）中得到什么帮助的讨论很有趣，这种讨论可能与心理治疗医师经常考虑的一些问题有重要联系。

又会出现另一种情况——然后，那时你又不知道该怎么做了。（笑）

罗杰斯： 嗯，如果我理解得没错的话——书里就像一些拼凑起来的东西——你可能会从某本书中接受某个建议，照着做了——但接下去怎么办？我的意思是——

蒂尔登： 是这么回事。接下去该干什么，自然就要靠你自己去推论了，对吗？我是说——我想这应该很正常。

罗杰斯： 你觉得，接下去就要靠个人内在的东西发挥作用了。

蒂尔登： 你说得对。人们从书本中获得一些思想——或者别的什么的时候，他们就会采纳，我认为他们立即会多少吸收一些，为己所用。但他们不能只是依赖读到的信息，他们以此为开端，继续往前探索。关键的一点是，要把阅读中获得的思想用于实践——我想这是有帮助的，总比原地不动强。这是不是会对改变自己有什么新的作用？是不是应该主动地开始做些什么事情？

罗杰斯： 你是想弄清楚，假如你把书中那些对你有帮助的措施都付诸实践的话——之后，你是不是会真的知道下一步应该做些什么。

蒂尔登： 是呀。（停顿，笑）那么，答案是什么呢？（停顿）有件事情我还拿不准——我一直想弄明白——嗯，就是，我这样日复一日的，过着一成不变的生活。可是，什么才是我真正想要的呢？我认真地检查自己，发现搞不清楚自己真正需要什么。只有在看到别人想要什么的时候，我才觉得，哦，这大概也是我想要的吧。这是件很奇怪的事儿，我不喜欢这种感觉。这让我觉得——这个——嗯——因为不知道自己到底需要什么，我无法去做自己想要的事儿。

罗杰斯： 到目前为止，按照你现在的想法，你觉得你所能获得的最好东西就是选择一个似乎对别人来说很好的目标。但是，你又觉得这不是你真正想要得到的东西。

蒂尔登： 就是这样。（很长时间的停顿）我想，这件事情本身很奇怪，这是因为——我想，每个人都有欲望——人们的确非常想得到一些什么东西。似乎我，大概我也同样有这样的欲望。然而，一旦我坐下来，努力想弄清楚自己是否有欲望的时候，我就发现我想不明白。[32]

罗杰斯：你一直在试图搞清楚自己到底需要什么，而你却会认为你没有任何欲望。

蒂尔登：嗯，我有欲望——有时候有，非常强烈。例如，和别人相处，我希望自在轻松一些——感受温暖，但是坐下来想想，这似乎不是名副其实的欲望——我是说，它相当的混乱。嗯，我的意思是——坐下来一想，除了这些——嗯，我到底想从生活中得到什么，我多少能向这个方向努力，但我的确不知道我需要什么。

罗杰斯：你知道自己有某些欲望，而且有的时候你挺清楚它们是什么，但一般情况下，当你真的努力想搞清楚时，又觉得不清楚了。

蒂尔登：就是这样。我是说，有一种情况除外，就是我常常会感到不舒服——我对什么事反感——坐下来想这事儿的时候，心里充满了恐惧，或者诸如此类的问题——嗯，从某个角度来说，这是不一样的。那真是一种恐惧的感觉，不管怎样，多多少少就是这样的感觉。但实际上，如果我确实知道自己需要什么的话，我想这可能会对我有所帮助。

罗杰斯：你觉得，如果你确实知道自己要去什么地方的话，那就前进了一大步。

蒂尔登：不完全是一个地方。

罗杰斯：噢，我是指一般意义上的——

蒂尔登：嗯。

罗杰斯：那些你希望获得的东西。

蒂尔登：是的。那些我真正想从生活中获得的东西。（停顿）但这确实会对我有所帮助吗？（笑）接着我就会想，嗯，这真的会有帮助吗？

罗杰斯：换句话说，有时候你会想：即使我弄清楚了我需要的是什么，那就能帮助我改变吗？

蒂尔登：唔，问题是，如果我有强烈的欲望，想要得到什么，而且确实是真诚的、发自内心的愿望，别的什么麻烦可能也会随之而来。

罗杰斯：如果你的确有了某个真正的目标，这个目标可能又会和其他的烦心事有联系。

蒂尔登：是的。（长时间停顿）可是，怎么找到这个目标呢？

[32.] 从此时起，来访者开始谈论一个非常重要的话题：动机问题；这涉及她自己和别人。这个话题可能与很多来访者的自身困境有密切的关系。

罗杰斯：通过悬赏：我要找"一个目标"。嗯？

蒂尔登：是的。为什么对一点小事儿——对一件普通生活中的平常事儿——就找不到答案呢？你去找一个目标，怎么就像是在工作似的？原来我上班的时候，非常抑郁，我会忘记时间，我甚至不会想到我是在工作。然后，我就会觉得很不满意——我不知道这是不是到了该去找一份更好的工作的时候了。我的意思是说，我不知道真的觉得自己进步了？或者说，这是否只是一种感觉——是否只是一种情绪波动？我是说，嗯，这只是一种自我保护机制。那么，我就无法真的在内心里找到答案，我搞不清楚——我无法确定自己接下来应该做些什么，这件事本身就让我烦恼，因为，只有搞清楚了才可能再进步。我是说，你知道自己已经有了一些进步，该走下一步了。[33]

罗杰斯：换句话说，如果你有了目标，一个最近的目标，并且你达到了，你可以感觉到自己在进步。但是你又想到，目标在不断变化，这时候你就又不知道自己走到哪一步了。是这样吗？

蒂尔登：嗯，是的，从某种意义上来说是这样的。（停顿）问题是，如果我想做一件大事，或是我认为重要的事情——实际上我没有资格，因为你得一步一步地来。那么，就得那么干——（笑）当然了，我并不情愿去做第一件事儿。

罗杰斯：你觉得自己不是很情愿去定一个低一点的、过渡性的目标，而且，你也知道自己还没有真正做好准备去实现更高更远的目标。是吗？

蒂尔登：是的。（停顿）问题是，根据我的人生哲学，我有一些很怪的想法，我认为自己是不会取得进步的——情况不会有所改善。我不知道自己怎么会有这种想法——但这是——这是一种奇怪的想法。我是说，我可以去看别人是怎么做的，看别人取得进步，看别人通过不懈的努力达到了他们想要达到的目标，妥善解决了所有的问题，我可以看到所有这一切——但是，我就是感觉不到经过努力我也能够有那种进展。

罗杰斯：你自己身上的进展。

---

[33] 这是一个好的开始，我们可以看到来访者开始对问题产生顿悟。这是一种普遍的情况，并不只是这位来访者的特殊情况。

蒂尔登：是的。（长时间停顿）问题是，如果我不去过多地想那些困扰我的问题，不去想我自己——或者不去想我的烦恼，去做些别的事情，把精力放在别的事情上，——这样就可以改变我对那些重要事情的态度了吗？你能明白我的意思吗？

罗杰斯：就是说，你想知道，如果你——选择了某个目标，比如，找一份工作或是做一件你能完全投入去做的事情，那样是不是真的能够改变你现在的这些想法呢？或者，这仅仅是暂时的注意力转移而已？你是这个意思吗？

蒂尔登：是的。换句话说，如果我不再想那些总在困扰我的问题——可是，我仍然认为，就算一两个月不去想那些事，试着去想别的事，我还是觉得那样不会使我有很大改变，不会有根本性的改变。

罗杰斯：你觉得，不论是暂时丢掉这些想法不再去想它们，或者是强迫自己少考虑这些问题，这都不完全是你想做的，或者说，这并不能真正帮助你。

蒂尔登：是的。（停顿）嗯，实际上我不知道重新考虑这些问题是否有用。（停顿）所以我认为你也得换个思路了——为了更好地——我想，我的意思是说如果某个问题带出另外一个问题，而你说"不是这样的"，你就得换个角度想想了。脑子里刚冒出一个想法，我指的是对某件事儿的每一种想法，你就去抨击它，这样做真的有帮助吗？

罗杰斯：至少你是在想：你自己是否能够应对你认为是错误的东西，用你的想法和行动去应对。

蒂尔登：（录音中听不清蒂尔登在此处所说的话）

罗杰斯：你觉得，这样看问题确实显得小肚鸡肠，扭曲了你对别人的看法，也歪曲了别人对你的态度。

蒂尔登：是的。（长时间停顿）那么下一步呢？（笑）对于所有这些，我该做些什么呢？

罗杰斯：你觉得可能有另一条向前走的路，是吗？

蒂尔登：是的。但可笑的是，我——只要这么做，就会有人给我使坏——我就再次完全失去信心——我的意思是，这似乎并不是嘲弄，你觉得这——嗯，似乎是最该干的正确之事时，别人就给你使坏——嗯——我好像没理由把别人想得这么坏。

罗杰斯：虽然你努力去相信别人——嗯——努力去感受他们有多么心胸开阔、宽容忍让——但是，你又相当肯定地认为他们会"使坏"，使你的幻想破灭。

蒂尔登：嗯，经常是这样。（停顿）噢，我过去常常是忍了——你就得这么忍受。（停顿）我想，你也得看到自己也有做错的时候。

罗杰斯：你觉得你得明白人无完人的道理。你有出错的时候，别人也有出错的时候。

蒂尔登：我是这么想的。（长时间停顿）问题是，人们满脑子装的到底是什么？——我是说，别人到底在想些什么？这是我一直想要弄清楚的问题。这总是使我困惑，我总是想知道人们在想什么。我真正想要知道的是什么？这只是我自己养成的一种"强迫"想法——你觉得，我有能力与别人做得一样出色吗？这就是我想搞清楚的吗？——我想要的到底是什么？[34]

罗杰斯：做得和别人一样出色——这可能就是你真正的目标，是这样吗？

蒂尔登：是的。因为你这样想的时候，你会发现这个目标多少有点疯狂，因为你得按照别人的方法来解决自己的问题——这又回到最初的烦恼上了。

罗杰斯：这就使你的整个计划再次由别人控制了，不再是你的东西了。你是这个意思吗？

蒂尔登：是的。（停顿）为什么这件事儿让我这么心烦呢？（停顿）为什么无论表面上我做什么、怎么做，还总是要回到内心困扰的问题上呢？我总是要不停地想这个问题。

罗杰斯：你觉得自己不管做什么都是根据别人对你的看法来评价，是这样吗？

蒂尔登：怎么说呢，我总是受别人看法的影响，非常大的影响，有点过分——因为，这样一来，他们对你的看法就变成了你对自己的看法，变成了关于你的事实。问题是——看看周围的人，我发现别人都有很大的进展，家里的兄弟姐妹们也是这样——他们都能够大学毕业，做了很多了不起的事，而这——这多少让我觉得——为什么——它对我的影响难以解释——我不知道这种影响在起什么作用，反正不是鼓励，但是——在某

---

[34] 来访者在此处讲出了自己的想法，她非常在意的一点，即她不像其他人一样聪明、有能力。

种程度上它使我震惊。

罗杰斯：这让你有点儿不知所措。[35]

蒂尔登：嗯，是的。

罗杰斯：这使你退缩，而不是前进。

蒂尔登：对。问题就在这里，别人的影响对我不应该是这样的，它应该是一种鼓励，不是吗？（长时间停顿）到底什么是自我反省？我的意思是，是不是有些人会深陷其中自省，没完没了地这样做，或者有些人多多少少也这样做？我是说，是不是每个人都是在一定程度上自我反省？

罗杰斯：你想知道人们的自我反省程度是不是有所不同？

蒂尔登：是的。

罗杰斯：我想是的，是有所不同。[36]

蒂尔登：我想，可能到了某种程度就会是相当病态的了。

罗杰斯：你觉得可能是反省过头了。

蒂尔登：是的，当然。关键是，我想，这样做应该对你有所帮助，如果没什么帮助，反省就一点作用也没有了。（长时间停顿）我不知道该说什么——

罗杰斯：要说的都说了。

蒂尔登：是的。（长时间停顿）有没有人真的会——真的觉得自己已经实现了理想的自我？我的意思是，自我设定的某个目标。有没有人真的会对自己感到满意？我是说，对自己有一种肯定的情绪？

罗杰斯：你很困惑，不知道是不是有人真的能实现自己的理想，或实现自己设定的目标。是吗？

蒂尔登：嗯，不完全是。我是说，他们自己怎么看——如何看待他们自己处理事情或做事情的方式。

罗杰斯：是不是每个人在实现自己的目标时都会感到满意——对自己感到满意？

蒂尔登：（停顿）嗯，就是这样，我——我能做某事，或者我能有某种经历，而且我觉得，嗯，我做的还不算很糟糕，但过不了一会儿，我就对自己说：

---

[35]. 咨询师在这里成功地运用比喻描述来访者的深层感受。

[36]. 注意这里的一个技术性细节：咨询师给出的是一个试探性意见，而不是一个即问即答式的问题。

"噢，不！"心中立刻就有什么东西，在抨击我，一条条把我驳得体无完肤。而且，这会让我心灰意懒，使我泄气，再也不想重提此事。

罗杰斯：换句话说，你对自己的评价摇摆很大，所以总让人感到泄气。

蒂尔登：是的。我就是在摇摆不定——这个词说明了我的状况，很确切。

罗杰斯：1分钟以前你还自我感觉好极了，转眼间你又会觉得自己一钱不值。

蒂尔登：是什么引起的呢？我的意思是，我想知道是否有人——有人知道原因吗？是鬼吗？（两个人都笑了起来）

罗杰斯：你觉得可能是身上附着鬼了。

蒂尔登：是的。令我烦恼的是，为什么我不能反驳一句："嗨，我做得棒极了！"我总是怀疑自己做得不好。为什么这个问题就这么重要呢？我不知道，但事实就是如此。

罗杰斯：你觉得这种烦恼不断折磨着你。[37]

蒂尔登：是的。（停顿）把这种烦恼拿出来讨论似乎真有点儿荒唐，但是我必须想这些问题，因为我在说我要解决自己的问题，而且，我认为我要解决它。（停顿）关键是，这样做真的很重要，还是仅仅因为我认为很重要？这只是我自己总在想的事儿，还是真正至关重要的事？（停顿）是的——（笑）——该您说了。（试图从咨询师那里得到答案）

罗杰斯：我（严肃地说）——我正努力理解你的话。换句话说，你觉得可能是因为你过于强调自我，所以整个问题才这么严重，有这么多困难。

蒂尔登：不能解决问题是一件滑稽的事——我听说过有些人有自卑情结，但是他们却利用这一点战胜了自己的烦恼，他们驾驭了自卑。换句话说，自卑非但没有使他们退缩，反而被他们利用，促使自己往前走。这太好了。问题是，我该怎么对付这种情绪——不让它毁了我。

罗杰斯：你觉得，自卑情结可能推动某些人向前走，但如果方向不正确，也可能毁了另外一些人。

蒂尔登：是的。嗯，我的意思是说，我想，与其让这种自卑情绪击垮你，还不如让它成为一种动力推着你往前走，而不是——老想着，嗯，我把生活搞

---

[37] 咨询师最后的这几句答话是对来访者的感受非常精彩的回应。这之前的答话则谨慎地避开了一个宗教问题，因此避免了耗时且全然无益的讨论。

得一团糟。（长时间停顿）有时候我会非常沮丧抑郁，什么事都不想干，很难解释为什么会这样。处在这种状态的时候——我就会——我的想法一会儿一变，反复无常，又很古怪。我会认为自己太出色了，这种活不值得我干。这种情绪就这么影响着我。有时候我——我觉得自己无法胜任——而另外一些时候又会觉得自己能做好——这是我内心里的什么东西——嗯——这东西好可怕。它使我觉得似乎——我不该对此感到得意的——但这真的是一种自鸣得意的情绪——而且它不是——它是一种很奇怪的感觉——我——我的意思是它——实际上它的意义不大。

罗杰斯：你觉得，有时候你会为自己的不称职感到非常沮丧，而有的时候你又会完全走向另一个极端，但连你自己也不喜欢——一种很是自鸣得意的情绪，觉得参加这种活动有失身份——做这种事真是大材小用了。

蒂尔登：是的，但是别人——我的邻居或是别的什么人也许有同样的经历但却不会像我这么干——我的意思是——他们不会觉得——嗯，不会完全像我那样，觉得自己做这事大材小用了。这只是一种感觉——嗯——无法解释。（停顿）可能会像——如果我像别人一样的话，我就不会这么做了——或者说别人也许就不会这么做——不会有觉得自己太棒了，对此不屑一顾之类的态度。这个问题解释起来有点难。

罗杰斯：嗯。

蒂尔登：虽然我知道别人也会碰到这种事，但是他们的态度——他们对这个问题的态度与我完全不同。我想说的是——他们理所当然地接受下来，该干什么干什么。可能我也想这样，但是立刻就会有个——有那么一个小鬼，出来发表意见——真是这样——似乎这个小鬼在很大程度上控制着我。

罗杰斯：你觉得，真的有一个小鬼在左右着你的态度取向。

蒂尔登：是的。（停顿）我想，我若试图改变态度——脑子里就会冒出这样的话："噢，你就是个笨蛋——你这是在犯傻！"这实在难以解释。我想，我们要做的是克服那些冒出来的诸如此类的联想。我认为，脑子里的这类想法越多，它们左右你的力量就越大。我想就是这样的——这就是我一直以来的感觉，我知道别人也经历过一些挫折，但是我想要仿效他们的时候，从某种程度上来说，我却无法认同他们的做法。（停顿）我只是认

为，我一直认为，生活就该是事事如意优哉游哉的——如果我无法从中
获得幸福的话，就说明生活中可能有问题了——

罗杰斯： 也许你从内心深处感到，或多或少觉得，对你来说，生活应该更舒适安
逸一些，更完美无缺，假如不是这样——你就不接受。

蒂尔登： 是的，没错。（长时间停顿）我以前没那样想过，但现在确实如此。我想，
我总觉得这是一种耻辱——或者说，如果没有把事情做完美，如果不去
和某些事情抗争，就该感到羞耻。我不知道，可能这种想法有点势利。

罗杰斯： 你一直觉得处在一个真正需要抗争的状况中，嗯——却认为生活应该是
优哉游哉的，这种态度不大合适——

蒂尔登： 是的。（停顿）我是不是懒得出奇！（两人都笑起来）这确实是关键所
在。我一直有些——我想，一直以来我都处在这种状态中，只是以前没
有意识到而已。（长时间停顿）我采取的是不是一种很愚蠢的态度？这
就是——就是那些一直困扰着我的问题中的一个，而我却没有真正认识
到。这确实是一种偏见，是吧？

罗杰斯： 你觉得毛病出在你身上，你一直都有这个问题，你并不为此感到自豪。

蒂尔登： 是的。我要改变它——我是说我试图改变这种状态时，还为自己的这种
状态而自鸣得意，想解决问题不该是这种态度的。我对自己的这种态度
也感到不满。（笑）我的意思是别人做事情是因为他们认为理所当然，
该做。我又走极端了。从一个极端一下子跳到另一个极端。

罗杰斯： 你觉得这是一种挣扎，是在你一直不大情愿正视或不大愿意认可的情
况中的挣扎。

蒂尔登： 嗯，是的。（长时间停顿）我只能把这看成是像演戏一样的东西。这很
奇怪吧？但是，我上小学的时候——那是一切开始的地方——我的价值
观形成的方式从一开始就很可笑。我有点——我是老师的得意门生——
而且——我还是律师的女儿，所以人们对我的态度多少让我觉得——说
不清的什么东西让我觉得——似乎我太出类拔萃了——我无法不这么
想——我比别人更优秀——用不着主动去对别人好，因为我——我不需
要，因为我比他们更优秀。这种自鸣得意的情绪不断增长和膨胀，到了
我真想给别人留下好印象的时候，我却不知如何是好了。

罗杰斯：你觉得，通过——回顾过去的某些经历，你能够找到问题的根源所在。

蒂尔登：是的。我生活的这个世界是孩子的世界——这么想有点可笑吧。它真的不是现实社会。我想我很喜欢它——我喜欢这样的世界。问题是——为什么我没有为它做点什么？为什么我还没有醒过来？

罗杰斯：你觉得奇怪，不知道为什么自己会接受这样一个世界。

蒂尔登：是的。（停顿）

罗杰斯：还没有人来唤醒熟睡的公主。[38]

蒂尔登：没有人这样做，从来没有。我原来确实一直抱着一种期望——希望不需要做什么就能达到目标。

罗杰斯：你希望能不做事情或不去奋斗就能达到目标。

蒂尔登：是的。但我的意思是，我以前努力学习争取得高分；但我现在的态度不是我努力能决定的，而是社会意义上的、其他一些东西决定的。我总是期待事情都有其一定之规的。我猜我之所以这么想，只是因为这就是我认定的想法。我的意思是——如果他们那时真的是喜欢我，我很开心，我是说，我喜欢他们这样宠着我。但是这样确实也不对。这使我与别人全然不同。

罗杰斯：你喜欢别人那样待你，但我想，你觉得即使如此，即使是那样，也不完全是你想要的东西。[39]

蒂尔登：是的。

罗杰斯：好啦，我们看今天就谈到这里吧。[40]

蒂尔登：嗯，我想也是。

罗杰斯：下个星期一你再来？

蒂尔登：嗯，我不知道这个时间是不是真的很合适。（停顿）别的时间可以吗？您的办公室最晚什么时候下班？[41]

---

[38] 这里使用了另一个比喻，作为一种更加清楚地表达来访者情绪的方式。

[39] 来访者的矛盾心理在这里得到确认。

[40] 按照通常的做法，咨询师要负责控制谈话时间的长短。

[41] 从后来的发展看，对这些问题最有可能的解释是：蒂尔登在考虑是否有机会找一份工作；如果要工作，面询时间就不可能安排在通常的上班时间。实际上，她直到第 7 次谈话之后才有勇气去找一份工作。一种可能的情况是，（如果这种解释是正确的话）谈话快结束时，蒂尔登有了一些顿悟和想找工作的冲动，但她离开后，又感到灰心泄气。她意识到，自己正在经历一个自我认识的艰难、痛苦的过程，这种痛苦以及因此而采取的行动也许可以很好地解释为什么下一周时她"身体不适"而没有来面询。

罗杰斯：嗯，下午 5 点钟。

蒂尔登：嗯，打电话可以吗？

罗杰斯：可以。

蒂尔登：我的意思是，我需要提前多久打电话过来定时间？

罗杰斯：噢，我——这很难说，这得看我的日程安排如何。但是如果你想来的话，你可以定时间，我会提前给你预留出来的。这样可以吗？或者，你还是更愿意打电话告诉我你什么时候能来？

蒂尔登：这样吧，您定个时间，我会给您打电话，告诉您下次我是否能来。最早什么时候给您打电话呢？

罗杰斯：嗯，周四或周五打吧，行吗？

蒂尔登：好的。

第 3 次面询与第 4 次面询之间的情况

在与蒂尔登约定的下一次会面的前一天，她的母亲打电话来说蒂尔登生病了，于是预约推迟了 1 周。但过了 1 周，她的母亲又打电话来，她说："蒂尔登不愿意去了。我一直在督促她，但是她不愿意。我想去那儿对她没多大帮助。每次谈话后她都会感觉好一些，然后就变得抑郁沮丧，除了睡觉什么事也不干。我不知道这种咨询对她这样严重的情况是否有效。您能不能帮我们介绍一个精神病医生给她看看呢？"罗杰斯回答说，他愿意考虑一下这种可能性，如果蒂尔登认为她没有在咨询中得到什么帮助的话，他会再提出些建议的。他说他将先给蒂尔登写一封短信。母亲说，可以让女儿来听电话；罗杰斯说不必了。[42]

---

[42] 关于这里所运用的技巧，有几个需要注意的重要因素。咨询师避免使自己与蒂尔登之间的交流变成自己与其母亲之间的交流，他把决定权交给蒂尔登本人。在电话中，他提出的问题中包含了以下意思："究竟是谁准备放弃这种咨询？是您——来访者母亲，还是来访者自己？"如果是蒂尔登本身希望有所改变的话，那么，面询还是有益的。重要的是，这位母亲在此以一种代替女儿做决定的方式发挥作用。随后我们会看到，她的做法在很大程度上造成女儿的过度依赖和心理适应不良。

罗杰斯的这封信写得"慎之又慎"，既诚挚亲切地表达了关切之情，又尽量不带任何"指导性"。信中这样写道[43]：

蒂尔登小姐：您好！

您的母亲告诉我您无意进行这次面询。我理解您的感受，也明白您对自己现在的状况感到有些沮丧。我并无任何要求您的意思，如果您不想再来，将不会有任何问题。

但是，在本周五之前，我还是将冒昧地为您保留下周二的预约时间。如果您能打电话通知我是否需要这次预约，我将非常感激。如果我在本周五之前没有得到您的答复，我将理解您取消了此次预约。无论您如何决定，我都会真心祝福您。

诚挚问候！

蒂尔登星期五下午打来电话，确认了下周二的面询预约时间。

第 4 次面询小结

（11 月 11 日）

蒂尔登发现，把自己的感受谈出来相当困难，接着她就这一话题谈了起来。她提到在家里举行的一次聚会，她觉得自己融入其中了——确实几乎忘了自己的那些烦恼了。她的表现有进步。特别是她从到场的一个女孩儿身上学到了很多东西。通过和这位女孩儿的倾心交谈，蒂尔登意识到这个女孩能够接受现实的自我，从不嫉妒比自己漂亮的姐姐，也不会嫉妒那些比她聪明的同伴。蒂尔登的评价是"她真是不同寻常"。

---

43. 不熟悉非指导性治疗技术的读者可能不易察觉咨询师写信时如何"慎之又慎"。这封信里的每一个字都经过咨询师斟酌再三，以表达出下列要点：

　1）是否再次进行咨询必须由来访者自己决定；

　2）咨询师能够理解来访者做这样的决定有多难；

　3）如果来访者决定不再来面询，咨询师不会对此做出任何评判，但还是要尽可能使面询继续下去；

　4）来访者不想再见面，既无须解释原因，也不必为不做解释感到内疚。

重要的是，下一次电话是要蒂尔登自己打来，而不再是她母亲。

蒂尔登讲述了自己各个方面的经历，这些经历都有很类似的模式。在音乐、雕塑和舞蹈方面，只要有老师在场训练指导，她都能做得令人非常满意。而一旦她达到一定水平并需要自己继续往下练习的时候，她简直感到寸步难行。她说："我总是惟恐自己做错了什么——我就是不敢冒险。"

蒂尔登对她描述的自我形象感到厌恶。她说："问题是，如果我认识到自己这样想是没道理的，能够改变现状吗？我是说——我想应该改变，真的。"她意识到，自己相信别人能够从外界得到帮助，而她自己却不能接受外界的帮助。蒂尔登得出的结论是，在她身上存在着两种力量，其中一种是一股"傲慢"的力量，它不接受现实也无须得到帮助。

蒂尔登还谈到她想"努力表现得自然一些"的问题，她说："我不知道什么时候自己该自然一些。"她还探讨了婚姻问题以及婚姻的方式，她认为无论怎样婚姻都会失败。她说："你看，就是这种陈旧的模式，同样的东西一遍又一遍地重复着。我是说，我希望一切能变得完美无缺。但是，那种对做不到这些的担心总是出现，总是折磨着我。"她特别想找到一种自己与别人之间没有什么不同的感觉。

在这次谈话中，蒂尔登没有提及上星期没有来赴约的事情，也没有谈到那封信。罗杰斯对此也只字未提。蒂尔登希望接着谈下去，但是想把时间改在傍晚或是晚上。她没有解释为什么要更改时间。

第 5 次面询

（11 月 17 日）

蒂尔登：你好，又见面了。

罗杰斯：今天咱们谈些什么？

蒂尔登：我不知道。每次来我都不知道要说些什么。我就是来了。（停顿）问题是我来了，也说了话，但是这似乎对我并没起多大作用，我是说，在这里我会感觉好些，但是，我离开之后，似乎就不能继续保持这种良好的状态了。

罗杰斯：你觉得谈话期间有所进展，但这种效果随后又会消失。

蒂尔登：是的。我的意思是，在这里的时候，我能弄明白自己的问题，但是一到回
　　　　家——就又搞不清楚了。这很奇怪，事情确实是这样——我弄不明白。

罗杰斯：你觉得我们每次谈话的效果没有能持续下去并在你的生活中发挥作用。

蒂尔登：对。不过，我出去的次数比以前多了——就是——我串门的次数多
　　　　了——和别人交往的次数也多了，但是，我的基本感觉仍然没变。我的
　　　　意思是，我是否和别人在一起，对我来说似乎并没多大区别。嗯，也许
　　　　和别人在一起我有点畏缩，然后我会离开，但又会为此感到内疚。确
　　　　实，出去和别人交往的时候，我觉得自己并没有那种迷失自我的感觉
　　　　了。但是，这好像对我帮助也不大。

罗杰斯：就是说，为了改变自己，你也采取了一些措施，我是说，你试着去和更
　　　　多的人交往，但还是没有达到你所期望的效果。[44]

蒂尔登：是的，嗯。（停顿）我喜欢听别人谈话，我是说，我——嗯——这很有意
　　　　思。那天我去了姐姐家，她家里有一些客人。他们在谈论一些非常有趣
　　　　的事情。听他们说话使我感到很兴奋，很愉快。我试着让自己认识到，
　　　　他们看问题不受个人情绪影响。他们是绝对正常的人，然而，这种努力
　　　　对我还是没有用——我试图让自己从中受益——但实际上还是没用。

罗杰斯：你开始喜欢更多地了解别人了，而且，你还努力把理解别人的做法用来
　　　　理解你自己，但是效果不大。

蒂尔登：对。那里有各种各样的人，我认为他们非常有吸引力，我很欣赏他们。
　　　　但是，不管怎样，这还是没有对我产生什么影响——这并没有改变我看
　　　　待事物的方法。回家之后，我告诉母亲，聚会很好，我玩儿得很痛快，
　　　　但是，我觉得自己没为聚会做什么贡献。而她对我说，在那儿当一个好
　　　　听众就很好；有人说话也得有人听。所以，你看，我就有一个忠实听众。
　　　　但是，嗯——我对此并不满意，因为我明白这种现象背后掩盖着什么。
　　　　也许他们不明白，但是我知道。

罗杰斯：你母亲试图向你保证，你这样做挺好。但是，我的理解是，你觉得，即
　　　　使你真的只是在做一个忠实听众，那仅仅是表面现象，实际上，做一个

[44.] 为了改善自己的状况，来访者制订了计划并采取了行动，咨询师肯定了来访者朝着自己的目标做出
的最初几次尝试，但同时也认可她对自己的进步感到矛盾的心态。

听众背后的动机可以有所不同。

蒂尔登：确实如此。嗯。因为我觉得自己没做什么。（停顿）换句话说，我并不只是要了解别人对我的评价如何，我想要参加聚会是正确的感觉，但是，我似乎又无法证明这样做是对的。你明白我的意思吗？

罗杰斯：我不太确定，你听我说得对不对——你希望自己确实有一些值得别人赞赏的东西，并从别人那里得到称赞。我说的——[45]

蒂尔登：对。（停顿）但是我总觉得那并不是我应得的，这就是我的感觉。而且，这并不只是一种感觉——几乎可以肯定——或多或少，我是说肯定是事实。这绝对是事实，就是这样。

罗杰斯：有很多事实证明，别人对你的称赞并不真实，是吗？

蒂尔登：是的。（长时间停顿）有时候我感到疑惑，不知这种出去交友的方式对我是否有用。我不知道。我是说，我意识到自己处在这种状态，把自己关在家里已经好长时间了，不能期望立刻就会有什么改变，毕竟已经这么长时间了。但我只是想知道，从表面上看——我是说——我去见朋友参加聚会等等，但我也没能做得更好。我说不清楚，我想，也许你能讲清楚一些。但是，嗯——

罗杰斯：不管怎么说，你肯定是感到有些失望，或许是因为没有看到自己有什么明显的变化，但是，即便是这样，从另一方面来讲，你也意识到这很可能是一个缓慢的过程，因为你的问题已经存在很长时间了。

蒂尔登：是的，没错。唯一的问题，就是我必须承认我是在和自己作对。我是说，很显然，我是在和自己过不去。这看起来很愚蠢，一会儿我迫切地希望改变什么，一会儿我又很认定，现实中的某些因素使我根本不想改变什么。（停顿）就是这样矛盾——我的全部问题就是——[46]

罗杰斯：也就是说，一方控制住局势的时候，另一方就会来破坏。

蒂尔登：是的。（停顿）问题是，不知道为什么，我在努力改变自己，但总是半途

---

[45] 来访者表达出这种短时期内她所难以面对的情绪时，咨询师给出这种试探性回应可能是一种有效的方法。

[46] 来访者开始意识到自己内心强烈的矛盾冲突，一方面是迫切地希望改变，而另一方面则是"神经质的"冲动，试图遏制那些更有益于身心健康的愿望。那些病态的目标也有其自身的价值，是来访者过去的依赖。咨询师在回应中有效地确定了这一冲突。

而废丧失勇气——我知道我失望了，因为我就是——我根本就觉得没希望了。换作别人，他们可能会说："嘿，振作起来，换一个角度看问题好了。"但是，我就——就像是一个巨大的、忽然泄了气的气球。

罗杰斯：你发现，你刚刚有了常人需要面对生活的那种勇气时，就忽然泄气了。

蒂尔登：是的。嗯。我的意思是，别人说了什么、做了什么，或者某些并不理想的情况出现了的时候，我不是给自己打气，而是会说："唉，一切事情都不对头，我对此无能为力。"长此以往，就积累成了一个严重的问题，我是说——我想，我从来都是这样看问题的。（停顿）我应该做的是努力抗争，而我却没有这样去做。

罗杰斯：很长时间里，你经历了很多挫折和失败，现在很难有反击的心劲儿了。

蒂尔登：对，你说得对。即便我的确这样做了，我仍然无法肯定——问题是——我根本理解不了。（笑）我是说，即便我接受了现实并且采取了一些行动——我还是会想，嗯，也许我做错了。这么做对不对，我依然没有把握。（停顿）这已经成了我的心病。

罗杰斯：无论你多么努力地去抗争，你依然认为这像是赌博，风险太大。

蒂尔登：嗯，是的。事实上，我想采取行动或向别人谈起这些事的时候，不论是谁听了都会说："这有什么！你为什么不做呢？你怕什么？你会失去什么呢？"你看，就是这样。我就是不行——我好像就是做不到用这种态度看问题。什么事情都很严重。我不知道为什么会这样，可事实就是这样。

罗杰斯：你意识到，自己也许必须去冒这个风险，但又想到，必须考虑到承担失败的问题，而且也可能是严重的失败。

蒂尔登：嗯，我想，这是因为我总是在考验自己，我是说，我在想象考验自己。每一件事情对我来说都是一种考验，但不该是这样。（停顿）这种态度很可笑，我无法想象我怎么会变成这样。为什么总是要考验自己呢？实际上这既幼稚又愚蠢。

罗杰斯：你觉得，你所经历的每一件事情都要达到人们期望的标准。

蒂尔登：是的。以前好像什么事情都没发生过，仿佛在每一种场合我都必须证明我自己，完全证明，我是说——

罗杰斯：你必须从头做起。

蒂尔登：没错，就是这样。嗯。

罗杰斯：你没有什么老本儿可以证明自己的能力，你必须从零开始去做每一件事来证明自己。

蒂尔登：这并不是说我——嗯，可能我就是觉得我必须得这样做。我总是这样想——我是说，假如我见到什么人，我就会觉得，我必须得向他证明什么。这简直就是一种疯狂的想法，但我的确就是这么想的。（停顿）嗯，这当然不是正常的心态，而且，我想别人也能感觉到。他们肯定发现了。

罗杰斯：你总是觉得必须证明自己的能力。

蒂尔登：是的。（停顿）但对大多数人来说，他们开始要做什么事的时候——他们会说：好，我来做这件事，可以。而我则要想：我能不能向自己证明，我不仅能够做到而且还能接着干下去？但问题是，我实际上可以做并且可能干得还挺好，但我总是怀疑自己是否会做错，我就会想："不对，我可能做得不好。"——你看，事情总是这样——就像你刚才说的，另一方总是要破坏。

罗杰斯：换句话说，在某种意义上，即使你做的结果的确证明了你有某种能力，你仍然不能接受这个事实。也就是说，你可能做得很好，即使你有理由对自己说"我干得很好"，你可能还是不这么想。

蒂尔登：嗯，我——也许一开始我会信心十足，但后来会摇摆不定，然后我就真的怀疑起自己来了。

罗杰斯：你对自己的接受仅仅是表面上的接受。

蒂尔登：嗯，对。就是这样。（停顿）别人都有的东西，我没有。我猜，圣诞老人分发那些可爱的小礼品时，我正藏在门后，所以他把我给漏掉了。（罗杰斯和蒂尔登都笑了）我就是这么想的。

罗杰斯：嗯。

以下是第5次面询的后半部分谈话中来访者表达出的重要感受：

1. 我害怕冒险，因为担心自己会失败。
2. 我曾在一个工作中有了一点点自信心，但是随后就被摧毁了。这对我的打击很大。

3. 我觉得自己不能以正常的方式进入人际交往场合中。

4. 我和一个女孩一起工作时，我尽力与她友好相处，但是我的希望破灭了。

5. 看到她与一个我喜欢的男孩约会，我非常嫉妒。这种嫉妒心让我自己都感到害怕。

6. 这使我不敢相信自己的感觉。

7. 我并没有在自己的生活经历中学到什么。有一种不情愿的感觉阻止我去学习。

8. 我知道自己的这些问题，但就是束手无策。

9. 过去我也努力过，想改变自己，但是都失败了。

10. 我发现自己没有应对问题的能力。

11. 在各个方面，我的情况越来越糟了。

第 6 次面询小结

（11月24日）

同前几次谈话一样，这一次蒂尔登又是以消极的态度开始的。她说自己总是不得不去对抗"'一切都是不会改变的'这样一种根深蒂固的想法。"[47]她觉得自己没有解决问题的内在的基本条件，她说："我想，我来这里的原因是我必须做点什么。"但是，她并不相信自己的感觉和判断，并且认为一旦她做出一个新的抉择，那就定下来，不能改变。但是，当抱着这种态度采取行动时，她又会半途而废。

蒂尔登非常害怕人们发现她真实的自我。她觉得自己还没有长大成人，对自己的看法还很幼稚。她觉得自己本该对此做些什么，但却没有。她已经不知不觉走进一个自我封闭、不太现实的特别世界里去了。蒂尔登逐渐意识到，自己同别人没有什么真正的接触，随着时间的流逝，要使自己有所改变的想法让她越来越感到害怕。后来，蒂尔登又有了这样的感觉，她说："我现在不正常，永远也不会正常……但是，这也不是最糟糕的事。"

---

[47] 蒂尔登认为自己一定会失败，并"总是不得不去对抗"这种想法（她对此深信不疑），这可能就是罗杰斯的"强迫成长"假设的又一证明。蒂尔登说，她来这里的原因就是自己"必须做点什么"。这是更有力的证据。

蒂尔登在这次谈话后得出的结论是，她或许无法相信自己的想法，但是，却总是受其他人的影响，她说："我认为别人的看法是正确的，因为，在我看来，他们都是在正常条件下成长起来的，而我不是。"

第 7 次面询摘要

（12月2日）

蒂尔登：嗯，我已经发现——我又发现了另外一个问题，我就是——我就是有些厌倦考虑我的这些问题。我就是不想多想了——我一直在认真地考虑是否去上班。我是说，如果被解雇了——假如我被炒鱿鱼了，仅仅就是被解雇了而已，没什么。但我只是想，我要去找工作——这就是我打算做的事。但我认为，即使有了工作，也不会对解决我的问题有多大帮助，不过，从另一方面看，我现在到这里来接受咨询也没多大用。[48]

罗杰斯：因此从某种意义上讲——你对此已经有了相当的考虑——并且你希望有所行动。是不是，嗯——

蒂尔登：是的。嗯，我也不知道我是否真这么想。我是说，我想我并没有迫切地希望采取什么行动，我只是——嗯，我只是希望有点变化。

罗杰斯：我明白了。更准确地说，你对自己目前的状况多少有些厌烦了，而你也不期望找到工作就一定能有什么变化，但这就是你该做的事！

蒂尔登：是的，没错。

罗杰斯：嗯。

蒂尔登谈论她的工作计划时，显得很灰心，很担心"会发生什么事，然后，又会再次完全丧失信心。我就会认为自己没有多大长进。……我的意志力非常薄弱，觉得自己做的每一件事多少都有些问题，所以我什么也不指望了。"

蒂尔登觉得，过去她尽力去做一件事情的时候，自己的意志和思想非常集中，反而使这件事情变得过于重要，而其他事情都被忽略了。她说："也许最终

---

[48]. 此时似乎很明确，来访者决定要采取某种行动。然而，咨询师在随后的回应中做出这样的建议时，来访者又不愿按照咨询师的意见采取行动。

我能够做成这一件事，但那仍然不是我想要的结果。”

　　她思考了这一问题的原因，说出了一些想法，她说：“只要我一说要出去找工作，我母亲会立刻竖起耳朵，然后——你知道——她就开始说起来了。只要她一开口，我就会立刻失去兴趣。这可能是一个原因。[49]我就再也不想找什么工作了。”

　　蒂尔登认为，自己被众多的事情困扰是愚蠢的。能考虑这些问题本应会对她有所帮助，但实际却没有。她说自己比任何人都更加了解自己，但她又说：“我似乎选择的是去了解一个根本不想改变的自我——我要是能了解到那个我该了解的自我就好了。”

　　蒂尔登又讨论到一个问题：是不是必须在某种惊人的条件下才能使她愿意改变自己。她希望能找到一个容易点的方法，比如，“有人能够为你做点什么。”她还说，如果有人能检查一下她的大脑就好了，在那里面应该找不到器质性的缺陷。也许她在心理方面正在出问题。

　　此次谈话就要结束的时候，蒂尔登非常生动地描述了自己内心深处积极的和消极的两种力量的斗争，并谈到了对自己的怀疑。

蒂尔登：一定是有一种什么力量，总在起消极作用。

罗杰斯：你每次想朝着一个积极的方向努力时，心里总会出现一种更加强大的力量，立刻向你提出种种疑问。

蒂尔登：对，没错。（停顿）因为这股力量太强大了，我只好认了，我想可能是因为它似乎更强大一些，所以我就认了。

罗杰斯：你认为，很明显，这股怀疑的力量比你心中建设性的积极力量强大得多。

蒂尔登：是的。（很长时间的停顿）没错。（停顿）我想，我一直都相信这种力量的存在，是因为我把它的作用抬得太高了，之后我又信以为真，觉得它非常强大。（很长时间的停顿）我以前从来没想到过这些。（很长时间的停顿）我越是想努力把它赶走，它的反响就越大。每当我想让它说“不”的时候，它的反响就越大。而且更多的疑问接踵而来——我是

---

[49] 此处似乎是来访者第一次对她的家人在其适应不良形成过程中的影响作用提出批评。

说，这股力量显得非常活跃——比那个弱小的积极力量的能量强大得多——于是我就认了。[50]

罗杰斯：你认为，这种怀疑的巨大力量是难以战胜的。

蒂尔登：嗯，是的。

罗杰斯：而另一方则是一股相当脆弱的、拼命挣扎的力量。

蒂尔登：（笑）对，是的。（很长时间的停顿）让我怎么说才好呢——我们所说的整个问题有一个坚硬的保护壳——我想我一直愿意——换句话说，我想，我就是不想去抗争——与其奋力抗争什么，我总是愿意相信更强大的一方。

罗杰斯：你觉得自己很难决定，只能无条件投降了，而不是——因为，你觉得那股力量非常强大，难以置信。

蒂尔登：是的。（停顿）我是说，我非但没有试着去改善这种状况，没有努力做得更好一些，反而把自己封闭起来了。就像是关闭了一条解决问题的路径，而不是返回去正视问题和解决问题。我就是，嗯，我就是认为自己无力对抗，那就不如放弃好了。

罗杰斯：嗯。

第 8 次面询小结

（1月6日）

这次面询与前一次间隔大约有 1 个月之久。在这次谈话中，蒂尔登表达的看法前后矛盾。以下谈话要点记录可以充分反映出这一点：[51]

1. 现在我上班了，我有了一份工作。

2. 我的问题并没有得到解决。

---

[50]. 很明显，来访者现在正视了自己内心的冲突问题，在之前的谈话中她对这种冲突并不十分肯定。谈话过程中咨询师允许来访者做长时间的停顿，并不打断她的思绪，这一点非常重要。正是这些停顿与其至关重要的自我醒悟密切相关，就来访者所说的那句话："我以前从来没想到过这些。"

[51]. 这种分析谈话中表达出的主要想法的方法对咨询师来说，是很有助于指导他研究来访者的进展情况的。谈话只保存了简要记录时，这种方法同样有助于记录来访者态度的主要转变以及状态的好转。运用非指示性方法，没必要做详尽的笔记来呈现治疗进展的全景图。

3. 我的确了解到了更多的东西，但是不愿看到自己会有所改变。

4. 我读了一些心理学书籍，发现自己的所作所为完全是错误的。

5. 积重难返，这么大的障碍，我无能为力了。

6. 我的工作干得不错，但是，我认为这并不是因为我变了。

7. 我想交朋友，但是不能交朋友。这只会把事情弄得一团糟。

8. 我认为，能够找到一份工作并且坚持做下去是一个小小的进步了，但是我周围仍然竖立着一堵自我保护的高墙。

9. 我现在真正明白了自己过去为什么会失败。

10. 我仍旧觉得自己无法与别人真正沟通。

11. 我能意识到父母是如何影响自己的，这是件好事。但我对此无可奈何。（哭泣）

12. 我感到自己所有的生活方式都是最差劲的，这种感觉糟透了。（哭泣）

13. 和别人相处的时间越长，我就越没有信心。

14. 我从态度上就不想改变——一切都令人沮丧。

15. 与那些并不比我更优秀的人在一起时，我会感到好受些。

16. 我希望保持自己现在的状态。

17. 想要做点什么的时候，我知道自己一定会失败。

18. 我没把那些问题当回事儿，该干什么干什么，并且干成了一些事情。

19. 我没有创造力——没有驱动我前进的动力。

20. 无论想要做什么，都没法和别人比，我肯定没他们做得好。

21. 我没有自己的标准。

22. 如果能够对自己有一点信心，我就不会这么困惑了。

23. 我的兄弟姐妹的意志力似乎都比我强。

24. 我不该得到表扬的时候，父亲也夸我。我活着好像就是为了得到表扬。这根本就不对。

25. 怎样才能彻底改掉这些根深蒂固的习惯？

26. 当我试图做出任何改变时，我感觉就像是离开一个庇护所。当我试图和那些适应正常的人们交往时，我感觉就像是失去了自我。

27. 我觉得自己一直不信任任何人，但是，人不能这么活着。

28. 我对男人的总的看法是，他们都比我强得多。别的女人也比我强，但男人更强。

29. 我只是得到了我在生活中应该得到的，但是这并不令人感到愉快。我正在为我的过去受惩罚。

30. 我还是无法树立起自尊。

31. 如果我坚信自己会有所改变，我一定能改变。但我就是没有这样坚定的信念。

显而易见，来访者在此次面询中的思考更加深入，有了很多非常重要的认识。最初，来访者的情绪完全是绝望的。与第2次或第3次面询时的谈话相比，她的思想显然已经发生了很大的变化。

第9次面询

（1月13日）

谈话一开始，蒂尔登说她觉得自己的情况没有什么好转。"我坚持到这里来，但似乎没有任何收获，我想结果不该是这样的。"但是她很快又补充道，"嗯，事实上，我想我可能还是有一点收获的，因为我对自己的问题看得更清楚了。但我还是感到困惑。"她讲了对自己的看法，她觉得自己没有很好地融入到现实生活中去。蒂尔登探讨这个问题并意识到过去的许多问题都出在她自己身上。"我想，我从前并不那么希望有所改变。过去我从来没有意识到所有问题的根源都在我自己身上，我是说，我看待事物的方式方法不对。"

"事实上，我一直都不知道那个真实的'自我'是个什么样——它确实是被完完全全地掩盖起来了，而我却一直把伪装的我当成真正的自我。只要那个真正的'自我'没有通过什么形式显现出来，我就很难意识到它的存在。"她继续说着，讲述自己是怎样努力去发现真正的自我的，并补充道："我所寻找的也是别人都一直在寻找的，或许这就是发现你自己。"

蒂尔登意识到，她从未对自己所做的事情满意过——她的工作或者其他任何事。一部分原因是她认为自己从来都做得不够好，却又不愿接受这样的结论，但她说："我必须正视这一点，因为事实就是如此。"她确信，自己无论做什么都不能很好地完成任务。她还认为自己低能，因为她只会按着老师的话去做，不能主动做什么。她接着说道：

蒂尔登：从前我不敢相信自己的能力，也害怕独立去做什么事情。这是一种习惯，只是我养成的一种习惯。我是指我依赖老师，真的，我就会照他们的意思去做。

罗杰斯：只要有别人负责，你无论干什么都可以，你能够做得很好，但是，不知怎么回事，一旦你需要依靠自己的能力、朝自己认定的方向做出选择和解决问题的时候，你就做不好了。

蒂尔登：没错。

罗杰斯：这又回到我们以前讨论过的问题上了，是吧，你信任（蒂尔登哭泣）——信赖别人，就是不相信自己，你觉得相信自己简直是不可能的。

蒂尔登：是的，我就是这么想的。你觉得——如果我这么想下去，在某个地方会发生什么事情——会出现什么情况呢？——这是一种很奇怪的情况。

罗杰斯：你觉得，应该会出现些什么情况，激发出你的自信心。

蒂尔登：对，应该是这样的。我本该想到诸如此类的问题的。（哭泣）你观察一个小孩子的时候，他似乎——嗯，他希望自己出去找伙伴玩，这样做他会很高兴。[52]

罗杰斯：即便是一个孩子，都会因为能够独立地去玩而感到高兴，这让你感触很深。

蒂尔登：嗯，大概是——噢，天哪，要下大雨了。（哭起来）

罗杰斯：都说雨露滋润禾苗壮。[53]

蒂尔登：非常贴切。（长时间停顿，哭泣）嗯，或许这与我一直待在家里有关——我是说，母亲总是对我那么好。她的童年很不幸，我的外祖父、外祖母从未关心过她，所以她要补偿，尽量让我们幸福，她这样做对其他孩子

---

[52] 来访者开始探讨一个令她非常痛苦的问题，那就是她缺乏主动性和独立性，这时她泪流满面。哭泣常用来衡量来访者表述想法时强烈的情绪波动。

[53] 来访者面对自己性格方面的缺点时感到特别痛苦。此时，咨询师通过比喻性的解释使气氛轻松起来，给来访者以安慰和鼓励。来访者回答说"非常贴切"的时候，她似乎是接受了这种比喻的含义。

没有什么影响，因为他们并不认可她的做法，但我却接受了她为我所做的一切，并认为这是理所当然的，于是我就更加依赖她了，真的。[54]

罗杰斯： 你觉得母亲为你做了许多，但那是出于她自己的某些实际需要，你接受了这些，并且依赖她。

蒂尔登： 是的。

罗杰斯： 你总是听你母亲的。[55]

蒂尔登： 是的。而我的小妹妹就不是这样，她现在正处在青春期；在努力摆脱家庭的影响独立起来，我是说她不喜欢依赖母亲。她希望做任何事情母亲都要与她商量，事事如此。嗯，我妹妹就没有让家里的这种状况影响到她。我知道，她心里明白这样做是对的，我过去常常感到疑惑，我是说，一旦我要干点什么的时候，我就会想：嗯，也许妹妹是对的，或许我也应该像她那样去做。但接着我就又改主意了，我就是不能独立地思考和行动。

罗杰斯： 你看到妹妹坚决反对母亲的某些想法和要求，但是你若处在这种状况就做不到——你觉得，在任何问题上，反抗母亲是不妥当的。

蒂尔登： 是的。而且，即便过去我这样做了，也常常会为此感到内疚。然后——嗯，这让我多多少少感到困惑。我不明白为什么要为自己认为正确的行为感到内疚，接着，我又会想：嗯，那样也许是错的。于是，我又处于茫然不解的状态了，我不知道自己是怎么想的，不知道究竟什么是对的。

罗杰斯： 即便从前你认为反抗是对的，这些负疚感让你觉得你无法相信自己。

蒂尔登： 是的。我的意思是，人们通常都会为此感到内疚，只是程度不同而已。我现在能够比以前更清楚地认识到这些了，但关键是，我仍然觉得这与我的实际问题没什么关系，我是说，我仍然认为我不太可能有所改变了，那些思想意识，那些已经形成的习惯，太强大了。

罗杰斯： 嗯。

---

[54] 来访者表达了对母亲的肯定，同时也说出了一些负面的感觉，她认识到了母亲对子女持有过度保护态度的原因。

[55] 咨询师这一简单明了的对来访者情感的确认非常精辟，非常符合来访者的个性特征；具有丰富临床经验的咨询师才会有如此清晰地确认来访者思绪的能力，以及使用这种新颖别致、风格独特的表达方式。

这些想法使蒂尔登感到很泄气，但她又觉得独立性可以培养，她说："我想，那只是需要练习的问题。"蒂尔登发现她无法引导自己，而且，她唯一的衡量标准是把自己的想法和他人的相比较。她说："我想，我的行为标准就是与别人的做法保持一致，而事实上这也是我唯一必须遵循的标准。"面对这些想法，她流着眼泪，沉默了许久，此次谈话以一种沮丧的感受结束。

蒂尔登：事实上，我的问题是：一个人形成了某种习惯后，他能不能有所改变呢？对我来说，这似乎完全是不可能的。对这种状况，你还能做些什么呢？我是说，读一本书或者做些其他的事情相当容易，看别人怎么说怎么做也很容易，但是，只要你自己找不到感觉，说什么都没用。

罗杰斯：这是你一直在向我提出的一个深层次的问题：如果一个人在过去的20年中一直依赖别人的想法和别人的标准行事，那么，他是否还能把命运重新掌握在自己手中。[56]

蒂尔登：是的。而问题就在于，我的答案都是否定的。我向自己提出这个问题的时候，我的答案从来都是否定的。

〔蒂尔登决定，从此时开始，她以后不再是1周来面询一次，而是每两周来一次。〕

第 10 次面询

（1月28日）

这次谈话中，蒂尔登最初说的几句话中还带有一些消极情绪，但很快表现出了她的进步。

罗杰斯：今天怎么样？

蒂尔登：嗯，今天上午不会再"下雨"啦。我没带纸巾，所以不会"下雨"啦。（两人都笑了）

罗杰斯：今天天气怎么样呀？[57]

[56.] 咨询师表示说这是一个"深层次的问题"，从而给来访者带来了一些慰藉。这就好比告诉来访者："我明白，对于你面前的这些问题，要找到答案是很不容易的。"

[57.] 咨询师继续通过这种幽默的方式，认可来访者想哭的情绪，建立起融洽和谐的关系。

蒂尔登：嗯，可能还会阴转多云，但不会下雨了。我的态度真的没有什么变化。每次我到这里来都不知道自己要说些什么——事实上，我也没什么好说的。这就是我的感觉。没的可说。

罗杰斯：你来之前，觉得根本没什么好谈的。

蒂尔登：是的。在我看来，我似乎就是在一次次地重复讲述那些老掉牙的故事。我，嗯，我想我已经有些改变了。我正在考虑去上女帽设计课程。其实我过去一直都希望做这件事，所以我已经决定开始行动了，这星期我就去注册。我过去常常对所做的事情抱有期望，我不会再那样了，我的意思是，我不再期望它会给我带来快乐或者别的什么，我要去做只是因为我想做。就这样。

罗杰斯：你认为自己已经有所进步了，开始做自己想做的事情了。既然你决定去做了，你觉得自己不需要期望有什么结果，是吗？

蒂尔登：是的，我的意思是，这对我来说似乎很有趣。如果我这样做事，会使我的生活更有意思。所以——

罗杰斯：而且，听上去这是你为自己做出的决定——是你自己决定的。[58]

蒂尔登：是的，而且，当然了，母亲开始把这当作十字军远征一样的行动，我是说，她又马上试图帮助我。嗯，但这也没有打消我要去上女帽设计课的念头。我仍然对母亲的做法感到恼火。她只是在尽力帮我，我明白。但是，我还是烦她这么做。这样的怨恨正常吗？合乎常情吗？

罗杰斯：你刚刚开始要自己做事情，你母亲又试图插手，又来要求一定要如何做，这确实令你感到烦恼。[59]

蒂尔登：是的。

罗杰斯：你觉得她有点像是要从你手中夺走对事情的控制权——是这样吗？

蒂尔登：是的。她不是有意的——我肯定她完全不是有意这样做的。她会这样做，只是因为过去我从来没有坚持干完过什么事。她只是想随时来帮

---

[58] 在这里，咨询师再次默契地表示出了对来访者的赞许并指出，她表现出了自己决定该做什么的能力，是朝着进步的方向前进的表现。

[59] 此处，咨询师谨慎地避开了给予来访者所期望得到的保证，而仅仅是对其想法做出回应。在应用非指导性治疗方法过程中有一个原则，就是要避免向来访者做出任何保证。咨询师可以做的，是对其确实取得的进步进行表扬，或者通过确认来访者的强烈情绪消除他们的疑惑，仅此而已。

　　我，就是这样。但是，问题是，一旦我变得独立一些了，就很烦她这样
　　帮倒忙了。

罗杰斯： 嗯。

　　蒂尔登接着谈到，自己觉得心情好时就更想冒险，目前，她就正在考虑一个
计划，即要在这个夏天和自己在工作中认识的一个女孩一起去做一项非常与众
不同的、有趣的工作。蒂尔登知道，她的家人一定会反对，他们会认为她干这种
工作有失身份，而他们的态度往往会使她动摇。然而，回过头来看看他们过去为
她所做的那些决定，她又不太相信他们。当然，她对自己也没有什么信心，但她
开始更加重视自己的选择了。蒂尔登表示，她能够理解自己的父母，但她现在也
明白了，自己有着与他们不同的态度和行为标准。谈到对母亲的看法时，她说：

蒂尔登： 最近我发现，母亲希望我和她一起出去的时候，我并非不愿意和她出
　　去，而是我不喜欢她的性格。我知道自己的性格也不好，但我还是不喜
　　欢她那样。这也是一种让人有点内疚的感觉。

罗杰斯： 你觉得你就是不喜欢母亲的、特别是——她的某些非常现实的行为方
　　式，而你的这种厌恶情绪又使你自己感到烦恼。[60]

蒂尔登： 是的，因为我知道这是不对的。因为我知道，她已经为我付出了许多，
　　但是——我想，嗯，或许她并不是为我做了这么多——她总是要把孩子
　　们的事情都当成自己的事情——尽管如此，事实上她做得太过了。我想
　　她只是在逃避。她不想去面对自己的问题。于是她就抱怨，觉得现在什
　　么对她都太晚了——我是说，她自己什么机会都没有了。她不去培养自
　　己的兴趣，但她却还有某种程度的幸福感。也许只是很少的一点，但是
　　她却能从中获益。[61]

---

[60] 咨询师此时是对来访者的矛盾心理做出反应。

[61] 母亲想当然地认为自己对待孩子的态度是正确的，来访者看到了母亲的这一弱点。在这里我们切切
实实看到了来访者对母亲的所作所为有深刻的见解。

蒂尔登说她自己最近感觉好多了, 但又补充说:

蒂尔登: 当然了, 尽管如此, 还是总有一种想法, 像个小幽灵似的缠着我。

罗杰斯: 你走到哪儿, 它跟到哪儿。

蒂尔登: 是的。我就是觉得, 我和别人出去时——我是说, 无论男的还是女的——我觉得自己什么都不能给他们。

罗杰斯: 这还是我们谈论过的老问题, 就是你对别人是否有价值的问题。你还是觉得, 你的友情对别人来说算不了什么。

蒂尔登: (哭泣) 我们又说到这个问题上来了。这总是让我烦恼。

罗杰斯: 你哭是因为你觉得自己什么也做不成, 对谁也没用。

蒂尔登: 是的。这很蠢。

罗杰斯: 你觉得流眼泪是愚蠢的。

蒂尔登: 是的。我们还是换个话题吧。

罗杰斯: 好吧。

蒂尔登问罗杰斯, 能不能推荐一本书让她读读。罗杰斯建议她读一本书名为《人们在日常生活中遇到的问题》的书, 并告诉她, 她也许会觉得对自己有所帮助, 也许会觉得没有帮助。

蒂尔登谈到了她新交的一个朋友, 是个很有趣的女孩。她最初拒绝接受这个女孩的友谊, 但是现在喜欢上她了。她的妹妹认为这个女孩很差劲, 阻止她们交朋友。而蒂尔登觉得, 尽管妹妹有很多朋友, 那些人与她也合得来, 但她还是需要结交自己的朋友。她继续谈了一些她的家庭情况。在这样的家庭状况下, 妹妹的反应是离开了家; 至于她自己, 她说:"而我, 嗯, 我是深陷其中不能自拔。"

第 11 次面询

(2月10日)

(以下是此次谈话的详细记录。)

蒂尔登: 嗯, 这星期我非常认真地想了想。我弄到了你推荐的那本书, 并一直在读它。我很喜欢这本书，收获很大。[62]

罗杰斯：你觉得读这本书挺有收获。

蒂尔登：是的，收获挺大的，另外我也开始上女帽设计课了。我觉得这个课程与其说是设计女帽，不如说是教我们如何做帽子，不过我也很喜欢。你看，这次我能够控制自己一些了，我真的开始受益了。过去，我会不顾一切地喜欢上什么事情，随后很快就厌烦了。这次我则是更加冷静、更自然地去做这件事。我真的开始改变了。[63]

罗杰斯：你觉得你已经注意到自己开始变成另外一类人了。

蒂尔登：是的，直到最近我才有了这种感觉，但现在才意识到这是真的了。最近，和我在一起的那个女孩——我结识的一个女孩——她对我帮助很大。你看，我对自己应该是一个什么样的人的看法正在改变。过去，我的期望值太高了。我曾经非常肯定自己应该成为怎样的人，而现在这种想法开始发生变化了。

罗杰斯：你认为自己过去试图达到的目标太高了；现在你的想法不同了。

蒂尔登：是的，嗯，上学的时候，我的成绩很好，门门优秀。比如拉丁语——我常常只是把那些拉丁单词背下来就能得高分。班上仅有的几个和我不相上下的同学都是男生，但他们不是靠死记硬背，他们是真正学会了。这也使我很困惑，因为我知道，我并没有他们学得好。

罗杰斯：你认为自己只是在死记硬背，而他们则是真正为自己而学，把知识变成了自己的东西。

蒂尔登：对。我不明白的是，为什么留给别人的印象是我懂得很多，其实我什么都不懂。

---

[62] 关于应来访者要求为其推荐书籍的方法问题，曾在史密斯个案（The case of Robert Winslow Smith）中进行过评论。正如这次谈话中提到的，此案例中，这种方法似乎的确起到了作用。有趣的是，在来访者以前的阅读经历中，她并没有从她阅读过的其他书籍中获得满意的效果。她之所以现在能够有所收获，也许是因为她已经越过了一些情感障碍，做好了要读书和对其内容消化、吸收的准备。当然，必须承认，这次她所读的书籍内容也与以往不同。

[63] 在蒂尔登的这段谈话中（以及随后的很多谈话中）可以看到，她的顿悟和讨论计划的能力都在以惊人的速度提高。这表明，随着来访者开始在了解自己方面有所进步，她的变化进程加快。显而易见，每前进一步，都能使来访者走下一步时变得更加轻松。

罗杰斯：你认为，你从表面上看好像很优秀，但实际上你并没有真正把那些知识变成自己的。

蒂尔登：我读这本书时，发现自己和别人也有某些共同之处，我确实开始看到，自己其实和别人也没什么两样，这让我高兴起来。我开始认识到了别人和我的共同之处。

罗杰斯：你发现自己并非和别人完全不同，并且，你也可以有你自己的幸福标准。

蒂尔登：是的。因此，我做出了一个决定，但不知道是否正确。在这样的一个家庭里，哥哥上大学了，其他人的脑子也都很聪明。我一直在想，我就是我，不会有他们这样的成就；我不知道这种想法对不对。我过去一直在努力按别人对我的期望去做。但是，现在我在想，我是不是应该这样想：我该是什么样就是什么样。

罗杰斯：你觉得，自己过去一直在按照别人的标准生活，不知道什么事是你应该做的。但是，现在你开始意识到，对你来说，最好的办法是接受你自己。

蒂尔登：是的。（停顿）当然了，有些人或许会说这样的想法会阻碍进步，他们会说，就算你接受现在的自己，你也变不到哪儿去。你认为这种想法对吗？（停顿）还有，我已经试过，按照别人的标准生活了，我知道那行不通。

罗杰斯：你觉得，有些人会认为你现在这样的态度会阻止你进步，但是你心里明白，你尝试过以别人的标准要求自己，但那行不通。

蒂尔登：是的。也许我应该接受这个事实，我就是个傻瓜，不应该装成什么了不起的人。我说得对吗，医生？（笑）

罗杰斯：听起来，你似乎已经想好了，你已经决定要接受现在这个自我了。

蒂尔登：嗯，我想是的。我不知道是什么让我有了这样大的改变。不，我知道。我们的谈话给了我很大的帮助，还有我读过的那些书也起了作用。嗯，我确实发现自己改变了许多。我发现，我有情绪时，即使是感到仇恨，也没关系，我不在乎了。不知怎么的，我感到更加自由了。我不再感到内疚。

罗杰斯：你觉得我们的谈话和你最近以来的思考已经改变了你，所以，你能够更坦然地接受自己了。

蒂尔登：你说得对。（停顿）

罗杰斯：你发现，即使你恨什么人，这种情况也不会再困扰你了。

蒂尔登：对。我不在乎了。你知道，这就好像是一片乌云忽然散开了一样。我现在心满意足。在此之前，我不愿意承认自己变化很大，但现在我开始觉得自己确实有了很大变化。

罗杰斯：你觉得，不论读书、谈话还是思考，所有这些对你的变化都起了非常重要的作用；这真令人欣慰。我也注意到了你的变化，而且，我还想知道什么时候你会有真正的突破，认识到这一切的确发生了，你的确变了。[64]

蒂尔登：还有，那个女孩的友谊对我也很有帮助。她和她丈夫真的接受了我。他们对我说，我和别人一样聪明。噢，当然，他们有些过奖了，但是，这的确有助于我的改变，而且他们真的很喜欢我，这很重要。[65]

罗杰斯：你觉得你已经和他们建立了真正的友谊，而且让他们喜欢你也使你受益。

蒂尔登：过去，我一直都在努力成为别人希望我成为的那种人——特别是我的父母希望的那种人。我无法接受真实的自我。我一直都是在努力，想达到别人对我的期望。

罗杰斯：一直以来，你所追求的目标都是别人设定的，而不是你自己内心的信念。

蒂尔登：在一定程度上，是我父母造成的问题。他们从来没有真正地坐下来和我谈谈心。我认为他们根本不了解我。当然，我的父亲总是为我所做的一切感到骄傲，我一拿到好成绩，他就夸奖我。嗯，就是这样。我一直是在为了得到他的夸奖而活着，也正是因为这样，在达不到他们的期望时，我就感到无比懊恼。我想，这就是一直以来我们之间的那种关系。

罗杰斯：你认为，你们之间的关系不是建立在相互了解的基础之上，你生活的目的只是为了得到父亲的表扬。

蒂尔登：是的。我觉得问题就出在这里。当然，7 岁之前，我一直都是家里最小的孩子，他们非常宠我。当然了，我妹妹出生之后，她代替了我在家里

---

[64] 咨询师坦率地表示了赞许，并指出，他所看到的这些变化对来访者来说也许还很不够。来访者也许会想，为什么咨询师不提前给她一些这样的鼓励。

[65] 应该承认，外界因素能够促进来访者心理调整的进程；在这一案例中，与那对夫妇的友情似乎起到了这样的作用。尽管如此，也许还有一个更重要的事实，即来访者此时已经能够努力建立和维系这种友谊并从中获益；这种情况在治疗之前也许是不可能出现的。

最小的位置，我父母也——嗯，我想这就是为什么得到他们的表扬对我来说非常重要。你看，这种事情在很多书里都能读到，但是——（停顿）

罗杰斯： 现在，你弄明白了自己经历中的这种情况对你的影响。

蒂尔登： 对，是的。（停顿）问题是，我过去一直瞧不起那些有点笨的人。我从来不想变成那种人；我自认为比别人优秀，也从来不想在自己身上看到那些与自己的这种想法不符的东西。

罗杰斯： 这使你害怕看清真正的自己。

蒂尔登： 对。现在，我开始想：世界上会不会有另一个像我这样的人？如果有的话，我就会好过一些。很多人没什么能力，但他们也对付过来了。我也有生存的权利。[66]

罗杰斯： 你开始相信自己可以像别人那样生活了。

蒂尔登： 嗯，你看我妹妹——她就能欣然承认自己笨。我和她谈到过这个话题。我问她："你和比你聪明的人在一起时，怎么才能有好心情呢？"她说："嗯，我总认为自己在某些方面比他们强。"

罗杰斯： 你觉得你妹妹接受了现实，即使别人或许比她聪明，她仍然认为："我也有一些优秀品质。"

蒂尔登： 对。嗯，她欣然接受，还有一种满足感，所以她和别人相处得很好。

罗杰斯： 你妹妹以这种方法认识自己，更容易调整自己，与别人相处也更融洽。（停顿）

蒂尔登： 所以，你看，我走了很长的一段弯路。我也面对同样的一些问题。我已经认识到自己并不那么聪明，我也觉得，不管怎么说我能对付了。

罗杰斯： 是的，你的确走了弯路，你也能够面对比较深层的问题了。[67]

蒂尔登： 你知道，我现在也能够坦然地面对婚姻问题了。我有个想法——嗯，不

---

[66] 来访者已经决定要接受真实的自我了，而不是假装成另外一个人。在这里，从理论上可以提出一个问题，即来访者是否真的像她自己认为的那样"笨"。在本次治疗过程中，她的很多反应表明她的智力水平相当高。非指导性治疗有一条基本原理，即一个人实际聪明与否并不重要，重要的是来访者对自己智商的看法。即便是非常聪明的人，如果他们情绪激动，认为他们有理由相信自己低人一等，那么，他们也常常无法确信自己非常聪明的事实。

[67] 这里，罗杰斯再一次坦率地对蒂尔登表示赞同。罗杰斯认为，他这样做不仅是为了对来访者有所帮助，而且他为她的进步深感欣慰。

知是从哪本书中读到这个观点的，我非常赞成这个观点——书里说，如果一个人的基本需求不能在婚姻中得到满足，这段婚姻就毁了，我想，嗯，如果我能找到一个能够达到我的标准的男人，而且，他也觉得我能够满足他的要求，那样最好。但是，如果无法找到这样一个人也没关系，不结婚就是了。

罗杰斯：如果能够找到一个情投意合的伴侣，很好，你就会嫁给他，你会为此感到欣慰。找不到也不要紧，不结婚你也能生活得不错。（停顿）

蒂尔登：我就是这么想的。（笑）你知道，我打保龄球了，也和那些女孩出去玩了。我已经比过去活跃多了。[68]

罗杰斯：你已经开始得到真正的友谊，并且让自己出去参加社交活动了。

蒂尔登：是的。嗯，有个女孩——她小时候和奶奶生活在一起，她奶奶从来不许她和朋友们一起玩儿，所以，她直到长大以后才有机会与别人交往。她告诉我，她最近才开始能和别人相处。你知道，和她在一起，对我也有好处。我觉得，在一定程度上，我们两个人可以一起解决我们的问题。

罗杰斯：你觉得，你们两个面对的问题是类似的，这会使问题容易解决一些。

蒂尔登：是的。还有另一件事，也是我必须面对的。这个女孩在商业广告行业工作，而且，她干得得心应手。嗯，所有这些人，在某些方面，我觉得他们和我一样，有自己的问题，但是，她就能做好一件事情。而我在内心深处还是有一种可怕的感觉，那就是我什么都不行，我什么事情都做不好。

罗杰斯：你还是有这种可怕的感觉，觉得自己没有任何值得一提的进步——没有取得任何实实在在的成绩。

蒂尔登：没有，如果我觉得自己有进步了，也就无须说了。（停顿）当然，如果能弄明白为什么我至今一事无成，那也会对我有所帮助。我现在搞清楚了，知道了事情为什么会是这个样子。

罗杰斯：你想有所成就，但如果能够知道无法达到目的的原因，也会对你有所帮助。

蒂尔登：是的。在女帽设计班上，我还认识了另外一位女士。她真的很笨。看起

---

[68] 来访者在尽最大的努力调整和提高自己；治疗中，来访者采取的这些实际行动证明她确实在进步。

来，她的能力有限，但是每个人都接纳了她。她已经结婚了，她告诉大家，有一天她的儿子回到家，告诉她，他要写一篇关于原子弹的论文，希望得到妈妈的帮助。她笑着告诉我们说："我告诉儿子，我帮不了他。我很笨。他的父亲很聪明，他应该找父亲帮忙。"你看，她讲的这个故事让我感到很开心。她能够笑着面对问题和接受现实。我觉得这真的很不错。[69]

罗杰斯：她能够认识到自己的能力有限，这让你非常尊敬她。

蒂尔登：是的，但是她的丈夫怎么能够接受她呢？一个男人能够接受一个比他能力差得多的女人吗？你怎么看呢？

罗杰斯：我想咱们都见过许多这样的例子。[70]

蒂尔登：嗯，是的，我想是这样的。我想，也许她的丈夫能够接受她，但他大概有一种高高在上的优越感。但是，他能够和妻子一起出去会朋友吗？他不因她而感到丢脸吗？

罗杰斯：你觉得，如果两个人之间的差距太大，一定会使丈夫感到丢脸、不开心。

蒂尔登：是的。当然了，我提出这样的问题其实是在替自己找答案。我对自己说，接受真实的自我，这没什么不好，我就是我。我甚至看到，我的朋友们也会因为我的坦然而更愿意接纳我。但是，在婚姻这样长久的亲密关系中，如果你的脑子不好使，会有人娶你吗？

罗杰斯：你觉得，做真正的自己使你更加舒服，而且，因为朋友接受你，也使你感到安慰。但是，这在长久的婚姻关系中也行吗？

蒂尔登：就是这个问题。（停顿）但我想，如果双方都有缺点，可以相抵，那样就

[69] 当然，说到与来访者自卑情绪有关系的问题，这位姑娘把自己的需要说得非常清楚；这是任何咨询师都难以做到的。来访者把她的朋友描绘成一个能够"笑着面对问题和接受现实"的人，在她的这句话中，她感觉到自己缺乏和需要的是什么。在接下来的一句话中，她提出了一个更深层的问题，那就是：是不是真的有哪位丈夫能够接受能力差的妻子？

[70] 对于来访者的直接提问，罗杰斯在这里做出了一个鼓励性的回答。虽然这也许对来访者有所帮助，但留意一下，来访者接下来又表示了自己的疑惑，更加急切地请求咨询师给予保证，这一点很有意思。然而，来访者得到答复时，她似乎早准备好了认可她是可以被接受的这一观点。但是，更多的还是要靠她自己找出答案她才能看上去真正的心服口服。而在来访者接下来的言谈中，我们看到她已经开始明白了，智力或许并不是一个人走入婚姻唯一必备的品质，而且她或许还能够在其他方面弥补其另一半的不足之处。

平衡了。比如，那个人也许非常聪明，但是，他可能在其他方面有严重的缺陷，使他很难与别人相处。这样，两个人或许就扯平了。

罗杰斯：你觉得，如果丈夫在性格上有什么严重缺陷的话，就能够多少弥补你在智力上的小小不足了。

蒂尔登：你说这是小小不足？但我看是严重的缺陷。我觉得，我永远都摆脱不了想成为别人眼中的那种人的想法了。当然了，尽管如此，我想人人都希望往高处走，但是，不知道我是否真的能够谅解自己，不知道我能不能接受这一事实——就是自己无法达到别人期望的标准。[71]

罗杰斯：在你看来，你的缺陷非常严重，你怀疑自己，不知道自己是否真的能够不再要求自己去达到别人定的高度。

蒂尔登：嗯，当然，现在我已经好多了。昨天，我去参加一个聚会，我能够不再猜测别人怎么看我。后来，我又去跳舞，跳舞的时候也根本没想自己的麻烦事。我确实有进步了。

罗杰斯：你承认自己的变化确实很大。

蒂尔登：是的。哎呀，你记录了那么多话啦。

罗杰斯：是啊，你说得多呀。[72]

蒂尔登：嗯，这也是一方面。我现在能够自如地谈话了。想到什么就说什么，没那么多顾虑了。你看，你读一些书，书上告诉你和别人谈话时要逐步了解对方，设法找到两个人的共同点。嗯，我曾经有意识地这样做，但是，对这类事情考虑得太多也会使我紧张，思想就乱了。这正常吗？

罗杰斯：我想这很正常。你发现，如果你要是特别留意去想什么事情的话，反倒搞不清楚了。而像现在这样，对什么事都不再多想，你反而感到更舒心，也没那么紧张了。

蒂尔登：嗯。和以前相比，我觉得我现在更多地是依赖直觉。你还记得吗，最初我问过你，人们为什么能想怎么着就怎么着，而我总是要想想我做得对不对？现在我发现，我能够自然地做事了。

---

71. 来访者丝毫没有打算让咨询师去弱化问题的严重性，她确信问题是存在的。在接下来的一句话中，来访者描述了自己进步的迹象。

72. 很明显，看到来访者能够越来越好地认识自己。在这里，咨询师再次以其独特的方式给她以鼓励。

罗杰斯：你发现，和过去相比，你现在更多地是在按照自己的真实想法做事了。

蒂尔登：是的。和我的工作伙伴在一起时，我的感觉也好多了。我想，这大概是因为我和他们相处已经有一段时间了。我总是需要经过一段时间才能建立起自信。你知道吗？我发现，如果我关心顾客，工作就顺利得多。与其只是考虑自己，或者是一心只想着卖出一件商品，还不如真心去帮助顾客，切实设法帮他们解决问题。这样，处理每位顾客问题的时间会长一些，但是我更喜欢这样做。

罗杰斯：你更多地把关注的重点放在顾客身上了。

蒂尔登：是的，而且顾客也会因此而感谢我。这使我有了自信。我确实帮助他们搞清楚了自己真正想买的是什么。（蒂尔登举例讲述了一个自己觉得特别成功的销售案例）我想，这样做其实能够创造更多的利润，因为我有了回头客。

罗杰斯：你发现，从长远来看，只有忘掉自己，也忘掉卖东西，才能真正做好生意。

蒂尔登：对，是这么回事，所以——实际上，如果我失败了——我是说，如果我在工作中失败了的话——我就会一蹶不振。但是顾客都说我干得不错，与我相处融洽。所以，我对他们给以更多的关心，而这样做使我获益匪浅。

罗杰斯：你真的在这份工作中获得成就感了。

蒂尔登：嗯，我发现人们对我的回应多了。他们对我的看法改变了，和我谈话也容易多了。我想，他们也感觉到我比以前友好了。

罗杰斯：你发现，你越是以本色示人，人们就越愿意和你交流。

蒂尔登：是的。（停顿）尽管如此，即便现在我这么说，我还是担心这种状态不能持久。老实说，我真的不知道这是否能够持续下去。

罗杰斯：你能肯定，自己做出了成绩，但这对你来说好像是一场梦，不像是真的；你害怕自己会再次垮了。

蒂尔登：是的。过去我也有过好转，但是后来又恢复原样了。

罗杰斯：你怀疑这会不会又是一时的好转。

蒂尔登：嗯，我确实怀疑。我想，现在我明白了，我要是再次消沉或又垮掉的话，那一定是因为对自己没有耐心。你知道，这一直都是我的一个问题。我总是迫不及待地想达到一个目标，要是我泄气了，一定是这个原因。[73]

罗杰斯：你觉得，如果你真的又泄气了，那主要是因为你迫不及待地要达到一个目标，你太着急了。

蒂尔登：是的。然后，我就会想——我担心，也许我会厌倦自己这样做。以前我总是这样。你还记得吧，我告诉过你的，我曾努力改变自己，但是，后来坚持不下去了。

罗杰斯：你觉得，你现在已经找到了一个全新的自我，但是有一天你又会讨厌她。

蒂尔登：嗯，我见过很多人，其中有些人似乎相当烦人，但他们好像并不讨厌自己。也许我也会不嫌弃自己了，关键是我觉得自己已经真正开始改变了。我不再想一定要比别人优秀了。我只想自己和别人在能力方面不相上下。事实上，即便我是能力最差的，我也不介意了。

罗杰斯：你觉得，这一点很重要，那就是，你不再渴望自己一定要比别人强，你只要能与其中一些人的能力相当就可以了，那样，你就觉得过得去了。

蒂尔登：嗯，我让自己明白了一点，那就是，我不可能成为某一种类型的人。若不认可这一点，我就会很不开心。你知道，一直以来我就这样想——嗯，你看，那些聪明的女孩可以去读大学，她们会出人头地，等等，而我呢，我一直在努力，想要成为那样的女孩，但这是不可能的。现在我才意识到，自己不是那样的人。而我的大多数亲人又恰恰是那样的人，这使我感到自己的处境很难，你明白我的意思吗？

罗杰斯：你一直以来都很尊敬和钦佩那些有智慧的人，而现在你要接受一个事实：你自己并不是那样的人，而是属于另外一个群体；这很难让人接受。

蒂尔登：对，就是这样。

罗杰斯：我看时间到了。你还想来吗？

蒂尔登：嗯，我看就这样吧——我会打电话告诉你。你知道，我以前认为来了也没什么用，但还是有用的。我也不想就此和你失去联系。我觉得，我的

---

[73]. 尽管来访者怀疑自己会不会一直保持这种全新的感觉，她本人似乎相信问题不大。

情况还不是十分稳定。我觉得，我可能每3个星期来1次比较好，不管怎样，我会给你打电话的。

罗杰斯：好吧。如果我不在，你打到办公室来，他们也会为你安排预约时间的。你在思想上的确经历了一段很长的过程，是吧？

蒂尔登：再见——还有，谢谢你。

罗杰斯：再见。

第11次面询中来访者表达出的重要感受：

1. 我正在上一门自己选定的新课程。

2. 我真的在改变。

3. 过去为自己定的目标太高了，这种状况开始改变了。

4. 一直以来，我总是试图要自己的所作所为与一种图有虚名的优势相符。

5. 我意识到，自己其实和别人没什么两样。

6. 我想我应该做真正的自己，而不是按照别人的想法去做人。

7. 我相信这才是我要去做的。

8. 我已经有了很大的改变。

9. 我不再为自己的想法感到不安或内疚了。

10. 我觉得更自由了。

11. 我感到更心满意足了。

12. 我一直不愿意承认自己已经变了，但我确实有所改变。

13. 我从谈话中、书中以及结识的朋友那里获得了帮助。

14. 我明白了我的家庭关系是怎样使我变成现在这种样子的。

15. 我已经认识到，我并不那么聪明，但是我能够坦然面对这一事实了。

16. 如果遇到合适的男人，我会结婚，如果无缘，我也不在乎。

17. 我和朋友聚会的次数更多了，并且，我喜欢这样。

18. 我觉得，如果我能和一个有相似问题的女孩一起努力，我就能够更轻松地调整自己。

19. 我还是觉得自己不擅长做一些具体的事。

20. 我佩服那些能够欣然接受自己缺陷的人。

21. 我不知道一个丈夫是否能够接受一个缺乏能力的妻子。

22. 我想，大概可以通过我在其他方面所具有的优势来弥补我的不足。

23. 我不再花很多时间想自己的烦恼了。

24. 我与人谈话时感到比以前更自由了。

25. 我发现我可以自然行事，按照自己的真实想法去做。

26. 我和人们相处时更自在了。

27. 工作中我有了成就感。

28. 我害怕这种全新的感觉不能持续下去，但是我想会保持下去的。

29. 我害怕自己有一天会讨厌这个新的自我，但是我认为不会的。

30. 承认自己的能力不如别人是一件很难的事情，但是我正在努力接受这个事实。

31. 我认为，到这里来真的对我有帮助。

32. 我觉得自己的情况还不太稳定，在我需要帮助的时候，我希望还能来这里寻求更多的帮助。

随访信息

咨询谈话结束之后，蒂尔登继续从事售货员的工作。她在社交活动中更加活跃了。而且，她还和家人一起出外旅游，在旅行中也更活跃了。总的来说，她在这之后10个月内的进步是毋庸置疑的。

1年后，蒂尔登被邀请回来，做了一次随访性谈话。她说，她在前一段时间的情况比想象的还要好得多，但是最近两个月，那些消极情绪又开始出现反复。她说，她刚刚辞掉了一份工作。谈话中，蒂尔登对自己的一些描述就像是在重复她在第1次面询中的那些话。她还提出了是否需要用"更有效"的措施帮助她解决问题。蒂尔登想知道，她该不该去看精神科医生？咨询师表示，他愿意帮助她找找这方面的关系，也建议她回来做进一步的咨询；但咨询师把决定权留给了蒂尔登。蒂尔登说，如果想来的话，她会打电话预约或者咨询一下。但她后来没有再打电话来。从言谈中，我们隐约可以了解到她再次消沉的一个原因，即最近她的一个男友可能因为她能力差而瞧不起她。蒂尔登觉得，这会毁了她的自尊心。

　　几个星期后，咨询师和蒂尔登的母亲通了电话，得知蒂尔登的情况又有所好转。她又有了一份工作，是和一个亲戚一起做事情。而且，她的心情似乎也好起来了，情绪也调整得不错。

　　至此可见，蒂尔登个案的最终结果如何还不能确定。毫无疑问，经过了11个咨询小时的工作之后，来访者的状况在随后一段时间里有所改善。至于随访中反映出的回落现象是否仅是暂时性的，还需要继续观察后才能做出评价。

点　评

对蒂尔登个案的点评 1
···
完整性注意在来访者中心治疗中的作用

R. E. 丁曼

人总是努力达到使自己的身心都没有痛苦、没有障碍的状态。但是，这种
对没有障碍的追求本身可能会造成更多的障碍，或导致其他问题的发生。
——J. 克里施纳默迪（Krishnamurti，1987）

对人格的组织就好像是打高尔夫球，能不能打好一杆，并不是因为我们在意
识上一定要达到这个目标就能达到。
——C. R. 罗杰斯（Rogers，1951a）

如果苛求自己去达到一种所谓"应该达到的"良好状态，有好的形象或者使
自己成为别人的榜样，往往会使人加深自己内心的分歧和混乱，把自己同现实世
界隔离开来。这样的努力，无论是来自于咨询师还是来访者，对问题的解决必然
都是无济于事的。把这种努力强加在即时体验上，就意味着压制和征服，意味
着对来访者还没有认可、还没有条理化的态度与想法的否定。1946年10月，从
这位20岁左右的来访者蒂尔登身上可以看到，她曾努力使自己表现出（在她看
来是）这一年龄段的人应该具有的态度和行为，而这种努力似乎已经使她筋疲力
尽。她嫉妒自己的妹妹的那种结交朋友的能力。她看到别人开始自立并准备要
结婚，与之相比，她认为自己是不正常的、落后的和有缺陷的人。与父母住在
一起，蒂尔登觉得没有自己的生活，被生活排斥在外，只是一个旁观者。她希望
以本色示人，做真正的自己。但她试着这样做的时候，人们却说她是"装样子"。
蒂尔登在两种情绪之间游移徘徊，一种是要"调整"好自己的强烈愿望，另一种

是认为自己不可能实现这个愿望的沮丧情绪。她苛刻地把自己与周围的人做比较，得出的结论是：一定是自己身上出了什么严重问题。

在她第一次与罗杰斯面谈时，蒂尔登很快就列举出她曾经为了改变自己所采取的策略，但是都不起作用。她曾和自己斗争，试图用道理说服自己，试图从书中得到启发，也试图模仿和使用别人的做法——但是在她内心深处，总是有一种无法改变的东西，以下是她的回答：

蒂尔登：嗯，是这样的。而且看起来我无法摆脱这些烦恼。我的意思是——这些本该是无足轻重的小事，但它们每天似乎都在不停地困扰着我。

蒂尔登：我应该能够看清这些，并且多少能够说服自己，但我似乎就是做不到。

蒂尔登试图从意志、努力和志气等方面改变自己，但都不能使自己有所改变，不能使她自然地做事情，不能使她感到放松；这些努力反而加深了她内心的矛盾冲突，请见下文。

蒂尔登：……我仍然认为，就算一两个月不去想那些事，试着去想别的事，我还是觉得那样不会使我有很大改变，不会有根本性的改变。

蒂尔登迫切希望有所改变，使她从这种一潭死水的生活中走出来。但是，即使她做再多的自我批评或理性的责备，即使再认为自己这样不对，都无法使蒂尔登改变，都无法使她成为她希望成为的那种年轻的成功女士。即使在治疗初期，蒂尔登也意识到了对自己做出这样的评价是毫无意义的，她说："问题是，如果我认识到自己这样想是没道理的，能够改变现状吗？"

蒂尔登希望能够减轻实现想象中的自我给她带来的沉重压力，不再无休止地为她的这种想法而烦恼。蒂尔登达不到别人的标准，她担心生活中最美好的东西（如爱情和婚姻）会与她擦肩而过。蒂尔登意识到，自己的想法相互矛盾，"我是怎样的一种人"和"我应该是什么样的人"之间相差太远，而自己却不能自拔。

蒂尔登：……我也一直在努力观察别人是怎么做的，试图多少摆脱一下自己那种想法的纠缠，和她们在一起的时候努力忘掉自己……可是一旦开始想我是怎样的一种人的时候，就感到一种很严重的心理冲突——（笑）这种感觉糟糕极了。

"我是怎样的一种人"似乎是一个令人不安、令人反感和毫无价值的问题。蒂尔登非常努力，她奋力想改变自己的现状，但却适得其反，她的情况又出现了反复，变得更糟糕了，走了回头路。她无法忍受这样的想法：

蒂尔登：是的，我好像总是在走回头路。事实上，我找不出任何自己应该活在这个世上的理由。我时常有自杀的念头，因为我无法为自己现在的这种生活方式找到任何正当的借口。

蒂尔登反复询问罗杰斯，是否有什么新的方法能够改变自己。不管她怎么坚持，罗杰斯还是选择了不对她做指导性回答的反应方式，这甚至让蒂尔登感到失望。蒂尔登竭尽全力地去达到（她所认为的）她这个年龄段的人应有的价值观和行为标准，此时，罗杰斯依然克制自己，避免给她以任何建议和引导。他对蒂尔登的问题或者治疗过程不做任何解释，避免建立另外一套来自外界的衡量标准；如果那样做，可能使得蒂尔登又会照此衡量和要求她自己。相反，罗杰斯选择了保持共情，理解她的受挫折感和迷茫的反应方式，而不是给她指导和告诉她怎么做才能够改变自己。他不想给出所谓的"答案"的目的，是为了不影响蒂尔登自己思考的进程，使她能够自己去面对"我是怎样的一种人"这个问题。罗杰斯认为，在咨询中采用指导的反应方式并不能产生强有力的效果。他解释说：

我们可以向来访者解释他是怎样的人，可以指出使他前进的步骤，可以训练他去熟悉了解一种更为令人满意的生活方式。但是就我的经验而言，这些方法是徒然无效的，而且是不合逻辑的。来访者的收获充其量是某种暂时的变化，这种改变很快就会消失，这使得来访者更加确信自己的无能。（Rogers，1963）

来访者中心疗法中所强调的并不只是来访者的体验，而是来访者"体验到"自我的那种过程（Rogers，1951a）。因此，在罗杰斯所提供的共情氛围中，蒂尔登对自己的反省和思考渐渐地转向了更重要的体验自我的过程。蒂尔登逐渐放弃了为修复自己或把自己"修理好"而绝望地寻求答案的做法，代之以把注意力越来越集中在对自己现状的了解上。尽管她这么做最初只是试探性的，但她开始关注自己真实的感受和发自内心的想法。蒂尔登开始考虑一个问题，即自己真正需要的是什么，但找不到答案。

蒂尔登：有件事情我还拿不准——我一直想弄明白——嗯，就是，我这样日复一
　　　　日地，过着一成不变的生活。可是，什么才是我真正想要的呢？我认真
　　　　地检查自己，发现搞不清楚自己真正需要什么。只有在看到别人想要什
　　　　么的时候，我才觉得，哦，这大概也是我想要的吧。

此时，蒂尔登不再专注于寻找改变自己的具体做法，而是开始探查问题的原
因之所在，开始评价"我是怎样的一种人"。不久前，这种自我评价对于她还是
一个不能谈及的话题。蒂尔登艰难地审视着自己的内心世界，发现自己还是找
不到一个坚实的出发点。

蒂尔登：每个人都有欲望——人们的确非常想得到一些什么东西。大概我也同样
　　　　有这样的欲望。然而，一旦我坐下来，努力想弄清楚自己是否有欲望的
　　　　时候，我就发现我想不明白。

蒂尔登想知道，自己的某种真实欲望是否有可能引导她？她非常迫切地需
要某种引导。

蒂尔登：如果我有强烈的欲望，想要得到什么，而且确实是真诚的、发自内心的
　　　　愿望，别的什么麻烦可能也会随之而来。……我无法确定自己接下来应
　　　　该做些什么，这件事本身就让我烦恼。

在罗杰斯的倾听下，蒂尔登慢慢地把自己内心里更深层的混乱、分裂问题
讲了出来。她谈到自己从小就由于某种原因而一直相信自己与众不同，她又谈
到自己的这种想法与她的实际能力之间的矛盾。蒂尔登曾经是老师眼里的好学
生，她是一个律师的女儿，这些都使她习惯于相信自己比其他同学更优秀。她做
出一点成绩就会受到表扬。蒂尔登提到，她很怀疑自己的能力，而这种怀疑造成
了她价值取向上的改变；她还有一种不切实际的想法，即她觉得自己没必要或不
应该去抗争。在第3次面询临近结束的时候，蒂尔登在一种带有羞耻感的体验中
开始正视自己这种态度。

蒂尔登：我想，我总觉得这是一种耻辱——或者说，如果没有把事情做完美，如

果不去和某些事情抗争，就应该感到羞耻。……我想，一直以来我都处在这种状态中，只是以前没有意识到而已。（长时间的停顿）……这就是……那些一直困扰着我的问题中的一个，而我却没有真正认识到。

后来，蒂尔登向罗杰斯谈到了一个核心冲突，即她与内心里的那个拒绝改变的自我之间的冲突，那是一个强大的、怀疑一切的自我。这时，她的情绪悲观而消极，她说："一定是有一种什么力量，总在起消极作用。"

罗杰斯没有对蒂尔登进行干预，任由她自己去探寻这一危险的、尚未深入过的领域。他依然非常投入地、充满理解地听她诉说，丝毫不想改变或者影响蒂尔登对自己这一思考过程的体验。如果没有对人的"个人成长"能力的坚定信念，咨询师是难以做到不干预、不指导的。以下是罗杰斯的共情回应方式。

罗杰斯：你每次想朝着一个积极的方向努力的时候，心里总会出现一种更加强大的力量，立刻向你提出种种疑问。

蒂尔登：对，没错。（停顿）因为这股力量太强大了，我只好认了，我想可能是因为它似乎更强大一些，所以我就认了。

罗杰斯：你认为，很明显，这股怀疑的力量比你心中建设性的积极力量强大得多。

蒂尔登：是的。（很长时间的停顿）没错。（停顿）我想，我一直都相信这种力量的存在，是因为我把它的作用抬得太高了，之后我又信以为真，觉得它非常强大。（很长时间的停顿）我以前从来没想到过这些。（很长时间的停顿）我越是想努力把它赶走，它的反响就越大。

此时，蒂尔登又意识到一个更严重的问题：她发现，虽然自己在抗争，为了摆脱现状而斗争，努力让自己脱离那个有缺陷的自我，但她所做的一切反而加剧了她内心的分裂。在回应中，罗杰斯没有试图消除蒂尔登的无助感，没有为她提供抗争的工具，也没有鼓励和支持她同这种强大的势不可挡的力量进行抗争。他仍然只是共情地回应：

罗杰斯：你认为，这种怀疑的巨大力量是难以战胜的。

蒂尔登：嗯，是的。

罗杰斯：而另一方则是一股相当脆弱的、拼命挣扎的力量。

蒂尔登：（笑）对，是的。（很长时间的停顿）……我们所说的整个问题有一个坚
　　　　硬的保护壳——我想我一直愿意——换句话说，我想，我就是不想去抗
　　　　争，与其奋力抗争什么，我总是愿意相信更强大的一方。

　　蒂尔登的这些话表达出了一种新的、更客观的态度。她的态度似乎不再是
严厉的评判，不再是此前那种非常明显的、深埋心底的自我谴责。这些话使人
感觉到，蒂尔登完全变得再也无力抗争，非常沮丧，被困住了。她开始认为自己
永远都无法摆脱怀疑和羞耻感。以下是他们的对话：

罗杰斯：你觉得自己很难决定，只能无条件投降了，而不是——因为，你觉得那
　　　　股力量非常强大，难以置信。
蒂尔登：是的。（停顿）我是说，我非但没有试着去改善这种状况，没有努力做
　　　　得更好一些，反而把自己封闭起来了。

　　在面询过程中，那些长时间的"停顿"以及后来出现的"哭泣"都是有意义的，
对于来访者达到知觉的统一、完整性注意以及当时她无意识地触及对心理康复
具有关键性意义的那些内心体验，都起着重要作用。这些长时间的停顿和哭泣
可能是非常重要的时刻，此时，过去被否定的体验被同化，融入到一个全新的、
有活力的完形之中。言语表达当然是重要的，例如，蒂尔登通过言语进行自我分
析，罗杰斯通过言语表达他的共情性支持；通过这些言语表达，蒂尔登被领到了
能够达到知觉统一的门口。但是，只要使用言语来表达，其中必然包含最基本的
区别，如主体与客体的区别、体验与体验者的区别。因此，如果蒂尔登想要直接
触及困扰自己的体验，达到知觉的统一，就必须放弃使用语言。蒂尔登陷入沉默
或哭泣的时候，语言中的那些区别也就不存在了。

　　这种新的方式并非是刻意安排的，而是由于蒂尔登开始意识到自己在改变。
她对自我的看法更为清晰，也更易接受；她表达出了对其父母做法的愤怒和不
满。蒂尔登逐渐形成了对自我的知觉，而这种知觉在她的亲身体验中抽象出来，
是以她的亲身体验为基础形成的，而"并不是通过把一种程式化的结构强加在体
验之上得来的。"（Rogers，1951b）蒂尔登个案过去很长时间后，罗杰斯在为另一
位来访者咨询时记下了一段话，精彩地描述出这种无须费力且水到渠成的体验

过程：

　　你看，用全部精力以专断的模式进行治疗似乎是不必要的，是浪费时间——没用。你也许认为必须自己设计一种模式；但是，有这么多碎片，你很难弄清它们该放的位置。有时，你把它们放错了地方，随之而来的错误就更多，就越要花费更多的精力来控制局面。最后，直到把你搞得筋疲力尽，你干脆撒手不管了，宁愿让这种恼人的混乱局面继续下去。后来你发现，没有了你的控制，这些杂乱无章的碎片反而自然而然地找到了自己的位置。就这样，在不费你吹灰之力的情况下，一种有活力的模式产生了。你的职责就是去发现它，而且在发现的过程中，你一定会找到你自己和你自己的位置。（Rogers，1951a）

　　在后几次面询中，蒂尔登发现，自己渴望已久的这种变化自然而然地出现了。有趣的是，这种变化的到来不是她刻意追求的结果。虽然整个治疗过程并不顺利，时有反复，但到了后期，蒂尔登头脑中许多杂乱无章的碎片很快拼在了一起。

　　蒂尔登的行为似乎也开始有所变化，并和她逐渐改变的自我认识保持一致，这些变化大多也是在她几乎没有觉察的情况下发生的。第 3 次面询是关键性的，此间她第一次对自己产生反感，此后她错过了两次预约，并且差点放弃治疗。蒂尔登告诉罗杰斯，她闭门独处了几个星期，后来去参加了一个在家里举行的社交聚会。她发现自己不再一刻不停地想那些使她烦恼的问题了。几个星期以后，尽管她嘴上说自己感觉更糟了，但她向罗杰斯讲述的内容反映了积极的变化，如到亲戚家串门和与人们聊天谈话等经历，以及一位年轻女士如何给予她积极的影响。

　　令人惊讶的是，蒂尔登行为上的很多重大变化都与她的无望的呻吟或她认定自己无法改变自己的想法相伴出现。第 6 次面询中，蒂尔登不仅说出了她深信自己永远无法改变，而且还谈到了她惟恐别人发现自己的那个真实的自我；1 周之后，她又表示说，自己在认真考虑重新工作的问题；再之后的 1 周，她已经开始上班了。1 个月后，蒂尔登抱怨整个治疗似乎都在围绕着同一个问题打转，她也提到自己对一个设计女帽的课程越来越感兴趣，但她认为这不算什么大的进步。再后来，她参加了女帽设计课程，并且谈到在那里遇到了一个让她感到很舒服的女孩；她去打保龄球、参加聚会和跳舞，在活动时已不再受思想中问题的困扰了。

罗杰斯曾说，改变行为"并不像改变自我结构那样痛苦和困难"（Rogers，1951b）。一段时间以后，蒂尔登发现了这一点，意识到自己身上的变化。最后一次与罗杰斯谈话时，蒂尔登已经清楚地意识到了自己在行为上的一些重要改变，这些变化是她过去装也装不出来的，而她以后再也不需要"装样子"了。她高兴地谈到了自己的感受和自己"以本色示人"所感到的快乐。例如：

蒂尔登：你还记得吗，最初我问过你，人们为什么能想怎么着就怎么着，而我总是要去想想我做得对不对？现在我发现，我能够自然地做事了。

治疗过程中，蒂尔登身上还出现了一个矛盾的现象，即就在她能够越来越清楚地意识到自己体验的同时，她的那个一直作为意识的对象的"自我"却逐渐消失，不再提了。开始时，那种痛苦的自我审视和对"自我"的体验非但没有随着治疗的过程增强，反而最终减弱了。这是不是一件奇怪的事情？最后一次面询时，蒂尔登表达了治疗过程给她带来的那种自由的感觉。

蒂尔登：昨天，我去参加一个聚会，我能够不再猜测别人怎么看我。后来，我又去跳舞，跳舞的时候也根本没想自己的麻烦事。

蒂尔登：我现在能够自如地谈话了。想到什么说什么，没那么多顾虑了。

蒂尔登：和以前相比，我觉得我现在更多的是依赖直觉。

蒂尔登：你知道吗？我发现，如果我关心顾客，工作就顺利得多。与其只是考虑自己，或者是一心只想着做成一笔生意，不如去关心顾客，切实帮他们解决问题。这样，处理每位顾客问题的时间会长一些，但是我更喜欢这样做。

后来，罗杰斯在书中引用了他与蒂尔登之间的一段谈话，并解释了情绪失调的人对自我的极度关注。他写道：

治疗之初，来访者常常表示害怕别人看到她的真实的自我。（蒂尔登说）"可是一旦开始想我是怎样的一种人的时候，就感到一种很严重的心理冲突，这种感觉糟糕极了。……我不想表现出自然的我，因为我觉得我不喜欢自己。"在这样

的思维框架下，来访者必然是约束自己，谨慎行事，在他人面前很不自然。但是，一旦这位来访者能够完全接受"我就是这样的人"这一事实，她就可以自然行事，不会再感到不知所措。（Rogers，1951a）

罗杰斯与蒂尔登的谈话只有 11 次，而治疗的效果是令人吃惊的，甚至难以置信。回顾蒂尔登的多次谈话，可以反映出她对自己变化过程的逐步认识，对自己的逐步接受和赏识。最后，蒂尔登终于意识到，从根本上来说，她之所以感到巨大的痛苦，就是因为她要努力摆脱"我是怎样的一种人"这个问题的困扰，因为她不愿接受现实存在的这种生活感受，因为她总是想把一种外在的结构强加在自己的现实生活感受中。她希望自己不再回到那些烦恼中去。

蒂尔登：我想，现在我明白了，我要是再次消沉或又垮掉的话，那一定是因为对自己没有耐心。你知道，这一直都是我的一个问题。我总是迫不及待地想达到一个目标，要是我泄气了，一定是这个原因。

蒂尔登：我让自己明白了一点，那就是，我不可能成为某一种类型的人。若不认可这一点，我就会很不开心。

1947 年 2 月，经过了 4 个月的治疗之后，蒂尔登开始体验到一种长久以来她一直渴望得到、同时也是可遇而不可求的自由，一种做事时随心所欲而无须评判的自由。

蒂尔登：我发现，我有情绪时，即使是感到仇恨，也没关系，我不在乎了。不知怎么的，我感到更加自由了。我不再感到内疚。

治疗结束前，蒂尔登能够感觉到罗杰斯表里如一地接受了她所说的一切，她也越来越多地采取这种接受的态度看待自己。蒂尔登不再去寻求自己"应该是一个什么样的人"的答案了，欣然接受了"我该是什么样就是什么样"的现实。

蒂尔登：我过去一直在努力按别人对我的期望去做；但是，现在我在想，我是不是应该这样想：我该是什么样就是什么样。

蒂尔登：我一直都在努力成为别人希望我成为的那种人——特别是我的父母希望的那种人。我无法接受真实的自我。

蒂尔登：事实上，我一直都不知道那个真实的"自我"是个什么样——它确实是被完完全全地掩盖起来了，而我却一直把伪装的我当成真正的自我。

　　对蒂尔登来说，要不断调整自己就必须放弃自己经历中的那些强加在自己身上的行为模式，放弃那种一定要成为"具有特殊才能、与众不同的人"的顽固想法。蒂尔登感受到了罗杰斯与她之间的共情和理解关系。在这种关系中，她要探讨"我是怎样的一个人"的阻力渐渐消失，内心的裂痕渐渐愈合，在对自我进行重组时融入了那些曾被自己完全否定的体验。蒂尔登必须停止一切自己评价、对比和分析，必须摆脱自己希望成为别人期望中的人的想法，只有摆脱了这些障碍，新的"生活方式"才能出现。在各种心理疗法中，也许只有来访者中心疗法有这样的特点，那就是承认来访者具有这些障碍，由于这些障碍的存在，可能随时会阻碍他们讲出自己的种种想法；因此，要在治疗时力求避开这些障碍。来访者中心疗法避免强化那些来访者必须自己放弃的做法，例如，来访者往往不愿意单纯地、完整地注意自己当时体验的流露，而咨询师不可鼓励来访者的这种抵触情绪或做法。

　　如果咨询师或来访者试图改变双方关系中的非指导性的状态，如果来访者追求一种自己更愿意接受的自我，或是一味希望加快治疗进度，都会影响来访者的完整性注意，并会给治疗造成障碍。欲速则不达，因此，需要消除这种障碍。罗杰斯相信，只有等到来访者直接触及困扰自己的问题，才可能达到治疗的效果。

　　不论对咨询师还是对来访者而言，意志并不是促成变化的因素。蒂尔登个案中充分表现出，来访者越是坚持按自己的意志行事，她越是感到孤立，内心的冲突也更加激烈。罗杰斯在倾听中小心谨慎地避开了众多细节的影响，以达到对来访者的完整理解。他把对蒂尔登的治疗建立在自己对她的态度和认识的理解之上，力求达到像蒂尔登本人一样看待她，而不是对她所说的提出疑义，不拿她和别人进行比较。罗杰斯说：

　　我们开始认识到，如果我们能够理解来访者此时此刻对待自己的行为方式、态度和看法，来访者就能够自己完成接下去的治疗。治疗师必须放弃自己的诊断和诊疗性假设，必须抛开做专业性评价的倾向，必须停止进行预测的努力，必须放弃任何引导来访者的企图；治疗师只需要致力于达到一个目标，那就是深切的理解和接受来访者，对他们当时有意识地表达出的态度表示接受，对他们逐步深入探查自己意识中曾被否定的那些危险区域时出现的想法给予理解。(Rogers，1951a)

在蒂尔登感到最痛苦的时候，不论是给她任何安慰、帮她重新计划或者进行解释的做法都会阻碍她的改变，都会传递一种信息，即她的这种痛苦经历是没有意义的；这样的安慰或指导不可能帮助她达到一种没有障碍的状态。罗杰斯与蒂尔登进行接触并无条件地接受她，他的信念是：一种没有心理障碍的正常状态只能从人类机体的基本体验中产生，而不能是外界强加的。通过对蒂尔登的完全的接受和准确的共情理解，罗杰斯促进了蒂尔登的改变，过去一直束缚着蒂尔登体验的思维模式开始松动了；同时，罗杰斯也在与蒂尔登的共情中体验到了这种自由，使自己在治疗关系中得到一种亲身体验。罗杰斯认为，这种结果是很有效的，他说：

与我的体验相悖的是，在如此复杂的生活中，我越是想成为我自己，越是希望理解和接受现实中的自己和他人，就越可能引起更多的变化。这是个悖论，即我们每个人都只是想要成为本来的自己的时候，我们会发现，不仅自己在变，而且，我们周围的人都在变。(Rogers，1963)

罗杰斯把这种治疗师与来访者之间的一致性视为形成良好治疗关系的条件中的核心因素（Rogers，1986）。能够反映这种一致性的作用的例子不多。罗杰斯在晚年时曾描述过这样的时刻，那是一个来访者的"我是怎样的人"和"我应该是怎样的人"的想法相抵触，咨询师和来访者可能都还没有明确的关于"自我"意识，此时，一种深刻的、意料之外的"一致性"的作用出现了，对治疗起到了意料之外的促进作用。罗杰斯说：

那时，我能使来访者感到放松和有所帮助的，就是我的存在。我没有什么可以使他产生新的体验的办法。然而，我自己能够放松下来并接近那个超乎寻常的内在的自我的时候，我在这种治疗关系中的反应方式可能变得奇怪而冲动；我无法理性地去判断那样行事对不对，它们和我的思维过程也毫无关系。但是，最

终的结果却以某种奇特的方式证明，这些奇怪的反应是正确的。……促进了成长、康复以及活力的出现。（Rogers，1986）

罗杰斯相信，只有自己能够展示出真正的自我时，来访者（如蒂尔登）才可能去探求他们的真实自我。罗杰斯明确表示，就像蒂尔登要做真实的自我而不可能接受强加于她的某种模式一样，实施来访者中心疗法一定要做到真实。这种真实不是什么技巧，也不是工具，更不是能强加于治疗师人格之中的东西（Rogers，1951）。因此，罗杰斯对于许多治疗方法的基础思想提出了怀疑，得出了以下结论：

我逐渐得出一个结论，那就是我不可能通过智力方面或技能方面的训练去帮助一个有心理问题的人。任何单纯建立在知识、训练或从课本上学来的东西基础之上的治疗方法都是毫无用处的。（Rogers，1963）

综观罗杰斯和蒂尔登的这一系列谈话，就好像是他们置身于一片神奇境域中的一次漫游，具有强烈的吸引力。令人感到奇特的是，你在这里用不上任何地图或向导，路标不固定且很难记住。同样奇特的是，罗杰斯这样告诫我们：即便是学习他的方法或使用来访者中心疗法，如果我们仅仅将其作为一种智力方面或技能方面的训练程序，作为一种从别人那里学来的治疗方法，那么，这种方法将毫无用处。

罗杰斯的方法不适用于那些没有勇气的人，对来访者如此，对治疗师亦是如此。对于蒂尔登来说，在没有人来拯救她或保护她并使她免受痛苦伤害的时候，蒂尔登停止了斗争，面对自己内心深处的痛苦而不再抵抗；蒂尔登并不想按照她认可的那些标准塑造自己，因为这样使她更加无法达到自己所渴望的那种平静。我想，此时蒂尔登也会认为这样的治疗方法是不适用的。对于治疗师也是同样，如果他们只是努力想使自己成为"来访者中心疗法"的治疗师，接受治疗方法的训练，一味模仿或效仿，那么，这些做法本身都是与罗杰斯所描述的做人原则和治疗过程相矛盾的。使用来访者中心治疗的治疗师所要达到的一个目标，就是要具有一种做人的品质，能够易化来访者的改变过程。蒂尔登个案是一个能够说明什么是来访者中心治疗的最好例子，其中充分展现了蒂尔登如何敞开心扉、找到自己应该如何去做的答案的过程。最后，我想谈一点自己在阅读罗杰斯与蒂尔登谈话之后的心得：我感觉，我就像蒂尔登当年一样，和罗杰斯一起走过一段心路历程，使我放弃了自己曾经认为必须遵守的来访者为中心治疗的那些理念，又到广阔的现实中去探寻，最后找到我自己的理念。的确，这是一项似乎带有悖论性质的任务，即为了获得而需要放弃，放弃一个自己曾经希望达到的目标是痛苦的，但这正是为了达到一个新的目标：我今后遇到像蒂尔登那样迷失了方向的人们的时候，我会在那里，我有活力，我将能够帮助他们。

参考文献

Krishnamurti, J. (1987). *Krishnamurti to himself: His last journal.* New York: Har- perCollins.

Rogers, C. R. (1951a). *Client-centered, therapy: Its current practice, implications and theory.* Boston: Houghton Mifflin.

Rogers, C. R. (1951b). Perceptual reorganization in client-centered therapy. In R. R. Blake & G. V. Ramsey (Eds.), *Perception: An approach to personality* (pp. 323-325). New York: Ronald Press.

Rogers, C. R. (1963). *On becoming a person: A therapist's view of psychotherapy.* Boston: Houghton Mifflin.

Rogers, C. R. (1986). Rogers, Kohut, and Erickson: A personal perspective on some similarities and differences. *Person-Centered Review, 1,* 125-140.

点 评

对蒂尔登个案的点评 2
从当代精神分析理论的观点看罗杰斯治疗

J. D. 盖勒   E. 古尔德

　　罗杰斯的开拓性工作在心理治疗史上占有重要的地位。罗杰斯是一位重要理论家，也是第一个把与"来访者"现场谈话记录提供给人们审查和进行科学研究的人。他留给我们的遗产中，有一短时面询治疗的个案。这一案例详细记录了他在1946年对一个化名为"蒂尔登"的年轻女士的治疗情况。这里，我们将从当代精神分析的视角仔细分析这一案例。我们将特别关注和探讨那些在治疗过程中对罗杰斯的工作起了指导作用的可行的治疗方法，及其罗杰斯治疗理论原理的局限性。

　　像弗洛伊德一样，罗杰斯也希望根据持续不断的个案研究来修正、完善自己的理论体系。20世纪40年代中期，齐默林和拉斯金曾提出，在罗杰斯理论中有一个核心的假设："如果治疗师接受、认可以及澄清来访者所表达的情感，来访者的情绪就会从消极向积极方面转变，随后将出现来访者的自我省悟和积极行动"（Zimring & Rasking，1992）。

　　我们认为，当时与现在一样，心理治疗的情况和治疗过程本身，都必须放在实施治疗时与之相关的社会文化背景环境条件中进行考虑。心理治疗的形式和那些来访者带到治疗中的问题都是时间和空间的产物。因此，我们首先简要回顾一下当时被普遍接受的精神分析的规则，并对第二次世界大战以后美国女性的生活状况做一些评论。

精神分析治疗

　　关于心理治疗的技术问题以及疗效的产生机制等问题，精神分析理论中有各式各样的推测，与1946年的情况大不相同。桑德勒在1992年曾总结道：今天，"没有任何一种关于技术的理论是所有精神分析治疗师都能接受的"（Sandler，1992）。然而，直到20世纪50年代，精神分析治疗师还保持着一种共识，即通过对特定的"移情性神经症"的诊断和解释，达到揭示、研究和治疗来访者被压抑的婴幼儿时期形成的心理冲突的目的；这也是当时精神分析的明显特征（Wallerstein，1989）。精神分析的基本技术手段包括自由联想、患者躺在睡椅上放松地谈话和对梦的分析，治疗要求精神分析治疗师要保持相对的中立态度，不可主动。

20世纪40年代后期，也就是罗杰斯为蒂尔登治疗的时候，精神分析治疗师都明确地认为，可以把"精神分析"与"精神分析治疗"清楚地区别开来，而罗杰斯本人当时还没有对"心理咨询"和"心理治疗"进行区分（Rogers，1951）。从现在的观点看，"精神分析"与"精神分析治疗"是部分重叠的，而不是完全不同的两种治疗形式。此外，过去一些勉强使用的或被视为不可怀疑的概念也已受到质疑并得到重新解释（Cooper，1987），如"移情性神经症"、阴茎忌妒（Grossman & Stewart，1976）、女性受虐癖（Person，1990）等。另一方面，广义的"移情"（Gill，1982）和"阻抗"等概念（如 Schafer，1976）仍然占据着精神分析理论的核心地位。"无意识驱力"也是一个核心概念，这种驱力整合在各种精神内容、症状和行为中，发挥着隐蔽的作用。

在当前的治疗实践中，精神分析治疗的主要目标和方向依然是建立起一种医患治疗关系。在这种关系中，来访者和治疗师有着共同的目标，通过相互之间的仔细观察，治疗师对来访者表述出的问题进行解释，特别是从起因、意义和因果关系各方面对来访者在治疗中显露出来的问题进行解释，确认并分析其适应不良模式及其症状（Eagle，1984）。

"多样化中的统一"

20世纪40年代末期，受过正统训练的精神分析师认为，只有当来访者在强化的情感基础上了解到那些无意识的过程，包括了解到被其遗忘的过去，才可能在精神分析治疗中产生变化。这种强调来访者的顿悟作用的观点可以追溯到弗洛伊德时代。弗洛伊德力求把精神分析法与其他强调建议和劝说的治疗方法区分开来。然而，今天的主流观点是，以单一机制寻求来访者有所改变是注定要失败的。一些精神分析治疗师认为，让来访者重新认识过去对于治疗结果起不了多大作用（Gill，1982）。许多理论家认为，咨询师与来访者关系的性质和来访者的顿悟对于来访者的改变有着同样重要的作用，这是我们一致的立场（Eagle，1984）。而且，近几年来人们重新开始强调重视这样一种假设：治疗关系中的良性影响作用的内化，不但能够对来访者独立和积极的变化起到促进作用，而且还有助于治疗结束后保持治疗效果（Dorpat，1974；Geller，1988；Kohut，1971；Stolorow & Lachmann，1980）。

简言之，精神分析法正在朝着"多样化中的统一"的方向发展（Loewald，1978）。精神分析治疗师之间的观点不同，对于心理功能的认识不同，可分为四个不同的学派，派因把这四个学派称为"内驱力心理学"（psychology of drive）、"自我心理学"（psychology of ego）、"客观关系心理学"（psychology of object relations）以及"自我心理学"（psychology of self）（Pine，1988）。在如何倾听、观察以及组织治疗材料等方面，不同的精神分析治疗学派的观点多少都有不同，并各有其特点。在连续的治疗中，对于不同来访者的精神分析治疗工作都会在不同程度上受到这些不同学派观点的影响。下面，我们从这四个不同学派的观点出发，对蒂尔登个案进行评述。

通过对这一案例进行反复分析，我们可以得出两个至关重要的结论：首先，蒂尔登抗争的核心，是要建立一个具有积极的女性意识的自我，这一点给我们留下了深刻印象；其次，蒂尔登来接受罗杰斯的心理治疗时，她试图发现"真实的自我"（Winnicott，1960）的努力受到了阻挠，我们认为，这种阻挠的根源来自她与母亲之间的关系和当时的社会文化条件之间的相互影响。

1946 年的女性角色与形象

不论是在对女性的文化规范方面还是在精神分析理论对女性心理的认识方面，现在与1946年都大不相同。统计信息、社会学研究以及大众传播媒介的内容分析表明，第二次世界大战结束时，美国迎来了一个"回归家庭"的时期，人们再次以诋毁的态度看待那些敢于工作的职业女性。

在美国历史上，办理结婚登记的人数在1946达到高峰，这种现象其后许多年再也没有出现过（U.S. Bureau of the Census，1946）。社会历史学家法林称，这场"婚姻热"一直持续了 10 年之久，使已婚人口比例达到了前所未有的高度，结婚者的平均年龄空前降低，尤以在城市地区，二十几岁的城市白人女性为多，大学毕业生为多（Filene，1974）。当时，大学女生中流行这样一句话："我上大学是来读'夫人'学位的。"第二次世界大战后的 10 年，出生率猛增，创历史新高。1945 年时，白人女性中有 31% 的人认为家中有四个孩子最为理想（Filene，1974）。而且，一些儿童养育问题权威极力主张女性应留在家里照料自己的孩子，著名的本杰明·斯波克博士即持这种观点。

第二次世界大战结束以后，女性雇员数量激增，特别是许多已婚妇女就业（Faludi，1989）。然而，尽管大量女性涌入劳动力市场，这些新被雇用的女性同她们的上一辈一样，仅仅是得到了一份工作，而不是作为自己的职业。大多数年轻女性认为，工作只是通往家庭主妇生活途中的一站，或者仅仅是能够使家庭生活标准达到上层中产阶级富裕程度的一种方式，而不是追求自己的兴趣、充分发挥自己的聪明才智的一种手段。与此同时，在小说（Faludi，1989）和电影作品（Haskell，1974）中，所谓"职业女性"总是被塑造成一种没有女人味的、缺乏魅力的和病态的形象，这种现象比 20 世纪以来的任何时期都更为严重。不仅如此，专家们还进一步强化了女性的这种形象，他们的书中充斥着警告性忠告，说是接受教育和参加工作会使女人失去女性魅力或失去婚姻和母亲身份，而且，女性就业会使她们"精神不稳定"（Faludi，1989）。

这一时期流行的有关女性发展的精神分析理论与这种文化规范有相似之处，或者说反映了这种文化规范。这种理论中强调生殖器忌妒和性受虐癖（Deutsch，1944 － 1945）的作用，阴道性高潮被视为是女性的适应和心理健康的必要条件；对于有着"生殖器忌妒"问题的女孩来说，解决问题的唯一办法就是通过婚姻和生孩子来"象征性地"得到生殖器。当代精神分析治疗师指出，在 20 世纪 40 年代以及整个 50 年代中，精神分析治疗无疑受到了这些概念的影响，以致产生偏差。当时的那种文化规范试图束缚住那些从生儿育女和家庭琐事中解脱出来的女性，而当时的精神分析理论对那种行为规范起了支持的作用（Eichenbaum & Orbach，1982；Person，1990）。

简言之，当时蒂尔登正在经历从青春期向成人期的过渡阶段，而当时的文化规范是要她去为人妻、为人母，此外几乎没有可供女性选择的社会角色。现在回想起来，这位来访者所处的困境可以用于解释为什么后来的几代人都在追求女性的自我解放，以摆脱社会对性别角色的狭隘限制。

治疗初期的情况

蒂尔登是个中学毕业生，来自上层中产阶级家庭；家中有五个孩子，她是老四。蒂尔登的母亲带她来到罗杰斯于1945年创建的芝加哥大学咨询中心。母亲对她的描述是"整天待在家里不出门"并且"行为古怪"，"她总是睡觉……一声不吭地待在那儿，不知在想什么，很难和她交流。"显然，这位母亲认为女儿行为异常并为此感到担心。她对罗杰斯说，她的女儿需要"搞清楚一些问题"。我们猜测，这一请求中也许暗含着一种担心，她恳求罗杰斯救救她的女儿，别让她成为嫁不出去的"老姑娘"。

根据当代的诊断标准，我们认为蒂尔登患的是严重的抑郁症。她有自杀的想法、强烈的自我批判态度、极低的自我评价、懒得动、事事漠然置之并自我孤立于社会之外，这些都是抑郁症的明显特征。然而，这并没有引起的罗杰斯警觉，他也没有对来访者进行系统的诊断。这也许是因为蒂尔登在总体上表现出的自我（ego）的功能给罗杰斯留下了深刻的印象，她显示出顿悟的能力和进行自我探索的意愿。在1946年，假如当时是由一位精神分析治疗师进行最初几次面询，他会对蒂尔登病情的性质、发作状况和症状起伏变化的过程进行调查。另外，使用精神分析方法的治疗师会引导蒂尔登回忆其童年期和青春期的成长过程，并形成一份动态报告，说明是否适宜对她进行精神分析治疗。

从蒂尔登第一次来面询开始，罗杰斯就表现出了对此时此地体验的关注，试图尽快建立起一种探察或探讨的氛围。他从一个标准的开放性问题开始，有礼貌地询问蒂尔登是否愿意说说来这里的原因。蒂尔登回答说："这说来话长。我失去自我了。似乎事事都错。我无法与周围的人相处。有谁批评我或者说些什么，我都受不了。以前我还上班的时候，若有人批评我的话，我就会崩溃。"

罗杰斯弄清楚了她的话之后，蒂尔登接着说道："很久以前我就是这副样子了。上小学的时候从来就没有过归属感。哦，有时候我会努力去体会那种优越感，但接着情绪又一落千丈。我过去一直是老师最喜欢的学生，但这无助于我和别的女孩子交往。"这些话给我们提供了很多与她的问题有重大关系的、前后一致的信息。这些话告诉我们，蒂尔登能够清楚地表达自己，有心理能力，有能力合作并进行交流，并且能够从发展的角度看待自己现存问题的起因。这些情况都表明，对她适宜进行精神分析治疗。

运用权威影响力的方式

第3次、第5次和第10次面询时，罗杰斯都是以这样的问话开始的："好啦——今天，你想在这段时间里谈些什么？""今天咱们谈些什么？""今天怎么样？"注意，这一点很重要。即便像这样开放性的问题，也可能会限制人们回答的方式。不过，比起要求来访者自由联想，这些问题的指示性已经大大降低了。精神分析技术的运用，从严格意义上来说，是从弗洛伊德"指导"患者无须顾虑地想什么说什么开始的（Freud，1913）。

罗杰斯以问话作为开场白，我们可以将此理解为是罗杰斯基于自己的价值观对运用权威影响力的精神分析方式的修改，是其许多谈话表现形式中的一种。他采取的是一种"平等主义"的运用权威影响力的方式，并淡化了专家评价过程。他并没有明确告诉蒂尔登如何交流沟通，也没有告诉她该说些什么，他只是和蔼地鼓励她主动把握谈话的走向。在整个治疗过程中，罗杰斯一再给蒂尔登提供机会，让她肯定自己偏爱的东西，让她选择自己想说的话题，并且让她决定是否结束某一主题的讨论。罗杰斯始终坚持让蒂尔登把握谈话的方向，我们认为，他成功地使蒂尔登增强了自主能力和与别人相互交流的能力。

精神分析治疗师也会这样，他们试图推动来访者，让他们感觉自己在实现治疗目标的过程中是一个完全平等的参与者。但是精神分析治疗基于下面这样一个假设：为了使来访者充分体验到自己在与治疗师密切合作并需要共同努力，首先必须要使一些来访者认识到并改变他对与"权威"的过于天真的或冲突性的认识模式。例如，对于那些高度依赖型的来访者，需要使他们认识到自己不仅仅是在接受治疗师的友情、支持和帮助，还需要自己的努力；对于那些对权威有抵触心理的来访者，需要使他们感觉到治疗师是在与自己分担着实现治疗目标的责任。

关于蒂尔登，我们认为她在同父母的关系中一直都是被动、顺从的，她一直都是父母的乖乖女，这成为一股强大的力量阻碍了她同治疗师之间形成真正的治疗联盟关系。此外我们设想，在1946年，一个20岁左右没有工作的中学毕业生在一个中年男性医生面前是不可能真正感到平等的。

治疗联盟

20世纪40年代，精神分析治疗师们还没有把治疗关系中的移情部分与我们今天称为"治疗联盟"（Zetzel，1956）或"工作联盟"（Greenson，1967）的关系部分加以系统区分。移情反应最宽泛的定义指的是希望、心愿以及恐惧的模式，这些情绪模式是在童年的经验中形成的，在后来对类似童年生活场景的反应中，来访者的这些情绪模式会被调动起来（Basch，1980）。

如今，人们逐渐达成了一致的意见，即治疗联盟需要由两种联盟组合才起作用（Luborsky & Crits-Christoph，1990）。第一种依赖于来访者的感受，他们感受到治疗师的友情、帮助和支持，来访者本人是这一切的获得者。第二种则是基于一同努力的意识，联合起来一同与来访者所面临的障碍进行斗争。这里所强调的是，为了达到治疗目的，双方要共同承担责任。如果只是第一种联盟占支配地位，那么，来访者可能会觉得使他改变的原因是治疗，并且相信只有治疗过程才有助于解决他的问题，而不需要通过自己感受、努力和能力战胜自己的心理问题。

根据我们的治疗观点，第一种联盟（即基于友情、关注和支持的联盟）一旦建立起来，就有可能探查到来访者对于要求其做到绝对诚实的抗拒方式，以及来访者对治疗关系中来访者和治疗师之间的权力差异及地位不平等的抵触反应。通过这种探查和调整工作，可以使治疗关系逐渐民主化，并有利于第二种联盟的建立，即形成一种共同努力，共同承担责任的联盟。

目前认为，建立治疗联盟是达到治疗和干预效果的必不可少的前提，同时，始终注意到那些可能威胁联盟和割裂联盟的因素对于治疗成功也是至关重要的。那些倡导心理动力学的短时疗法的治疗师尤为重视的一点，就是要重视持续监控治疗联盟的质量，在联盟可能出现瓦解时，要进行及时的干预（如Davanloo，1980；Malan，1976；Sifneos，1979）。

尽管罗杰斯从未把与来访者的关系称为治疗联盟，但他确实努力为建立这种联盟打下了基础。例如，第 1 次面询进行到一半的时候，他试图使蒂尔登了解他的心理治疗方式。罗杰斯向蒂尔登传递了这样一个观念：要想达到治疗目的，就一定要失去些什么，就一定要忍受痛苦，并向她解释说，他所采取的方法对于解决她的问题是适宜的。虽然罗杰斯不曾向蒂尔登做出任何承诺保证治疗成功，但其言谈举止中，他对自己的治疗方式非常自信。例如，罗杰斯对蒂尔登说："一些人已经这样做过，而且他们觉得确实有效，但我不能保证对你的效果会怎样。"就在这次面询中，他又说："我只能帮助你，让你自己去找到能使你感到满意的答案，我不会给你提供一大堆答案。"这些话都是用平常而不加修饰的方式表述出来的。

此外，通过认真研究这些谈话记录，我们认为罗杰斯和蒂尔登之间从未在治疗目的、各自的责任或在治疗时需要建立的关系等问题上形成完全一致的看法。蒂尔登曾失约，取消面询，多次说要中止治疗，并直接或间接地表达出对治疗的失望，这些都说明治疗联盟出现了问题。鉴于上面我们提到的理论上的进展，我们相信，如果今天罗杰斯还在工作的话，他一定会对整个谈话过程实施监控，并搞清楚蒂尔登在治疗时的自相矛盾态度的原因。

倾听的治疗效果

对于来访者向我们讲述的一切，包括有关他们自己、他人以及人际关系方面的情况，都可以做出多种解释。所谓各种治疗学派或理论所关注的，是来访者讲述中的多重内容的不同方面。派因提出了四种学派的理论观点，治疗师的理论观点不同，他们会把自己的关注点集中在同一个临床报告的不同方面。

举例来说，持"内驱力"观点的治疗师在倾听时会更注重本能的方面，他们对于蒂尔登讲述的与性和争强好胜问题有关的烦恼可能更为关注，相对而言，持"客观关系"观点的治疗师在倾听时会对蒂尔登摆脱母亲束缚、寻求个性化发展的问题给以更多的关注。阅读整个文本给我们印象最深的是，蒂尔登在努力塑造一个独立的、有价值感的自我，但由于没有能够很好地完成青春期后期的发展任务而受到阻挠。（这些任务包括：巩固初建的成人认同感；在发展与人建立亲密关系能力的同时，继续保持区分自我和非自我的能力。）

任何一种治疗理论都不仅仅是告诉治疗师去倾听什么，而且还说明应当如何去倾听。为了抵消理论本身的局限性和偏差的影响，弗洛伊德建议精神分析治疗师用"平衡浮动的关注"（evenly suspended attention）的方式倾听来访者的诉说（Freud，1913）。这种特殊的倾听方式要求治疗师必须连续不断、有节奏地变换注意点，有时把注意力集中在确定的目标上，有时则放在非确定的目标上，正如派因所说，"进行分析性倾听时，（治疗师的）注意力要在（已知的）人类功能的知识与未知的问题之间不停地浮动；这里未知的问题是：如何才能最准确地理解特定患者在特定的一小时内的谈话内容？"（Pine，1988）。

准确地说，罗杰斯的倾听方式是一种有耐心的、关注式的、有兴趣的、非指导性的、有明确目标的和共情式的倾听。尽管罗杰斯一直留意蒂尔登话中的多重含义，但从本质上来说，他的倾听方式不是"平衡浮动的关注"式的。今天的精神分析治疗理论认为，治疗师只有能够达到共情理解，使自己的体验与来访者所表达的需求、情绪和看法相一致，从本质上达到"全方位"投入，才能达到最佳的倾听效果；倾听的模式要符合上述假设（Schwaber，1983；Spence，1982）。直到1951年，罗杰斯才把共情倾听作为自己心理治疗理论中的核心部分，而不是把澄清来访者的问题作为中心内容。不过，有大量证据表明，罗杰斯在蒂尔登个案中确实试图从她的视角去观察她的世界，这正是共情倾听的实质所在。与来访者谈话时，罗杰斯一直能够保持无先入之见，不按个人道德标准评判是非的原则，随时跟随着蒂尔登，进入到她个人的认识世界中去。罗杰斯是第一个提出共情作用假说的人，早于科胡特（Kohut）。罗杰斯不仅将共情视为一种观察的工具，而且将其本身视为一个取得治疗效果的中介因素（Kahn，1985）。

一般实施心理治疗时，即使经验丰富、受过良好教育的治疗师有时对来访者都无法做到共情理解，或是防御性地躲避，不去追求这种理解。治疗师的理解力总是不完全和不完善的，罗杰斯的倾听方法能够解决这一问题，或可以被理解为是解决这一问题的一种尝试。在这一认识的基础上，科胡特提出了临床治疗中一个敏感的问题和一种可能性，即共情、共情错误和随后的修复问题（Kohut，1971）。根据科胡特的观点，如果能够以共情的方式反复回应来访者由于感到自己不被理解或不被肯定而做出的消极反应，将能够逐渐促进和激活来访者的"变化性内化"（transmuting internalization）和自我感的结构化（structuralization of the sense of self）。罗杰斯本能地感觉和后来科胡特提出的关于共情过程假说是一致的，他认识到，共情、共情错误和随后的修复是一个循环出现的过程，需要根据前一步的结果来决定下一步的行动。

最初几次面询时，蒂尔登强迫性地反复讲述了压抑在心中的许多问题，并给罗杰斯提供了大量的例证，这些问题包括她对自我肯定的压抑、在女性自我方面的疑惑和缺陷感、自己承担自我定向责任方面的矛盾心理、自我调整的困难、对暴露"真实自我"的恐惧、在确定自己真实意愿时的困难，如难以区分、确定和表达清楚自己各个方面的问题。

另一方面，蒂尔登对于自己的自我夸大、好表现的倾向以及她的长处和才能等都不愿多谈。但是，第3次面询临近结束时，出现了一个值得注意的变化，例如，她说："我是老师的得意门生——而且——我还是律师的女儿，所以人们对我的态度多少让我觉得——说不清的什么东西让我觉得——似乎我太出类拔萃了——我无法不这么想——我比别人更优秀——用不着主动去对别人好，因为我——我不需要，因为我比他们更优秀。"这是一个关键时刻，来访者鼓起了勇气，暴露出了她的自我形象中的一些"自恋"成分。

我们认为，虽然蒂尔登因自己不能"出人头地"（Horney，1950）而感到羞耻，但她更对自己的"自我夸大"感到羞耻（Kohut，1971），并为她向治疗师暴露出了自己的"优越感"而感到羞愧。刘易斯曾经提醒我们，认可并接受来访者在"自我揭露"后的羞愧感是非常重要的（Lewis，1980）。我们假设，由于罗杰斯拘泥于理论，没有对蒂尔登未表达出的羞耻感做出回应，使蒂尔登产生了一种"共情错误"的体验，因此，蒂尔登不想再见罗杰斯，试图保护她的自尊，不让自己的自恋情绪再受到伤害。

注意，在第3次面询后，是蒂尔登的母亲打电话来取消了女儿的下次预约，原因是蒂尔登"病了"。这一点很重要。随后的1周里，蒂尔登的母亲再次打电话告诉罗杰斯，说她的女儿不愿意再去了，并说治疗对她没什么用。显然，治疗关系断了。而且，第3次面询结束时，蒂尔登对下周是否再来并没有明确表态，隐约让人觉得她态度"勉强"。

在这个关键时刻，罗杰斯主动与蒂尔登联系，给她写了封信。罗杰斯在信中表达了自己对她感到沮丧的关心、关注和理解，但是，他让蒂尔登自己决定是否回来继续接受治疗。我们认为，这封信修复了第3次面询时破裂的治疗联盟，使得蒂尔登能回来继续接受治疗。

澄清问题、对抗和解释的作用

罗杰斯对待蒂尔登的态度与其理论观点是一致的，他确实是小心谨慎地倾听蒂尔登对自己情感的表露。在其职业生涯的这一阶段，罗杰斯认为来访者澄清自己的情感问题与顿悟是类似的，但是，他并不试图去澄清或解释蒂尔登在自我暴露中反映出的"有意识的"和"无意识的"主题内容。这些做法与当代心理动力疗法中的实施短时治疗（如 Luborsky，1984；Strupp & Blinder，1984）和长期治疗的做法都截然不同。

从本质上说，"解释"就是一种说明，为来访者的行为做出新的解释，给出合理的原因。解释方式多种多样，但都是要帮助来访者以新的方式了解自我或是从新的视角看待自己。传统的精神分析治疗中，包括"澄清问题"与"对抗"在内的其他所有干预方法都被看做是基础性工作，即最后做出移情解释以及最终出现省悟的前期准备工作。

今天，许多精神分析治疗师依然在强调解释方法的作用，通过一系列的解释引起来访者的内省，从而使其生活的意识得到进一步发展。也有一些人认为，准确的解释具有"关系转变"的效力，治疗师的"分析态度"和做出的解释具有一种能够促进来访者积极认同的力量（Schafer，1983）。此外，今天精神分析治疗师所使用的"解释"方法已不同于以往，不仅仅是把来访者目前行为的意义与过去引起情感问题的事件联系起来，而且把治疗过程中出现的看似毫不相干的谈话内容和事情联系起来，这样，一些隐蔽的主题就会显现出来，而来访者亦可了解到自己的抗拒心理来自何方。

如果使用标准的治疗技术进行治疗，那些有着敌对抗拒心理的来访者会给治疗师带来麻烦，他们会"掩饰"情绪，试图"违抗"治疗师，目的是保持自己的无辜或无知。但是，从一种肯定性的、新的"抗拒"（resistance）概念的意义讲，抗拒心理企图达到的目的和所表达出的含义，是来访者不想再度受到伤害；这也是对此种恐惧心理做出的一种共情性判断（Schafer，1976）。

以上是目前心理治疗中同时在使用的两种抗拒的概念。但是，罗杰斯在治疗中并没有从其中任何一种概念上分析问题。如果我们根据敌对的抗拒观点来分析，可以联想到下面这些问题，如：蒂尔登取消了预约，她在逃避什么？她为什么很少谈及她的父亲或兄弟？但如果我们根据肯定的抗拒观点看待来访者，则会引起另外一系列完全不同的思考，如：蒂尔登取消预约要达到什么目的？她频繁要求更改预约时间，这是试图坚持自主性还是想挑战罗杰斯的权威地位？

　　从这两种视角看问题，都可以对蒂尔登突然中断治疗进行解释，如：蒂尔登突然单方面离开，从一方面看，这种做法可以被解释为她在试图避免因不再依赖母亲对母亲产生的愧疚感；另一方面看，这也可以被解释为她希望实现自己的愿望和她的独立行动能力提高的积极信号。根据我们的经验，无论来访者产生抗拒心理的原因是什么，如果医师对此无法做出解释，那么，最终都会使治疗半途而废。

　　澄清问题与解释是不同的。澄清问题是从来访者的角度——而不是从治疗师的角度——把来访者的体验表述清楚。从根本上来说，澄清问题就是治疗师用语言或非语言的方式来解释、回应或总结来访者表达出来的思想和情绪。在精神分析治疗中，一直以来，治疗师对来访者的心态或矛盾冲突进行说明和描述都起着至关重要的作用。即使是对来访者话语的简单重复都会产生明显效果，正如霍罗威茨等所说："来访者的话从治疗师口中说出来，听上去意义就大不相同了"（Horowitz et al. 1984）。如果总是平静地表述来访者害怕谈的话题，很可能会出问题，因为平静的表述可能无法完全表达来访者的思想情绪，无法顾及来访者隐含的焦虑不安，无法促使来访者鼓足勇气谈论对其具有威胁性的话题。

　　似乎罗杰斯和蒂尔登达成了默契，即罗杰斯不要求蒂尔登详细讲述或重现那些导致她思想困惑的事情，如一些具体的事件或细节。蒂尔登谈到了令她精神压力极大的"核心冲突"（Luborsky，1984），她说："我受到了很大的伤害"；"有人给我使坏"；在第 5 次面询中说自己"看到她（蒂尔登认识的一个朋友）与一个我喜欢的男孩约会，我非常嫉妒；这种嫉妒心让我自己都感到害怕。"在接下来的谈话中，罗杰斯只是想弄清楚蒂尔登的情绪问题，而不是要求她对自己的经历做出更加充分的详细说明。我们认为，罗杰斯在治疗过程中的这种对反应方式的限制，影响和抑制了蒂尔登的即兴表达和谈话深度。

　　洛沃尔德曾说："'积极镜像反应'（active mirroring）的方法可以消除澄清问题和解释之间的界限"（Loewald，1978）。根据洛沃尔德的观点，这种方法就是以更加精确、生动、完整和不同的情绪方式表述出来访者说过的话。罗杰斯不赞成超越蒂尔登所达到的思想和情绪去澄清问题。罗杰斯通过从蒂尔登的角度（不是罗杰斯本人的视角）解释她的经历，罗杰斯成功地强化了蒂尔登感觉到自己得到理解、认可和尊重的体验。然而，我们认为，由于罗杰斯没有能够更加明确地、具体地、有针对性地和更亲近地重述和解释蒂尔登所表达的意思，其中包括言语和非言语表达的意思，因而限制了蒂尔登，使其不能深入探查自己生活中各个方面的问题，如自己的各种烦恼以及它们产生的时间、方式和原因。

在罗杰斯的这一时期的职业生涯中，他对使用对抗疗法持排斥态度。这种方法能够使来访者意识到一些治疗师认为有必要探讨的现象（Greenson，1967）。比方说，通过使用对抗疗法，可以帮助来访者看到自己言行不一或前后说法矛盾的地方。在当代精神分析治疗中，来访者表述的方式——他们说什么和不说什么——在原则上被认为是同等重要的"治疗材料"的来源（Shapiro，1989）。换句话说，对来访者的自我（ego）研究的出现使得治疗师更加重视来访者的表述"方式"（Shapiro，1965）。来访者以这些方式来抗拒潜意识中幼儿期的希望、充满幻想的联想和回忆，不让它们进入到意识中去。

一种工作性的临床假设认为，来访者的表达方式一方面显示出自己对于所讨论话题的态度，另一方面又显露出其在移情作用下对治疗师的态度。例如，谈到心里的矛盾冲突时，蒂尔登常常使用一些不确定的称谓或模棱两可的词来指她抵触的那些东西，我们从中可以看到歇斯底里的情绪倾向对她言语方式的影响。按照当代精神分析治疗理论的要求，来访者含糊其辞时，治疗师要让来访者做更具体、更详细的解释，或者要他们直接面对自己的问题。蒂尔登表述的内容和说话的方式上都有许多明显的矛盾之处，而罗杰斯错过了很多至关重要的机会，没有对蒂尔登使用对抗的干预方法。例如，蒂尔登在第一次面询时曾说："我好像对什么事情都失去信心了……这真是太糟了。"但是，她说过此话之后竟然笑了起来。后来，她又笑着说："可是一旦开始想我是怎样的一种人的时候，就感到一种很严重的心理冲突——（笑）这种感觉糟糕极了。"赞成使用短时面询的精神分析治疗师（Sifneos，1979；Strupp & Binder，1984）强调指出，让来访者意识到自己言行不一或前后矛盾的原因及后果，这一点是相当重要的。

心理治疗的目的

我们可以通过许多方法来描述精神分析或精神分析疗法的目标或目的。从经典的内驱力理论观点看，治疗师的主要目的是使来访者产生顿悟，而达到这一目标的基本操作前提是逐渐消除来访者对意识和言语表述的抗拒，使他们以有意识的选择替代其无意识防御。从几个重要方面看，来访者顿悟能力的提高是与自我的发展同步的，也是以促进这种自我的发展为前提的。洛沃尔德写道，无论意识和自我在其他地方是什么意思，在这里，这些术语意味着"要对自己的历史负责，包括自己经历过的历史和正在创造的历史"（Leowald，1978）。换句话说，短时面询治疗的目的就是要使意识和自我"在明显的被动状态下大幅度地提高主动性"（Schafer，1973）。

罗杰斯的治疗目标明确，就是努力帮助蒂尔登把握自己的主观感受，包括她对别人更加恶劣的态度以及她对治疗和罗杰斯本人的失望。罗杰斯的治疗风格可以看作是力图直接帮助蒂尔登形成一个具有内聚力的自我意识，能够体现出她的个体性。更确切地说，在罗杰斯的整个职业生涯中和他对自我心理学（psychology of self）的先期研究中，罗杰斯的首要目标就是支持来访者的独特的个体性和表达能力的发展。

我们认为，罗杰斯的治疗方法是有效的，他不拘泥于自己一贯做法的反应方式亦有效，使来访者在心理上和人际交往过程中都开始出现了多种变化，减轻了蒂尔登的痛苦，促使她在治疗中有所改变。首先，罗杰斯始终坚持对蒂尔登进行共情回应，使她在最大限度的挫折感中经受锻炼。像大多数受过精神分析训练的治疗师一样，罗杰斯克制自己，不给蒂尔登提出任何建议、指导或安慰；他对蒂尔登既不纵容也不评论。虽然来访者不断要求得到现成"答案"，但罗杰斯并不去满足她的这个要求，而是使其能够逐渐对自己的生活负起责任。

其次，罗杰斯在几次面询中都没有固守其"不表明自己态度"的一贯做法，向蒂尔登表达了他对她的情感、需要和想法的深切理解。第9次治疗时就有两个例子：谈话开始时，蒂尔登就忍不住要哭，她比喻说："噢，天哪！要下大雨了。"罗杰斯的回应是："都说雨露滋润禾苗壮。"过了片刻，蒂尔登谈到自己对母亲的依赖，这里罗杰斯再次解释说："你总是听你母亲的。"

事实很清楚，而且，通过让蒂尔登充分感受并表达出她对这种治疗方法的不满，罗杰斯得以帮助她，使她对自己的真实情绪反应更加负责。在几个关键的时刻，罗杰斯背离了自己笃信的非指导性治疗原则，他对蒂尔登说自己愿意告诉她什么是"正确的情感体验"（Alexander & French，1946）。例如，第 10 次面询中，罗杰斯"许可"蒂尔登发泄对母亲的不满，让她自己拿主意，并且在她自己的想法和母亲的想法之间划出明确的界线。通过许可蒂尔登把攻击性的情绪发泄出来，罗杰斯使她感到更加自然和冷静。

精神分析治疗师亚历山大和弗伦奇在对短时面询疗法进行实验的过程中提出了"正确的情绪体验"的概念，并对原发性理解（genetic understandings）的重要作用提出了挑战（Alexander & French，1946）。亚历山大和弗伦奇所倡导的，是运用操纵和控制的方法让来访者获得正确的情绪体验，而罗杰斯所倡导方法则源于他深有感悟的政治和哲学的价值观。

认同和性的问题

我们认为，罗杰斯在处理蒂尔登提出的与性和性行为有关的问题及处理与这些问题有关的移情表现时，暴露出他治疗上最薄弱的环节。例如，在整个治疗阶段，蒂尔登数次提到婚姻问题。第 1 次面询时她就告诉罗杰斯，她有两个姐姐已经结婚了，但是她感到"害怕"，惟恐自己"达不到她们那样的标准"。第 4 次面询时，她又谈到了自己想"努力表现得自然一些"以及婚姻失败的各种可能性，她接着又说："我是说，我希望一切能变得完美无缺。但是，那种对做不到这些的担心总是出现，总是折磨着我。"以我们的观点来看，蒂尔登在谈论这些问题时似乎都反映出其中暗含的有关性的话题以及她对性行为的恐惧，但罗杰斯并没有就这些潜在的问题谈下去。蒂尔登表达了想要表现"自然一些"的愿望，也是指两性交往方面的问题，但是她没有意识到的一些问题妨碍了这种意愿的表达。

在接受罗杰斯治疗的过程中，蒂尔登开始察觉到母亲对自己的束缚作用。她的省悟和对自己心路历程的陈述给人留下了深刻的印象，她认为，母亲是一个生活角色错位的人，"她总是要把孩子们的事情当成自己的事情"，因为"她不想去面对自己的问题"。蒂尔登感到自己"深陷其中不能自拔"。她开始了自我分化，这一过程对发展有着重要的意义（Stolorow，Brandchaft，& Atwood，1987），其中包括成为一个自主的、有健全性生活的女人的需要，而蒂尔登也同样迫切地需要维系与母亲长久的亲情纽带；这两种需要是相互矛盾的，如果要保持这种母女关系就会阻碍她的自我分化过程。如果要想结婚和有性生活，蒂尔登就要舍弃母亲，而母亲却极度需要女儿对自己的依赖。

对于蒂尔登来说，要离开母亲反映着她的无意识中对性的需要。问题是，她是不是在以一种隐晦的方式寻求罗杰斯的支持？或许她希望罗杰斯支持她离开母亲和使自己有别于母亲的那些重要动机，希望有性生活并与一个男人亲近。罗杰斯确实支持并鼓励蒂尔登独立自主，不再依赖母亲，但是他回避涉及这个年轻女人对性生活的恐惧和忧虑的问题。按照罗杰斯非指导性理论的原则，他只是尽可能地对来访者明确表达出来的想法进行发言。

当然，蒂尔登没有直接提到性，因此，罗杰斯也就没有提到性的话题。由于未能就蒂尔登对婚姻的看法进行深入探讨，蒂尔登在罗杰斯的默许中肯定了自己的一种信念，即婚姻是女性成功的象征。（在现代社会中，如果一个20岁的女孩因为自己未婚就把自己评价为失败者，精神分析治疗师是不会表示赞同的。）

在对蒂尔登的治疗过程中，罗杰斯避开了性这个主题。那么，这是否代表了一种无意识的对女性的偏见呢？在1946年，尽管全美国掀起结婚浪潮，但是大多数人并不认可女性的性欲，不认可她们的这种欲望是正常的。媒体中典型的女性形象是系着围裙、在厨房里快乐地围着锅台转的母亲形象，完全没有性的特征。当时的文化中，占统治地位的"女人"概念只有两类：圣女和娼妓，非此即彼。蒂尔登找了些《女性生活》之类的书籍阅读，这也许是因为她在母亲和罗杰斯那里都无法得到有关性的指导。

许多精神分析治疗师因支持那些关于女人性情和能力的刻板印象而受到指责，而罗杰斯从不支持那些刻板印象。不过，他也没有帮助蒂尔登对那种严格限定的女性角色提出异议，更没有帮助她超越对这种女性角色的认同。蒂尔登多次谈到，在那些聪明、美貌和举止自然的男人和女人面前，自己总是感到低人一等，充满嫉妒。但她承认，有时她也有优越感，尤其是在一些女性面前，她认为自己"傲慢"、"自鸣得意"；在学校读书时，"班上仅有的几个和我不相上下的同学都是男生"。她觉得自己这种一心想成名的抱负是自私的，但她似乎在请求罗杰斯允许她把这种抱负置于其他的需要之上。她还批评自己总是只想做大事，不愿做小事。

第3次面询时，蒂尔登想象说，如果她现在找工作的话，对雇主就太不公平。罗杰斯本可以抓住这个机会对她"自恋"的欲望做出镜像反应。但是，他只是回应说："你觉得这不公平。"显而易见，蒂尔登是个出类拔萃的学生，对艺术、雕塑和舞蹈都很感兴趣，但她总是在贬低自己的这些才能和兴趣，或者是期待罗杰斯也和她一样，把这些视为基本的自我防御手段。蒂尔登第1次面询时就告诉罗杰斯，她把学习作为"在另一个世界做的事"，因为她在那个世界里能找到某种感觉，让她觉得自己"多少比别人强一点儿"。从我们的观点来看，蒂尔登是在描述她的一种自我支持的能力，以及她从孤独的智力活动中获得快乐的感觉。这种学习让她觉得自己是一个有实力的人，而不是一个无足轻重的人。很显然，蒂尔登的那种自恋性的自我夸人没有得到矫正，这就使她的自尊心极易受到严重伤害。但罗杰斯忽略了这一点，他没有帮助蒂尔登重新认识到这些才能、兴趣是她的优点，不是缺点。我们认为，在治疗期间，蒂尔登的自我夸大被更加现实的自我理念所取代。然而，我们也有理由认为，即使是在治疗结束的时候，蒂尔登仍然把自己向往成功和实现抱负的想法看作是一种只适于男性的欲望，因而她是不应该去追求的。当代的精神分析治疗师会对此提出质疑，他们会认为这是对性别角色和性别期望的一种曲解的信念。

最后，我们从个案记录中了解到，蒂尔登与罗杰斯谈话时，她一直在重述困扰着她的核心冲突问题，她叙述了她在与父母的相互关系中碰到的此类问题。蒂尔登从不违背母亲的意愿。蒂尔登谈到自己一直以来都过于听命于母亲，甚至接受了她的弱点和缺点。为了使母亲能够在心理上加强和保持生活下去的信念，蒂尔登牺牲了自己。

蒂尔登之所以回避有关性欲的话题，是因为她对罗杰斯的反应非常留意，她敏感地发现这一话题使罗杰斯感到不舒服。蒂尔登无意识地与罗杰斯保持一致的做法，可以理解为是她对其母亲顺从和做出自我牺牲的做法的再现。此外，蒂尔登对罗杰斯的话的不断肯定也许也表明了这一点。在谈话中，她多次回应罗杰斯"你说得对"；而这种称赞正是她自己非常渴望从她父亲那里得到的夸赞。但是，罗杰斯对蒂尔登多次无意识地表现出的移情范例没有进行过分析。这些移情范例直接关系到蒂尔登为了建立一种更为不同的、稳定的、现实的和积极的自我感而做出的努力，因此我们认为，应该把这些移情范例作为焦点问题来探讨。

如果站在蒂尔登的立场上，我们如何对罗杰斯在治疗的做法给出一个整体性评价呢？我们想用下面这则轶闻中的话来做出一个评价。据说，爵士乐大师拉波塔（John La Porta）曾对他的一个学生这样说："对于你的演奏，我有一个好的评价和一个不好的评价。好的评价是：你用了很多技巧。不好的评价是：你用了很多技巧"（Crow，1990）。

结论

谈到心理治疗的目的或目标时，不可避免地要涉及心理治疗作用的限度问题，即心理治疗到底能起多大作用？在治疗初期，蒂尔登对自己极度不满，她感到绝望、受压制和孤独，惟恐遭到别人的责难，失去了辨别目标的能力，对同伴们的关爱充满戒心。在治疗即将结束的时候，蒂尔登的自我接受程度已越来越高。她对于失败和成功的恐惧都逐渐消失。她更加清楚地认识到自己人生中最重要的选择是什么。蒂尔登改变了对婚姻的看法，开始想象自己成为妻子后会是个什么样子。她对于自己要离开母亲的内疚感也降低了，与人（尤其是与朋友）建立并保持友谊的能力越来越强。目前，精神动力学的短时心理疗法已经变得很流行了，但罗杰斯在20年前就已证明，在相对较短的时间内完全有可能达到重要的治疗目标。

在罗杰斯对蒂尔登进行治疗的1年以后，蒂尔登应邀回来做了一次跟踪访谈。此时，蒂尔登说她感到自己又陷入到从前的那种情绪中，觉得生活没有意义，怀疑自己的能力，认为一切努力都是徒劳。这种倒退现象反映了什么呢？这是蒂尔登对她的男朋友傲慢态度的暂时性反应，还是意味着她需要进一步接受心理治疗呢？罗杰斯本人对这次治疗的最终结果表示出的疑虑也给我们留下了一些需要思考的问题。是不是心理治疗都要像给来访者注射预防针那样，可以使其有足够的力量防止今后所有那些（即使是在平常环境中也不可避免会发生的）挫折和损失呢？蒂尔登治疗中取得的进展是否也可以被理解为移情的治疗效果呢？换句话说，蒂尔登暂时的好转是不是基于她对罗杰斯的顺从性移情而出现的呢？如果罗杰斯能够更具体地针对蒂尔登无意识中显现出来的关于性、攻击行为和分离－个体化的心理冲突进行干预，治疗效果会不会持久呢？蒂尔登出现反复还有另外一种可能的原因，即蒂尔登没有能够把她与罗杰斯关系中的那些具有影响作用的方面完全内化，这样，在治疗师不在场的情况下，她的心理治疗过程便无法继续。然而我们相信，蒂尔登主动寻求心理治疗的行为表明，罗杰斯的热情、支持和帮助在她的身上正起着持续性的、内化的影响作用。

参考文献

Alexander, F., & French, T. (1946). *Psychoanalytic therapy: Principles and applications.* New York: Ronald Press.

Basch, M. F. (1980). *Doing psychotherapy.* New York: Basic Books.

Cooper, A. M. (1987). The transference neurosis: A concept ready for retirement. *Psychoanalytic Inquiry, 7,* 569-585.

Crow, B. (1990). *Jazz anecdotes.* New York: Oxford University Press.

Davanloo, H. (1980). *Short term dynamic psychotherapy.* New York: Jason Aronson.

Deutsch, H. (1944-1945). *The psychology of women* (2 vols.). New York: Grune & Stratton.

Dorpat, T. L. (1974). Internalization of the patient-analyst relationship in patients with narcissistic disorders. *International Journal of Psycho-Analysis, 55,* 183- 191.

Eagle, M. N. (1984). *Recent developments in psychoanalysis.* New York: McGraw-Hill.

Eichenbaum, L., & Orbach, S. (1982). *Understanding women: A feminist psychoanalytic approach.* New York: Basic Books.

Faludi, S. (1989). *Backlash: The undeclared war against women.* New York: Crown.

Filene, P. G. (1974). *Him/herself: Sex roles in modern America.* New York: Harcourt Brace Jovanovich.

Freud, S. (1913). On beginning the treatment: Further recommendations on the technique of psychoanalysis. In J. Strachey (Ed. and Trans.), *The standard edition of the complete psychological works of Sigmund Freud* (Vol. 12). London: Hogarth Press.

Geller, J. D. (1987). The process of psychotherapy: Separation and the complex interplay among empathy, insight, and internalization. In J. Bloom-Feshbach & S. Bloom-Feshbach (Eds.), *The psychology of separation through the life span* (pp. 459-514). San Francisco: Jossey-Bass.

Gill, M. (1982). *Analysis of transference* (Vol. I). New York: International Universities Press.

Greenberg, J., & Mitchell, S. (1983). *Object relations in psychoanalytic theory.* Cambridge, MA: Harvard University Press.

Greenson, R. (1967). *The technique and practice of psychoanalysis* (Vol. I). New York: International Universities Press.

Grossman, W. I., & Stewart, W. A. (1976). Penis envy: From childhood wish to developmental metaphor. *Journal of the American Psychoanalytic Association, 24,* 193-212.

Haskell, M. (1974). *From reverence to rape.* New York: Holt, Rinehart & Winston.

Horney, K. (1950). *Neurosis and human growth.* New York: W. W. Norton.

Horowitz, M., Marmar, C., Krupnick, J., Wilner, N., & Wallerstein, R. (1984). *Personality styles in brief *psychotherapy.* New York: Basic Books.

Kahn, E. (1985). Heinz Kohut and Carl Rogers: A timely comparison. *American Psychologist, 40,* 893-905.

Kohut, H. (1971). *The analysis of the self.* New York: International Universities Press.

Lewis, H. B. (1980). *Shame and guilt in the neuroses.* New York: Wiley.

Loewald, H. (1978). *Psychoanalysis and the history of the individual.* New Haven: Yale University Press.

Luborsky, L. (1984). *Principles of psychoanalytic psychotherapy: A manual of suppor- tive-expressive treatment.* New York: Basic Books.

Luborsky, L., & Crits-Christoph, P. (1990). *Understanding transference.* New York: Basic Books.

Malan, D. (1976). *Frontiers of brief psychotherapy.* New York: Plenum.

Person, E. S. (1990). The influence of values in psychoanalysis: The case of female psychology. In C. Zanardi (Ed.), *Essential papers on the psychology of women* (pp. 305-331). New York: International Universities Press.

Pine, F. (1988). The four psychologies of psychoanalysis and their place in clinical *work. Journal of the American Psychoanalytic Association, 36,* 571-597.

Rogers, C. R. (1951). *Client-centered, therapy.* Boston: Houghton Mifflin.

Sandler, J. (1992). Reflections on developments in the theory of psychoanalytic technique. *International Journal of PsychoAnalysis, 73,* 189-198.

Schafer, R. (1973). The termination of brief psychoanalytic psychotherapy. *International Journal of Psychoanalytic Psychotherapy, 2,* 135-148.

Schafer, R. (1976). *A new language for psychoanalysis.* New Haven: Yale University Press.

Schafer, R. (1983). *The analytic attitude.* New York: Basic Books.

Schwaber, E. A. (1983). Psychoanalytic listening and psychic reality. *International Review of Psycho-Analysis, 10,* 379-392.

Shapiro, D. (1965). *Neurotic styles.* New York: Basic Books.

Shapiro, D. (1989). *Psychotherapy of neurotic character.* New York: Basic Books.

Sifneos, P. (1979). *Short-term dynamic psychotherapy.* New York: Plenum.

Spence, D. P. (1982). *Narrative truth and historical truth.* New York: W. W. Norton.

Spock, B. (1946). *Common sense book of baby and child care.* New York: Duell, Sloan and Pierce.

Stolorow, R. D., Brandchaft, B., & Atwood, G. E. (1987). *Psychoanalytic treatment: An intersubjective approach.* Hillsdale, NJ: Analytic Press.

Stolorow, R. D., & Lachmann, F. M. (1980). *Psychoanalysis of developmental arrests: Theory and treatment.* New York: International Universities Press.

Strupp, H. H., & Binder, J. L. (1984). *Psychotherapy in a new key: A guide to time-limited dynamic psychotherapy.* New York: Basic Books.

U.S. Bureau of the Census. (1946). Marital status and family status. *Current Population Reports Series* (p. 20). Washington, DC: U.S. Government Printing Office.

Wallerstein, R. (1989). Psychoanalysis and psychotherapy: An historical perspective. *International Journal of Psycho-Analysis, 70,* 563-593.

Winnicott, D. W. (1960). *The maturational processes and the facilitating environment.* New York: International Universities Press.

Zetzel, E. R. (1956). Current concepts of transference. *International Journal of Psycho-Analysis, 37,* 369-376.

Zimring, F. M., & Raskin, N. J. (1992). Carl Rogers and client/person-centered therapy. In D. K. Freedheim (Ed.), *History of psychotherapy* (pp. 629-657). Washington, DC: American Psychological Association.

第 7 章　布朗个案（1962）

谈话记录稿

（星期二）

罗杰斯：抽屉里有些香烟。来一支吗，嗯？是呀，天气太热了。

布朗：（沉默 25 秒）

罗杰斯：你今天早晨是不是有些不开心，或者这只是我的想象而已？（布朗轻轻地摇了摇头）没生气吧，嗯？

布朗：（沉默 1 分 26 秒）

罗杰斯：出什么事了？想要我做点什么吗？

布朗：（沉默 12 分 52 秒）

罗杰斯：（和蔼地说）我想说的是，如果的确需要什么帮助的话，我愿意尽力。另一方面，如果什么事情你宁愿——更想自己面对，自己去承受它，有什么不可以的，那也很好——我想说明的是，我这样说真正的意思是："我很关心你。我不能像一根杆子似的竖在这儿，什么都不做。"

布朗：（沉默 1 分 11 秒）

罗杰斯：我想，你的沉默是在告诉我你不想说或者是现在不能说，是吧？那也没什么。那么我不打扰你了，我只是想让你知道我在你身边。

布朗：（沉默 17 分 41 秒）

罗杰斯：好了，我们还有几分钟就可以结束了。[1]

---

[1] 长期的治疗经验告诉我，让布朗知道面询时间到了，他该走了是很难的。因此，我逐渐采用了这样一种做法，即治疗结束前 10 分钟或 12 分钟就让他知道"时间快到了"。这样，在治疗的最后一段时间里我就不至于感到匆忙。

布　朗：（沉默 20 秒）

罗杰斯：对我来说，了解你的感受是很难的。但是，在一段时间里，看来你也许不想让我了解你的情感。无论如何，看来在一段时间里这样也不错，使你放松下来——缓解紧张情绪。但是——正如我所说的，我真的不知道你的感受。我只是按照看上去的情况推想而已。最近是不是发生了什么令人不快的事情了？

布　朗：（沉默 45 秒）

罗杰斯：也许，今天上午你希望我别说话——是的，我大概不应该再说什么了，但是我一直有这种感觉，我想——我不知道，我想以某种方式和你保持联系。

布　朗：（沉默 2 分 21 秒，打哈欠）

罗杰斯：你好像有点泄气，或有点累，是不是？

布　朗：（沉默 41 秒）不，只不过觉得什么都没劲。

罗杰斯：什么事都糟透了，是吧？你觉得没意思吗？

布　朗：（沉默 39 秒）

罗杰斯：想象以往那样，星期五 12 点钟的时候来吗？

布　朗：（布朗打着哈欠，自言自语，所说的话无法听清。）（沉默 48 秒。）

罗杰斯：只是有些往下沉的感觉，感到深深陷在这些糟透了、烦透了的情绪中，嗯？是这么回事吗？

布　朗：不是。

罗杰斯：不是吗？

布　朗：（沉默 20 秒）不是。我不中用，对谁来说都是。过去是，将来也是。

罗杰斯：现在就是这种感觉，嗯？你认为自己不中用，在别人眼里也一无是处。将来也不会有什么作为。你觉得自己毫无价值，是吗？这种感觉真是糟糕透了。就是觉着自己一点用也没有，嗯？

布　朗：是的。（低声、沮丧地嘟哝着）这是前些天和我一道进城的那个家伙对我说的。

罗杰斯：和你一起进城的那个人确实对你说你不中用吗？这是你现在想表达的意思吗？我理解得对吗？

布朗：嗯。

罗杰斯：如果我理解得对的话，这话的意思就是：有那么个人，他对你来说很重要，他是怎么看你的？为什么他告诉你他认为你一无是处？他这样重重地一击，实在是使人感到沮丧。（布朗无言地哭泣着）这话听了是会使人伤心流泪的。

布朗：（沉默 20 秒，藐视地说）尽管如此，我不在乎。

罗杰斯：你对自己说你一点也不在乎，但是不知怎的，我觉得你内心深处还是很在乎的，因为你在那儿为此流泪。

布朗：（沉默 19 秒）

罗杰斯：我想，在那儿，你感受到了一切："现在我又一次受到打击，好像一生中这样的打击还不够似的，虽然我感觉到人们并不喜欢我。我喜欢上了一个人，但是他不喜欢我。于是我就说‘我不在乎。我不会让这种打击影响情绪的’——但是同时，眼泪从脸颊上流了下来。"

布朗：（嘟哝着）我想我知道会是这样的。

罗杰斯：什么？

布朗：我想我知道会是这样的。

罗杰斯：如果我理解得对的话，那么伤害你最深的就是他说你是无用之人、没用的东西。而你一直以来也是这样看你自己的。这是你想表达的意思吗？（布朗微微地点了点头，表示认同。）所以，你觉得他似乎只是在证实你已经知道的事实而已。他只是在以某种方式再次确认这一点。

布朗：（沉默 23 秒）

罗杰斯：他这么说你，也许你自己心里也是这么想的，你觉得这真是再糟糕不过了。

布朗：（沉默 2 分 1 秒）

罗杰斯：（留心地）我想更深地了解你，试着体验你的切身感受——结果就有点儿弄成这个样子了，我也不知道该怎么说——是不是有个人，你与他有过联系，你为他做过事、共过事。这个人对你来说曾经很重要。而现在他说你是个无用之人，给了你一记耳光。这的确深深地伤害了你，让你受不了。

布朗：（沉默 30 秒）

罗杰斯：我得说，今天我们该结束了，布朗。

布朗：（沉默1分18秒）

罗杰斯：这确实很伤人，是吧？（这是对布朗默默流泪的反应）

布朗：（沉默26秒）

罗杰斯：如果忍不住、想哭，你就哭吧，哭吧，哭出来吧。

布朗：（沉默1分3秒）

罗杰斯：这里有些纸巾，拿着用吧。现在可以走了吗？

布朗：（沉默23秒）

罗杰斯：我想你不愿意走，可是我与别人约好了时间。

布朗：（沉默20秒）

罗杰斯：真不凑巧，是吧？

布朗：（沉默22秒）

罗杰斯：我再问你一个问题，再说一件事。你还有那张写着我的电话号码的字条和说明手册等东西吗？（布朗点了点头）那好，如果事情变得糟糕起来，你觉得特别不开心，就让护理人员给我打个电话。因为这是我的工作，在你需要帮助的时候尽力提供一些帮助。如果你需要帮助，就让他们给我打电话。[2]

布朗：我想我是不可救药了。

罗杰斯：嗯，你觉得好像不可救药了。我明白。你认为自己毫无希望了。我能理解你的感受。我倒是觉得还有希望，但是我能体会到你的感觉。你就是觉得谁也帮不了你，你是不可救药的了。[3]

布朗：（沉默2分1秒）

罗杰斯：我想你就是这种感觉，非常地沮丧。这真是太糟糕了。

布朗：（沉默2分）

罗杰斯：我想再说一件事。今天下午我有事，也许一直要忙到4点或4点多。但

---

[2] 这两点在这里需要说明一下。布朗看上去是那么沮丧，我担心他可能会有自杀的念头。他感觉不好的时候，我想让他能随时找到我。不经准许，病人是不可以随便打电话的，我给了布朗一张写有我办公室及家里电话号码的字条。只要他想和我取得联系，工作人员或布朗本人就可以随时打电话找到我。

[3] 这是个治疗时我更加主动地表达自己看法的例子。与此同时，不管彼此之间认识上的差异有多大，要认可来访者拥有他自己想法的权利。

是如果你下午还想见我，可以在 4 点左右来找我，好吗？除非我接到你的电话要改期，不然的话，我们周五中午谈。如果——如果你有点儿担心，怕有人看见你哭，你可以出去在你以前等我的地方坐坐，想干什么就干点什么。或是到候诊室去，坐在那读读杂志。——我认为你真的需要出去走走。

布朗：不想回去工作了。

罗杰斯：你不想再回去工作了，嗯？

　　这次治疗到此结束。那天晚些时候，治疗师在医院的院子里见到了布朗。布朗看上去开心了许多，并且说他下午可以搭车进趟城。

　　罗杰斯再见到布朗是在 3 天以后，星期五。以下为周五的谈话记录。

（星期五）

罗杰斯：我给你带来些杂志，想看的话可以拿回去。[4]

布朗：（沉默 47 秒）

罗杰斯：上次见面后没再听到你的消息。你说你要进城，去了吗？

布朗：是的。我是搭一个年轻人开的卡车去的。

罗杰斯：噢。（背景声音——隔壁办公室传出来说话声。）

布朗：（沉默 2 分）

罗杰斯：对不起，我出去一下。（罗杰斯出去，让隔壁的人说话小声点）

布朗：（沉默 2 分 20 秒）

罗杰斯：我说不出为什么，但不管怎样我注意到了，今天你没有用手捂着脸，这让我能看清楚你了。不知怎么的，你这样做给我的感觉很好。我一直不明白为什么有时你在这儿似乎显得和你在别处不一样，现在我完全明白了。这是因为——我没有那种你用手挡着自己或者躲在什么东西后面时的感觉。

布朗：（沉默 50 秒）

---

[4]. 在有些情况下，我给布朗一些杂志和一点钱，我还借他书看。这样做没有什么特别理性的思考。我们医院的环境、条件对像布朗这样的人来说不尽如人意。我给他这些东西，只想使他的生活不那么单调。

罗杰斯：我想，我觉察到了，尽管我可能弄错了，我想我今天的确感觉到了，就像有些时候你来到这儿，好像你使自己深深陷在你内心深处涌动的情感中不能自拔。有时情绪很坏，就像上次那样，但有的时候大概没那么糟，尽管有点儿——你进来的时候，我想我多少理解一些了，这似乎是你使自己陷到那些糟糕的情绪中去的。好，现在——

布朗：我要走了。

罗杰斯：什么？

布朗：我要走了。[5]

罗杰斯：你要走了？真的要离开这里吗？你是这个意思吗？一定是——出什么事了？可以告诉我吗？我想，的确，我知道你不喜欢待在这里，但是一定是发生什么特别的事或者是什么事让你不开心了。

布朗：我就是想离开，去死。

罗杰斯：嗯，嗯，嗯。你不是说离开这里后去干什么事。你就是想离开这里，然后躲在一个什么角落里死掉，嗯？

布朗：（沉默 30 秒）

罗杰斯：仔细想了想你的情况，我确实真正理解了你的这种想法有多么强烈，你——我想，我脑子里的你的形象，从某种程度上来说，你就像一只受了伤的动物，只想缓慢地走开，走向死亡。这听上去有点像你想干的事，你就是这样想的：逃离这里，从此消失、死亡、不复存在。

布朗：（沉默 1 分，用几乎听不见的声音说）昨天一整天、今天一上午，我都抱着这个想法，希望我死了。昨天晚上，我还祈祷让我死掉。

罗杰斯：我想我完全理解了你的想法——几天来你一直想的就是"死"，甚至为此还做了祈祷——这一点给我留下了深刻的印象，"活着"对你来说太痛苦了，你只希望结束生命，不想活了。

布朗：（沉默 1 分 12 秒）

罗杰斯：所以你就一直希望——希望你死了。希望生命离你而去。

布朗：（沉默 30 秒）

[5.] 很清楚，我对前面布朗的两次反应的共情猜测是完全错误的。这没有给我带来什么麻烦，我相信也没有惹恼布朗。但是，毫无疑问，我表现出了惊讶。

布朗：我只有这一个愿望，别无所求。甚至在这儿我都是这样想的。

罗杰斯：嗯，嗯，嗯。我想，孩子，除了死以外，你还希望做很多事情！只不过不想活了的想法比起其他的愿望来似乎要更加强烈。

布朗：（沉默 1 分 36 秒）

罗杰斯：我非常想知道，你的这个朋友对你说的那些话是否仍然让你觉得不好受，是不是有这方面的原因？

布朗：要这么说，也有。

罗杰斯：嗯。

布朗：（沉默 47 秒）

罗杰斯：我是这样理解整个事情的：大概，他觉得你不中用这件事引起了你极大的情绪波动，这使你想到了死，你实在是不想活了。是这么回事吗？

布朗：我无能，我没用。那么，活着还有什么意思？

罗杰斯：嗯，你觉得"我对另一个活着的人毫无用处，既然如此——为什么还要活下去？"

布朗：（沉默 21 秒）

罗杰斯：我想，部分原因是——我多少是在猜测，你帮我说说清楚。我想这其中部分的原因是，你觉得"我曾努力做事让他看到我还行。我真的努力了。可现在，如果我对他来说是个无用之人，如果他觉得我没用，那么，这就证明我对任何人来说都是多余的"。我说的是那么回事吗，嗯？

布朗：是的，别人也是这样对我说的。

罗杰斯：是吧。嗯，我明白了。所以你觉得如果你像别人说的那样——像一些人说的那样——活下去的话，那么……那么，你也毫无价值。对任何人都无价值可言。

布朗：（沉默 3 分 40 秒）

罗杰斯：我不知道这对你是否会有所帮助，但是我想告诉你——我想我非常理解你——自己对别人来说完全是个无用之人，这是件让人感到多么痛苦的事，因为我也经历过一个时期——与你有同样的感受，觉得很沮丧。我知道这是一段非常艰难的时期、让人难以忍受。[6]

---

[6] 对我来说，这是我做出的一个非同寻常的反应。我只是想让他知道，我也有过类似的经历。

布　朗：（沉默 13 分）

罗杰斯：我们还有几分钟时间。

布　朗：（沉默 2 分 51 秒）

罗杰斯：下个星期二 11 点，你在我们约定的时间来，好不好？

布　朗：（沉默 1 分 35 秒）

罗杰斯：可以吗？你还没告诉我呢。你想在下星期二 11 点的时候来吗？

布　朗：不知道。

罗杰斯："我不知道。"

布　朗：（沉默 34 秒）

罗杰斯：现在你不知道——你是想回答说"好"，还是什么，嗯？——你那么沮
　　　　丧、那么难受，这使得你根本不知道你是否能——能不能想那么远的事，
　　　　是吗？

布　朗：（沉默 1 分 5 秒）

罗杰斯：那咱们按这个时间预约吧，因为我确实想在这个时间见到你。（写预约
　　　　条。）

布　朗：（沉默 50 秒）

罗杰斯：还有件事要说一下。如果你还是觉得这事令你难以忍受，不要犹豫，让
　　　　护理人员给我打电话。如果你决定离开这里，我非常希望你能让他们给
　　　　我打个电话——这样我就可以在你走之前去看看你。我不会试图劝你留
　　　　下来的。我只是想看看你。

布　朗：我也许今天就走。去哪儿还不知道。不过去哪儿都无所谓。

罗杰斯：你好像下了决心一定要走了。你哪儿也不去，你只是——只是要离开，
　　　　是吧？

布　朗：（沉默 53 秒。沮丧地嘟哝着）那就是为什么我想走的原因。因为无论发
　　　　生什么事我都不在乎了。

罗杰斯：噢？

布　朗：那就是为什么我想走的原因。因为发生什么事我都不在乎了。

罗杰斯：嗯，嗯。那就是为什么你想走的原因，因为你的确不在乎你自己。发生
　　　　什么事情你都无所谓了。但是我想，我得告诉你，我在乎你。我担心会

发生什么事情，我不想让你受到伤害。[7]

布朗：（突然大哭起来，啜泣着说着什么。沉默 30 秒）

罗杰斯：（温和地说）不管怎么说，把所有的不痛快都哭出来吧。

布朗：（沉默 35 秒）

罗杰斯：你就哭吧，哭吧，哭出来吧……感到太难过了。

布朗：（抽泣，擤鼻涕，急促地喘气）

罗杰斯：我完全感觉得到你内心深处有多么痛苦——你就哭吧，哭出来吧。

布朗：（把头抵在桌子上放声大哭起来，啜泣得喘不过气来）

罗杰斯：我想这些日子以来你所有的苦恼、被压抑着的情绪都能——都能发泄出来了。

布朗：（还在哭泣着，沉默 32 秒）

罗杰斯：这里有些纸巾，需要就用吧，嗯？（同情地）你的内心深处一定有被撕碎了的感觉。

布朗：（沉默 1 分 56 秒）我真希望我能死。（哭着说）

罗杰斯：你就是想死掉算了，是吗？嗯。你觉得那么难受，你的愿望就是可以不活了。（说着话，治疗师轻轻地把手放在布朗的胳膊上。布朗没有什么明显的反应。情绪多少平静了一些。非常粗的喘息声。）

布朗：（沉默 1 分 10 秒）

罗杰斯：你觉得那么难受，心被撕碎了，这使你一心想着离开。

布朗：（沉默 3 分 29 秒）

罗杰斯：生活是那么令人难以忍受，是吧？你希望你能哭呀、哭呀，哭个死去活来，希望能这样哭死过去。[8]

布朗：（不停地喘着粗气。沉默 6 分 14 秒）

罗杰斯：我并不想催你，只要你确实需要我的帮助，我愿意待在这儿陪着你。可是，我的确还有一个约会，我已经晚了。

[7.] 这是从我内心深处涌出的情感，不由自主地说了出来。这当然不是计划中的，所以我也没想到它会引起布朗如此强烈的反应。

[8.] 听完了这次谈话录音，我真希望当时自己还能做点什么，除了对布朗的绝望表示理解外，我还应该对他痛苦的缓解也做出些反应。在他绝望地大哭、把情绪发泄出来的时候，他肯定会有一种痛苦减轻时的轻松感。

布朗：是的。（沉默 17 分）

罗杰斯：当然，你心里一直在想着什么事，是吗？

布朗：（沉默 1 分 18 秒）

罗杰斯：星期二见面，可以吗？

布朗：（声音听不清）

罗杰斯：你说什么？

布朗：不知道。（难以听清）

罗杰斯："我不知道。"嗯，我说的你都听到了。我是认真的。我想星期二见到你，而且，周二以前你想见我的话，也可以。所以呢，如果需要我的帮助，别犹豫，给我打电话。

布朗：（沉默 1 分）

罗杰斯：这太难了，是吗？

布朗：（沉默 24 秒）是的。

罗杰斯：是太难了。

布朗：（慢慢地站起身要走。沉默 29 秒）

罗杰斯：想带上那张纸条吗？

布朗：（布朗拿起了那张预约条。沉默 20 秒）

罗杰斯：大厅那边有洗手间，可以去洗洗脸。

布朗：（布朗打开门。走廊里的各种噪声、说话声传了进来。沉默 18 秒。布朗又返回屋里。）还有烟吗？

罗杰斯：（递上一支香烟）就一支了，我在烟盒里找到的——不知哪儿还有。这烟放久了，好像有点儿干了。

布朗：我会来见你的。（声音很小，几乎听不清他说的话）

罗杰斯：好吧。布朗，下星期二我等你。

点　评

对布朗个案的点评 1
●●●●●●●●●●●●●●●●●●●●●
罗杰斯怎样为一个沉默的年轻精神病患者作面询

J. D. 博查斯

吉姆·布朗是一项研究课题（Rogers，Gendlin，Kiesler & Truax，1967）的参加者之一，这项研究的目的是为了检验来访者中心疗法对住院的精神分裂症患者的治疗效果；布朗被诊断患有"单纯型精神分裂症"。罗杰斯对布朗的治疗包括166次面询。罗杰斯在评价本书中的这两段谈话录音记录时说："我认为，这是在吉姆·布朗治疗过程中的两次重要的、也是关键性的谈话"（Rogers，1967）。

布朗个案之所以重要，有多方面的原因。其中一个原因是，在少有的几个对住院精神病患者使用来访者中心疗法（或者是其他的心理治疗方法）的实例中，这个案例具有代表性。还有一个重要原因是，除了本书中转载的这两段完整的治疗记录外，罗杰斯与布朗进行的166次的谈话录音中还有15个4分钟的片段(大约是从每11次中选1次)被选出来，编入了一本已出版的研究报告集（Rogers et al.，1967），并且，在这本报告集中，共有6位经验丰富的著名治疗师对这一案例进行了评述（Truax & Commentators，1967）。我将就这一案例以及专家的评述进行讨论。

我讨论的焦点将集中在两个具有重要理论意义的问题上：①在这些治疗中，罗杰斯的理论目标与治疗目标是否一致？②在这两次面询中，罗杰斯到底做了些什么？

罗杰斯的治疗目的

罗杰斯治疗的目的很清楚。他的目标是营造一种环境氛围，他相信这种氛围有助于他的治疗对象的自我实现倾向（Rogers，1951，1957，1959，1986）。正如布罗迪利和我本人所说："使用来访者中心疗法的治疗师并不是要对来访者进行干预和运用专家知识进行治疗，而是寄希望于来访者，相信他们能够自己朝着建设性的方向往前走。来访者的这种前进是由人类特有的、内在的动机推动的，这是一种自我实现倾向"（Bozath & Brodley，1991）。

对罗杰斯来说，按照一种机能主义的观点，治疗的全部目标就是"倾听、接受和认可来访者的体验"（Baldwin，1987）。他认为这是有效的，因为治疗师的目标需要在治疗过程中实现，而不是体现为最后结果。罗杰斯说："我认为，如果治疗师感到'我想尽可能地接近这个人，我很想听听正在发生什么事情，我想与这个人有一种真诚相处的关系'，那么，这些就是他的适宜的治疗目标"（Baldwin，1987）。

罗杰斯的关于建设性人格变化的"必要条件和充分条件"的假设对整个心理治疗领域产生了巨大的影响。根据他的学说，人格的建设性变化需具备以下条件（Rogers，1957）：

1. 两个人有心理上的接触。
2. 第一个人称为来访者。他处在一种真实自我与期望自我不一致（incongruence）的状态中，是脆弱和焦虑的。
3. 第二个人称为治疗师。在两个人的关系中，他的状态是一致的（congruent）或整合完好的。
4. 治疗师要体验到对来访者的无条件积极关注。
5. 治疗师要体验到对来访者的内在参照系的共情性理解，并且要努力把自己的这种体验与来访者交流。
6. 在交流中，来访者要在一个起码的水平上体验到治疗师的共情性理解和无条件积极关注。

罗杰斯认为，只要有了这六项条件，并实施一段时间，就可达到充分条件，建设性的人格变化就会随之而来；无须其他的条件。

注意，在治疗师方面的三个条件中，有两条是关于治疗师在营造促使来访者自我实现过程的氛围时的无条件积极关注和共情性理解，而这里所强调的是，治疗师在努力与来访者交流中自身需要有无条件积极关注和共情性理解的体验。另一个条件是治疗师要保持自我的一致性，即使不是在与来访者交流时也要做到这一点。

罗杰斯后来说，他也许过分强调了这三个基本条件，他说："也许在这些条件边上的什么东西才真正是治疗中最重要的成分，那就是要让自己自我清楚地、明确地出现在那里（来访者面前）"（Baldwin，1987）。在对布朗的治疗中，罗杰斯所说的这种成分是非常重要的，很显然，这一个案中的关键方面与罗杰斯的自我的参与密切相关。

我对罗杰斯作为一名治疗师的发展历程进行过分析（Bozarth，1990a），这使我得出这样一个结论：很清楚，经过了长达30年时间的治疗实践，罗杰斯主要的尽力回应来访者的做法非常适合于理解来访者的生活经历；这种做法无论在1955年、1965年、1975年还是1985年都是适用的。我还写过一个更加系统的综述（Bozarth，1990b），我所得出的结论是：从本质上来说，来访者中心治疗或以人为中心的治疗就是要求治疗师全身心投入，治疗师要跟随来访者的方向和步调，按照来访者独有的方式向前走。

总的来看，我们可以这样说，在与布朗谈话时，罗杰斯的目的完全是为了营造一种有助于治疗的环境氛围。按照他的信条，他希望能够达到一种对布朗的无条件积极关注和共情性理解自身的体验，并通过这些体验到的态度成功地与布朗交流。他的目的是使自己在治疗关系中达到一致，即达到完整的自我，并以这种完整的自我出现在来访者面前。罗杰斯按照疗法的基本要求全身心地投入，跟随着布朗选定的方向，按照布朗的步调，以布朗独有的方式与他一起朝前走。

布朗个案简述

根据记录，布朗是在25岁的时候第一次住院，住了3个月。罗杰斯第一次来看他时，布朗是第三次住院，已经住了19个月了，那时他28岁。根据研究计划，他们一周见两面。这些谈话录音是在罗杰斯第一次见到布朗的11个月以后录制的。布朗与罗杰斯的治疗性面询持续了整整两年半。罗杰斯说，布朗读完了中学，上过一些大学的课程（Rogers，1967）。

在我看来，这两次治疗与从其他部分中选出来的另外15个片段明显不同

（Truax & Commentators，1967）。那15次4分钟的片段是随机选择的，描述的反应模式更像具有罗杰斯其他治疗示范特点的反应模式。在大部分的治疗中，来访者的反应很清楚，接着就是治疗师的反应，也几乎没有沉默引起的停顿时间。形成对照的是，布朗个案中，沉默的现象非常突出。罗杰斯说："他（布朗）不善表达，很难听清他在说什么，沉默的时间不断延长；当然，他表达痛苦、愤怒的时候能主动讲一些情况"（Rogers，1967）。在本书提到的这两次治疗中，我们清楚地看到，罗杰斯与布朗的关系已不仅仅限于治疗性的交往了，如罗杰斯借钱给布朗，偶尔还给他香烟。简言之，在节选的15个片段中，布朗没有像在我们现在看到的这两次治疗中那样，表现出那么强烈的情绪波动、那么痛苦的内心挣扎。

六位富有经验的治疗师对罗杰斯为布朗作面询的那15个片段进行了评论。他们的评论也许有助于我们在本书中对这两次治疗的评述。最初，专家们的讨论针对这样一个问题："如果出现了进展，那么，是什么进展？"其中四位认为，治疗使布朗有某种程度的进展，另两位持否定态度。无论肯定与否，专家的全部论据都与下面这些问题有关，问题包括："在治疗师的做法中，哪些有助于来访者？哪些无助于来访者？"那些认为治疗没有什么进展的专家说："治疗的失败是由于治疗师尝试从情感上考虑问题，这一点从本质上来说是无效的"（Truax & Commentators，1967）。然而，那些认为治疗有进展的专家对下面的两个方面表示认同："①治疗师对来访者情绪的有效回应及理解性的沟通；②治疗师对来访者的态度的性质，特别是其表现出的那种亲切的感情以及个人的付出"（Truax & Commentators，1967）。这两点也许各自独立存在，也许有所联系。基于我对这15个片段的理解，我同意那些看到治疗进展的点评者所做的评价。另外，从这些治疗片段来看，我认为罗杰斯一直坚持使其理论原则与治疗目的保持一致。

我认为，本书中由罗杰斯挑选的这两次面询记录以及评论，可作为罗杰斯与布朗的关系和互动中情感强烈撞击的代表性例子。罗杰斯认为，在整个过程中，对布朗的治疗是有进展的。这一点在他下面提供的材料中可以看得很清楚。其进展程度取决于罗杰斯所起的作用。当然，如同所有这类评价，对于进展的程度难以评价。尽管如此，我认为有道理说：罗杰斯对促进布朗在治疗中的重要进展起了决定性作用。

布朗出院后曾给罗杰斯写了一封信。下面一段话引自布朗来信，其中反映了布朗在自己进展中的顿悟性反思，他说："总之，与已发生的事相比，情况对我来说是再好不过了。遇到不顺心的事，我可以说上一句：'见你的鬼吧！'这感觉真好"（引自 Rogers，1967）。罗杰斯对布朗的进展提出了自己的一般性看法，他说：

> 看上去，对布朗的治疗有所进展主要是治疗关系的性质决定的，而不是新的顿悟或者新的、有意识的自我知觉。布朗在很多方面变成了一个全新的人，可是他很少谈到这一点。也许这样说更确切一些：在很多方面，他生活得更自主、独立。但是，从一些基本特征来看，很大程度上他还是原来的那个布朗。说到这封信，那完全是布朗自己想写的。布朗的朋友有男有女，他和他们处得不错。他与医院或研究小组的工作人员没有任何来往了。（Rogers，1967）

那些认为对布朗的治疗确实有进展的评价是合理的。此外，罗杰斯对布朗的这两次治疗与其理论观点和治疗目的也是相一致的。罗杰斯治疗时"大量地使用了共情猜测的方法"（Rogers，1967），他非常有把握地认为，如果自己猜测得不对，布朗会告诉他。罗杰斯还指出，他试图通过自己对与布朗关系中的"即时"情感体验与他沟通。他认为，自己这些情感"主要指的是关注、和蔼、同情、希望理解他和想把自己的东西与他分享的愿望，以及在布朗感到绝望时希望陪伴他的愿望"（Rogers，1967）。

罗杰斯在两次面询中做了些什么

那么，罗杰斯在这两次治疗中到底做了些什么？读过两次面询的记录，我们看到的是一种沉默模式。第一个治疗阶段，沉默的时间超过50分，布朗一共只说了约50个词。而3天后的第二个治疗阶段，沉默时间有52分。

第一个治疗阶段

在50分钟沉默的时间里，罗杰斯多次使用了他的"共情推测"，约有5次；两次表达了个人的情感；对布朗所说的话做出了11次反应（这些反应可以归为对布朗到底在说什么的确认）。大多数的"共情推测"反应是在治疗的开始阶段出现的，从"你今天早晨是不是有些不开心，或者这只是我的想象而已"，到"你好像有点泄气，或有点累"。如果罗杰斯在治疗中做出的猜测反应不准确，多数情况下布朗会予以纠正。比如，罗杰斯说，"你好像有点泄气，或有点累。"沉默了一会儿，布朗回答说："不，我只不过觉得什么都没劲。"接着，布朗又陷入沉默不再说话，或者朝着他自己的方向，按照他自己的想法逐渐往前走。罗杰斯主要的个人情感的表达是在这个治疗阶段的前期发生的。他表示他关心和在乎布朗，说自己"不能像一根杆子似的竖在这儿，什么都不做"。在治疗的后一阶段，罗杰斯还在某种程度上表达了他的意愿，他说他就在布朗身边，会"尽力提供一些帮助"。

在罗杰斯做出的这些回应中，有两次可以被认为是罗杰斯的"推动式"回应，为的是证明布朗所说的话的意思。一次是在罗杰斯对布朗说了一大段话之后，他提到布朗的一个熟人说他（布朗）真没用，这使布朗受到了伤害等。而布朗对罗杰斯这一看似准确的反应却做出了藐视的回答，他说："尽管如此，我不在乎。"于是，罗杰斯又继续说："你对自己说你一点也不在乎，但是不知怎的，我觉得你内心深处还是很在乎的，因为你在那儿为此流泪。"沉默了19秒后，罗杰斯继续说："我想，在那儿，你感受到了一切：'现在我又一次受到打击，好像一生中这样的打击还不够似的，虽然我感觉到人们并不喜欢我。我喜欢上了一个人，但是他不喜欢我……'但是同时，眼泪从脸颊上流了下来。"第二次"推动式"回应是在几分钟以后，罗杰斯再一次对布朗的沉默和流泪做出反应，他说："这确实很伤人，是吧？"沉默了26秒后，罗杰斯接着说："如果忍不住，想哭，你就哭吧，哭吧，哭出来吧。"这似乎很清楚，布朗在表达他受到了伤害的情绪，罗杰斯感受到这一点，他注意的焦点一直集中在这一点上。表面上看，罗杰斯的这种关注是从布朗纠正他的共情猜测中生成的，布朗说的是："不，只不过觉得什么都没劲。"此时，按照罗杰斯的理论目标，治疗师应该跟随着来访者所表达的感到"没劲"的体验走下去。但是，在特殊情况下，这种"跟随"可以不拘泥于来访者言语表面的意思，可以伸延到更加积极主动地理解这些话中隐含着的更深一层的情感。尽管如此，在这个治疗阶段，罗杰斯做出的大多数回应仍然还是重复来访者的话。比如，布朗说："我想我是不可救药了。"罗杰斯反应说："你觉得好像不可救药了……你认为自己毫无希望了。"

第二个治疗阶段

这个阶段大约有52分钟的沉默。罗杰斯说了49次话，其中19次可以算作是对布朗的回应。他似乎是在体会布朗内心涌动的强烈情感，并在他的回应中也搀杂了一些这样的情感表达。另外，在这个阶段的治疗中有几次重要的共情猜测。有一次，罗杰斯猜测布朗在面询时让自己"深深陷在内心深处涌动的情感中不能自拔"。布朗看上去并没理会这些话，他说："我要走了。"罗杰斯的反应不仅是重复，而且想要了解布朗这么想的原因，他问道："你要走了？真的要离开这里吗？"布朗继续沿着自己的思路，说自己不想活了。罗杰斯用了一个比喻对布朗的激动情绪做出回应，他说："你就像一只受了伤的动物，只想缓慢地走开，走向死亡。"接着，作为这次对话的一部分，罗杰斯再一次使用了共情猜测："我非常想知道，你的这个朋友对你说的那些话是否仍然让你觉得不好受，是不是有这方面的原因？"他的这次猜测好像是对的，因为，布朗的回答虽然有所保留，但是肯定的，他说："要这么说，也有。"

在这次治疗过程中，罗杰斯有3次清楚地表达了个人情感。一次他对布朗说："今天你没有用手捂着脸，这让我能看清楚你了。不知怎么的，你这样做给我的感觉很好……我没有了那种当你用手挡着自己或者躲在什么东西后面时的感觉。"后来，罗杰斯又表达了他的个人感受，他说："我想我非常理解你——自己对别人来说完全是个无用之人，这是件让人感到多么痛苦的事。"接着他又补充道："因为我也经历过一个时期——与你有同样的感受，觉得很沮丧。我知道这是一段非常艰难的时期、让人难以忍受。"罗杰斯承认，这对他来说是非同寻常的反应。他想让布朗知道他对布朗的痛苦感同身受，他在注释中写道："我只是想让他知道，我也有过类似的经历。"罗杰斯另一次个人感情的流露，是在他试图搞清楚布朗想法的时候，他的原话是："嗯，嗯。那就是为什么你想走的原因，因为你的确不在乎你自己。发生什么事情你都无所谓了。但是我想，我得告诉你，我在乎你。我担心会发生什么事情，我不想让你受到伤害。"听到这些话，布朗突然大哭起来，听不清楚他在说着什么。接着，在布朗沉默的10～15分钟里，罗杰斯依然试图对布朗波动的情绪做出回应。

在对谈话的注释中，罗杰斯解释说，他的这种个人情感是自然而然地流露出来的，是从内心深处"涌出"的，是毫无计划的。罗杰斯不仅认为这种表露是治疗中"关键性的转折点"，他还认为，这种表露的效果使他看到了在治疗中让自我"出现"在来访者面前的重要性。他回忆说：

> 我意识到，我非常关注一个来访者时，就如同我自己在接受治疗。我想大概任何一个称职的治疗师都会有同感。记得有一次在威斯康星州，我有一个患精神分裂症的病人，对他的治疗断断续续持续了大约一两年的时间。在他想放弃治疗、不想再活下去并且打算从医院逃走的时候，关键性的转折点出现了。我对他说："发生什么事情你都无所谓了。但是我想，我得告诉你，我在乎你。我担心会发生什么事情，我不想让你受到伤害。"他一下子哭了起来，哭了足足有10分钟或15分钟。这就是治疗中的转折点。我对他的感受做出了反应，我接受了他的感受，但是，只有在我作为个人表达我的感受时，我所说的话才对他真正有所触动。（Baldwin，1987）

总结

罗杰斯认为，在对布朗的心理治疗中，这是两次特别重要的治疗；他还认为这两次是具有代表性的治疗案例，说明治疗师作为个人在治疗中所起的作用。对于这两次治疗，我们也可以从那些经验丰富的治疗师所提问题的角度对治疗师作为个人积极参与治疗的做法做出评价，他们提出的问题包括："如果出现了进展，那么，是什么进展？""在治疗师的做法中，哪些有助于来访者？哪些无助于来访者？"

在布朗身上，疗效是在两个层面上显现出来的。其一，布朗朝着更加自主、自立的方向发展着，这使他得以出院；使他可以做一些力所能及的工作；使他有了理智，对现状感到满意；并且使他有了朋友。其二，罗杰斯认为布朗改变了对自己的看法。布朗曾经觉得自己是一个"固执、充满痛苦、受到虐待、没有价值、毫无用处、充满绝望和没人爱也不讨人喜欢"的人，后来他觉得自己是一个比较宽厚的人，不再是那种"不与人接触、充满痛苦的人了，也不再是那种敏感、脆弱和易受伤害的人了"（Rogers，1967）。至于另外两个问题：罗杰斯对来访者的帮助主要体现在他的"关心"的效果，通过使来访者感受到这种关心而产生效果。至于那些对罗杰斯治疗没有效果的推测，实际并不重要。

我在前面提到我要讨论两个问题，即：

1. 在这些治疗中，罗杰斯的理论目标与治疗目标是否一致？
2. 这两次"关键性"的面询中，罗杰斯到底做了些什么？

如前所述，在这次治疗中，罗杰斯的理论目标与治疗目标是一致的，这在我看来非常清楚。除了对来访者无条件的积极关注，罗杰斯一直努力去体会来访者的参照系，以达到与之共情交流。罗杰斯竭尽全力去理解这个处于自我封闭状态、总是沉默不语、并在反应时持否定怀疑态度的来访者。在人与人之间的关系中，罗杰斯对来访者的付出表现在各个方面，他甚至借钱给布朗。在特殊情况下，罗杰斯使用推动式回应的方法使布朗表达出更加激烈的情绪，但一般来说，他在理论上还是一直坚持跟随来访者自己确定的方向走的态度，与来访者一起，按其独特的方式向前走。另外，罗杰斯在与这个特殊的来访者的接触中所获得的经验与他在理论上和从他治疗立场上所预期的结果并无不同之处。罗杰斯感觉到，他"只是在试图以自己的真实感受与布朗相处"；这与他所强调的一致性是相符的（Rogers，1967）。同样，罗杰斯认为，与布朗在一起时，"要以个人的身份与布朗建立关系"（Rogers，1967）。

最后，在这两次"关键性的谈话"中，罗杰斯所做的一切可以用他自己的话概括如下："作为个人，我对布朗有一种热忱的、自发的关心，表达这种关心可以有几种方式——但是，在他处于绝望的时刻最打动他的是……我们两个人之间的真实、真诚的关系"（Rogers，1967）。

我的一点个人体会

多年前，我本人也有对长期住院的慢性精神病患者进行治疗的经历，因此，我很高兴有机会对罗杰斯的这一治疗个案进行评述和发表见解。在20世纪50年代末和60年代初期，我了解到来访者中心疗法并在治疗中使用这种方法。那时我是一个精神病康复咨询师，我们在伊利诺伊州第一次开始对隔离病房的精神病患者实施最初的"职业/治疗"计划。我对"患者"进行了个人治疗和小组治疗，并且向他们提供出院和工作的机会。我接触的那些病人都曾被认为是无望治愈的。但是他们的出院率、好转率之高，复发率之低令人难以置信。而他们中的大多数人住院时间长达二三十年之久。我记不得任何"改变的时刻"或者说是"关键性的转折时刻"，但我确确实实记得，有那么100多位患者，他们的行为方式、态度举止都有了改变，这种好转使得他们走出了医院，至少是走出了大门紧锁的重症隔离病区。他们主要由我进行治疗，在这些治疗性的接触中，我们谈论的主要话题是工作及职业培训的可能性。

罗杰斯对布朗这两次治疗的回顾使我记起了我对一个年轻人做过的治疗。在整个治疗过程中，有50多次面询都是在沉默中度过的。我感到这个年轻人一肚子怒气，和他在一起的时候我常常感到不安，偶尔我也向他表达我对他的关心，但他没有任何反应。但多年后我得知，他结了婚，拿到了学位，成为一个事业有成的专业人员。

罗杰斯对布朗的整个治疗过程包括166次面询。来访者以其个人的方式行事，而罗杰斯始终坚持不打扰、不评论和不干预，这给我留下了深刻的印象。来访者有选择的自由！来访者无须受到治疗师强加给他们的价值标准。实施治疗时，罗杰斯坚持以他关于个体的"自我实现倾向"理论为基础。罗杰斯忠实于他的理论，相信来访者是最能够把握自己命运的人。我不知道的是，罗杰斯是否认为作为一名治疗师分内的事和分外的事对他同样重要？但我为罗杰斯对来访者的全身心的付出而感动；他给布朗香烟，关心地确认下一次的面询时间，找杂志给他看，甚至还借钱给他。在我看来，这些做法是对一个人的非常人性化的付出和关怀。

另外，罗杰斯非常坚定地坚持去了解布朗的体验，去了解他的主观感受。我认为他的这一意图是他以"推动式"方法使布朗发泄出强烈情感的主要理由。我能感觉到，对罗杰斯来说，让来访者把关注点从强烈情绪上转移开是非常困难的。但是，罗杰斯似乎能够在处理布朗哭泣时的强烈情绪的同时，返回到对来访者主观感受的体验中来。我还想知道：如果罗杰斯不是把关注点放在布朗的哭泣和自我贬低上，而是放在布朗那些藐视性的言语上，那么，布朗在治疗中将向着什么方向发展呢？

我还在想：罗杰斯很乐意为布朗找一支烟，这是否可能是一个（在罗杰斯认定的一个关键时刻）对布朗的进展发生作用的重要因素？我想象布朗在说："医生总能给我找到一支烟，而这正是我使自己度过所有那些艰难时刻所需要的东西。"那么，治疗中到底有没有"促成改变的关键时刻"？在罗杰斯对这一个案例的认识中，这种关键时刻是存在的。

最后一点，给我个人感受最深的，是布朗朝着自己的方向、以他自己的方式向前发展的持久力。他过去有一种藐视的态度，在强烈的、"不可逆转"的情绪体验和"关键性的转折"之后，他仍然保持着这种藐视的态度。布朗在他给罗杰斯的信中提到，有烦恼的时候就说上一句"见你的鬼吧"，这种感觉不错。

总而言之，我认为这两次面询是实现罗杰斯理论意图、达到治疗目标的有意义、具有代表性的治疗，体现了罗杰斯一直坚持的思想，即治疗师在体验和准确地传达共情性理解和无条件积极关注的同时，要保持自我的一致性。这一个案之所以受到人们的特别关注，是因为它与罗杰斯治疗的大部分典型案例有所不同。我认为，这一个案揭示了我们在对那些被称为精神病患者的人进行长时间面询治疗的本质，并说明了要根据患者的个体性进行治疗的必要性。阅读这一个案给予我的最深体会是：一旦有了充分的成长机会，人类表现出的康复力是惊人的。

参考文献

Baldwin, M. (1987). Interview with Carl Rogers on the use of self in therapy. In M. Baldwin & V. Satir (Eds.), *The use of self in therapy*. New York: Haworth Press.

Bozarth, J. D. (1990a). The essence of client-centered and person-centered therapy. In G. Lietaer, J. Rombauts, & R. VanBalen (Eds.), *Client-centered and experiential psychotherapy: Towards the nineties* (pp. 88-99). Leuven: Katholieke Univer- siteit te Leuven.

Bozarth, J. D. (1990b). The evolution of Carl R. Rogers as a therapist. *Person-Centered Review,* 5(4), 390-398.

Bozarth, J. D., & Brodley, B. T. (1991). Actualization: A functional concept in client-centered therapy. *Journal of Social and Behavioral Change,* 6(5), 45-59.

Rogers, C. R. (1951). *Client-centered therapy*. Boston: Houghton Mifflin.

Rogers, C. R. (1957). The necessary and sufficient conditions of therapeutic personality change.*Journal of Consulting Psychology, 21,* 95-103.

Rogers, C. R. (1959). A theory of therapy, personality, and interpersonal relationships, as developed in the client-centered framework. In S. Koch (Ed.), *Psychology: A study of a science: Study 1. Conceptual and systematic. Vol. 3. Formulation of the person and the social context* (pp. 184-256). New York: McGraw Hill.

Rogers, C. R. (1967). A silent young man. In C. R. Rogers, E. T. Gendlin, D. J. Kiesler, & C. B. Truax (Eds.), *The therapeutic relationship with schizophrenics* (pp. 184-256). Madison: University of Wisconsin Press.

Rogers, C. R. (1986). Client-centered approach to therapy. In I. L. Kutash & A. Wolf (Eds.), *Psychotherapist's casebook: Theory and technique in practice* (pp. 197-208). San Fransisco: Jossey Bass.

Rogers, C. R., Gendlin, E. T., Kiesler, D. J., & Truax, C. B. (Eds.). (1967). *The therapeutic relationship with schizophrenia. Madison: University of Wisconsin* Press.

Truax, C. B., & Commentators. (1967). The client-centered process as viewed by other therapists. In C. R. Rogers, E. T. Gendlin, D. J. Kiesler, & C. B. Truax (Eds.), *The therapeutic relationship with schizophrenics* (pp. 419-506). Madison: University of Wisconsin Press.

点　评

对布朗个案的点评 2
·····························
共情的力量——从"过程—体验"的格式塔观点看罗杰斯的治疗

L. S. 格林伯格

在对吉姆·布朗的这两次面询中，罗杰斯针对的问题是布朗内心深处的创伤以及他的脆弱。这一个案给我们提供了一个令人信服的例子，表现出了共情和关注在心理治疗中所发挥的力量。多年来，布朗受到他的一些熟人的伤害，他为了躲避这种伤害而退缩。罗杰斯对他的接受和关爱使他再一次面对自己的创伤和脆弱，并且使他再一次有可能与别人交往。

罗杰斯在他的理论中郑重地告诉我们，治疗师应该起的主要作用，首先是要做到进入来访者的参照系，营造共情的环境氛围，无条件地表示自己对来访者的积极肯定，并保持自己的一致性 (Rogers, 1959)。他的理论表明，在心理治疗中建立这些条件将会挖掘个体本身所具有的有助于自我理解和成长的大量资源。罗杰斯提出，这些条件将使来访者与生俱来的自我实现倾向释放出来，完成自我的建设。显而易见，罗杰斯在这两次治疗中提供了这些条件，并且对布朗身上所具有的有机体成长的潜能表现出了充分的信心。

我将就这两次面询中的几个重要特点进行讨论，并就来访者中心治疗理论与实践方面的问题提出我本人的支持意见和批评。我同意罗杰斯的来访者中心治疗理论中有关治疗时所有关系条件的本质及重要性的观点，但是，我认为罗杰斯在治疗时有意要表现这些做法，超出了提供这些条件的实际需要。我对罗杰斯的来访者中心理论中的两个观点持有异议，我不同意自我实现倾向是与生俱来的本能；我也不同意这种倾向在治疗过程中可以释放自我成长潜能的观点。

罗杰斯对布朗的面询开始时，他们建立关系的核心不是放在移情上，而是两个人之间进行的一次真正的面对面的接触，即试图在一个支持性的环境中进行两个人之间的接触。这种两人之间的关系是一种真实的关注性的关系，而不是一个治疗师对一个来访者的情况进行分析的医患关系。在医患关系中，治疗师总是把关注焦点放在如何使来访者把过去的经历投射出来上。罗杰斯和布朗的关系表现为一种以现场性、即时性、参与性、确认性及非利用性为特征的"我和你"的关系 (Buber, 1958)。事实上，正是罗杰斯对来访者的即时感受关注在打破布朗的防御性沉默时起到了关键的作用。在这两次面询中，我们可以看到构成来访者中心关系的主要条件所发挥的全部力量。治疗师重视来访者，接受他的感受，自然地流露出对其内心深处痛苦的关心，不是企图直接改变他；这一切对来访者产生了巨大的安慰作用。罗杰斯的共情及对来访者的重视帮助了布朗，使他与自己内心脆弱的自我组织重新建立起联系（Greenberg, Elliott, & Foerster, 1991; Greenberg, Rice, & Elliott, 1993），使布朗的自我得以脱离自我保护的外壳，易化了（facilitating）与他人交往活动的恢复。实质上，他们之间的这种关系使布朗敢于再次面对人生。

罗杰斯接受了来访者的绝望情绪，这是来访者中心疗法的一个重要特点。我们从中看到，来访者一直在回避或掩盖内在自我组织，而这种治疗方法促使来访者重新认可了自我(Greenberg,1995)。治疗性进展的关键，是对这种隐藏着的、脆弱的自我组织中的痛苦的承认和接受——这是真正产生变化的时刻。但是，我认为，来访者中心理论的实践者和理论家们在认识上是错误的，他们没有弄清什么因素可能在治疗接触中发挥了实质性作用，单纯强调在治疗中接受来访者情绪的核心作用，似乎这就是治疗成功所需的全部条件。他们创造出一种普遍的参照标准并在此基础上形成了一整套的治疗方法，但忽略了治疗过程中的其他重要方面。罗杰斯发展出了一种治疗方法，这种方法把共情、重视来访者以及一致性的原则用于治疗性面询的每一个环节上。但实际上，这几种方法只是在治疗中的特定阶段才能发挥最佳效果。治疗师只有努力做到共情、重视来访者和保持自身的一致性，才可能对来访者内心体验和脆弱的自我组织做出反应，因此，这是治疗中的三项核心性的条件。但是，没有人总能在治疗时做到这一点。而且，如果一个治疗师只是追求使用原则规定的方式对来访者进行反应，将可能失去许多机会，不能及时使用其他方法更快地帮助来访者克服情感阻碍和深化治疗过程。在我看来，罗杰斯自己的治疗方法也是根据实际情况不同而变化的，特别是在治疗的某些关键时刻他所采用的做法并非只是单纯的理解和接受。因此，在治疗中达到核心要求和保持灵活性是同样重要的。

我认为，罗杰斯在这一个案中的做法已经超出了前面提到的三个核心条件，或者说，他所做的已经超出了非指导性的原则。在这里，我并不是说这三个条件不重要，并不是说我不同意他在布朗个案中的反应或做法。我要指出的是，罗杰斯理论中的这些基本条件并不能对治疗过程中的有疗效成分做出充分的解释。问题是：在罗杰斯和其他富有经验的治疗师的面询中，取得治疗效果的原因到底是什么？我认为，罗杰斯的治疗过程有其自己的意图和导向性。他在不同的时间选择了不同的关注重点，在这些关键时刻提供了那些核心条件，因此，了解罗杰斯所选择的关注点对于了解变化的发生过程是非常重要的。

特别需要指出的是，罗杰斯不仅在理论中强调对来访者情感做出共情反应的重要性，同时也非常注重对需要做出反应的情感的选择性。在这两次治疗中，他确实注意到了来访者内心深处没有表达出来的情感。第一次面询时，罗杰斯非常准确地感觉到了布朗内心深处受到的伤害并对此做出了反应，随后他又把关注点集中在布朗受挫的、显示出人的本性的愿望上（即布朗想打破自己与世隔绝状态的愿望）和想摆脱以藐视来掩饰痛苦的态度的愿望（如在别人说他是个无用之人时，他藐视地说："我什么也不在乎。"）。罗杰斯有意图地、有选择性地指导着布朗，使他把注意力集中在其藐视态度掩饰下的内心深处的充满痛苦的情感上。罗杰斯在"指导"，他缓缓地并不断地给布朗施加压力，使布朗关注到自己的内心体验，体验到特定时刻的特殊感受，体验到那些来自内心深处的感受。

治疗刚开始，布朗就说自己"不中用，对谁来说都是。过去是，将来也是。"罗杰斯第一次对布朗的情感做出了共情反应，他说："就是这种感觉，嗯？你认为自己不中用，在别人眼里也一无是处。"罗杰斯对布朗情感的关注在他的言谈话语中流露出来，他说："这种感觉真是糟糕透了。"他的话中显示出对来访者真正的重视。布朗开始轻轻地哭泣却声称自己不在乎。即使只是读一下录音记录稿，我们也能感觉到布朗表示藐视的话语中所包含的痛苦。接着，罗杰斯从一个特殊的关注点做出了强烈的反应，他说道："你对自己说你一点也不在乎，但是不知怎的，我觉得你内心深处还是很在乎的，因为那儿在为此流泪。"沉默了一会儿后，他接着说："我想，在那儿，你感受到了一切：'现在我又一次受到打击，好像一生中这样的打击还不够似的。'"

罗杰斯所体会到的东西已经远远超出了来访者用语言表达的意思，因此他才会做出这样的反应。这不是简单的回应。在来访者经历的两重性中，在他的亲身体验与自我概念之间的分离中，在他的真实自我与不真实自我之间的分离中，罗杰斯找到了一个重要的切入点 (Greenberg, 1979, 1984)。这种寻找切入点的方式是非常有用的，这样就可以区分对待原发性情绪和继发性情绪 (Greenberg & Safran, 1987, 1989)。这里，来访者的"藐视"被认为是继发性情绪，是来访者对于其内心最初受伤害的体验的反应，或由此而产生的继发性的体验。在这种情况下，治疗师需要把关注的重点放在引出或确认来访者的原发性情绪上，而不是去关注继发性情绪；罗杰斯就是这样做的。因此，罗杰斯没有对布朗的继发性情绪（即"藐视"）做出反应，而是有选择地把他关注的焦点或注意力集中在布朗最初的哭泣和其受伤害的感觉上。在第一次面询的整个过程中，罗杰斯一直在以共情的方式探查来访者的内心世界，他不断地评论说："这的确深深伤害了你，让你受不了。""如果忍不住，想哭，你就哭吧，哭吧，哭出来吧。"这样，他把布朗引向了自己隐藏最深的情感之中。

当然，这两次面询都有一个非常明显的特点，那就是布朗长时间的沉默、罗杰斯的耐心以及他接受沉默的本领。显然，罗杰斯和来访者坐在一起，一直关注来访者，没有施加什么压力，这样做本身就是一种独特的治疗方法。这是一种非常好的交流方式，是一种重视来访者的交流方式，也是一种敏锐感受来访者内心情感的交流方式。同时，罗杰斯也采取了共情推测的方法 (Greenberg & Goldman, 1988) 对布朗的沉默做出反应。罗杰斯所说的"共情猜测"（empathic guessing）是一种探测来访者即时体验的方法，这也是罗杰斯治疗中的一种重要的技术。罗杰斯坚持不懈地试图进入来访者的内心世界，并深入了解其内心体验。

综上所述，我认为罗杰斯在对布朗治疗中的做法远远超出了提供一种接受关系的限度。当然，他也做到了对来访者的接受。更确切地说，他是在通过共情的探查和推测，了解来访者即将意识到自己的问题时会有什么样的体验。共情性探查的反应会使来访者把注意力集中在自己体验之外的特定方向上，使其去寻找新的信息；共情性推测中含有对来访者尚未表达清楚的情绪情感的猜测成分 (Greenberg Goldman, 1988; Greenberg et al., 1993)。这说明，罗杰斯不是简单地回应来访者说过的话，而是采用了干预的方法，引导来访者在自己的体验中寻找更多的东西。这样一来，治疗中就包括了一种"导向"的倾向，努力去寻找情绪的象征意义，是布朗努力去体验自己未能清晰表达出来的原发性情感和特异反应的意义。在这一治疗过程中，罗杰斯通过对来访者的共情回应和充分重视，表达了自己对来访者的理解和接受，并使导向性和共情性之间达到了一种平衡。

这里有一个值得重视的问题，即罗杰斯的治疗方法中带有一种指导性，它不断指引着来访者走入自己的内心深处，体会最为强烈的情感，指引来访者去了解自己的感受并解释它们的内在含义。例如：在第一次面询中，布朗说："是前些天和我一道进城的那个家伙对我说的（我不中用）。"罗杰斯通过猜测对布朗做出反应，他说："有那么个人，他对你来说很重要……他告诉你他认为你一无是处。"他又说："他这样重重地一击，实在是使人感到沮丧。"这是一种探查布朗话语中内隐含义的做法，在罗杰斯为达到治疗目的所做的努力中起了关键性的作用。

虽然罗杰斯对来访者的情感和话语做出的解释是推测性的，但其与来访者明确表达出来的意思并无不符或矛盾之处。例如，罗杰斯说："但是不知怎的，我觉得你内心深处还是很在乎的，因为你在那儿为此流泪。"他采用了一种不肯定的、探查性的方式，提出了布朗竭力隐藏的另一个自我。这时，布朗没有感到罗杰斯与自己有任何对立或矛盾，而是觉得他在鼓励自己探查自己在另外一个方面的体验。此外，罗杰斯并不是站在一种支配性的、与来访者疏远的专家立场上与来访者对话的，而是表现出他总是在试图理解来访者的感受，如他说："你现在真实的感受是……"。如果我们使用"社会行为结构分析"(SASB; Benjamin, 1993) 之类的治疗编码系统对罗杰斯对来访者的态度进行评价，那么，罗杰斯一定在"支配力"上得分低，在"亲和力"上得分高。如果一个治疗师以专家的身份与来访者谈话，则将会在"支配力"上得分高，而在"亲和力"上得分低。

从另外一点来了解罗杰斯的选择性和治疗过程的导向性是非常重要的，这一点不是他的目标，而是他对时机的把握。我和我的同事提出过一个观点 (Greenberg, 1986; Greenberg et al., 1993; Rice & Greenberg, 1984)，我们认为，心理治疗不应该建构成为一种模式或单一的过程，而应该是一个非常复杂的、多样化的过程，并且，只有把这个过程分解成为事件和单元去观察，才能真正地了解它。因此，罗杰斯在不同的时候处理问题的方式就有所不同。有时，他对来访者沉默的反应也是沉默；有时，来访者看似有了什么体验而又不说出来，此时罗杰斯就去猜测来访者沉默时的想法；有时，罗杰斯会被自己内心的感受所打动，此时他会做一些自我暴露。来访者表现出更强烈的防御性自我概念组织时，罗杰斯会明确地把注意力集中在来访者表达不清楚的地方，并试图把意思连接起来。所以，布朗带着他的"防御性外壳"表达自己的感受时，罗杰斯就会把关注焦点放在他的"言外之意"上。这就是说，他认可布朗的防御性外壳，但他关注的是外壳下面的更重要的东西。虽然在治疗关系中都需要提供核心条件，但是在治疗过程中的不同时刻，罗杰斯的做法在性质上都有所不同。在不同的时刻，他所关注的就是怎样最有助于促进来访者往前走，这一点决定了他在不同时刻的具体关注目标的细微变化。

需要指出的是，在这两次治疗中，治疗的进展并不完全是以经典的来访者中心理论中所描述的方式表现出来的。根据来访者中心理论，有助于促进来访者改变的条件使来访者的体验与其自我概念结合在一起，而这种结合的过程是一种来访者的自我价值标准放宽(relaxation of conditions of self-worth)的过程(Rogers, 1959)。在罗杰斯的治疗中，双方的对话和人际相互交往所反映出的变化过程与这种理论的描述并不相符。在布朗个案中，真正使布朗受到了触动的是罗杰斯对他的关注和重视。罗杰斯先以共情的方式与布朗进行沟通，后来又直接表达了他对布朗的关爱。布朗的变化似乎是在罗杰斯的关心中出现的，而不是由于布朗的自我价值标准放宽而产生的，不是由于他意识到自己受到过去体验中某种无法被自己接受的方面的束缚、那些体验被自我概念所接受而出现的。在罗杰斯的关爱和陪伴下，布朗充分体验自己过去一直回避的痛苦和绝望。应该说，布朗的变化产生于他能够正视那些过去一直回避的痛苦，而不是自我价值标准的放宽。

布朗感到自己被他人关心时，他变得敢于去面对自己过去一直否认的痛苦与绝望；这种变化可能是因为他人的关心改变了一种病态的信念(Weiss, Sampson, & the Mount Zion Psychotherapy Research Group, 1986)，即布朗认为"没有人在乎我"。我认为，这种痛苦并不是由于有机体的体验受到抑制造成的，即由于这种体验与自我概念或某种内化的价值标准不一致造成的。这种痛苦反映了布朗内心深处的许多充满焦虑、恐惧和悲伤的感受，而这些体验与个人的需求未能得到满足的经历有关，与个人试图满足这些需要的经历有关。这种经历是令人感到恐惧的，或是要极力避开的，因为忍受这种痛苦和恐惧并不轻松。有这种经历的人往往对自己需求的满足感到绝望。在我看来，布朗对自己与罗杰斯交往的体验促进了他的变化过程，因为这是一种使他切实感受被关心的体验，是一种相互支持的体验、希望和勇气的体验，而这些体验都是他在面对内心混乱不堪的痛苦时所需要的。布朗个案表明，治疗中有着许多重要的组成部分，其中包括治疗师对来访者的肯定、在交流中对来访者的关心的鼓励、对来访者的价值观及发展能力的信任和尊重。因此，真正促使来访者变化的因素是治疗师的积极肯定和对话的过程，起到了使来访者正视自己痛苦的作用，而不是某种（曾被消极的自我概念否定的）健康体验的释放过程。我认为，布朗之所以可以放松下来并摆脱痛苦的束缚，是因为他感受到了来自罗杰斯的关心，并且相信罗杰斯就在他的身边，而他随时可以得到罗杰斯的帮助。在这里，来访者的改变在于他有了一种正确的情绪体验，治疗师的陪伴和反应否定了他的一些障碍性的信念，使他不再认为别人一定会对他的需要和感受做出否定性的反应。这一过程并不是自我价值标准的放宽，而是一种全新的体验和人际间的学习过程。从这一观点看，在促进来访者改变的过程中，更重要的因素是治疗师的谈话方式，而不是来访者的自我实现倾向。

我的以上观点提出了人际间的学习在治疗中的重要性，此外我认为，我们还需要重新定义"成长倾向"（growth tendency）的概念，加入更多的相互作用的含义。在治疗中，从一定程度上讲，罗杰斯看到布朗是可以信任的，并把自己的信任传达给了布朗；正是由于罗杰斯的这种建立信任的能力帮助了布朗，使布朗增强了自己体验时的信心。一个人的发展会受到别人看法的影响。比如，老师认为一个孩子聪明，这个孩子的学习成绩就会有所提高。同样，治疗师相信他们的来访者有成长的潜能，就会通过他们的举止、态度、关注点及话语把这种信任传达给来访者，而这一切都有助于来访者的成长倾向。因此，成长倾向只有在对话中和共情的关系中才可能存在。成长倾向并不是机体内的一个遗传印记，不会独立于环境而存在。应该说，成长倾向是相互作用的产物。我们知道，如果成人与孩子没有足够的接触和交往，没有给予他们足够的关爱，他们是不可能茁壮成长的。生存和成长的潜能既带有生物性，也带有社会性。因此，成长倾向只有在一种欣赏和承认其存在的环境中才能出现。确切地说，来访者的成长并不是在环境中产生的，而是由于共情性的对话增强了来访者的"成长能力"。

这一个案中体现出来的一个治疗观点，就是以人际间的关怀对抗沮丧的情绪。在这两次治疗中，我们可以从罗杰斯的态度举止和谈话内容上看到，罗杰斯对来访者的肯定起到了巨大的作用。当布朗把自己的脆弱、内心混乱的感受以及认为自己丑陋的想法完全暴露在罗杰斯面前时，他发现罗杰斯并不是拒绝或嫌弃自己，而是共情地表示出重视和理解，这使布朗感受到一种明确无误的肯定的体验 (Greenberg et al., 1993)。这种体验大大增强了布朗接受自己和自我成长的能力。这就像是艰难生长的幼苗得到了阳光的沐浴，获得了力量，并奋力向着阳光成长。如果这一层人际关系起到影响作用，成长倾向的概念将可以定义得更为准确，不再被理解为纯粹的个体内在的生物性倾向。

我认为，来访者中心疗法中，"改变"在概念上更为充分地表达了来访者的体验和变化过程中"互动"的作用；这种"改变"在概念上有别于"冲突－否认"理论（即有机体的体验与自我概念之间的冲突）的解释，而更加强调体验的过程 (Gendlin, 1962, 1974)。然而，如果我们试图在心理层面上理解来访者的成长倾向或自我实现倾向的真实本质，就必须强调一点，即治疗师要能够"看到"来访者所具有的成长的潜能，这一点非常重要。因此，治疗师不仅要把注意力集中在来访者的内心感受上，而且要通过直接和间接的方式，表达出对来访者的智慧和成长潜能的信任。这种沟通能够使发展的潜能变为一种有助于改变的、导向性的力量。

在体验成长的过程中，一个最有趣的、但也是最让人不解的方面，就是治疗师在回应来访者时对他们的体验进行表述的方式，其中包括明确地对成长潜能的回应，也包括含蓄地对成长的可能性、希望、努力做某事、一个新的过程或未来等内容的回应。这里有一个似是而非的地方，即治疗师回应时所表述出的是一种发展潜力，而其所接受的是来访者在当时情景中的体验。也就是说，治疗师所确定的是来访者此时有了要改变或成长的愿望，而不是要推动来访者去实现愿望。但是，治疗师所接受的到底是什么？在此处显得很不清楚。

有效的体验疗法的一个标志性特征，是一种在表达对来访者接受的同时表现出方向性倾向的技术。如果治疗师做出回应时忽略了来访者的成长愿望，就会错过一个来访者体验的至关重要的方面。因此，如果来访者陷入深深的绝望，治疗师的首要任务就是承认来访者的这种情绪。但更关键的是，治疗师要把关注点放在来访者身上随时出现的成长倾向上。正是由于来访者和治疗师双方都认识到成长倾向的出现，才可能使治疗得到推进。虽然我们有时无法在治疗中达到这样的效果，但是，我们需要不断地表明"成长是可能的"，只有这样才可能创造出成长的机会。

罗杰斯会在回应中加入一个观点，例如，指出在来访者的沮丧情绪体验之外还有一种中介因素在起作用，那就是体验之外的"我"。一个人说"觉得自己毫无价值"与说自己"毫无价值"的意思是完全不同的。其间的差别看似微小，但指出这一点则意义重大。这种观点代表了一种使自己置身其外认识自我的方法，开拓出一片天地，让你站在那儿，思考所发生的一切。它能使来访者感到一个心胸更加开阔的自我，它给人创造了治疗进程和变化的可能性。治疗师在回应中加入了"时间"的观点后，其中的差别就更清楚，例如，你对来访者说"我'现在'是这样感觉的……"，这句话间接地表明："过一会儿我也许会有完全不同的感觉。"

在第二次面询中，布朗说自己想去死。罗杰斯首先确认这是一种非常糟糕的感觉。接着，罗杰斯提出了可能导致这种感觉的情景，他猜测说也许是布朗的朋友说了什么而让他感到沮丧。在寻找激发这种情绪的原因时，罗杰斯将其视为对一个特定事件的特定反应，同时也为布朗创造了一个改变的机会。罗杰斯在交流中向布朗传递了这样一个信息：他的这种情绪是针对某个具体事情做出的反应，不是普遍性的情绪。接着，罗杰斯以一种有趣的方式表述出了来访者的感受。罗杰斯重述了布朗说过的一些（被称为"不合理信念"的）话："'如果他觉得我没用，那么，这就证明我对任何人来说都是多余的。'"他还回应说："如果你像别人说的那样 …… 活下去的话，那么……你也毫无价值。"这一回应中包含了一个可供选择的想法，即布朗仍然可以认为自己还是有价值的。在这里，罗杰斯再次为来访者创造了一个成长或变化的机会。

后来，罗杰斯告诉布朗，他在一个时期里也像布朗一样，情绪非常糟糕，感觉就像布朗一样。罗杰斯不仅告诉布朗并不是只有他一个人才有这种烦恼，而且还暗示说这种情况是可以挺过去的，是有可能改变的。罗杰斯还以"现在你不知道——你是想回答说'好'，还是什么"这样的话来强调时间和变化过程。在对精神分裂症患者的治疗中，尽管罗杰斯反应的方式是多种多样的，但其中无不体现出他对来访者成长倾向的关注和对其可能变化的关注。对来访者的关心是此类治疗中的重要因素，而建立与来访者之间关系的重要性更是超过使用任何技术。另外，罗杰斯不仅是通过共情或核实自己理解是否正确进行反应，而且更多地使用了干预技术。更确切地说，罗杰斯做出的回应是有许多各不相同的意图的，目的是帮助来访者加深他们的体验，参与各种有助于推进他们的认知－情感变化过程的治疗活动。

我认为，在罗杰斯使用来访者中心疗法的过程中，他的做法是有选择性注意并强调其在一些特定方面的作用。他所关注的主要是情感、能体验到的意义和原发性情绪方面，而不大注重思想、概念和继发性情绪方面。成长的可能性（而不是严格意义上的自我）是在与来访者之间的对话中产生的；人际间的关心和尊重肯定了来访者的价值，并且能使来访者获得正确的情感体验。这是一个高度主动的过程，在这个过程中，治疗师以特定的方式和特定的意图对来访者的特定体验做出反应。关于做出这些选择和确定目标的原则还有待进一步明确。来访者中心疗法也正面临着自身的成长和发展，需要我们给予积极关注。

参考文献

Benjamin, L. S. (1993). *Interpersonal diagnosis and treatment of personality disorders.* New York: Guilford Press.

Buber, M. (1958). *I and thou.* New York: Scribner's.

Gendlin, E. T. (1962). *Experiencing and the creation of meaning: A philosophical and psychological approach to the subjective.* New York: Free Press.

Gendlin, E. T. (1974). Client-centered and experiential psychotherapy. In D. A. Wexler & L. N. Rice (Eds.), *Innovations in client-centered therapy* (pp. 211-246). New York: Wiley.

Greenberg, L. S. (1979). Resolving splits: The two-chair technique. *Psychotherapy: Theory, Research and Practice, 16,* 310-318.

Greenberg, L. S. (1984). A task-analysis of intrapersonal conflict resolution. In L. N. Rice & L. S. Greenberg (Eds.), *Patterns of change: Intensive analysis of psychotherapy process* (pp. 67-123). New York: Guilford Press.

Greenberg, L. S. (1986). Change process research .*Journal of Consulting and Clinical Psychology, 54,* 4-9.

Greenberg, L. S. (1995). Experiential approaches to acceptance. In S. Hayes, N. Jacobson, V. Follette, & M. Dougher (Eds.), *Acceptance and change.* Reno, NV: Context Press.

Greenberg, L. S., Elliott, R., & Foerster, F. S. (1991). Experiential processes in the psychotherapeutic treatment of depression. In D. McCann & N. Endler (Eds.), *Depression: Developments in theory, research and practice.* Toronto: Thompson.

Greenberg, L. S., & Goldman, R. (1988). Training in experiential psychotherapy. *Journal of Consulting and Clinical Psychology, 56,* 696-702.

Greenberg, L. S., Rice, L. N., & Elliott, R. (1993). *Facilitating emotional change: The moment-by-moment process.* New York: Guilford Press.

Greenberg, L. S., & Safran, J. D. (1987). *Emotion in psychotherapy.* New York: Guilford Press.

Greenberg, L. S., & Safran, J. D. (1989). Emotion in psychotherapy. *American Psychologist, 44,* 19-29.

Rice, L. N., & Greenberg, L. S. (Eds.). (1984). *Patterns of change: Intensive analysis of psychotherapy process.* New York: Guilford Press.

Rogers, C. R. (1959). A theory of therapy, personality, and interpersonal relationships, as developed in the client-centered framework. In S. Koch (Ed.), *Psychology: A study of a science: Study 1. Conceptual and systematic. Vol. III. Formulations of the person and the social context* (pp. 184-256). New York: McGraw Hill.

Weiss, J., Sampson, H., & the Mount Zion Psychotherapy Research Group. (1986). *The psychoanalytic process: Theory, clinical observations, and empirical research.* New York. Guilford Press.

第8章 西尔维亚个案（1976）

谈话记录稿

罗杰斯：好吧，今天上午你想从哪儿说起呢?

[罗杰斯：这是我与西尔维亚的第5次谈话。第4次是在前1天。头3次则是1年前进行的了。在这次面询录音记录稿中，西尔维亚和我对一些地方加了评注，我们希望搞清楚那时正在发生什么事情，或者对那时正在发生的事情做些说明。]

西尔维亚：嗯，我想告诉你我一直在想的事。那是一个，与其说是和你谈谈我的问题，不如说是我想和你一起做些什么。

罗杰斯：嗯，嗯。

[罗杰斯：来访者和咨询师常常觉得他们之间的关系只能是那种谈问题的关系。西尔维亚的话表明，她来到这里是要"一起做些什么"的，而不是谈一个问题。]

西尔维亚：嗯，就是，我只是在最近才觉察到我自己一直在学习。

罗杰斯：嗯。

西尔维亚：这可是件大事! 嗯，我总是听人们在说："啊，我已经学了这么多东西啦。我学了这，我学了那，这种学习的感觉真好。"而我呢，这么多年过去了，我都老了，却从来没有觉得学习过。于是我问我自己："那么，你学了什么? 你怎么知道你学到了什么? "这对我来说真是一个难解之谜。

罗杰斯：嗯。

西尔维亚：就是在上几周，或者说，实际上，我已经意识到，主要是在去年，我学
　　　　　了些东西，我已经学到了些东西。而且我知道，是的，我知道我处在这
　　　　　样一种时刻，处在某种情况，有某种想法，而在 6 个月或是 3 个月以前，
　　　　　我还没意识到这些。

罗杰斯：嗯。

西尔维亚：所以我感到我在学习，这真是令人兴奋。

罗杰斯：意识到自己在学习，这是种新的感觉。

西尔维亚：嗯。

罗杰斯：你开始意识到，"嘿，这方面我变了，我学了些东西。"

　　　[罗杰斯：来访者与咨询师的关系应该是那种好、坏情绪均可以表达的关系。
西尔维亚在这里讲述了她自己的一些非常积极的情绪。这是咨询关系中益于健
康的、令人信服的部分。听到来访者告诉你，他已经在采取积极步骤，这总是令
我感到兴奋。听上去西尔维亚挺有信心，这是因为她在做她决定以自己的方式
做的事；这是因为她在做她自己认为并体验到是对的事，而不是必须去按照书本
中的条条行事。]

西尔维亚：我变了。

罗杰斯：嗯。

西尔维亚：我可以看到并且感觉到自己的变化。

罗杰斯：嗯。

西尔维亚：是的。

罗杰斯：是些什么样的变化？

西尔维亚：这个（微笑），嗯，我，我做了个决定，就是要对孩子们更严格一些，
　　　　　还要，嗯，听听他们的想法。但是我是他们的母亲，我知道许多他们不
　　　　　懂的事情。和以前相比，我必须拿更多的主意。还有——

罗杰斯：嗯，嗯。听起来，这样做能让你觉得自己比过去更强。

西尔维亚：是的。并且我已经在这样做了。

罗杰斯：嗯，嗯。

西尔维亚：试着做一个更严厉的人，这么做真是棒极了。

罗杰斯：嗯。

西尔维亚：嗯，孩子们——刚开始时，你知道，他们有些反抗情绪，或不管是什么吧。但是我们继续实施这个计划，这当然更大程度上是我的计划了。作为一个人，这样做我感觉好多了，嗯，嗯，帮助孩子们适应这个世界。

罗杰斯：听上去，听上去你感觉自己更像一个成熟的母亲了。

西尔维亚：嗯，是一个有能力的母亲。

罗杰斯：嗯。

西尔维亚：有能力做出恰当的决定。

罗杰斯：嗯。

西尔维亚：为孩子们做恰当的决定。我的另一个变化是性方面的。这个，嗯，这个我，我在过去的 1 年中做了很多事，过去 1 年中的大部分时间里我做了很多以前从未干过的事。就是，我和各式各样的男人做爱，使自己处在以前我绝对不愿处的境况中，这是因为我害怕，还有，还有我对我自己又有一些了解，比如，现在、今天，我对自己想和男人保持什么样的性关系、保持什么样的亲密关系有了更多的了解。这让人感觉不错。

罗杰斯：嗯，嗯。

西尔维亚：因为，嗯，只有经过——嗯——冒险，才会有这种感觉。我的意思是说，因为，只有通过自己去做才会有所悟，因为——

罗杰斯：嗯，嗯。

西尔维亚：什么心理治疗呀、阅读呀、思考呀、谈话聊天呀，都没用的，都无法帮助我了解这些事情。我内心有一种强烈的感觉，让我抓住这些机会。

罗杰斯：所以，冒险一直是你了解性的必由之路。

西尔维亚：是这样的。嗯。

罗杰斯：嗯。

西尔维亚：还有，这也是我和孩子们沟通、在很多方面与人们打交道的必由之路，不仅仅是在性方面。

罗杰斯：嗯。

西尔维亚：在其他方面我也是这样做的。

罗杰斯：嗯。

　　[罗杰斯：西尔维亚有很多大胆的冒险行为。录像时，她就是这样毫不隐讳

地谈论这类事情的。但是更重要的是，在她自己的生活中，她已经走到一个关键的时刻，她意识到，她最好的指南，不是书本知识，不是心理治疗，不是任何身外之物，而是她自己的经历。给予她指导的就是她自己的经历，她可以从自己的经历中学习。她在一个非常敏感的、个人的区域中学习，并且，她愿意在这里与我们一起分享她的学习所获。]

西尔维亚：主动去和人交往，结识不认识的人，还有——

罗杰斯：冒险做以前从未做过的事。

西尔维亚：一些而已。我的意思是——我不是什么事都去冒险。

罗杰斯：是吗。

西尔维亚：我正经冒了不少次险。令人兴奋，也很惊险。

罗杰斯：我想，这使你进入一种——嗯——一种更深层次的学习状态，一种不惜任何代价的，你觉得更有把握的学习。我有——我有一种感觉，你说这些事的时候很自信，对你自己很有信心。

　　[罗杰斯：每一次与西尔维亚谈话，有一件事是毋庸置疑的，那就是她认真斟酌她所说的话，并且认真思考我的话。我说的若不确切，或与她的感受不符时，她很愿意纠正我的话。在描述她自己的情感和确认我的反应是否准确时，她是一丝不苟的。]

西尔维亚：嗯，是的。也是，也不是。我觉得更——，就像我刚才说的，我觉得我越来越成熟了。并且我更加清醒地认识到我的不成熟。

罗杰斯：嗯。

西尔维亚：这两种感觉，嗯，你中有我，我中有你。

罗杰斯：嗯。

西尔维亚：这使得，使得，我想，我这么认为听上去有些荒唐可笑吧。

罗杰斯：不，我不这样认为——

西尔维亚：我觉得自己更成熟了，是因为我知道，我有多么，我更加明白我有多么的不成熟。

罗杰斯：嗯。不，你说的话对我很有意义。

　　[西尔维亚：我感到惊讶，我说的什么对罗杰斯来说都是有意义的。我想，我当时认为我说的话对我有意义，但是那并不意味着也一定对别人有意义。我

的意思是说，这在我自己的生活系统中是有意义的。罗杰斯能理解我，这让我感觉不错。他知道我很看中这一点，即我说的话对他来说也是很重要的。]

　　[罗杰斯：要让西尔维亚确切地知道她的话绝对没有被误解，这一点很重要。她说因为意识到自己的不成熟而会变得更加成熟——有谁能理解呢？而这一点对我来说是相当好理解的。但是，有一点很清楚，她想知道我的理解是否确实达到了准确无误的程度。]

西尔维亚：是很有意义。

罗杰斯：嗯。因为你——你，嗯，对自己的方方面面有了更深的了解了，这话听
　　　　上去也更容易接受，你的意思是："是的，在某些方面我是成熟的，但是
　　　　我知道，自己在一些方面还不成熟。"

西尔维亚：嗯，我以前不了解这些。或者说我——我为我不懂这一点感到不安。

罗杰斯：嗯。

西尔维亚：但是，那和我一直思考的什么事情有关系。我想，在这里和你在一起，
　　　　嗯，告诉你两件有关我自己的事。一件是——你是一个——我是一个依
　　　　赖型人格的人。你是知道的，我没能——我没有处理好自己的生活。我
　　　　努力寻求帮助。但是呢，我又对自己说我总是很强的、我总是很自信的，
　　　　我能自己想办法解决所有的问题，我不能允许自己处在——也许是对
　　　　我有好处的情景——我不允许自己感到无助。可现在，在这儿和你在一
　　　　起，我倒是不想那么自立了，我想，这对我来说就是能更开放一些。

罗杰斯：嗯，嗯。

西尔维亚：对我们来说，嗯，我认为我，嗯，现在和你在一起，但我并不是不自
　　　　立。

　　[西尔维亚：我想，那时我一直担心我必须再来咨询，嗯，想控制事情的发展，就不停地说呀、说呀。我大概是有意识地做了个决定，就是我必须做些什么，不必担心什么，嗯，这就是当时我谈的事，谈我的恐惧。我的恐惧就是一种担心，担心自己什么也学不会。]

罗杰斯：嗯，似乎你把这说成是一种冲突，但是听上去，现在的你更像是你的另
　　　　一方面，嗯，嗯，开放的那一方面，并且，并且有那种无助的、易受伤害
　　　　的感觉。我想，也可能是这种情况，嗯，你，你真的相信你自己行，而不

是一个完全依赖别人的、不能自立、不得不寻求别人帮助的人。我明白点儿了，你喜欢这一面的你，这一面的你就能和我在一起，这一面的你，嗯，也许又开放，又脆弱。

西尔维亚：这个，我愿意你这样解释。我也责骂自己有这种依赖性。所以——

罗杰斯：你的个性中有两个方面，嗯。

西尔维亚：这中间有什么相关的东西我们漏掉了，或许是我的原因，好像是你一直在谈论它，而我没听进去。

罗杰斯：嗯。我想搞得更清楚一些。你为了——因为你依赖别人责骂自己，为了、为了想来这里，比如，为了想来见我而责骂自己，但是同时你——你觉得，嗯，那又怎样，那挺不错的。我，我就是想这么做——但不知怎么才能把这两种观点整合起来。

西尔维亚：嗯。是这样的。（笑）我可以再握握你的手吗？

[西尔维亚：在我看来，罗杰斯说的非常精彩，唔，这不是重述我的话，而是他——是的，他是在把他的理解再讲给我听；我在前面说漏掉了什么东西的时候没解释清楚，他把我的话说清楚了。这对我更有意义。]

罗杰斯：当然可以。嗯。

西尔维亚：我们又找到了以前的感觉。

罗杰斯：是的。

[西尔维亚：我们在那一次录像的时候，一直相互握着对方的手。我想象着，这事若是可以再来一次，再次发生，该多好。我感觉很好。我当时一直在想——完全脱离脑子里的那个我，只是体验那种握着手的感觉。]

[罗杰斯：我们握着手的时候，我感觉非常舒服。嗯，这使我想起了一个朋友，他说他做过一种视线接触治疗。嗯，从某种意义上说，那与我们这样握着手是一回事。我们一直相互注视着对方，嗯，我想这种非语言交际所传递的信息不亚于语言交流所表达的内容。这是一种亲密的关系，我们两个人手握着手的时候都体验到了这一点。]

西尔维亚：（清了清嗓子）现在我想，嗯，我想能让自己变得脆弱一些，别再要求自己必须那么敏感、那么理智了，还有——

罗杰斯：嗯，嗯。

西尔维亚：别再保护——别总是那么保护自己了。

罗杰斯：嗯，嗯，嗯。确实需要让自己能这样，让你能放松一些，并且——不要，嗯，别什么都管，能——

　　[**罗杰斯**：看上去很清楚，她想握着我的手的原因是她想感受什么，她想体验让她感到非常害怕的事，那就是，放开她那个无所不能的、有理智的、坚强的自我，使她自己变得软弱一些、脆弱一些。]

西尔维亚：嗯，嗯。这样握着你的手，我想，有助于我、有助于我摆脱掉那些我必须承担的东西。（一笑）

罗杰斯：嗯，嗯。你觉得这样握着手，也许，你可以说："哦，也许我用不着强装着那么有能耐，那么——"

西尔维亚：嗯。

罗杰斯："也许我可以更放松一些。"

西尔维亚：是的。（一笑）（停顿 20 秒）现在，此刻，我想摆脱掉一切理性的思考，但这只有别再说话才行，不然就做不到。

罗杰斯：嗯，嗯。

西尔维亚：我的愿望是，我并不想永远不再那样思考，而是想就坐在这里，什么话都不说，看着你的眼睛。

罗杰斯：嗯。

西尔维亚：我不知道自己还能做些什么。

罗杰斯：你不想再说什么了，你想摆脱掉那个有理智的、常常为自己辩护的'你'。

　　[**罗杰斯**：一年前面询时，有很长时间的沉默，在这种沉默中西尔维亚感到很安全。嗯，似乎治疗时一直握着我的手对她很有益。现在，她又回到一年前的模式中去了。另外，这也说明这些面询的效果也许更多依赖于我们之间的治疗关系，而不是取决于她所说的内容。]

西尔维亚：嗯。（停顿 20 秒）现在这样和你握着手，嗯，我觉得精力比较容易集中了。是的，我觉得思想更集中了。

罗杰斯：嗯。又想起什么事了吗？

西尔维亚：是的。我知道这是我想和你谈的事。

罗杰斯：那好，说吧。嗯。（停顿 10 秒）不大好说，是吧。

西尔维亚：是的，不大容易。我现在思绪万千，不知从何说起——

罗杰斯：嗯。

西尔维亚：你这样握着我的手，嗯，使我不再去注意录像的事，嗯——

罗杰斯：嗯，嗯。

西尔维亚：嗯，摆脱掉了怕说出什么事的恐惧。（笑，清嗓子）这是我在大约 15 分钟的时间里所感觉到的。从整个事情来看，唔，我不知道怎么说，整个事情看来不像我想象的那么严重。

　　［西尔维亚：对我来说，我觉得可以讲那些我需要说出来的事情，什么时候说只是个时间问题，要顺其自然。这几乎就像是在等待，就像——嗯，你知道，在我等待的时候，会不会发生什么不可思议的事呢？对某些事来说，要有一个自然发展的过程，必须有这样一个过程。］

罗杰斯：是的。

　　［罗杰斯：如果有谁对沉默的价值和重要性表示怀疑，那么，这种沉默中交替出现的思想变化应该使你改变看法，打消这种怀疑。西尔维亚常说："对我来说，沉默比说话收获更大。"］

　　［西尔维亚：罗杰斯的那些具体评述或者他评论的内容并不是对我没有帮助，而是并不是一定对我有帮助。但是它们的确是起了作用了，是有价值的。它们给予了我某种重整旗鼓的力量。它们是一种鼓励，使我集中精力更深入地思考自己的问题。］

西尔维亚：有件事我一直想和你谈谈。

罗杰斯：那好，说吧。

西尔维亚：就是，我对黑肤色的男子很感兴趣。

罗杰斯：嗯。

西尔维亚：嗯，这大概是那个最疯狂的'我'了。唔，我感到羞耻。

罗杰斯：嗯。

西尔维亚：嗯，我感到尴尬，不是现在，是走到外面去的时候。

罗杰斯：这事是什么时候发生的呢。

西尔维亚：我生活中一直是这样的。

罗杰斯：你觉得自己"对黑肤色的男子感兴趣"是一件极其糟糕、使人难堪的事。

[**罗杰斯：**西尔维亚第一次要握我的手时，我就有种感觉，她大概是想利用那种关系更亲近的感觉做点什么，说出一些以前不能说出来的事情。而现在，她确实是在冒险，说出了一些非常隐秘、完全是个人隐私的事情。]

西尔维亚：嗯。不是，我交的并不都是黑人朋友，但有不少是黑人。

罗杰斯：嗯。

西尔维亚：我和一些黑人谈过这个问题，我喜欢他们。这似乎不是个问题。他们完全理解我。

罗杰斯：嗯。

西尔维亚：但是，我的家庭，我想，像我这样有这么多的黑人男友，对我的家人来说，这种情况很是令人不快。

罗杰斯：嗯。

西尔维亚：还有——

罗杰斯：听上去，你这样做，不仅仅是你的家人看不起你或者对你有诸如此类的看法，你也在为此自责。

西尔维亚：嗯，是的。我，我想是我什么地方不对了，出问题了。

罗杰斯：是的，出什么问题了。

西尔维亚：嗯，但是这不——

罗杰斯："我对这么多的黑人感兴趣，我疯了吗？"

西尔维亚：我病了？是病了，我认为——

罗杰斯：病了，那就是说——

西尔维亚：神经——神经过敏，嗯——

罗杰斯：嗯。

西尔维亚：很奇怪。（清嗓子）

罗杰斯：嗯。

罗杰斯：你有这么多黑人异性朋友，你确实觉得这是因为你什么地方出了问题。

西尔维亚：是的，我一直想找出一个合理的解释，但是没有。

罗杰斯：所以，你有这种感觉，却找不到原因。

西尔维亚：唔，我——

罗杰斯：这还不够，还没说清楚，是吧。

西尔维亚：这个——，我，我，我一直艰难地努力，好长时间了，让自己内心里接
受这一切，现在我仍然在挣扎。这就像是，我在努力使自己从内心里认
可这一切。而且，而且我想的是，随他去，就这样了，我并不认为这是
一件可怕的事。嗯，嗯，我还不能让别的人知道。

罗杰斯：嗯，嗯，嗯。

西尔维亚：还有，嗯——

罗杰斯："还有，我不应该这样想。我不应该变成这样。这是病态。"

[**罗杰斯**：做出这样的反应，我想，我当时是在试图夸大她的情绪，为的是帮
助她逐渐接受这些东西。但是，现在听起来，我觉得当时我的反应（对于她试图
接受那个喜欢黑人的自我的反应）也许作用过强了。]

西尔维亚：就像我，嗯——，我，想象一下，我碰到一个黑人，我喜欢他，他会知
道。我总是想，他们是否能感觉得到我喜欢他们？

罗杰斯：嗯，看是否能感觉到什么。

西尔维亚：嗯。

罗杰斯：嗯，嗯。

西尔维亚：他们会认为我挺怪的。

罗杰斯：嗯。

西尔维亚：嗯，黑人和白人之间两性关系这种事一直是有的，得做点什么解决一
下。就像——嗯，如果女性是黑人，男性为白人，这与我的情况完全不
是一回事。我几乎没想过，或者说，嗯，和我没什么关系。但是，如果男
性是黑人而女性是白人——嗯，很多男黑人都让我感兴趣。

罗杰斯：嗯。

西尔维亚：就这事。

罗杰斯：这里说的是性吸引问题。

西尔维亚：我知道，是的，就是这个问题。

罗杰斯：嗯。

西尔维亚：但是不仅如此，还有——

罗杰斯：嗯。

西尔维亚：还有他们的孩子、还有女人和生活方式——

罗杰斯：嗯。

西尔维亚：我只是一管之见，但我就是想了解他们。（清嗓子）

罗杰斯：嗯。那么，我想，你是在说，嗯，是的，这里有性吸引的成分，但是我还
　　　　对他们的那种生活方式感兴趣。

西尔维亚：嗯，那是我感兴趣的地方。

罗杰斯：嗯。

西尔维亚：我，但是我想，我看到的并不是事情的原貌。

罗杰斯：那就是说，有一定程度的幻想或者诸如此类的什么东西。

西尔维亚：也许把这，这些用录像都拍下来，将来会对我有帮助的（笑），帮助我
　　　　站住脚、帮助我成为我自己。

罗杰斯：嗯，嗯。

西尔维亚：别让我觉得那么难堪、那么尴尬、那么——

罗杰斯：嗯。

西尔维亚：嗯，那么不舒服。

罗杰斯：从某种程度上来说，你大声地把一切讲出来了，并且事实上，从，从某
　　　　种意义上说是公开地讲出来了，这会有助于你，使你觉得"我无须为此
　　　　感到羞耻了。"

　　[罗杰斯：我拍摄过一些面谈录像，但是从来没有遇到过一个来访者，有意
利用录像，努力使自己更多地接受自我。很清楚，西尔维亚正是这么干的。把关
于她的一切录下来，她也许觉得她的羞耻感会减轻一些，不再那么痛苦，更重要
的是，嗯，成为真正的接受者，接受她本人和她感受到的体验。]

西尔维亚：嗯，我告诉自己，我应该高兴起来，我的意思是——（笑）——我干
　　　　吗要那么消极？

罗杰斯：嗯，嗯。

西尔维亚：我，我想你是知道的，文化或者什么，我不知道，我——（叹气）

罗杰斯：但是，在这方面，你觉得大概、当然，你的家庭不赞同你，也许文化习
　　　　俗不允许。

西尔维亚：我的朋友不理解我。

罗杰斯：嗯。

西尔维亚：我的白人朋友。(停顿)

罗杰斯：嗯。这使你与众不同。

西尔维亚：嗯。

罗杰斯：异类什么的。

西尔维亚：是的，有时我觉得我是与别人不大一样。但是我认识好多人，我相信他们和我有同感。

罗杰斯：嗯。

西尔维亚：我知道好多白人妇女，她们都对黑人感兴趣。所以我认为这事没什么、挺平常的。

罗杰斯：所以，你知道有这种愿望的人远不止你一个。

　　[罗杰斯：这里是另一个例子，说明西尔维亚对自己喜欢黑人的消极态度使得她意识到，实际上她的问题没有那么严重；这也有积极的一面，其他一些妇女也和她一样，也喜欢黑人。]

西尔维亚：但是这好像是我情感的力量，嗯，我一直在这样做，还有我的，我认同黑人文化的欲望——

罗杰斯：嗯，嗯。

西尔维亚：嗯，这欲望对我来说好像是过分了。是的，我觉得这有些离谱。

罗杰斯：嗯。那么，你认为一些妇女与你有同感，但还没有到你这种程度，是吧。

西尔维亚：嗯。

罗杰斯：你那么做多少有些——

西尔维亚：嗯。

罗杰斯：过分。

西尔维亚：说到程度，一般来说也是一样的，这不只是男人和女人之间的关系问题，而是人与人之间的关系问题。(停顿15秒) 也许我——(笑)——随着时间的推移，我会接受另一个自我。

罗杰斯：也许会有那么一天，你不再为做这些事情感到羞耻。

西尔维亚：嗯。也许会有那么一天，我能为自己感到自豪。

罗杰斯：嗯，嗯。

西尔维亚：为我所相信和所体验到的东西而自豪。

罗杰斯：嗯。

西尔维亚：我正在逐步地朝着这方面去努力。

罗杰斯：嗯，嗯。所以，也许你将会从这一切——你现在的这种状况和体验中得到真正的满足，而不是那种——

西尔维亚：嗯。

罗杰斯：不是那种"这有多丢脸的"的感觉。

西尔维亚：嗯。对我来说，这是，我现在能在这儿和你谈我的事情，这是我成长的一个迹象，你会把它都拍下来。（笑）

罗杰斯：嗯，嗯，嗯，嗯。

西尔维亚：让你把我说的都拍下来，我的脸皮够厚的吧。

罗杰斯：嗯。

西尔维亚：嗯。

罗杰斯：觉得这是在冒险。

西尔维亚：嗯。

罗杰斯：但是还觉得这是学习、成长的一个迹象。

西尔维亚：是的。这个，不管怎样，这还是，在我的一些朋友看来这还是与冒险有些不同的。他们问我，"录像？为什么—— 你这么干的目的是什么？"我的意思是，他们对这有怀疑，并且——

罗杰斯：嗯，嗯。那么这被看成是另一个你做的反常事情。

西尔维亚：这个，没有那么严重，我的意思是，事情没有——

罗杰斯：那么严重。

西尔维亚：这没有让我感到不安。（清嗓子）有时，我——就是现在——（笑）——有时我有某种感觉，想就这样一直聊呀聊呀，就从我的这件事一直聊下去，聊到哪儿算哪儿。我还想知道，如果我离题了，如果我在谈话中避开这个问题了，嗯，你会怎么看？刚才我们似乎是一直在谈我喜欢黑人的问题，而现在却离题了，我，我不知道。我们谈完了那个话题了吗？还是我把话题扯远了？

[西尔维亚：我的意思是，我对那时正在做的一切感到困惑了。]

[罗杰斯：我认为这是西尔维亚对她所经历的事情异常敏感的一个例子。我认为，在实质内容上，我们的谈话并没有脱离'她喜欢黑人'这个话题。但是在西尔维亚内心里，她意识到自己从某种角度上避开了这个话题。如她自己所说，她是从这个话题开始，谈到别处去了。显而易见，这是因为对她来说，这是个令人惊恐不安的话题。也许还因为，此时她觉得她已经为解决这个问题尽了全力。]

西尔维亚：嗯——

罗杰斯：这更多的是你分析的结果，是吧？努力思考正在发生什么事情。"我从这件事中摆脱出来了吗？这种事情会毁了我吗？"或者，再好好想想这事？

西尔维亚：分析这事。（轻轻笑了笑）

罗杰斯：而不是问自己："我有那种因此而被毁了的感觉吗？"

西尔维亚：嗯。

罗杰斯："我好像在逃避此事吗？"

西尔维亚：我喜欢你这么问。我喜欢你的——你的问题和你的评论。

罗杰斯：嗯。

西尔维亚：我完了吗？没有，我没有，我没有那种感觉；我不知道什么是逃避和完蛋的感觉。这是——

罗杰斯：这是一种说不出来、无法确定的感觉。

西尔维亚：嗯。（停顿35秒）这个，我——我想把录音带倒回去，再听听我们刚才的谈话，我没大听清楚。

罗杰斯：嗯，嗯，嗯，嗯。

西尔维亚：还有——

[罗杰斯：一个人深入探查，触及那些敏感的问题时，这是最常见的反应之一。他们使自己在那些敏感的问题上暴露无遗，这样做使他们极易受到伤害。像许多其他的来访者一样，西尔维亚几乎不知道自己说了些什么，这是因为她的话所涉及的是她内心深处的真实感受；因为，这是一种需要小心对待的经历。顺便说一下，这是敏感之处，咨询师对其做出错误的反应会使来访者非常惊恐不安，感觉受到极大的威胁。这是因为西尔维亚内心里的那个自我在这个敏感的地方完完全全地暴露出来了。这种说自己没能记住什么的托词是一种自我保护，

是一种防止变化得太快的做法。再听一听这一段录音并开始更加完整地接受自己的体验会对她大有好处。]

罗杰斯："我说了什么？""我的感觉是什么？"你想再听一遍录音，我们来听——

西尔维亚：嗯。我就像是在絮絮叨叨地信口开河。

罗杰斯：嗯。

西尔维亚：叽叽喳喳地说了一堆。

罗杰斯：嗯。

西尔维亚：所以——

罗杰斯：听上去你这么说像是在骂自己："唉，我就知道说呀说呀，絮絮叨叨个没完。"

西尔维亚：嗯。

罗杰斯：这对我来说，听上去可不是在絮叨。

西尔维亚：不是吗？　（笑）

罗杰斯：不是。

　　[罗杰斯：在谈话的整个过程中，我体验到自己很大程度的共情及关心。这是我第一次表达自己其他的某种感受。我只是不能让她为其所做的事情责怪自己，所以我说："这对我来说，听上去可不是在絮叨。"就我来说，这是我在那个时候的非常真实的感受。]

　　[西尔维亚：那时我的感觉是，罗杰斯确实是在问我他想了解的问题。他是真诚地关注，他在乎我。]

西尔维亚：那么，我还想再放一遍带子。我们的谈话已经——嗯，总算慢下来了，我现在（轻轻笑了笑），我能感觉到，就像是握着你的手，静静地注视着你，一切都慢下来了。

罗杰斯：嗯。

西尔维亚：放慢下来——这正是我想要的。

罗杰斯：嗯。

西尔维亚：但是这样做的同时，我也在责骂自己，就像，"你为什么要这样做？"。

罗杰斯：让我为你把你刚才的谈话再简单地"放"一遍吧。你说："我对黑人感兴趣，为此，我为自己感到羞耻。嗯，我知道还有很多女人与我有相同

　　的感受。但是对我来说，似乎我的这种感觉有些太强烈，有些过分了。嗯，我的家庭对我的做法持批评态度。还有，在文化习俗上也是反对的。嗯，我想，我能接受我内心的这些感受。也许，我正在沿着这条思路取得一点进展。但是，我还搞不懂我的一些奇怪的想法，看来我还是需要再有些进展。"

西尔维亚：是这样的。

罗杰斯："这种吸引中有些是性吸引，但是我也喜欢他们的孩子、他们的生活方式，对他们的很多事情我都感兴趣。"

　　[罗杰斯：有时，我能准确无误地理解来访者说的话时，说明我是一个很好的倾听者，我为此而感到自豪；此时我就有这种感觉。]

西尔维亚：嗯。我，你的话给我印象最深的是"我还搞不懂我的一些奇怪的想法"。我还搞不懂我的一些想法。

罗杰斯：是这样的，但是你还没能完全——嗯，没能完全找出解释这一切的理由。你还是非要找出理由来不可。

西尔维亚：（笑）我不知道我为什么一定要找出理由来，嗯。我用不着对任何人解释什么。所以，我也许用不着非得有个什么理由。

罗杰斯：嗯。（停顿20秒）所以，也许理性地理解这个问题并没有你认为的那么重要。

西尔维亚：我想，接受自己是最重要的，我应该接受自己。

　　[罗杰斯：如西尔维亚所说，她在整个谈话中的表现，是一直在分析了又分析。她要为她的行为找到理由。而现在她有些不大看重这一点了。她开始明白"用不着做一点儿什么事都非要找出个原因来不可。我不必非得弄明白理由或前因后果。做了什么我都能完全接受。也许我能完全接受。"我们在录像。西尔维亚能自愿把她内心深处的情感讲出来，我钦佩她的勇气。我相信她对其情感的这两种表述都将会对她起到建设性的、积极的作用。而且，她愿意让更多的人了解她的情感，这一点也将对她的生活产生积极的影响。]

罗杰斯：嗯，嗯。"如果我能接受我自己，就没必要弄懂什么或知道原因了。"

西尔维亚：或者向任何人解释什么。

罗杰斯：嗯，嗯，嗯。

西尔维亚：嗯。

罗杰斯：听上去，这就是你现在正在做的事，有大量想象的成分，你试图在对谁解释什么。

西尔维亚：嗯。（停顿 25 秒）我大概永远弄不明白这些事情了，那么就放弃好了，这样可以生活得更轻松一些。

罗杰斯：嗯。这也许是那种不必做出什么解释的事情，如果你能够接受它，你就不必再做任何解释。

西尔维亚：我想知道，什么——（叹气，清嗓子）——什么东西使我觉得我需要为我自己辩护。

罗杰斯：嗯。

西尔维亚：那就像是个更基本的——

罗杰斯：嗯。更有普遍性的解释。

西尔维亚：而不是一个具体的解释，你是知道的，就像是我接受自己做的这件事或那件事。

罗杰斯：嗯。就一般的情感来说，你会这样想的："我一定要有正当的理由为我自己辩解。"

西尔维亚：唔。（停顿 20 秒）这个，你也是这样的吗？你也——

罗杰斯：我想我们都一样，有时会这样。

西尔维亚：是吧。

罗杰斯：嗯。

西尔维亚：所以呀，没有人——（笑）——没人只是凭着直觉随波逐流的。我这件事也是如此。所以，我需要的就是怎样使我的生活更加平衡一些。

罗杰斯：嗯。

西尔维亚：这并不是说为自己辩护是错误的，而是我要能够——少一点辩解，多一点感觉，跟着感觉走，能感到更舒服。

　　[西尔维亚：和罗杰斯谈话的经历对我来说，嗯，是非常不一般的。嗯，其中有一点就是，和他在一起，倾诉情感上的问题有安全感，让我觉得和他非常亲近。不知怎么的，有一个分界线、一个篱笆或是什么东西，嗯，把我和罗杰斯在一起的这个地方与外界分隔开了。在这里面，我是非常安全的，是不会受到伤害

的。不管说了什么、做了什么，我都不必害怕。而我思考的是，这样做让人觉得到底有多安全。与他的接触中，我觉得还有一件事，我想——在这段时间里，已经对我产生了一些影响，我觉得——嗯，就像是从他那得到了支持，去坚持自我、聆听自己的心声、自己回答自己的问题，关爱自己，把自己摆在第一位。我在想，和罗杰斯在一起的经历会使我的生活发生怎样的变化呢？我想，是罗杰斯对我的关怀，他就是这样做的，他的，嗯，他做出了榜样，他帮助我学会关爱自己，而也许，在这里，我的最重要的资源就是我自己。从他的谈话方式中，你能感到他在极力支持你去那么做，不断地鼓励你，影响你，让你去聆听自己的心声。]

罗杰斯：嗯，嗯，嗯。

点　评

西尔维亚个案点评 1
·······················
罗杰斯如何帮助来访者学会自我治疗

D. J. 凯恩

　　西尔维亚是一个独特的人，她与罗杰斯的谈话不同寻常。这是一种对来访者和治疗师双方都产生了难以磨灭影响的治疗经历。西尔维亚与罗杰斯互相握着对方的手，这种接触方式使他们两个人都感到充实和满足，并受到促进。和我所见过的所有面询的情况一样，治疗师在这次面询中所做出的反应也有一些可以商榷的地方。尽管这次面询有不尽完善之处，但是，它为使用来访者中心疗法的治疗师和其他学派的治疗师提供了大量的信息，使他们可以进行反思，特别是对关于来访者与治疗师之间关系的因素进行反思，分析这些因素对来访者的成长可能会产生的促进或损害作用。

　　西尔维亚是一个很有吸引力的女人，看上去有 35 或 36 岁，至少有两个孩子，但孩子们的年龄不详。西尔维亚的婚姻状况不详，她从未提及她是否有和她在一起生活的伴侣。我们对她的其他背景情况几乎一无所知。这是她与罗杰斯的第 5 次谈话的录像。前三次面询都是在前一年的一个培训班进行的。第 4 次面询和这次面询是在同一个培训班进行的。这次面询时，罗杰斯已是 75 岁高龄。录像片于 1980 年发行。我们还应该注意到，西尔维亚与罗杰斯在治疗结束后都对录像进行了审核，并对他们自己的反应进行了一些评述；这些评述收入到这部录像片的最后版本中。这样，人们在观看面询的录像时就可以从几个角度看到、听到西尔维亚和罗杰斯对一个治疗阶段中的各方面的反应。

西尔维亚与罗杰斯的互动

在整个过程中，西尔维亚都在与罗杰斯配合，全身心地投入互动。西尔维亚非常善于接受自己的体验和罗杰斯的反应。他们这次面询中，有两个给人印象深刻的特点，一个是西尔维亚一直目不转睛地看着罗杰斯，另一个是在西尔维亚的要求下他们一直握着手，几乎贯穿始终。西尔维亚以一种坦率的目光凝视着罗杰斯，表达出一种深深的情感，非常投入和着迷，甚至带有敬畏和倾慕。一位看过这部录像片的女士说，尽管这里面没有任何"性"的意味，但西尔维亚好像是"心都酥了"。罗杰斯也直视着西尔维亚的眼睛，这种目光的接触显露出罗杰斯对西尔维亚和她的体验的极大兴趣、显示出他的存在和全身心的投入。罗杰斯和西尔维亚似乎是在一个其他人无法进入的玻璃罩中，在这里，整个世界的其他部分（包括摄像机和摄像师）好像都不存在了。

罗杰斯专心地听西尔维亚讲她的故事，随她怎么说，并常常以简短的认可（如"嗯"）作为回应。我们也许可以把罗杰斯的大部分回应看作是共情反应，罗杰斯清楚地表示，希望了解或者弄清楚自己对西尔维亚想表达的意思和体验的理解是否正确无误。因此，罗杰斯常常随着西尔维亚的思路走。但是，在一些情况下，他也会随意地询问和回答问题，或者突然插话，谈他自己的感觉和看法。很明显，从整个面询过程看，罗杰斯对他与西尔维亚的关系及西尔维亚在治疗中的进展是满意的。

治疗中的重要时刻和重点问题——系列分析

治疗的过程是一个学习的过程

面询开始时，西尔维亚说她近来一直在学习，并为此骄傲。她评价自己说："我意识到，主要是在去年……我学了些东西，我已经学到了些东西，而且我知道……。我感到我在学习，这真是令人兴奋……。我变了……，我可以看到并且感觉到这种变化。"

显而易见，治疗的主要目的就是要帮助来访者学习，并把这种学习变为一种有效的、令人满意的生活方式。说到底，治疗中的关系（对于双方来说）是一种要达到特定目的的关系。我之所以强调这一点，是因为有一些使用来访者中心疗法的治疗师只是强调治疗关系的重要性，却倾向于否定或忽略来访者的学习或个人成长的重要性。西尔维亚表示，她不仅对她所学的东西感到满意，她还体会到这是一种自我肯定的过程。现在她知道，她是一个有能力学习、并且已经开始学习的人。西尔维亚还讲述了她是怎样开始学习的，她说："什么心理治疗呀、阅读呀、思考呀、谈话聊天呀，都没用的，都无法帮助我了解这些事情。我内心有一种强烈的感觉，让我抓住这些机会。"

虽然来访者和治疗师往往不会注意到他们的学习方式是怎样的，但他们的学习方法各有不同。西尔维亚明确地表示，冒险能使学习达到最佳效果；这一点非常重要。正如罗杰斯所指出的那样，西尔维亚所学会的一点，就是相信自己在冒险中获得的经验。

超越共情

我认为，罗杰斯在整个过程中做出的一些回应属于"推理性共情"。就是说，为了确切了解西尔维亚的想法，罗杰斯对西尔维亚的话进行推理性理解，而不是拘泥于她的原句表述。例如，在最初几分钟的谈话中，西尔维亚说，她已经"做了个决定，就是要对孩子们更严格一些"，并且，她必须比以前"拿更多的主意"。罗杰斯的回答远远脱离了西尔维亚的原意，他对西尔维亚潜在的情感状态做出了某种推断，他说："听起来，这样做能让你觉得自己比过去更强。"

罗杰斯做出推理性的反应时，或他的反应似乎不确切时，西尔维亚会认真思考他所说的话，确定这话是否正确地表达出了自己的感受。我认为，如果治疗师信任并且鼓励来访者，让他们对自己的体验以及治疗师（对他们体验）的理解做出批判性的评价，那么，来访者就不会接受治疗师提出的那些与自己想法不一致的看法。罗杰斯鼓励来访者做出批判性的评价，在这种情况下，即使来访者不刻意去"评价"，也不会受到治疗师的"操纵"。

在大约两分钟的时间里，罗杰斯给出了两次不准确的共情反应。从西尔维亚的反应中可以看出，这些反应有点离题了。例如，西尔维亚说："嗯，是的。也是、也不是。"之后，西尔维亚告诉罗杰斯，她有一种还无法表达清楚的感觉，她说："我觉得自己更成熟了，是因为我知道……更加明白我有多么的不成熟。"罗杰斯只简单地说："你说的话对我很有意义。"此时，罗杰斯极其准确地回应了西尔维亚的意思，并把这种理解传达给了西尔维亚。西尔维亚重新观看这一片段时，她对罗杰斯能够理解自己这种个人学习的重要性表示出了惊喜和满意。

这一片段提出了一个有趣的问题：治疗师的共情回应是不是真的很重要？只要罗杰斯的回应中稍有不准确之处，西尔维亚就仅仅把这些话作为一个参照点，用来阐明自己的想法。西尔维亚在解释中说："罗杰斯的那些具体评述或者他评论的内容并不是对我没有帮助，而是并不一定对我有帮助。但是它们的确起了作用，是有价值的。它们给予我某种重整旗鼓的力量。它们是一种鼓励，使我集中精力更深入地思考自己的问题。"由此可见，对于像西尔维亚这样的自我感很强的来访者，即使治疗师对他们做出的回应不完全准确，他们也能继续朝前走。实际上，一些略有误差的回应有时也会对治疗产生推动作用，好像是轻轻地推了来访者一把，鼓励他们更清楚地表达自己的思想。从另一方面来看，对于脆弱的来访者或那些比较坚强、但是正处在艰难时刻的来访者，由于他们正在竭力想表达出至关重要的事情，治疗师的准确理解对于他们尤为关键和有影响力。对于这样的来访者，治疗师在关键时刻若对他们的话理解有误，就会对双方的关系产生更加不利的影响。在特定的时刻，治疗师对来访者谈话的理解的准确程度到底会对（不同类型的）来访者有什么影响？我认为，我们对于这一切还都没有足够的了解。这一问题说明，治疗师不但需要保持对自己当时给来访者的影响的高度敏感性，而且需要保持对来访者个体差异的高度敏感性。

拉住 – 放开

面询刚开始的时候，西尔维亚说她通过冒险来学习，接着她又说，她更想要的是那个有依赖性的、不能自立的、不加掩饰的自我。她意识到自己内心里有着相互冲突的两种愿望，一种是要独立自主，一种是要依赖于人。西尔维亚正在感受着一种分裂的或不一致状态的体验，她希望能够达到一种整合的状态。西尔维亚请求罗杰斯，希望她能像在前一次谈话时那样握着罗杰斯的手，罗杰斯答应了。西尔维亚说："现在我想，嗯，我想能让自己变得脆弱一些，别再要求自己必须那么敏感、那么理智了，还有——别再保护——别总是那么保护自己了。"西尔维亚认为，这种接触（与罗杰斯相互握着手）是一种有助于她、能使治疗更加有效的因素，她说："现在这样和你握着手，我觉得思想更集中了。"

这种"手握着手"的感人时刻完美地表现和证实了一点：来访者需要在深层次上接触和面对自我中具有潜在威胁的问题时，获得安全感和支持是极为重要的。西尔维亚的能力再一次给我留下了深刻的印象，她知道并且清楚地表达出了她在成长中所需要的是什么，那就是一个机会，能让她在有人陪伴和有安全感的情景中冒险的机会。在这些关键性的时刻，罗杰斯都付出了他最大的努力。他的共情理解准确到位，他完全接受和支持西尔维亚，并全身心地投入到与西尔维亚的谈话中。事实清楚地表明，治疗师和来访者关系的性质和质量是一个关键性的变量，对于激发来访者的潜力和促成来访者在治疗中的改变起着至关重要的作用。

寻求理解：努力接受自己

一段时间里，西尔维亚一直在调整着自己。经过了很长一段时间的沉默后，西尔维亚向罗杰斯诉说了一个她生活中使她感到困扰和不安的问题：黑人男性对她具有性的吸引力，黑人也对她具有普遍的吸引力。她自己评论说："我对黑人男子很感兴趣……嗯，这大概是那个最疯狂的'我'了。唔，我感到羞耻。……我想是我什么地方不对了、出问题了，……是有病了，…… 神经过敏，…… 很奇怪。"罗杰斯对她这种感觉做了回应，他说："你有这么多黑人异性朋友，你确实觉得这是因为你什么地方出了问题。"

西尔维亚试图给自己的这种感受找一个理由，她说："我一直想找出一个合理的解释，但是没有。"不论是从说话的语调上，还是从回答的方式上，我们都能感觉到，罗杰斯似乎是要"重新组织"西尔维亚的两难境地，他并不是想帮助西尔维亚去理解自己的这种情感，而是在帮助她去接受这种情感。他反应说："所以，你有这种感觉，却找不到原因。"他还说："这还不够，还没说清楚，是吧。"这里，罗杰斯似乎带有明显的倾向性，他竭力帮助西尔维亚接受自己的体验并找出其中的原因；在这里，他更关注的是"接受"。

在这个阶段的谈话过程中，西尔维亚一直挣扎在矛盾中，是认可她认为自己应该有什么样的感觉呢，还是承认自己的真实感受。她说："我告诉自己，我应该高兴起来，……但是……这种情感的力量，还有……我认同黑人文化的欲望……对我来说好像是过分了……也许会有那么一天，我能为我自己感到自豪。"接着她说,她希望并愿意在录像中讲出自己的真实感受,她说这是自己在应对生活里的这个矛盾焦点过程中的一个"成长"的迹象。但后来她又开始感到困惑,觉得自己是不是又避开这个话题了。西尔维亚问罗杰斯怎么看待这一切。罗杰斯没有直接回答,而是通过提问的方式回应道:"我从这件事中摆脱出来了吗?这种事情会毁了我吗?"这个反应更有助于西尔维亚确定自己此刻的体验。

西尔维亚似乎失去了方向。她知道自己已经讲出了她认为重要的事情,但不能完全地记起或接受自己刚刚说过的话。我的理解是,此时她就像在迷雾中一样,进入了一种搞不懂自己体验的状态。她似乎太过于感到身处危险中,以至于无法客观地看清楚事情的全貌。罗杰斯对西尔维亚这种状态做出了有说服力的评论,他说:"像许多其他来访者一样,西尔维亚几乎不知道自己说了些什么,这是因为她的话所涉及的是她内心深处的真实感受……这种说自己没能记住什么的托词是一种自我保护,是 种防止变化得太快的做法。"

在西尔维亚努力摆脱困惑的时候,罗杰斯做出了一个评论式的反应,他说:"这对我来说,听上去可不是在絮叨。"罗杰斯的意图很明确,即帮助她并使她明白一点,她所说的是有意义的,并不仅仅是在理智地评价自己或回避自己。西尔维亚仍然拿不准,她问道:"不是吗?"从上面罗杰斯的这句话看,他对来访者的关心是发自内心的。他在看过录像后评述说:"我只是不能让她为她所做的事情责怪自己。"有人认为,这种反应可以认为是真挚的关注和支持,但也可以认为是过度保护,因为这样做没有尊重和接受西尔维亚感到困惑的状态。这个反应是不是一个"错误"?这种反应是否有助于西尔维亚从自我怀疑和困惑中走出来?这些都值得我们思考。如果罗杰斯能够把关注点集中在西尔维亚对自己当时的体验的困惑上,那么,西尔维亚也许会自己把事情认识得更清楚,那样,西尔维亚就会对自己的能力更加有信心,并对她的真实自我做出有效的评价。

自我接受能够成为改变的充分条件吗

在谈话中,西尔维亚对罗杰斯说:"你的话给我印象最深的是……我还搞不懂我的一些想法。"罗杰斯接着回答说:"是这样的,但是你还没能完全……找出解释这一切的理由。你需要找出原因。"

我认为,罗杰斯的个人偏见明显地表现出来了。他试图认可西尔维亚想要理解自己的愿望，但又认为西尔维亚接受自己比理解自己更重要，更能达到治疗效果。他温和地劝导西尔维亚，劝她不要向她现在这样一心想从理智上为自己寻找理由。我认为，西尔维亚需要弄明白为什么自己喜欢黑人的愿望是很强烈的，因此，她的思考是不会因为这次面询而中断的。如果她找不到令她满意的解释，她是不可能完全接受自己生活中这一部分的。

罗杰斯温和地责备西尔维亚，说她是"非要找出理由来不可"。西尔维亚听后笑了笑，回答道："我不知道我为什么一定要找出理由来……我用不着对任何人解释什么。"此时，西尔维亚在表达她的矛盾心态，她不知道找到原因对自己是否非常重要；这也许与罗杰斯已经表示不鼓励她理性地寻找事情缘由有一定关系。在接下来的一句话中，西尔维亚反映出的就是这种矛盾情绪，她说："我也许用不着非得有个什么理由。"在随后的反应中，罗杰斯的偏见更加明显，他说："所以，也许理性地理解这个问题并没有你认为的那么重要。"罗杰斯微妙地改动了一下西尔维亚的话，把他的看法——接受自己比找到理由更重要——传递了过去。于是，西尔维亚说："我想，接受自己是最重要的，我应该接受自己。"罗杰斯的反应是："如果我能接受我自己，就没必要弄懂什么或知道原因了。"

可以肯定的是，西尔维亚认可了这一点，即接受自己是最好的选择。然而，她还是希望弄明白一切。罗杰斯一直在强调（对西尔维亚来说）接受自己比认识自己更重要，不是两者都重要。显而易见，即使是像罗杰斯这样的大师，在他们的观点与来访者的需要或看法发生冲突时，他们有时也无法超脱个人的观点。我在与罗杰斯的私人交往中发现，他对自我分析很是厌恶，他似乎满足于承认和接受其行为的某个方面，而不是要理解行为。更具体地说，在对于个体动机与行为方面的问题，罗杰斯似乎低估了合理地、理智地和从认知方面解释行为的重要性。他的这种态度在他对西尔维亚的治疗过程中表现了出来，这一点并不令人感到惊讶。罗杰斯认为自己的观点是正确的，对于他的某些来访者来说，这样做可能也是正确的。但是，对于其他来访者来说，如果能够对困扰着他们或者令他们疑惑不解的行为做出一些解释，也许能够更有疗效，或许也能够达到与"接受"某种行为同样有疗效。我认为，来访者为了有所改变、有所成长，在怎样学习、学习时需要什么样的指导上是各不相同的。在这个个案中，西尔维亚似乎既需要理智地了解行为本身也需要自我接受。

经过了长时间的停顿，西尔维亚还是想搞清楚自己行为中的问题，她说："我大概永远弄不明白这些事情了，那么就放弃好了，这样可以生活得更轻松一些。"罗杰斯就此做出的反应是："这也许是那种不必做出什么解释的事情，如果你能够接受它，你就不必再做任何解释。"于是，西尔维亚对这次面询的结果做出了总结，她说："这并不是说为自己辩护是错误的，而是我要能够——少一点辩解，多一点感觉，跟着感觉走，能感到更舒服。"

西尔维亚最后说的几句话表明她已做出了结论，那就是她需要在自我认识与自我接受之间找到一种平衡的状态。她还没有放弃想要弄清楚自己为什么喜欢黑人的问题，但是，她似乎得出了一个暂时性结论：她觉得需要为自己的行为辩护或解释什么的时候，她会感到紧张；而更多地接受自己的时候，她的紧张情绪会得到舒缓。虽然我认为罗杰斯的偏见使得他过于强调对自我的接受，但我同时认为，罗杰斯给予西尔维亚的安全感和信任使得西尔维亚达到了一种状态，这是一种反映出他们两个人的想法相互融合的状态。由于我们不能对西尔维亚进行追踪性的后续访谈，因此，我们不可能了解西尔维亚的两种想法是否以一种和谐的方式从根本上完成了整合，我们也不可能知道西尔维亚是否还仍然希望在认知上对她的行为进行更为深入的理解，以及她是否仍然被自己的行为所困扰。

促进学习和成长的因素

1957年，罗杰斯首次提出了关于来访者在治疗中发生改变的必要条件和充分条件的基本假设，至今没有任何实质性变化。这个假设可概括如下：如果一位期望自我和真实自我不一致或不相符的来访者接触到一位具备这种一致性的治疗师，如果这位治疗师能够给予来访者无条件的积极肯定，与之共情，来访者就会出现建设性的变化。我认为罗杰斯的这一假设基本是正确的，但我同时认为这一假设不尽完善。从研究和理论的观点以及临床的证据来看，罗杰斯提出的治疗师必备的三种品质（或称为三种条件）的假设是毋庸置疑的。有了三种品质，治疗师才可能在复杂因素及其相互作用条件下促进来访者的建设性变化。这一假设的局限性在于，罗杰斯关注的重点几乎都是治疗师方面的因素，只是从治疗师的角度解释治疗中的变化，而忽略了来访者方面的因素对治疗成功所起作用的重要性。来访者中心疗法的理论家和治疗师所面临的挑战，是要以全新的眼光去观察治疗中那些使治疗师与来访者之间产生相互影响的各种因素以及其间的差别。需要指出的是，从某种程度上来说，一些使用来访者中心疗法的治疗师至今仍然固执地坚持罗杰斯的早期理论，认为只有经典理论中的阐述才是真理。

西尔维亚与罗杰斯的这次面询是一个很好的例子，说明了真正影响治疗结果的东西是来访者和治疗师双方的复杂因素的合成作用。这一个案还表明，治疗师与来访者在他们的相互影响中达到默契时，来访者取得建设性学习和成长的可能性就会提高。在这方面，西尔维亚是一个超乎寻常愿意接受一切的人，她不但接受自己的体验，而且总是认可罗杰斯的反应，这种"接受"可以被认为是一种对内心感受和外在经历及信息的开放的表现。在这种乐于接受的状态下，来访者以一种无评价和无防御的方式接受各种体验，并进行反思。西尔维亚的接受性、反思以及冒险精神合在一起，在她的学习和成长中发挥了主要作用。

就罗杰斯一方来说，除了他表现出的一致性、接受来访者和共情反应外，他在与西尔维亚的接触中也表现出很高水平的"在场"作用。"在场"是一种非常投入的参与方式，需要治疗者把注意力完全放在来访者身上。在整个面询过程中，罗杰斯是以自己为中心的，同时也高度关注西尔维亚。此外，罗杰斯对西尔维亚的做法给予了肯定，即不仅认可和接受西尔维亚的体验，还确认其体验的价值。罗杰斯对西尔维亚行为的肯定同样也支持、鼓励了西尔维亚的自我肯定。

在治疗过程中，罗杰斯与西尔维亚都完全专注于对方，这种密切联系甚至超出了罗杰斯在"必要条件和充分条件"假设中提出的"接触"的含义。在这里，"密切联系"指治疗师与来访者在两个人的合作关系中达到了一种"感同身受"的体验，而建立这种关系的目的仍然是为了有助于促进来访者的学习和成长。显而易见，罗杰斯在整个面询过程中对西尔维亚提供了大量的支持和信任，使她有了安全感，使她能够去探查自我和成为自己。罗杰斯与西尔维亚以这种方式紧紧地联系在一起。西尔维亚在对这次治疗的评述中说："不知怎么的，有一个分界线，一个篱笆……把我和罗杰斯在一起的这个地方与外界分隔开了。在这里面……不管说了什么、做了什么，我不必害怕。……在与他的接触中，我觉得还有一件事，我想，……已经对我产生了一些影响……我觉得……从他那得到了支持，去坚持自我，聆听自己的心声……关爱自己，把自己摆在第一位。"

结束语

　　我在许多场合对这次治疗的录像和记录进行过评论。之后，我发现自己得出了几个简单和基本的结论。西尔维亚与罗杰斯之间关系的本质和性质是治疗的主要力量，这种力量对西尔维亚产生着建设性的影响。感情变化的强烈程度、治疗师与来访者之间的密切联系、来访者的安全感以及双方在治疗时的个人投入都在治疗中起着关键性的作用，其中一些因素的作用非同寻常；这些都大大超过了西尔维亚所讨论的问题内容或罗杰斯的反应质量的作用。这次面询中的一个重要特点，是其中表现出的合作性和来访者与治疗师两人共同努力时产生的默契，在这种合作关系中，他们各自都通过使用自己的资源去学习和成长。罗杰斯和西尔维亚都全身心地投入到这次有助于西尔维亚冒险和学习的过程中来了。西尔维亚在自我评价中说，她懂得了要"做自己"、"关爱自己"和"聆听自己的心声"，她还要认识到"也许我的最重要的资源就是我自己"。根据我的理解，西尔维亚发现了她正在学习怎样学习，以及怎样从她自己所拥有的资源中获取帮助自己的力量。她正在成长为她自己的心理治疗师。依我看，不论是对来访者还是对治疗师来说，这都是再理想不过的结果了。

点　评

西尔维亚个案点评 2
·······························
从男女平等的观点看罗杰斯治疗

M. 奥哈拉

心理分析理论是一位男性天才创造出来的，而且，那些为发展这一理论做出了贡献的人几乎都是男性。对于这些男性来说，他们更容易发展出适于男性的心理学，也更了解男性，但他们并不那样了解女性。

——卡伦·霍尼（Horney, 1926）

我在罗杰斯身边工作的那些年中，最初是他的研究生，后来成为他的同事和朋友，我对他以及他所做的工作怀有最深切的爱和敬意。多年来，在数不清的各种不同的情况下，他在治疗实践中的做法和他在著作中提出的理论原则是一致的，我亲眼看到了这一点，更加深了我对他的尊敬。也就是在那些年里，随着自己在工作中的发展，我有了更多的实践，也产生了更多的思考，这些思考和实践促使我不断地检查和反思自己的各种认识，包括对人性的认识，对治疗过程和成长的认识，以及我在这个社会中的位置的认识，也使我建立起一套属于我自己的观点和参照系。因此，无论我是以什么身份来评论罗杰斯，无论是作为治疗师、教师或团体治疗的辅导员，还是作为家长或罗杰斯的朋友和同事，我都将根据我本人的参照系去"解读"罗杰斯在促进来访者成长中使用的方法。

罗杰斯和我既是好朋友又是争论的对手，我们之间的关系从一开始就是这样。我们曾有过无数次的对话和讨论，有时甚至争得面红耳赤，我们总是为了坚持各自的参照系和不同的"对现实的建构"而争论。对我们两个人来说，这样的争论是非常有益的。有时，一种不同的观点就好比是一位钻石切割者手中的刀具，能够准确地剖开和打通对方僵化的思想观念；有时，这种对话又好像是一个插花者在用各种花卉和绿叶插花，使我们在探讨中逐渐形成了新的概念性的图式或更完整的解释。

罗杰斯对待新思想和新的思维方式总是那样虚怀若谷。那时，我们读过很多相同的书，钦佩很多相同的人，我们和谐地、肩并肩地工作，我们也对当时的许多社会、政治和精神问题进行了开诚布公的讨论。许多时候，我们的讨论使得双方都对事物有了新的认识，每当我们对彼此之间的分歧进行深入探讨之后，总是能够产生更多的共识。

但是随着时间的推移，我们之间分歧的性质变得更清楚了。罗杰斯和我之间的最基本的、最大的分歧并非来源于我们在个性理论、技术、治疗等方面的不同观点，也并非来源于是否承诺使用"以人为中心"的治疗方法。不是的！我们之间本质的分歧来源于他和我在这个社会中所处的不同位置。罗杰斯是一个成功的名人，一个中产阶级美国男性白种人，属于社会强势群体；我一个是年轻的无名之辈，一个劳动者阶级的英格兰女性白种人，属于弱势的移民群体。有时候，即便是罗杰斯这样的具有共情能力的天才，也无法逾越我们之间在"世界观"、"知觉敏感性"、"对现实的建构"、"所享有的知识"、"知识兴趣"、"认知方法"和"范式"等诸多方面的鸿沟。我们曾力图达成一致的看法，但最后却发现，越是努力，我们之间的分歧就越大。我们在探讨问题时都曾抱有一种期盼或信念，即认为只要我们深入谈下去，就有可能在我们的相互误解中找到一些更基本的、双方都认为正确的事实。因此，分歧的加大更加使我们感到沮丧。我们两个人的思维方式都是在西方科学的传统训练中形成的，因此都无法去认识一个"后建构主义"的世界。

每当我们谈到与现实政治有关的问题时，如权力、权威、包容与排斥、性别歧视和种族主义等，我们之间的分歧是明显的；这并不令人感到惊奇。我本人具有两面性，一方面，我至今坚持认为，无论是在理论上还是在实践中，来访者中心疗法或"以人为中心"治疗确实能够为每一个人提供支持，增强人的力量，实现"完满人生"的理想。我曾在一本书中阐述过我对"以人为中心"疗法所要达到的深层次解放性目标的认识（O'Hara, 1989）。我在罗杰斯的著述和治疗实践中看到，他深信每一个人都具有同样的基本价值。正是由于以上这些原因，我认为以人为中心的疗法是有价值的。作为治疗师，我也曾把自己的治疗工作建立在这些方法的基础之上。另一方面，我也意识到，时光的推移和自己作为一个女人的经历已经使我有了许多改变。我接触过女权主义者 [译者注：女权主义者（feminist）与男女平等主义者同义] 和非女权主义者；我也接触过各种各样的人，包括被视为低人一等的有色人种、男同性恋者和女同性恋者、受压迫的拉丁美洲裔的男人和女人，以及属于劳动者阶层的来自英格兰北部的移民。我的这些经历使我开始看到"以人为中心"疗法的另一个侧面。

无论是有意还是无意的，无论"以人为中心"疗法给来访者心灵的解放带来多么大的希望，这种疗法在一些方面起着另一种作用，即维护、维持和保护欧洲中心主义的、父权制的、信奉犹太教－基督教共有教义的社会的作用。卡尔·曼海姆曾提过一条原则，他说："如果一个人想详细地追溯某一个思维模式……的由来……及其传播，他将会发现……这种模式与特定集团的社会地位以及他们解释世界的方式有着密切的关系"（Mannheim，1936/1954）。在这个社会中，罗杰斯本人有其特定的地位，这一点无疑会体现在他的理论中。早在19世纪，弗洛伊德在维也纳提出的精神分析理论和治疗方法是具有挑战性的，但其本身也是那个时代的产物（Showalter, 1985）；同样，在20世纪中叶，罗杰斯提出的以人为中心疗法是具有批判性的，但也总带有当时北美文化的烙印。在某种程度上，当时的文化中依然存在着性别偏见和种族偏见。

在下面的讨论中，我想结合罗杰斯与希尔维亚的这次谈话，对我提出的上述要点问题进行探讨，通过回顾谈话内容和治疗过程，使我们更多地了解"以人为中心"疗法作为一种解放来访者心灵的策略的有效性和局限性。

应该指出的是，曼海姆提出的原则同样适用于评判我的看法。如果你用这一原则对我的观点进行解释性分析，也会发现我在这个社会中所处的位置给我造成的种种偏见。人总是希望能够了解自己，了解人们之间的关系；罗杰斯理论的一个贡献，就是为我们提供了一条认识的道路。如果我的点评能够使读者加深对罗杰斯理论的欣赏和理解，我也就达到目的了。

分析

女人作为"有知者"的自我

一开始谈话，西尔维亚就说她想"一起做些什么"。她选择"一起做些什么"这种表述方式是很有趣的。"一起"这个词告诉了我们，她要参与活动，要担负其中的一些任务；同时，这个词也说明了谈话双方的角色关系。西尔维亚之所以这样使用这个词汇，说明她认为谈话的过程是一个相互影响的过程，她不想在交谈中处在一个从属的位置上。这似乎是在提出治疗期间的一个谈话主题，即西尔维亚逐渐意识到的自己作为一个女人的个人力量。接下来，西尔维亚就她作为学习者的个人经历进行讨论，讲述了她在学习中获得的成就感，她对罗杰斯说："这可是件大事！"

贝伦基等在其有关妇女发展问题的著作中提出，发展中的一个重要转折点，是一个女人对自己看法的转变时刻，从把自己视为"无知者"世界的一员转变为把自己视为"有知者"世界的一员（Belenky et al., 1986）。一个被剥夺了政治权利和受压制的女人第一次发现自己是有能力学习的时候，她的自我意识迅速增强，成为生命中一种活跃的力量。以前，西尔维亚总感到自己是置身于学习者圈子之外的人，但现在她发现自己成为其中的一员了。重要的是，罗杰斯似乎注意到了这个转折时刻的重要意义，我们看到，他先是给出了一个单纯性的共情回应，之后便直接鼓励西尔维亚沿着这条思路走下去，更多地讲述一些她作为一个学习者的事情，使她建立起一种新的思维方式。

女人作为"母亲"的自我

从女性发展观看，西尔维亚最先提出的是有关"生儿育女"方面的知识。在贝伦基和她的同事的研究中，许多女性的情况也是如此（Belenky et al., 1986）。西尔维亚告诉罗杰斯，她对她的孩子更加严格了，她开始管教他们。我们推断，她在这之前可能是不大管孩子的。她说自己即使在面对孩子们的反抗时也有信心，她要更好地了解孩子们，坚持她的养育计划。她恢复了作为母亲所应有的权威。

长期以来，持批判态度的学者一直认为，"欧洲中心主义"或"大男子主义"

的世界观一贯忽视和贬低其他从属群体的知识，甚至认为那些知识是病态化的；这是令人无法忍受的（Weedon, 1987; Weisstein, 1971）。妇女的经验性知识从不被认为是一类有用的"知识"，从来被看成是微不足道的、错误百出的、带有煽动性的东西，或者干脆什么都不是。"生儿育女"[1]包括一整套复杂而密集的技术和知识，一系列对孩子的反应和回答的方式，以及在特定环境中及养育孩子的经历中发展起来的情感。只有那些养育过儿女的女性，才是拥有做母亲的知识的真正权威（Ruddick, 1980）。然而，在一个只有女人照顾孩子的社会里，她们的工作是被忽视的，被认为是"天经地义"的，算不上"专业技术"。一个女人在养育孩子过程中所获得的知识不仅受到社会的贬低，而且也受到其本人的贬低。如果女人的这些知识不能像一个律师的知识那样在文化中得到认可，那么，她就无法运用她所拥有的知识，无法通过感到自己是一个拥有宝贵知识的人而增强自我感。西尔维亚重申自己作为母亲所拥有的知识时，她找到了自己作为一个"有知者"的感觉，并由此而获得了力量，提高了自尊。

罗杰斯对此做出的反应很有意思，也暴露了他的观点。他把西尔维亚的这种体验解释为她感到自己更加"成熟了"。注意，"成熟"是罗杰斯的话，并不是西尔维亚的原话。他这句话的含意是，西尔维亚以前觉得自己没有能力是一种不成熟的表现。罗杰斯的这种选择表现出了他作为强势群体成员的行为倾向，他们把其他人视为从属群体或"孩子"，并且认为他们的行为是不成熟的。

罗杰斯本可以使用其他一些词汇或概念，比如，他可以说西尔维亚变得更有"能力"、更有"权威"、更"解放"、更有"安全感"，等等。这些词汇所表达出的意思是，西尔维亚之所以缺乏信心，并不是自己性格方面的问题，是环境因素造成的，也就是说，西尔维亚之所以自信心不足，是由于她在一个贬低女性知识的社会里生活的结果。然而，罗杰斯却把这说成是一个西尔维亚的本人发展方面的问题，一个她"成熟成长"后就可以摆脱掉的问题，他的话掩盖了造成西尔维亚心理体验的社会原因。换句话说，他这样说是在把责任推到受害者一方。

接下来，西尔维亚开始讲述她越来越强烈的对性的兴趣。她谈到这一点也

---

[1] 此处使用的"生儿育女"（mothering）一词包括两层意思，一是指生孩子和哺乳，这些是只能由女性完成的工作；二是养育和照管孩子，工作量相当大。在我们的文化环境中，这些工作并不仅是由妇女来承担的。

许不是偶然的，因为这是女人生活中受到社会期望压力很重的一个方面。一直以来，女人的性行为总是受限定、禁止、控制或限制的。不论是过去还是现在，男人仍然在性方面把女人视为自己的私有财产；在整个社会中几乎都是这样，只有在一小部分社会环境中不是这样。在男性制定的规范下，女性表达自己希望得到性满足的思想会受到普遍的谴责，会被视为"有罪"、"不像女人"、"不正常"或"有病"，甚至会被说成是邪恶力量的产物。

西尔维亚说，她不再指望能从治疗师或其他什么人那里、或指导手册中得到有关性生活问题的指导。这说明，她不再去寻求"外在的"知识，而是开始重视她自己的亲身体验，以自己的体验作为指南，去寻找使她快乐的东西。她不再是根据理论上的知识或抽象的概念来认识问题，而是开始根据她亲身体验中获得的知识指导自己在现实中的性生活。在这种情况下，她使用了"冒险"这个词，表示她认为要想满足自己真实的性欲是有风险的。

西尔维亚在这里使用了"冒险"这个词，这是什么意思呢？很清楚，她并不是在谈论怀孕或生病的危险，而是表明她感到恐惧，而这种恐惧感已经对她在现实中的性生活构成了障碍。从她的这种表述方式看，她认为这是个个人的问题，不是由于社会压制而产生的问题。如同我们大多数在这种文化环境中成长起来的人一样，西尔维亚似乎也赞同女人的性生活应该是以男人为中心的观点，甚至她自己的性生活也应如此。我的解释是，西尔维亚自然地按照自己的感觉去做的时候，她可以体验到一种焦虑的情绪。西尔维亚的性行为本身并没有"危险"，但是，在这样一种性行为（尤其是女性的性行为）受到社会控制的环境中，她的行为就变成了一种"冒险"。我认为，西尔维亚找错了问题的原因所在，她只是把自己对性欲的压抑归因于她的恐惧，而没有去认识自己为什么会对满足自己的欲望感到恐惧。

罗杰斯也在其回应中提到了"冒险"，并且把注意力集中在这个词上，接连几次重复这个概念，而这样做的结果是使罗杰斯和西尔维亚有了一个相同的看法，即他们都认为西尔维亚过去之所以缺乏性欲满足的体验，都是因为她自己不愿意冒险造成的；这样，产生问题的根本原因又一次被推到西尔维亚个人的方面。

从男性的社会利益及其对女性的性行为控制的意义上说，西尔维亚的思路会被认为是可接受的、真实的和健康的。但是，假如我们能够使西尔维亚从一个挣脱了束缚的女权主义者的观点来看待这些问题，就可以使她对危险的来源和她所想象的危险性质等问题进行探索。如果那样做，将有助于西尔维亚把其注意力从对自己的性倾向和冒险的感觉等方面转移开。这样，西尔维亚也许就不会再认为这种危险是她本人造成的了[2]，她会去进一步了解这个文化中对于女性性行为的观点与她自己亲身的体验之间的关系，去发现这两种现实之间的本质差别。

罗杰斯在他的注释性评论中依然使用"冒险"这个词，来描述西尔维亚后来的一些行为。我们知道的是，假如罗杰斯不认为西尔维亚的行为是"许多冒险的行为"，而是许多自我肯定的、自信的、真实或政治意义上的革命行为，那么，是不是能够赋予西尔维亚更大的力量呢？

赢得发言权

西尔维亚在谈话中有一个突出的特点，即贝伦基等 (Belenky et al., 1986) 所说的"赢得发言权"。这个特点的第一次表现，就是西尔维亚坚持要"一起做些什么"，而不是要寻求帮助。随后她告诉罗杰斯，说她正在赢得作为母亲的发言权，在承担养育孩子的角色的过程中也正在重新感到自己的价值；这些孩子都成长得很好。现在，她愿意谈一谈自己在这方面的知识。

西尔维亚对赢得发言权与自身发展之间的重要关系也表现出了敏锐的判断力。她明确承认，把心里话大声讲出来和以录像的方式记载下来都将对她的成长起到非常重要的作用。这样做能够使她进步，并且使自我变得更加真实。在对农村贫困妇女进行研究时，克林奇和贝伦基 (Clinchy & Belenky, 1987) 也采用过类似的录音方法，使那些以前感到自己没有发言权的妇女能够听到她们自己和其他人讲述的故事，从中学到新的东西。正如克林奇等人所强调的那样，虽然

[2.] 我的一位女来访者谈到她决定要与令她厌恶的同居者分道扬镳时，我在回应中使用了"冒险"和"勇气"这样的措辞。但她对我的反应使我意识到，这种概念被用错了地方。我们经过探讨发现，如果她为了孩子而留在这个自己随时可能遭受虐待的家里，那将是一种"冒险"和"勇气"；而如果她带着孩子离开这个家，那将是另一种"为了孩子"和"自我肯定"的行为。在准确找到危险的根源之后，这位来访者根据自己的利益选择了行动，用她自己的话说，她感觉自己"更像是顺着坡滑下去，而不是要把什么东西往坡上推。"这样的观念为我们勾画出了一个真实的形象，事情也并不像使用"冒险"这类词所描述的情况那样难以应对。

此项研究中使用的录音和播放录音只是一种简单的方法，但对于那些妇女来说，播放她们的谈话录音不但可以使别人从她们那里学到新的东西，而且使谈话者和她们所谈内容的重要性得到了提高。西尔维亚也认识到，只有公开说出来，她的话才有力量。

个体自立或建立关系：两种不同的成熟观

西尔维亚感到自己的自主性和力量在不断增强，她对自己的这种感觉进行了一番陈述。之后，罗杰斯对她的这些话做出了回应，他说他觉得西尔维亚会更多地自我肯定。有趣的是，西尔维亚似乎对这种说法有所抵触，不认可对她的这种看法。西尔维亚立刻开始谈论她的"不成熟"。自己是否成熟的问题似乎让她感到很困惑。西尔维亚越来越多地谈到这一点。我们看到，对西尔维亚来说，成熟意味着独立和自立，能够自己满足自己的需要，无须任何人的帮助。

在过去的25年中，我们越来越清楚地看到，这样的成熟观在本质上是一种盎格鲁－撒克逊式的、男性的观点。在心理学中，这种观点的产生与研究使用的被试有关，因为那些发展研究都是以占社会主导地位的、中产阶级的男性白种人作为被试进行的。在其他文化群体的发展中（Shweder & Bourne, 1982）以及女人和女孩的发展中（Gilligan, 1982），我们所看到的是一种不同的成熟模式。女权主义心理学家和其他一些研究者都发现，能够与他人建立关系的能力的提高是女人生活中成熟的基本标志（Belenky et al., 1986; Gilligan, 1982; Jordan, Kaplan, Miller, Stiver, & Surrey, 1991）。西尔维亚希望与罗杰斯建立关系，从他那里获得支持，得到帮助；如果根据那种男性发展和成熟的模式来解释，她的这种希望会被认为是一种病态的和"依赖型人格"的反映。与许多曾接触过传统的"现代心理学"的妇女一样，西尔维亚也已经"内化"了这种强调个体"自立"的成熟观，而且在运用这种观点与自己对抗。

在这里，我们很清楚地看到，西尔维亚有一种"病态的"自我感，而这正是她所内化的男性发展观投射出的价值观造成的。在这次治疗中，西尔维亚认为，她在与罗杰斯的关系中只可能处于两种状态：一种是"成熟的"、有控制权的状态，在这种情况下，她一定有能力自己解决问题；另一种是"不成熟的"、无助的和没有控制权的状态，在这种情况下，她将通过与罗杰斯建立关系获得他的帮助。这是一个显而易见的两难选择，如果选择自立就必须有控制权，如果选择与他人建立亲近关系就必须是"无助的"和放弃控制权。西尔维亚觉得她必须做出选择，要么为了自由的权力而放弃依靠，要么为了依靠他人而放弃自己的权力。[3]

在这里出现了一个问题：此时进行严格意义上的回应和共情性反应是不合适的，因为罗杰斯的反应只能支持西尔维亚认为自己处于困境的看法。他确实试图用"容易受伤害"之类的词汇重新表述西尔维亚认为自己"依赖他人"的看法。但是，西尔维亚认为自己为了学习而必须放弃自己权力和控制权的核心想法没有受到质疑。这就意味着随后的观念将会建立在这种错误概念的基础之上，使西尔维亚被束缚在一种认为自己必须放弃"权力"才能够学习的观念之中。

如果能够采用一种更为积极的谈话疗法，将有可能使西尔维亚对自己潜在的、有违本意的概念模式做出挑战。举例说，一个持女权主义观点的治疗师也许会告诉西尔维亚，她可以从自己先前的一些陈述中找到对自己经历的新的认识途径。例如，西尔维亚曾告诉罗杰斯，她在自己"学习"如何做母亲和了解有关性的问题，但这并不是通过治疗学到的知识，而是通过自己的能力，在亲身实践的结果中学到的知识。假如西尔维亚能够继续这样分析问题，她会意识到：她有一种为了在人际关系中得到帮助而屈从于男性权威的思想，但那并不是她自己的经历造成的，而是这个文化中的观念造成的。她可能还会意识到，在一种没有性别偏见的人际关系中，保持密切的关系并不需要以放弃个人的权力为代价，正相反，是更需要强化个人的权力。

实际上，西尔维亚是一个非常自我肯定的人，并不像她自己认为的那样需要依靠他人。她并没有真的依赖于罗杰斯，而是积极努力地争取实现她自己希望的那种接触方式，例如，她主动去握住罗杰斯的手。这种密切的关系表现出了治疗中的医患关系和互动对女性的成长和治疗的重要性，同时，这种关系也导致了更多情感冲突的出现。

[3.] 事实上，她的这些想法也许是对的。在传统的男人统治的社会里，男性与女性的关系就是女人依附于男人的关系。男权的观念认为，男人是"保护者"和"供给者"，而女人则是"依靠者"。

对文化的内化：社会建构的"自我"

随着谈话的继续，主要话题转到西尔维亚为了自己的真实认同而努力探讨的一个问题。西尔维亚握着罗杰斯的手，向他承认说她喜欢黑人，说自己对此感到羞愧和难堪。西尔维亚使用严厉的语言评价自己，说自己疯了、发神经或"有病"。在多个层面上，她感受到了冲突的存在。西尔维亚从内心里为自己的行为感到羞耻，在人际关系中受到了来自家庭和朋友的反对。然而，从社会角度来看，她面对的是一个种族主义文化。

在对西尔维亚经历的探讨中，罗杰斯和西尔维亚都再次陷入了欧洲中心主义和男性中心主义的思维方式中。西尔维亚想在心理学里寻找对为什么她会有这种欲望的解释。但有趣的是，她并没有去寻找为什么她会对此感到难堪的解释！无论是西尔维亚还是罗杰斯，他们两个人谁也没有把注意力放在种族主义和男性至上主义的社会问题上，两个人都只是把西尔维亚的问题当作内心冲突的问题来看待。[4] 但是，我们应该提出这样一个问题：西尔维亚的这种感觉（觉得白人女性对黑人的情欲是不正常的）是从何而来的？西尔维亚在对她的问题进行探察时，也许又一次找错了方向。一种可能的原因是，她在心理上已经彻底地被种族主义文化所"征服"，在她自己的内心精神世界中已经形成了完全倒错的观念。

在这里，社会、文化和语言习惯对人们内部心理现实的建构方式可以略见一斑了。克里斯特瓦（Julia Kristeva）和伊利加雷（Luce Irigaray）等法国解构主义女权理论家曾试图从基本欲望水平论证这种方式。以人的性欲为例，我们一出生就开始学习如何期待、对什么感兴趣、什么是禁忌，学习我们所处文化中的价值观，而我们对未来的"内部心理现实"的体验、解释和建构都是在这些基本要素的基础上形成的。这些要素先于语言发展存在于我们的体内，随着语言的发展又以语言符号作为标记；凡是与此相符的性吸引、情感变化或厌恶感，我们

---

[4] 我并不是说罗杰斯是有意识这样做的。欧洲中心主义思想把不同种族的人们划归不同的类别。但是，罗杰斯从不会对不同种族的来访者另眼相看。长期以来，他为了结束宗教之间和种族之间的暴力和不公正行为而做出的不懈努力尽人皆知。这里我所说的偏见，是指在思维结构、思维习惯以及语言学建构方面根深蒂固的偏见，通常是在无意识情况下表现出来的。

都感到是"自然的"。[5]我们认为，没有必要对这些与生俱来的正常的欲望做任何解释。文化就是这样被载在其创造的那些"要素"之中，并以这样的形象为蓝本来培养后代，使一种文化流传下去。[6]因此，只有当我们感到自己欲望的方向不正确或出现错误的欲望时，我们才会感到焦虑，并要去寻找"理由"（Toril, 1987）。即使我们不熟悉克里斯特瓦和伊利加雷的那些解构主义理论的复杂解释，我们仍然能够根据这种理论的基本思想来检查西尔维亚在认识自己"病态"问题方式上的误区。

正是因为西尔维亚感到自己的情欲与白人种族主义社会的利益以及它的"正常"观念是不一致的，她才感到不安。不论是在自己的家庭文化圈里还是在整个社会文化中，西尔维亚都没有看到别人有相似的情欲，因此她认为自己这样是病态的。

正像我前面提到的，西尔维亚的焦虑来自她的欲望，而并非她的困惑。（西尔维亚的黑人朋友们认为，她的这种情欲是正常的，无须做任何解释；她虽然知道他们的这种态度，却不知道其重要性。）西尔维亚的尴尬处境和她否定性的自我评价是内化了的种族主义的一种形式。事实上，从解放式疗法的观点看，西尔维亚的愿望系统可能比大多数白人更加解放，或已经不再像大多数白人那样"在乎"肤色，她实际上在体验一种迷恋的情感。我们中的大多数人都没有西尔维亚这么开放。实际上，西尔维亚的焦虑并没有熄灭她的这种迷恋之火，只是在这种迷恋上添入了一层羞耻之感——这是白人种族主义社会舆论的投射。

[5.] 在这里，我故意避开了"最初原因"（first causes）问题。这是宗教决定论者与自由意志论者辩论的问题：人的兴趣是从哪里来的？是生物因素决定的、前世转生的，还是我们通过在现实世界中的亲身经历产生的？这一问题在心理治疗中的重要意义在于，从现象学角度看，我们能够感受到我们称之为"真实自我"的存在，而且，这种"真实自我"能够在我们的一生中产生变化。例如，两年前你觉得'我不是这样'，而现你会觉得'我是这样'；从前你可能会"捍卫"某种思想，而现你会抛弃它。

[6.] 为了使一个社会保持稳定，这个社会必须能够在每一代人中使自己的文化保存下去。此外，价值观和"现实事件"必须显得是"自然的"和"原本如此的"。在一个社会中，如果其价值观体系能够在一定程度上得到不断加强，将可推动整个社会朝着健康的方向发展；而如果其价值观体系在很大程度上遭到不断否定，则可能使社会中文化之间的压制日趋严重。以解放为目标的心理治疗（或哲学、教育学和政治学），就是要识别出那些被无意识所内化的、"去人性化的"价值观模式，并以有意识的"完整人性"模式取代那些无意识的模式。人类的最终目标（当然，这是一个乌托邦式的目标）就是逐步地共同创造出一个世界，在那里，没有任何群体（或个体）的幸福是建立在以牺牲他人为代价的基础之上的。

在这里,西尔维亚的反应中显示出一种心理上的充满种族主义和性别歧视的文化态度。西尔维亚突然对自己进行评判,认为她的痛苦是她自己的异常行为引起的。西尔维亚失去了方向,她内心的心理过程并没有支持自己的真实愿望,而是支持了统治阶级的文化规范。在西尔维亚的内心深处,有一个种族主义社会文化的代言人,这个代言人在对她本人进行压迫。但是,由于西尔维亚在谈话时总是把焦点集中在她的个人方面,她没有能够从社会的角度提出任何问题。无独有偶,罗杰斯恰恰也是把反应焦点集中在个人方面,从不涉及社会方面。

西尔维亚似乎认为,她所应该做的事情就是获得一种更强的个体认同感。她似乎也意识到,她的认同如果过于不符合常理,如果与她所处的社会过于不一致,那么,要想维持她的权威性将会很困难。西尔维亚再一次为她的自我赢得了发言权,她积极利用和罗杰斯一起拍录像片的机会,通过一种大声说出自己看法的方式来反击社会舆论对她的批判。在"自我独立"与"依附他人"的冲突中,西尔维亚感觉到一种强烈的不安,而罗杰斯不做评价的态度以及西尔维亚试图寻找"其他有相同感觉女人"的做法也许都是为了能够降低她的这种不安。显而易见,这样做也是不够的,我们在下面的讨论中将看到这一点。

自我独立与依附他人:为真实的关系而斗争

随后发生的事情更有趣,更能表现出一点,即那些本质上的保守意识是无所不在的。西尔维亚在探查了一番自己的"不正常的"情欲之后,她的谈话开始出现一种"脱节"现象,她感到自己说着说着就"找不到感觉"了,并且她要求再重新听一遍自己说过的话,因为她刚才"没大听清楚"。罗杰斯解释说,这种前后脱节的现象是应对"变化太快"的一种防御机制。

也许我们会问:"变化太快会有什么危险吗?"我们需要再多问两个问题才能回答这个问题:首先,西尔维亚的新的认识可能会引起什么样的变化?其次,她认为这种变化可能导致什么结果?我们可在此次面询记录中找到这两个问题的答案。

西尔维亚原先认为,自己对黑人感兴趣是一件羞耻的事情,因此自己是没有发言权、没有力量的;后来她改变了看法,她认为自己同样是有力量、有"发言权"的,即使社会反对,她也将保持自己的这种意愿。在努力弄懂自己的真实知识和倾向过程中，西尔维亚进行了一场反抗文化的个人革命。西尔维亚试图使自己形成更加完整的人格，就在此时，她在自己的心理防御过程中遇到了"存在性"的心理冲突：是保持自由还是保持人际关系？是选择自我独立还是选择依附他人？正如西尔维亚所发现的，她处在一种无论做怎样的选择都有损失的情境中。如果保持真实的自我，将给西尔维亚带来自由，但同时也使她遭到排斥和孤立；如果顺从社会的观念又使她感到内疚和羞耻。西尔维亚处在一种认知失调的状态中，在这种情况下，自我和谐感与社会整合感之间是不一致的。这种困境尤其会使女性感到焦虑。如前所述，女权主义研究者的研究表明，对大多数女人来说，她们的认同发展与她们根植于内心深处的对人际关系的感觉是联系在一起的，而这种关系又需要建立在相互肯定的基础之上。因此，如果西尔维亚公开承认了自己在与罗杰斯谈话中暴露出来的真实想法，她可能会失去朋友、家庭以及在这个文化中的一切社会关系。如果这种焦虑（在西尔维亚个案中，我们称之为存在性焦虑）难以控制，西尔维亚可能会（以脱离和否认的方式）放弃自己新的认识以保护自己，也可能会通过扩大自己对现实的认识，达到某种新的认知（及情绪）发展水平，使自己新的自我概念得到支持。

　　开始时，西尔维亚似乎倾向于"否认"她做过的事，说她"没大听清楚"自己刚刚说过的话，把自己说过的话贬低为"絮絮叨叨，信口开河"，并突然再一次转向批评自己。这次，罗杰斯没有跟随西尔维亚进入到她内心深处的冲突之处，而是明确地表示自己不同意她的自我评价。令人感到不解的是，罗杰斯是以对西尔维亚的"现实"提出怀疑的方式对她的自我怀疑提出反驳的！我们看到，在罗杰斯对西尔维亚的陈述近乎完美的解释中，他加强了西尔维亚所表达出来的想法的力量，这就使得西尔维亚更加难以否认自己，并使她的认识更有可能得到提高。罗杰斯反复重复西尔维亚的话，这样做有助于西尔维亚深入倾听自己的心声，也有助于西尔维亚更加严肃认真地对自己说过的话进行思考。罗杰斯对待西尔维亚的方式清楚地证明，治疗师深入、共情地倾听（以人为中心疗法的必要条件）对来访者具有潜在的解放性作用。

　　罗杰斯真诚地、认真地倾听西尔维亚的诉说，以一种真实的方式（如对西尔维亚所说的话提出异议）建立起他们之间的关系。罗杰斯对西尔维亚的话给予关注和重视的做法本身表明，她并不需要认为"无论做怎样的选择都有损失"，因为还有另外一种选择，即她可以和罗杰斯这样的人以及与他有相同价值观的人们建立联系。她可能会与那些不接受她的认同的人们变得疏远，但是，她会发现自己可以与尊重她、乐意倾听她述说的人们建立起新的联系，建立那种在相互肯定基础上的关系。因此，西尔维亚可能不需要在"自我独立"和"依附他人"之间做出什么选择。她能意识到这一点时就会放松下来，并重新开始学习的进程。

放弃寻找理由：非政治性的个人选择

很久以来，人们一直在讨论一个问题：以人为中心疗法是否带有政治倾向？在那些自认为是实施"来访者中心治疗"或"以人为中心疗法"的治疗师当中，有一种普遍认可的观点，即认为这种方法具有极其深刻的政治意义。的确，罗杰斯后来的大部分工作都带有民众性和政治性，正如他在南非、南美、东欧以及前苏联所做的那些事情。但一些女权主义批评家提出了不同的观点，例如，格里布斯潘争论说：治疗师把关注点集中在来访者现实中的内心冲突时，他们更加强调的是情感方面而不是思想和理性分析方面的问题，因此，来访者中心疗法以及其他人本主义疗法，实际上阻碍了那些受压迫的来访者去充分认识那些引起他们内心痛苦的社会根源；这样的治疗本身就有问题，因而不可能解决问题（Greenspan, 1983）。我本人也曾对这个问题进行过讨论（O'Hara, 1989）。在西尔维亚与罗杰斯之间的最后一段交流中，我们可以看到，来访者中心疗法在对来访者的解放性作用方面还存在着一些限制。

罗杰斯反复重复西尔维亚的话，这深深地触动了西尔维亚，她意识到她并不完全了解自己。接着，罗杰斯谈到西尔维亚的想法，他说："你还是非要找出理由来不可。"听他的口气，罗杰斯似乎是在暗示说也许不必有什么原因。西尔维亚接着他的话题说："我也许用不着非得有个什么理由。"罗杰斯鼓励她这样想，说道："所以，也许理性地理解这个问题并没有你认为的那么重要"。西尔维亚由此得出结论，她说："我想，接受自己是最重要的，我应该接受自己。"在对西尔维亚这一认识的评论中，罗杰斯的思想表达得更为明确，他认为西尔维亚的自我剖析是不必要的。之后，罗杰斯站在西尔维亚的立场上说道："如果我能接受我自己，就没必要弄懂什么或知道原因了。"

　　我认为，这段对话清楚地反映出一点，即罗杰斯是从一种纯心理学的角度去看待西尔维亚的内心抗争的，而且，也仅仅是看到了很狭窄的、个体内部的和情绪的一部分，并没有从完整的心理学角度看待问题。在寻找原因和接受自我的选择问题上，罗杰斯提出了一个错误的二择一的观点，他暗示说，通过思想上的理解达到自我接受是不可能的。在这里，罗杰斯表现出了他在整个职业生涯中所持有的一种观点，即他认为解释和顿悟在治疗中的作用是有限的。我认为，如果罗杰斯能够帮助西尔维亚从政治和心理两个方面来认识清楚理解自己与接受自己之间的关系，她一定会有重大的收获。在对那些遭到过性骚扰和强奸的妇女的研究中，我们可以看到，使用理性分析、提供知识和心理支持相结合的方法能够达到更好的效果。因此，除了这种创伤给她们造成的痛苦外，这些妇女常常会被自己的犯罪感折磨得痛苦不堪，因为有一些内化的社会观念在影响着她们，使她们认为"都是由于自己的行为不当才会发生这种事情"。在带有性别歧视的社会观念中，女性——所有女人——的身体是被男性占有的；只有通过干预性治疗使来访者了解到这是一种性别歧视的观念，才可能使她们达到自我接受和自我安慰的目标。

　　罗杰斯出现过两次明显的问题，一次是提出的二选一的错误观点，另一次是在互动中出现的一个更为严重的问题。西尔维亚明确表示她用不着非得"对谁做什么解释"，而罗杰斯则暗示说，西尔维亚是在她的想象中试图对什么人进行解释。之后，西尔维亚默默地坐在那儿，沉默了25秒钟，接着她说，她好像是"永远弄不明白这些事情了，那么就放弃好了，这样（对她自己来说）可以生活得更轻松一些。"在这种互动中，西尔维亚一直从罗杰斯那里得到一种鼓励，即促使她认为自己的抗争完全是出于个人的想法，其实是一个不值得费劲去搞清楚的问题。西尔维亚放弃了寻找原因，罗杰斯对她"承认失败"表示出支持，并示意说弄明白原因没有那么重要，接受自己才是重要的。对我来说，罗杰斯的这句话听上去就像是在说"不要再让你的小脑瓜为这种事费神了"。假如西尔维亚能够朝着理解社会原因的方向努力，她会有能力弄明白、并能够对自己和别人解释清楚她的困境和原因，从而成功地解放自己。但是，西尔维亚和罗杰斯两个人此时却默认了一点，即不需要再为达到治疗效果做出任何努力，更不需要为了解社会原因做出努力。罗杰斯直截了当地问过西尔维亚一些关于她学习的问题。我们可以设想，假如罗杰斯也这样直截了当地问西尔维亚："你想对谁解释？""如果你能做出解释，你认为，谁会从你的经历中获益？"那么，结果会是怎样的呢？假如罗杰斯提出这样的问题，对他们两个人来说，一切就会变得清楚明白了：在一个存在种族主义和性别歧视的社会里，西尔维亚的压抑自我在其发展中会带有种族主义和性别歧视的印迹，如果她能够从那些内投的文化观念中获得解放并与其他人分享，那么，必将能够为建设一个全新的、更多消除了性别歧视和种族主义文化的社会起到一定的革命性作用。然而，罗杰斯把西尔维亚所关注的问题限定在其个人问题的范围之内，因此，她所要做的只是一种非政治性的个人选择。西尔维亚问罗杰斯他是否有过为自己寻找理由辩护的时候，罗杰斯说："我想我们都一样，有时会这样。"这是一种含糊其词的回答。罗杰斯是一个在推动文化改革方面有着重要影响力的人，因此，他的这种回答确实令人感到费解！

结论

弗里尔（Paulo Freire）在他的著作《受压迫者的教育学》中提出了教育的战略性目标。我把他提出的这些目标与以人为中心疗法的目标进行了比较，并根据我个人的观点提出了以人为中心的治疗方法在使人性获得解放方面的一些重要作用：

> 这项工作……的目标，就是要消灭人与人之间的力量悬殊和不平等……和家庭之间、不同社会或不同文化群体之间的不对等。……在这项工作中，一个内容就是要重新审视那些内化的、使完整人性的表达受到贬低和限制的思维方式。（O'Hara，1989）

罗杰斯的思想延续了西方自由主义和人本主义思想传统，在以人为中心疗法的理论与实践方面，他坚持肯定来访者的尊严和价值，并将这一理念扩大为肯定每一个人的价值。集权主义、法西斯主义、封建主义的思想意识所追求的是要征服人性，而人本主义思想是与之相对立的，其目的是要解放人性，这一点是毋庸置疑的。但是，正如我们在这次对西尔维亚的面询中所看到的，以人为中心疗法在理论与实践两个方面都还存在着严重的局限性。如果我们想要充分发挥出以人为中心疗法对来访者的解放作用，就必须提出和解决这些问题。

以人为中心疗法的这种局限性也许是历史造成的，其中最重要的原因是，罗杰斯的理论开始形成时，认识论中的建构主义、后建构主义和解构主义等运动还没有出现。[7] 在罗杰斯生活的时代里，人们相信，现实世界只能有一个。罗杰斯相信，治疗师是可能理解来访者的，并且，这种理解可以达到很精确的程度。他提出：

> （治疗师必须采用）来访者的内在参照系，像来访者那样认识世界，像来访者认识自己那样认识来访者，与此同时，放弃所有通过外在参照系得到的观点看法，并且通过这种共情理解和来访者达到一定的沟通。（Rogers, 1951）

根据后现代主义的思想，治疗师与来访者处于一种完全不同的关系中。后现代主义的观点认为，一个"知者"与其知道的东西是不可分的，人们的知觉和对意义的建构都是主动的、具有创造性的过程。如果我们接受这种观点，那么，我们就必须承认罗杰斯所描述的"共情"是不可能的。在认识中完全不带主观性是不可能的。如果失去了主观能动性，我们就没有办法搞明白我们所听到的一切。此外，那些强调自己不带有主观性的断言只会使我们看不到现实，其危害甚至要超过我们的主观性，因为，在我们对外部世界的一切认识中，在我们对自己内部世界的一切表达中，在我们提出的一切问题中，都不可避免地带有我们自己的偏见和偏好。

后现代主义的认识论告诉我们，说到共情时，我们有必要重新搞清楚其确切的含义到底是什么。根据这种认识论的观点，西尔维亚与罗杰斯之间的对话可以被看成是两种主观体之间的相互沟通，西尔维亚在交谈的过程中探查着自己的内部现实和外部现实，同时也在探查着铸成这些心理现实的世界；与此同时，罗杰斯把自己投入其中，让自己被她的故事所触动、所感动。因此，"共情"作为一个术语所要解释的是，一个人把自己的生活与他人的生活联系在一起时，便会被他人的生活所触动，因此而使自己的生活增加光彩或受到影响。这就像是在解读一篇深奥、神圣的文章，作为读者，我们需要通过自己的主观理解去读懂它，而不是要排除自己的主观理解。

---

[7] 这种以人为中心的治疗方法坚持无条件接受来访者的内在参照系，换句话说，这种疗法对其固有的主观性不加限制，带有近似后现代主义的理念；对其中的含义尚需在理论上进行更详细的说明。

　　在这次面询中，罗杰斯多次表现出他是一个非同寻常的"读者"。与我和他共事的那些年比较，他的表现更为出色。但是，这并不是因为他比别人更能够排除自己的主观性，事实恰恰相反。通过对无数来访者生活的深入解读，罗杰斯有了更丰富的知识经验；这就好比是一个人掌握了多种语言，与那些不懂得外国语的人相比，他更有可能解读出一段古文字。罗杰斯掌握着巨大的经验财富，这也大大增强了他解读来访者表述中提供的信息的能力。

　　我们不是需要更少的主观性，而是需要更多的主观性。然而，主观性会使人产生盲点和偏见；这一问题又使我们回到了曼海姆提到的那一条原则上。我们必须承认，罗杰斯并没有真的实现他所阐明的理念，因为他并没有抛弃外在的参照系，他也不可能做到这一点。在我们共同使用的语言中，包含着无数的与文化有关的联系和描述我们生活方式的内容。如前所述，以人为中心疗法中所使用的语言以及这种方法中所包含的价值观，主要是一些北美中产阶级的白人男性创造出来的，不可能有本质上的改变，其固有的力量依然很强大。因此，如果不承认偏见是无法避免的，就一定会出现问题。如果使用来访者中心疗法的治疗师不承认我们在"倾听"时也在进行解释，不承认自己所听到的都是他们期望听到的话，不承认自己意识到的事和说的话所反映的都是我们本人对现实的构建，那么，我们就会有犯错误的危险，即偷偷地代替来访者建构他们的"现实"。这个问题之所以严重并具有隐患性，是因为这个问题一直未能被人们所认识。我前面已经提到了，我们在西尔维亚个案中即可看到这个问题。我们看到，一方面，那些对于西尔维亚和广大女性来说非常重要的现实情况往往被忽略、被误解、被缩小或被歪曲，这可能是由于罗杰斯自己的偏见与盲点所致。另一方面，罗杰斯站在一种欧洲中心主义和大男子主义的立场上，下意识地对来访者施加了轻度的压力。

　　罗杰斯是一个非常开放的人，与他同时代、同一社会阶层大多数男性相比，他的思维方式非常灵活。假如他不是这样一个非凡的人，人们也许会更早、更清楚地看到他的偏见所在。假如罗杰斯不是这样一位出色的治疗师，人们也许会更加清楚地看到来访者中心疗法在结构上和理论上的局限性。在女权主义者和其他作者发表出那些阐述后现代主义的文章之前，我们是无法在新的理论基础上对这些问题进行充分讨论的。在这个新的、后现代的、多元文化的世界中，只有吸纳了各种不同的认识事物的方式，才有可能使来访者中心疗法存在下去并得到蓬勃的发展。

参考文献

Belenky, M. F., Clinchy, B. M., Goldberger, N. R., & Tarule, J. M. (1986). *Women's ways of knowing: Development of self, voice, and mind.* New York: Basic Books.

Clinchy, B. M., & Belenky, M. F. (1987, August). *Women's ways of knowing: A theory and an intervention.* Paper presented to Smith College School of Social Work, Northampton, MA.

Gilligan, C. (1982). *In a different voice: Psychological theory and women's development.* Cambridge: Harvard University Press.

Greenspan, M. (1983). *A new approach to women and therapy: How psychotherapy fails women and what they can do about it.* New York: McGraw-Hill.

Horney, K. (1926). The flight from womanhood. *International Journal of Psycho- Analysis, 7,* 324-339.

Jordan,J. V., Kaplan, A. G., Miller,J. B., Stiver, I. P., & Surrey,J. L. (1991). *Women's growth in connection: Writings from the Stone Center.* New York: Guilford Press.

Mannheim, K. (1936, 1954). *Ideology and utopia: An introduction to the sociology of knowledge.* New York: Harcourt Brace.

O'Hara, M. (1989). Person-centered approach as conscientizagao: The works of Carl Rogers and Paulo Freire. *Journal of Humanistic Psychology, 29(1),* 11-35.

Rogers, C. R. (1951). *Client-centered therapy.* Boston: Houghton Mifflin.

Ruddick, S. (1980). Maternal thinking. *Feminist Studies, 6,* 342-367.

Showalter, E. (1985). *The female malady.* New York: Pantheon.

Shweder, R. A., & Bourne, E. (1982). Does the concept of the person vary cross-culturally? In A. J. Marsela & G. White (Eds.), *Cultural concepts of mental health and therapy* (pp. 97-137). Boston: Reidel.

Toril, M. (Ed.). (1987). *French feminist thought: A reader.* London: Blackwell.

Weedon, C. (1987). *Feminist practice and poststructural theory.* Oxford: Basil Black- well.

Weisstein, N. (1971). Psychology constructs the female. In V. Gornick & K. B. Moran (Eds.), *Women in sexist society* (pp. 133-146). New York: Basic Books.

第9章 "愤怒与受伤害"个案（1977）

D.C.布林克　　D.罗森茨威格 整理

在1977年这次面询开始之前，罗杰斯把来访者的情况向听众作了介绍。来访者是一位白血病患者，这是他们之间的第2次谈话。这次面询是在他的病情缓解一些的情况下进行的。罗杰斯对第1次面询的情况进行了描述。来访者对自己有了一些重要的认识，其中一点是，来访者在7岁的时候很看重他自己的价值，但是，为与社会的期望相符，他变得循规蹈矩，已经失去了自我的价值感。第1次的整个谈话期间，来访者开始对自己价值感的丧失感到愤怒，但未发泄出他的这种情绪。

因未获许可，无法在本书中登载第2次谈话的原始记录，此处提供的是谈话记录摘要。从事心理健康工作的专业人员可以通过观看片名为《"愤怒与受伤害"——卡尔·罗杰斯心理咨询个案》（Whitely，1977）的录像详细了解这次面询的情况。读者应该注意的是，这个摘要不可能完全表达出整个谈话的情绪过程，面询中有一些很感人的或令人沮丧的情景。大部分的时间里，来访者（谈话中未提及来访者姓名）是以一种搜寻恰当字眼的方式讲话的（见下面的例子），像是在浓雾中摸索着寻找道路；罗杰斯说话的语气时常有所变化，有时充满共情，有时又鼓励来访者摆脱束缚，让他表达出自己的情感。

罗杰斯问来访者他想从哪里开始谈起，来访者回答说上次见面时他们谈到了"愤怒"这个话题，他一直在思考这个问题，想了很多。

来访者：我拿不准，嗯，我真的不想发一通脾气，是的，我不能肯定，愤怒是否

  是——要是现在表现出这一点，这是否是治疗过程的一部分。我不想发脾气也得这样做，是吗？我想我的理智，嗯——学术上用什么措辞，你是知道的。什么，情绪或什么吧——会告诉你，嗯，如果发泄情绪是整个过程中的一部分的话，我不想，嗯，那么怒气冲冲的。我想跳过这部分，可以吗？但是，我没有把握是否能做到——（轻轻笑了笑）——你是知道的。

罗杰斯：你的理智告诉你："噢，冷静下来，不要陷到一些强烈的情绪中去。"

  来访者认可了罗杰斯的解释，然后接着说，他觉得他似乎是被自己所处的环境拖入到这样的陷阱中去的。罗杰斯回应说，他的理智现在正在代表正常的思维系统说话，对他说"要做合乎情理的事"，而与此同时，他的另一部分却在对他说："好吧，但还是有一些愤怒压在心里。"

  来访者确认了罗杰斯的话，然后他接着说，根据对种族问题的态度，这个国家的人似乎可被分为两种——种族主义者或是反种族主义者。他既不想再作为后者，也不想成为一个遭到社会广泛非议的人。罗杰斯回应说，他（来访者）似乎想要与自己内心深处真实情感进行交流。来访者同意罗杰斯的说法，他承认，他更相信自己的体验，而不是外部的环境，因为这更容易些。接着他补充道，他意识到第一次谈话时他们所讨论的问题比白血病更严重，这很奇怪——就是说，人们给他带来的痛苦比这个疾病所带来的痛苦还要大。这是因为，如果他死了，他对过去和现在就不会有什么感觉了，而现在他实在是太清醒了，知道自己生活中正在发生的一切。疾病使身体状况日益恶化，他说："与此相同的是，人们给我带来的痛苦也使我的精神状况不断恶化"。罗杰斯说，这个社会把一个"恶性脑瘤"放进了他的思想里。罗杰斯重复使用了自己曾经说过的话，以说明问题。来访者表示赞同，接着他说，事实上他也非常想说这样的话，但是他的另一部分——他有教养的那部分——对他说，他不应该愤怒，因为好斗是会受到责难的。他补充说，按传统的看法，黑人在愤怒时是好斗的。

  谁该为这种文化氛围中正在发生的一切受到责备？始作俑者是谁？来访者找不到这个人。他认为，如果能指责什么人应该为此负责并能尽力"整垮他"的话，他的病情就会有所好转。罗杰斯理解来访者所表达的意思，即如果能找出这样一个人，也许会证实他的愤怒是合理的。但来访者又想弄明白，一个人怎么能指责一个病人——那些对种族主义负有责任的人才是真正的病人。与此同时，来访者又询问，他是否在宽恕或是在试图承认那些人患病了；他还表示他还没有机会让一个人接受自己在生病的事实。罗杰斯说，他猜想来访者不把他的怒气发泄出来是有很多理由的，他愿意就所有这些理由进行讨论。

来访者笑了笑说，他也许有一天会发怒，并能感到好受一些。他补充说，他虽然在笑，但"我非常愤怒……但愤怒不是我的本性。"这样摸索着探讨，来访者走到这一步时卡住了，他不知道"怎样才能以一种有效的方法来发泄心中的怒气"。他说，过去人们给他双重信息时，他总是试图避免冒犯他们，但是现在他想要说："嗨，那是一堆臭狗屎。"他拒绝接受那些与正面信息不符的负面的非语言信息。罗杰斯突然插话说："我知道你说的是什么意思了，我也强烈地感觉到，我要说：'你若想在我这儿发泄一下的话，那就发好了，没关系。'"停顿了一会儿，来访者回答说他不知道怎么表达愤怒才合适，这对他来说很难。罗杰斯安慰他说，并没有人要求他必须表达出这种情绪，对他来说，只是觉得不高兴了就发泄一下，只此而已。

来访者：你真的这样认为吗？

罗杰斯：绝对的！

停顿了 27 秒，来访者叹了一口气，他说不知道怎么做，因为这愤怒中部分是受到的伤害。如果他把怒气真正发泄出来的话，也许他就会正视自己所受到的伤害了。他意识到了这一点，完全没有想到可以这样做，后来，他拿不准自己是否真想冒险发发火。对他来说，发泄怒气意味着公开承认他受到了伤害，而这样做比面对死亡及其症状还令人感到恐惧。"看在上帝的份上……我得向别人说出来……我受到伤害……我能相信什么人吗？"来访者希望为自己的恐惧辩护（他的意思是："我只是想说这是我的条件反射。"），但是他发现，这是无法接受的。他把手放在胸前并解释说，自己可以用语言表达他所受到的伤害，但是他永远会"在这里有所保留"。

接着，来访者谈到他不知道怎样才能充分表达他的感受，而且他不想有那种表现，他不喝酒只是唯恐失控，害怕经受不了太多刺激的感情体验。他意识到，上次与罗杰斯谈话时本可以说："是的，我太紧张了，我受到伤害了，诸如此类，不管是什么吧，但在某种程度上或从另一个角度上来看，这几乎就是在说，我承认他们打败了我……彻底打败了我。"来访者对自己付出关心和爱并不后悔，但是从某种程度上来说，他也像"一个孩子"一样，希望得到这一切。所以，他开始期望得到一些回报。他非常同意罗杰斯的话——"你希望爱是相互的。"罗杰斯补充说，来访者不愿现在的这种状况再次发生；他害怕别人看到自己的伤痛。来访者说他的恐惧与做一个被"种族问题"牵连的男人有关，与失败的家庭关系有关，与一个未能尽责的父亲有关。这些使他更加觉得自己是个受害者，并无法摆脱恐惧。

停顿了18秒后，来访者接着说他完全不知道怎么会有这样的感觉，然后他笑了。他说，每次一接触到这个话题时他都想喝水。（说到这里他笑了）他说自己不知道这样做是否有助于问题的解决。来访者说，也许念点儿"驱魔咒语"可以使他得以解脱，因为他觉得"像是有种什么东西堵在那儿"，有时他的嗓子里堵着一大块东西让人感到憋闷。来访者不相信有什么现成答案，但不管怎样，他还是希望有人能告诉他，要做些什么才可以摆脱掉这种伤害给他带来的痛苦，使他归于平静。他说，开始时他觉得罗杰斯好像要抑制自己，后来他意识到罗杰斯是在给自己提供机会。

罗杰斯表示如果来访者能把他的痛苦说出来，那就是"受害者的声音"。来访者回答说，他不知道自己是否能够"控制"住内心里的那个受害者。他诉说道，他曾经从另一个理性的角度看到文化的作用；他"真想去把它打趴下"；但这种反应"不是我的本性"。当时在场的一个朋友警告他说，也许有一天他真的会"下得去手了"。来访者解释说，他想摆脱掉那些使他痛苦的事情，使自己获得自由，或者至少找到一些有助于积极解决问题的办法；看到曾经对自己造成伤害的事情现在又发生在别人身上，这使得他感到愤怒，于是他为这些受害者愤愤不平；但他还不知道该怎样做才能保护自己；要是能够大哭一场就好了，问题也就会解决了——但是哭是"错误"的。来访者表示说，如果他能看一场催人泪下的电影的话，他也许就有借口哭了。但是他仍然怀疑这种大哭一场的发泄做法是否有助于问题的解决。罗杰斯于是提供了一种解释（对来访者原话的一种重复），他说："嗯。你是说你怀疑用哭来发泄心中的痛苦对你来说是否会有所帮助。我还有一种感觉，就是你害怕以哭来表达你的痛苦。"来访者认可了罗杰斯的话，他说，他还是孩子的时候就形成了一个观念，那就是男人是不应该掉眼泪的；他记得他哭过，但都是躲起来独自一人时哭的。他笑着补充说，这个世界上也就只有两三个人见过他哭。来访者的前妻经常哭泣，他把这称之为是一种很可能比他这种把痛苦憋在心里的做法"更有助于健康"的发泄办法。他自己的办法是使劲干活，把烦恼的事统统抛在脑后。罗杰斯说，来访者是试图使自己陷于繁忙的工作中以忘掉痛苦，但是问题并没有解决，痛苦还在那里。

罗杰斯问来访者，如果他想哭，原因是什么？来访者说，他需要长时间离家工作，在他工作的时候，无时无刻不在思念孩子，想看着孩子们一天天长大成人。假如他的一位家人能从他患白血病中得到一点好处的话，他受这种病的折磨都是值得的。来访者还想为岳父大哭一场，他的岳父在他患白血病的6个月之前被打死了。他说自己非常爱他的岳父，虽然他们之间有很大差别，包括肤色不同，但他们之间有真诚的爱，曾一起享受垂钓之趣。岳父鼓励来访者把自己从"麻烦"中解脱出来，去做自己真正想做的事情，他还答应帮助来访者解决开餐馆的资金问题，但却在1个星期之后的一次狩猎事故中丧生。

来访者认为，他的岳父对待他比很多人都要"坦率得多"。岳父去世前8个月，他就与前妻的家庭断绝了一切联系。他说，甚至他自己的家人也开始"用文化的态度"对待他。最近，他开始觉得自己与家人之间的关系中缺少点什么："没有真正的……我没有获得……微笑、温柔亲吻……这是我所受到的伤害的一部分。"他说自己宁愿要诚实的直言不讳，也不要虚假的和蔼可亲。他也希望自己能够坦率地说出来他是怎样受到伤害的，但是他仍然认为，就是说他们是种族主义者或他们令人感到恐怖，仍然不能真正表达出他的感受。而且，他们也不会理解他所受到的伤害，因为他们从来就认为黑人不是人。罗杰斯对来访者说，他若能把他所受到的伤害告诉他的家人，即使他们听不明白他的话，他自己本身也会从这种交流中获得一些满足。来访者表示同意，但他对他们的信任还没有达到向他们吐露自己真实情感的程度；如果他这样说，他会被"压得粉身碎骨"。

罗杰斯说，来访者向他敞开了心扉，这使他们之间产生了和谐的谈话气氛。来访者说："你知道，我是一个人，我真的不想这一点被人否定……再也不想。"来访者接着说道，他不想像爱他岳父那样再去爱别的什么人了。他们之间的这种爱是对他的支持鼓励，但随着他岳父的去世，这种爱也离他而去了。不管肤色是否有所不同，他再也没有这样的姻亲了，他说："爱简直是发疯，就像是喜欢一块可爱的石块或者什么东西。"来访者怀疑自己去对他前妻的家人说他受到了伤害是否有用，他认为这些人是不可能理解他的。他与前妻共同生活了7年，离婚六七个月之后，她才知道他觉得受到了伤害，感到绝望。或许尼克松（当时的美国总统）能理解他，但总统鞭长莫及，也管不着来访者的具体家庭情况。从某一方面讲，他接受他曾经爱过他们的过去，但他不能接受他今后再去与他们分享爱，他认为那样做是在"发疯"。

来访者接着讲了他的看法。婚姻破裂、岳父去世，这些变化使得他无法吐露堵在心里的痛苦情感，他认为自己身体健康恶化一定是受了这些变化的影响。尽管来访者好像什么道理都懂，他知道应该把憋在心里的痛苦发泄出来，但他就是不能鼓起勇气把心里的感受都说出来。但他说，与罗杰斯谈话对他确实还是有所帮助的。他说："简直令人难以置信……和别人聊这些，这是第一次……这也是我第一次真正放开，没有控制自己的情绪……我放弃了自我控制，使你在很大程度上控制了我，向你说了心里话。"来访者同意罗杰斯的说法：情绪放松下来对他来说是一种全新的体验，接着说道，他想努努力，看看是否能够哭出来发泄一下而不是对此感到恐惧。他说，如果有可能的话，他会请医生给他开一刀，把"愤怒都弄出来"。罗杰斯笑着说："嗯，也许做个手术更简单一些。"来访者同意他说的话，叹了口气。他说他确实非常想告诉罗杰斯他受到了怎样的伤害，但是他不能。罗杰斯回答说："我理解……在我的脑海里，我清楚地看到你在那个深渊的边沿，你围绕着它走着，但是你不想真的让自己掉下去，所以你让我了解了你的处境，但不是事情本身。"来访者认可了罗杰斯对他的体验的看法，并补充说："我不知道怎么做才好。"

罗杰斯说，从来访者的表述来看，他是真的想着手解决这个问题了，但是要按照自己的步子走。来访者同意他这样理解自己的意思。来访者觉得这就是自己身上有病的那个部分，他说："这确实就是那块肿瘤，你知道……如果我能够除掉它，我就能够清除我身上所有的癌。"接着，来访者把自己的疾病归因于生活方式问题、压力和种族主义。他想对别人有所帮助，但与以前的方式将完全不同。

接着，来访者提到，在来见罗杰斯的路上他想喊叫，但是现在他又怀疑这样做是否合适。罗杰斯鼓励他说，何不喊一喊试试。他笑了，说这显得没有"教养"。如果要他表达愤怒的话，他就会骂出一串脏话，诅咒什么人。他不知道这么做会产生什么样的效果，但是他真的想这样骂两声。

罗杰斯：你就是想大骂一声："他妈的！"

来访者：是的，对的，对的，是那么回事。的确如此。（笑）噢，我的天哪！（笑）

罗杰斯：你甚至骂不出口。

来访者：（叹气）噢，难以置信。我不知道。我感到身上发热了！

　　来访者接着说，他过去常说"他妈的"和"该死的"这样的脏话，常用这样的话骂他的妻子，但从来没骂过老师、家人或者同事。他说他不想以这种方式对待他们，他说："我是受过良好教育的。"但他知道，对他自己来说，他需要把这些怒气发泄出来。他感觉糟透了，快要疯了。罗杰斯对他的这种伤感情绪回应道："你说：'实际上是那些该死的东西毁了我。'"来访者同意罗杰斯的说法并试图说明在他身上发生的事情。他说："对别人讲述那段使自己感到痛苦的经历，这令人难以启齿——就像有人把你打翻在地……在你身上狠狠地踩踏，往你身上吐痰——你觉得自己像是一堆垃圾。"尽管他的朋友们会说他什么都有了，但他觉得事实并非如此。他说："我一无所有，无可否认的是，作为一个人我没有受到尊重。"

　　来访者接着说，他厌烦争斗，他不想使自己再受到别人的鄙视了。他不知道说出他所受到的伤害后会发生什么问题；他不想说他受到了"伤害"，因为那还不足以说明他的感受。罗杰斯重新表述他的这些想法说："是的，用伤害这样一个词或者你刚才说的话来表达你所受到的伤害与你内心深处的感受是完全不一样的，这样做确实不能完全感受到那些伤害。"来访者同意罗杰斯的这种解释，接着他把他内心的感受比喻为电影《驱魔人》中那个女孩呕吐出来的绿色黏液。现在这种感受就是他的一部分，他的躯体想摆脱掉它，但是他害怕，若是表达出这种伤害和愤怒的话，他会看上去很"恐怖"。尽管如此，此时他最关心的不是如何表达出他的感受，而是继续控制住自己的情绪，怕自己再次病倒。他笑着说，他知道他的这种恐惧感是不合逻辑的，随后，他叹了一口气。

　　停顿了20秒后，来访者说"此时此刻"他感到沮丧，他不知道为什么会有这种感觉。他有话要说，他认为若说出来他会感到好受一些——但也许会更难受。他说他在原地兜圈子，于事无补。罗杰斯说："你要是能把话都说出来，就不会感到沮丧了。"停顿片刻，来访者说，他所经历的一切几乎把他变成了一头畜生。罗杰斯回答说："他妈的差点儿把你逼得变成一头野兽。"来访者顺着罗杰斯的话接着说：他绝不想再经历那种痛苦了。他说，谁也没有权利那样对待别人，不管是对老师还是配偶。他说："就像他妈的一根树棍子，一下子砸上去——嗯，你知道那是怎么一回事，对吧？（叹气）这很难说明白，是吧？"罗杰斯问道："拿一根又粗又长的棍子，打在你屁股上——你是这个意思吗？"来访者笑了，他说自己从来没这样说过。尽管如此，罗杰斯还是问他，那是否是他想表达的意思。来访者承认这是他想说的话，于是，罗杰斯回答说："好，这就是我想要弄清楚的，看我是不是理解对了你的意思。"

来访者说，讲出这种事大概会令人很痛苦，但是，他仍然不知道如何告诉罗杰斯他是怎样受到这么深的伤害的。罗杰斯说："难以言表。"过了片刻，他补充说："你现在就体验到了那种受到伤害的痛苦。"很明显，这里有了共情的成分。来访者表示同意，并对罗杰斯讲了他对那些不停地喝酒、无家可归的街头醉汉的看法，他认为"他们这样做也许有他们的理由"。他说，由于自己所经历的一切，使得他对那些人的遭遇变得更加敏感。罗杰斯告诉来访者，在他看来，似乎来访者知道感到绝望会是什么样，并且知道这种绝望会给人带来多么深的伤害。来访者认可了罗杰斯的看法，他说，他对于街头醉汉们的遭遇感同身受。他说过去自己很有钱，而现在他身无分文却更加快乐。他不想再回到从前的生活中去了，但是又不知道今后该怎么办。他想向人们提供捐助，帮助他们，和他们聊天谈话，但是首先他想解决自己的问题。其中一个问题，也许就是承认受到伤害并且把它说出来。他还说，自己"要重新确信我是一个人"。来访者又讲了一些话，包括他如何需要把这种伤害压在心里，怎样使自己相信没有什么东西会伤害到他，相信他自己一切都好，等等。此时罗杰斯说："那都是狗屎。是吧，嗯？就是刚才你说那些话的时候，我觉得你正在体验受到伤害，就像是那根棍棒打在你的屁股上。"（这种话多少有些不像是从罗杰斯嘴里说出来的，但他显然是在试图与来访者共情。）来访者显得有些紧张，但接着他又说，自己有那种体验的时候，他本能的反应是把这种体验控制在一个"安全的程度上"，把这些想法从头脑中赶跑。

来访者问罗杰斯，如果一个人觉得别人对自己的问题负有责任而去责备他人，那样行不行？当时，他们两个人都笑了。罗杰斯表示，从感情上来说，来访者认为别人应该受到指责，但在理智上则坚持认为自己也有不可推卸的责任。来访者说，多数情况下，由于自己付出得太多，不遗余力地分担，并付出了全部的爱，所以使自己受到了伤害。

来访者：但是——我还从来没有被打败得这么惨过——如果你看到我被伤成了什么样子……你也许看不出我的人样了。（停顿 20 秒）这对我来说的确是太残酷了。

罗杰斯与来访者都认为，来访者已经讲述了他可以讲出来的一切。罗杰斯总结说："你围绕着那个充满伤害、痛苦和沮丧的深坑走了一圈又一圈，体验到这其中的痛苦，这就是到目前为止你所能够表达的全部了。即使你知道你还有更多的事情没有说出来，你有所保留，你也知道，如果说出这些事情，对自己是会有所帮助的。"来访者开始解释他能谈谈他的白血病问题，但是罗杰斯打断了他的话并指出，讨论他的病症要比讨论他所受到的伤害容易得多。来访者叹了口气说："哦，噢，我确实该——我就说到这儿吧，好吗？"罗杰斯再次确认了这一点，说明来访者已经讲述了他能够说出来的一切，他们应该结束这次谈话了。

在随后的讨论中，罗杰斯对这次谈话进行了评论。他说："这是一个身披盔甲保护自己的人。他受到了非常大的伤害，但却把自己的真实情感深深地掩盖起来。但是，在这次谈话中，他的盔甲开始裂开了——只是刚刚裂开了一个缝——我们发现最上面的一层是愤怒，但是再往下深入，就是无法言表的伤痛。"罗杰斯接着说道，来访者有话不说，但他并不为此感到遗憾。他认为，这是来访者的明智之举，因为来访者知道自己哪里最脆弱、他能做些什么、应该以什么样的速度往前走。

罗杰斯特别提到，这次谈话中一些理性的和理论方面的问题对他有着强烈的吸引力。例如，来访者的内摄的自我形象在什么程度上是"有教养的"自我？另外，罗杰斯提到来访者的一种幻想，即来访者想象自己若是把愤怒的情绪发泄出来就会重新陷入病痛。罗杰斯还指出，他重复来访者的话时，来访者意识到了自己这样的想象是荒唐的。这次面询中，罗杰斯谈到的另一个理论方面的问题，即来访者对得到尽情宣泄的许可时所做出的反应。罗杰斯解释说，这种允许发泄怒气的做法使得来访者不再生气，并有助于来访者意识到最令他感到恐惧的不是他的愤怒，而是他所受的伤害和脆弱的自我。最后，罗杰斯描述了来访者说到对他岳父的爱时所表达出的那种悲痛的情感，在此之前，他从来无法把这种爱表达出来。

在讨论的最后，罗杰斯讲了他对来访者的感觉、对这次谈话的看法以及其他人可以从中获得的启示。他说："在他（来访者）的生活中，有很多方面的东西比死亡更使人感到恐怖，来访者对这一点表达得很清楚。不管怎样，似乎对我们所有人来说，这包含了一个信息。就我来说，在与他谈话的过程中有一种身临其境的感觉——我作为一个理解他的旅伴，在一个对于他充满着潜在危险的探索自我的旅途上，我与他一起前行。我想这是一个很好的例子，说明我是怎样与一位富有表达力的来访者一起探讨他的问题的。"

参考文献

Whitely, J. M. (Producer). (1977). *Carl Rogers counsels an individual on anger and hurt* [Film]. American Personnel and Guidance Association.

点　评

"愤怒与受伤害"个案点评 1
·······························
非同寻常的指导

B. T. 布罗迪利

　　1977年，罗杰斯前后两天中对一位来访者连续进行了两次面询，每次时间1小时。安排这两次谈话的目的，是为了制作一部罗杰斯治疗的录像片，用于演示来访者中心治疗1的方式和方法。来访者是一位志愿者。两次面询时，现场只有拍片的工作人员，没有其他观众。最终制作出的录像片完整地重现了两次谈话的过程，第一次录像的片名为《绝望的权利》（Whitely, 1977a），第二次录像的片名为《"愤怒与受伤害"——卡尔·罗杰斯心理咨询个案》（Whitely, 1977b）。第二次也是人们了解较多的那次面询。这本书中收录的是第二次谈话综述，也是本文重点分析的部分。

　　罗杰斯没有给来访者起个化名，人们只知道他是"《愤怒与受伤害》录像片中的来访者"。第一次谈话之前，罗杰斯和来访者从未见过面。那次谈话时，罗杰斯对来访者说，自己只是听说了他的"一些情况"，知道他"得的是白血病，但是现在病情有了缓解"，"是好消息"。

　　来访者是一位年轻的黑人男子，看上去不到30岁，表现力很强。在与罗杰斯的互动中，他表达出相当丰富的情感。来访者的表情无时无刻不在发生变化，这使他非常引人注目。整个谈话过程中的信息量很大、内容高度集中，来访者一次次触及自己内心的痛苦，而罗杰斯的关注点高度集中，一次次给出共情性反应。

　　是的，罗杰斯的治疗风格多年来在一些方面有所发展变化，但是他的基

---

1. 与"以人为中心的疗法"同义。

本假设和基本理论（即治疗中发生变化所需的必要条件和充分条件）从未改变（Rogers, 1957, 1959, 1986a）。1986 年，罗杰斯曾对他长期坚持的基本理念进行了阐述，他说："以人为中心的治疗是建立在对来访者信任基础之上的治疗方法……依赖于每一个人内在的自我实现倾向……依赖于相信人类会朝着建设性方向发展的信念"（Rogers, 1986）。根据罗杰斯提出的理念、自我实现取向及其所强调的对每一个人的信任和尊敬，治疗中必须以来访者为中心，以非指导性的态度对待来访者（Raskin, 1947），并采用相应的治疗程序。

我们在罗杰斯对其治疗理念和方法的演示中看到，他的这种非指导性的态度体现在各个方面。罗杰斯指出，治疗师要把自己的目标"局限在治疗过程中，而不是最后的结果"（Rogers, quoted in Baldwin, 1987）。罗杰斯所要说明的是，采用来访者中心疗法的治疗师的目标，就是要在治疗中保持自己的一致性，在与来访者的关系中，用无条件积极关注的态度和共情性理解的方式去对待他们。

根据罗杰斯的理论，治疗师在治疗中可以使用一种恰当的方法来检查自己是否坚持和重视这些目标，即提出这样一个问题："此时此刻，我是与这个人真正在一起吗？"（Balswin, 1987）。在与来访者的谈话中，使用来访者中心疗法的治疗师没有设定任何要达到的目标，因此也就不会指导来访者去达到任何目标。同时，治疗师试图表示出支持的态度，促进来访者内在的自我实现倾向的激活，促进其产生建设性的变化。治疗师以这样的态度对待来访者且来访者感觉到这种支持时，来访者的自我实现倾向就会被激活。

因此，在罗杰斯与（"愤怒与受伤害"个案中）来访者的示范性谈话中，我们希望能够看到他如何在治疗中体现这种态度和使用相应的方法，如何显示出他对来访者的信任和尊重，如何在治疗中坚持非指导性的原则，从而使来访者真正能够根据自己设定的节奏和方向朝前走，按照自己的观点来认识事物的重要性和认识现实。我们设想，罗杰斯的治疗态度将会体现在他的共情反应中，体现在他对参照系的使用中和他对来访者提问的回答中。我们预期，他会敏感地察觉来访者的问题和脆弱性，并表示认可。事实上，在罗杰斯与来访者的这次谈话中，我们的确看到了那些我们期望看到的内容，同时，我们也看到了一些出乎意料的情况。

在我坐下来写这篇点评之前，我和我的学生一起反复观看了《愤怒与受伤害》这部片子。其中，我确实看到表现了来访者中心疗法性质的内容以及我所预期的罗杰斯的行为表现，但我同时看到，罗杰斯在谈话过程中时常试图以一种系统性的指导方式来影响来访者。因此，这次面询的情况与我以前见过的罗杰斯的面询方式似乎有很大的不同。

在过去那些面询中，罗杰斯总是严格按照共情的方式进行反应，或者依照"自愿使用来访者中心疗法 / 以人为中心疗法的治疗师"的行为准则（Raskin,1988）[2]对来访者进行反应。但这一次是例外，罗杰斯的态度似乎有所变化，不再坚持他所主张的非指导性的目标，而是为来访者设立了一些特定的目标。

鉴于罗杰斯在本个案中的做法有悖于他的理论，我把他在这次治疗中的行为与他过去40年中不同时期的其他9次面询情况进行了比较，形成了我们的研究报告。也就是说，我们对罗杰斯的10次面询情况进行了分析（Brodley & Brody,1990; Brody, 1991），把罗杰斯在这10次谈话中所做出的大量口头反应按频次整理后分成两大类，即"共情性理解核查反应"和"治疗师根据自己参照系的反应"。如表9.1所示，罗杰斯的第一类反应的目的，是为了核实[3]他是否准确地理解了来访者当时的内部参照系，第二类反应是他根据自己的参照系做出的，可再细分为四小类。

我们的研究表明，在罗杰斯的前9次咨询中，他根据自己的参照系做出的反应总共为4.2%，而此类反应在"愤怒与受伤害"这一次面询中达到22%。这种高频率地使用治疗师参照系的现象可能是罗杰斯试图为来访者设置一些特定的目标所造成的。如果仅仅是第二类反应出现的频率高，并不能说明治疗师在对来访者进行指导。检验一个治疗师的话语中是否带有指导性的方法，要看其在根据自己的参照系所做出的反应中是否带有系统性的、对来访者进行指导的意图或态度。简言之，治疗师是不是一再根据自己的特定目标对来访者做出反应？如果是，那么，治疗师的做法则带有指导性，而这种行为与来访者中心治疗或以

[2.] 拉斯金提出的"自愿选择使用来访者中心疗法/以人为中心疗法的治疗师"应符合以下准则：他们"不仅要对来访者做出共情回应，而且应以一种主动的、非系统性的方式主动做出反应、给予建议、提出问题，帮助来访者体验他们的情感，保持对来访者的基本的、持续性的尊重，把来访者视为治疗过程中的建筑师"（Raskin, 1988）。

[3.] 罗杰斯曾明确指出，他做出的共情反应并不是为了对来访者的情感做出回应，而是为了核实自己对来访者的理解是否准确（Rogers, 1986b）。

表 9.1　罗杰斯在治疗中明确做出的反应类型和本案中的实例

反应类型	例子
共情性理解核查反应	● "你的理智告诉你：'噢，冷静下来，不要陷到一些强烈的情绪中去。'" ● "就像狠狠揍他一顿！" ● "你想弄明白——是否，如果你把所有的——你内心感受到的所有的痛苦都说出来的话，这也许，唔，这也许会使你旧病复发。" ● "他妈的差点儿把你逼得变成一头野兽。"
治疗师根据自己参照系的反应	
治疗师的评论 / 自己的观察	● "对于你不得不说的这些情况我想了很多。"
治疗师的个人解释 / 说明	● "你是说你不确定以哭来发泄心中的痛苦对你来说是否会有所帮助。我还有种感觉，就是你害怕以哭来表达你的痛苦。"
治疗师的赞同	● "是的，也许你还没有向他们说明白。"
引导性提问	● "如果你过去哭过的话，那么，都是为了什么呢？"

注：表中未记录"嗯"之类的反应。需要说明，这种反应对于治疗师与来访者间的沟通和治疗师领会来访者的想法有着重要作用。

人为中心治疗的原则是不相符的。

在"愤怒与受伤害"个案中，罗杰斯根据自己的参照系做出反应的次数比他在另外 9 次谈话中此类反应的总数要高得多，不仅如此，他在这次面询中的多次反应都显示出，他有着明确和特定的目标。在罗杰斯与来访者的互动中，他的这种不同寻常的行为接二连三地出现，暴露出他的指导性态度和试图让来访者达到他所设定的目标的做法。在谈话记录中，我们可以从来访者的第 29 次表述之后看到罗杰斯做出的这种系统的指导性反应，谈话记录如下：

来访者：不知道我讲的听上去是否有些混乱或是什么，也许是吧，要让他们接受有病这样一个事实，你知道我的意思。

罗杰斯：嗯。

来访者：但是与此同时，我的确没有机会告诉他们这个事实。

罗杰斯：嗯。

来访者：大概是我没有向他们解释清楚。

罗杰斯：是的，也许你还没有向他们说明白。

来访者：也许是吧。

罗杰斯：那也就是我现在感觉到的情况——你觉得，"我确实不应该表达我的这
　　　　种愤怒情绪，我是有很多理由的。我来，我来说所有这些理由"。

来访者：是的（轻轻一笑），可以肯定地说……我真的不知道，你是理解的。也许
　　　　有一天我会发泄一下（轻轻一笑），我可能确实会感到好受一些什么的，
　　　　是吧？但是……但是我——我如果是笑——我，唔，你看，我在微笑的
　　　　时候，它掩盖着的是强烈的——我非常愤怒……但愤怒不是我的本性。

罗杰斯：嗯。

来访者：你知道……愤怒不是我的本性。

罗杰斯：嗯。

来访者：我不想发火，但是我感到愤怒。

罗杰斯：是的，唔，那么，嗯，那么听起来你是在一遍一遍地解释说，嗯，嗯，"愤
　　　　怒不是我的本性。只是此时此刻我感到愤怒"。

来访者：是这样的（轻轻一笑），就是这样的。

　　在罗杰斯做出的第一个反应中，他肯定了来访者的想法，即来访者也许并没
有让别人知道他自己的需要。在罗杰斯的第二个回应中，他完全是在强化他自
己的想法，即来访者不让自己把愤怒的情绪表达出来。这是罗杰斯的个人解释，
其含义是来访者应该现在就把他的愤怒发泄出来。值得注意的是，罗杰斯说"那
也就是我现在感觉到的情况"时，他是在以一种武断的方式表述他的看法。在罗
杰斯的治疗中，这种做法是罕见的。

　　罗杰斯做出的解释使来访者感到不舒服，他说道："也许有一天我会发泄一
下。"他这样说也许是为了以此来缓解自己在罗杰斯的话中感受到的压力。紧接
着，来访者犹豫地以一种含糊口气说："我可能确实会感到好受一些什么的，是
吧？但是……但是我——我如果是笑——我，唔，你看，我在微笑的时候，它掩
盖着的是强烈的——我非常愤怒……但愤怒不是我的本性。"但是，来访者所说
他自己的"笑容掩盖着愤怒"到底是什么意思呢？是表示自己将遵从罗杰斯反应
中内隐的指导，并准备表达出自己内心的愤怒呢？还是对罗杰斯做出的解释表
示不满呢？

　　无论是哪种情况，罗杰斯此时没有做出任何共情性反应，没有确认来访者感

到自己在被激怒，并且，已经开始感到愤怒了。相反，罗杰斯还是在重复他个人的解释，说来访者"一遍一遍地解释"是为了不让自己把愤怒发泄出来。具有讽刺意味的是，这时的罗杰斯显得目标明确，态度坚定，以至于来访者已经说出他此时感到愤怒，而罗杰斯居然是听而不闻。

在随后的互动中，为了让来访者把当时心中的愤怒发泄出来，罗杰斯话语中的目标性更为明确。以下是这段对话：

来访者：我不知道怎样才能以一种有效的方法来发泄心中的怒气，就是，以……的方式，就像现在——我对人们的行为做出反应，如果，如果你碰到一些人，无论是在马路上，还是在工作场所，或诸如此类的情况，如果人们向你发出一些信息，不管他们在说什么，我会接收到一些信息的。你知道，他们说的意思是："嘿，那不为了我。"等等。从前……我都忍了，随人们去说，我愿意尽量与人们交流，不想抱有敌意。

罗杰斯：嗯。

来访者：对人或对事，我不想抱有敌意。而现在，我不该再忍了，我要说"嗨，那是一堆臭狗屎"。

罗杰斯：嗯。

来访者：你看，我想说："别告诉我该怎么做，也别打个手势告诉我：'你没问题，'但实际上是以这种非语言方式对我说：'嘿，你确实有问题。'"我不想再听这类废话了。

罗杰斯：我知道你说的是什么意思了，我也强烈地感觉到，我要说："你若想在我这儿发泄一下的话，那就发好了，没关系。"

来访者：（停顿）但是我不知道，你说呢，怎么表达愤怒才合适？这很难，你知道的，很难——

罗杰斯：是的，是很难，我的意思是说你不必现在就把怒气发泄出来。

来访者：是的。

罗杰斯：我只是在说这对我没什么。

来访者：嗯。

罗杰斯：如果你觉得不高兴了就发泄一下，仅此而已。

来访者：你真的这样认为吗？

罗杰斯：绝对的！

罗杰斯让来访者把他心中的愤怒发泄出来，而来访者对此的反应显示，他把罗杰斯的许可看成是一种鼓励。尽管罗杰斯否认他是有意在暗示来访者应发泄一下，但罗杰斯一直在安慰来访者，他在这种交流中所表现出来的热情完全可能把这种信息传递给来访者。除此之外，他还放弃了一次可以做出共情反应的机会，转移了来访者的注意力，而没有关注来访者对自己当时体验的感受。

从此时开始，罗杰斯在后面的互动中做出的都是非指导性的共情反应。但他后来又给出了一个暗示性反应，鼓励来访者去体验自己的另一种感受。对话如下：

来访者：我看到一些人像伤害我那样对待别人，它折磨着我、使我感到愤怒，你知道吗？而且我想，在这种情况下，我会变得多少有些失控，想动手打人，是这样的，或者，去保护什么人、去为谁打一架这样的举动。（停顿）如果我能大哭一场的话，我就会哭个够——

罗杰斯：这就是我正在思考的问题。

来访者：你想的是——

罗杰斯：我想的是，你是否还能够哭出来。

在这段对话中，罗杰斯两次打断了来访者的话，表达了他自己的想法，即哭出来对来访者是有益的。虽然这也是对来访者的想法表示支持，但此时罗杰斯就像是在表达他个人的看法。罗杰斯的这种鼓励再次忽略了一点，即来访者需要自己意识到当时的感受和把这种感受表露出来（哭出来）对他是有好处的。在此后一段的互动中，罗杰斯遵循了共情的反应原则。后来，他又开始根据自己的想法解释来访者的话。对话如下：

来访者：我是能够哭出来的，你是知道的，我是有理由大哭一场的。但是哭一通对我自己来说，我说不好，这样做对我能有什么帮助？你说呢？（笑）

罗杰斯：嗯，你是说你怀疑用哭来发泄心中的痛苦对你来说是否会有所帮助。我还有一种感觉，你是不敢用哭来表达你的痛苦。

来访者怀疑哭出来是不是对他真的会有所帮助，而罗杰斯的这种解释说明他并没有理会来访者的疑虑。这种解释传递的信息是：来访者必须哭出来，这样做才会使他感到好受一些，而来访者此时体验到的实际上是一种隐性的哭泣。随后，罗杰斯又一次就"哭"的话题做出了反应，他对来访者说："也许，只有你是个7岁的孩子才可以大哭。"我们从中可以看到罗杰斯的指导性态度。

罗杰斯在谈话中说到孩子，这是因为来访者在前面的谈话中曾提到，自己那时很孤独，但他可以表达真实的自我，而长大后却不得不在文化的压力下把自己掩饰起来。罗杰斯话中所包含的意思是，如果来访者能够把他心中的愤怒和痛苦都哭出来，他将有可能找到更真实的自我。

在随后四个来回的对话中，罗杰斯一直使用共情反应。之后，他再次放弃了共情原则，对来访者提出了一个引导性的问题。对话如下：

来访者：我的确不知道怎么做才好——我实在是不知道该怎样对付这种事情。我真的不知道。（叹气）你看，我付出了那么多，这简直是疯了。我实在是受不了了。（叹气）

罗杰斯：如果你过去哭过的话，那都是为了什么呢？

很明显，罗杰斯试图让来访者马上把此时的情感表达出来，但他显然忽略了来访者当时的感受。来访者正沉浸在痛苦中，他的话语、叹气以及表情非常清楚地说明了这一切。但是，罗杰斯的问话却打断了来访者当时对自己感受的体验，又把来访者引向寻找问题和做出解释的方向。

面询进行到一半儿的时候，罗杰斯开始鼓励来访者，让他把心中的愤怒表达出来，把当时的痛苦感受哭出来。接着，他又鼓励来访者表达另外一种情绪，即他所感受到的强烈的受伤害的情绪。对话如下：

来访者：我真的不想再陷在这种痛苦里了，我想继续帮助别人，但是我做不到，我不能像以前那样去做了。我可以……狂喊吗？你说，就是那种拖着长音的大声呐喊。但是我不知道我是否真能喊出来。（微笑）

罗杰斯：你可以试一试。

罗杰斯一次又一次地鼓励来访者，让他把愤怒发泄出来、哭出来或大声地把痛苦宣泄出来，他的这种做法是在给来访者施加压力，是要求他那样做。然而，他的这些做法对于来访者的真实感受是有颠覆作用的。这种转移来访者思维方向的做法是指导性治疗方式的特点，常见于心理动力学疗法、格式塔疗法和家庭系统疗法中，在来访者中心治疗中是很少使用的。使用指导性疗法的治疗师认为，把感受即时表达出来是有好处的。但是，这种指导性的做法常常会使治疗师忽略来访者的内心感受，使来访者偏离自己的思路。与此形成对照的是，使用来访者中心疗法的治疗师通常会向来访者表达共情的关注和反应，使其能够自由地体验一种感受，或根据他们的内部学习过程转移自己的关注点。罗杰斯这次谈话中偏离来访者关注点的做法是极不寻常的，在我所见到的罗杰斯治疗案例中，这可能是一个特例。也许罗杰斯自己也意识到这一点了，因此，每当他的指导性反应干扰了来访者的即时性感受时，罗杰斯就又重新做出共情性反应，因而使来访者原来的情绪状态得以恢复，使谈话重新回到一种富有成效的、来访者为中心治疗的过程中。

　　在与来访者的交流中，罗杰斯的指导性态度不仅表现在他的解释和鼓励中，还表现在另外一种形式的反应中。这次谈话中，有两个例子可以反映出罗杰斯的这种指导性态度，即他在反应中刻意使用了一些粗话或不文明的字眼。但是，他这样做并不是在表达共情理解或回应，而是想以这种方法促使来访者把强烈的情绪发泄出来。罗杰斯第一次在反应中说粗话时，来访者感到有些尴尬。以下是第一个例子：

罗杰斯：你就是想大骂一声："他妈的！"

来访者：是的，对的，对的，是那么回事。的确如此。（笑声）噢，我的天哪！（笑声）

　　来访者感到尴尬，是因为罗杰斯说这种粗话是在模仿自己。或许他意识到当时正在录像，或许他意识到自己在与罗杰斯谈话，而罗杰斯是一个长者和专家，总之，他希望自己在那种咨询场合里能够说话得体。尽管他承认罗杰斯对他的感觉的理解是正确的，但是，他显然不愿意罗杰斯把这种脏话当成是他的口头禅。

　　第二次，来访者是在讲述他的决定和决心，他决定不再允许别人再像以前那样侮辱、践踏自己的人格了。他说话时情绪异常激动，在他的言谈举止中明显地表现出这一点。此时，罗杰斯在反应中使用不太文明的字眼，试图模仿来访者未说出口的话。以下是第二个例子：

来访者： 我认为任何人都没有权力那样对待别人。无论是教师、妻子还是丈夫，没有人可以这样做。唔，嗯，是吧，但这，但这其实也不是我的错，我的意思是，我也不是无可指责的，我也是有责任的是吧，但是你知道，你是知道的，就像他妈的一根树棍子，一下子砸上去——嗯，你知道那是怎么一回事，对吧？（叹气）这很难说明白，是吧？

罗杰斯： 拿一根又粗又长的棍子，打在你屁股上——你是这个意思吗？

来访者：（笑声）我——我可没那么说。

罗杰斯的反应方式是他经常运用的一种共情方式，就是在来访者处在激烈情绪的状态时，通过一个比喻把来访者无法表达的感受集中地表达出来。但是，在这个例子中，来访者已经把自己的感受清楚地表达出来了，他只是在避免说出"屁股"之类的不文明字眼，但罗杰斯似乎是在让他一定要这样直接说出来。此前，当罗杰斯说出"他妈的"这种粗话时，来访者就已经显得有些尴尬了，因此不难预料，罗杰斯说出"屁股"这种字眼时，来访者依旧尴尬地笑了笑，解释说他自己并没这么说。来访者当时正在体验着一种强烈的感受，他使用自己的比喻表达他的情感，尽量避开那些粗俗的表达方式。然而，罗杰斯的反应却转移了来访者的体验，把注意力放到了"粗话"上。（假如罗杰斯给出的是共情理解的反应，他首先应该对来访者自我克制不说粗话的做法表示敬佩，并且对来访者表露出来的强烈情绪做出回应，比如，罗杰斯可以这样说："谁也没有权力侵害你或侵犯任何人，谁也没有权力用这种方式侵害你、侮辱你的人格或伤害你。"）

在罗杰斯与来访者这些互动的例子中以及其他一些谈话内容中，我们看到，罗杰斯总是在按照自己的一种想法行事，他似乎认为，如果来访者能够把即时的强烈情感表达出来，一定能够获益。然而，事与愿违的是，罗杰斯按照他的这种想法去做时，却往往会阻碍或破坏来访者达到目标的进程。

来访者与罗杰斯又谈了一会儿之后，他的情绪再一次变得激烈起来。来访者的这种情绪恢复是谈话中起了主导作用的共情回应的必然结果。在这次面询中，罗杰斯的78%的反应都是共情回应，对来访者表露的强烈情感给予了强有力的非指导性回应。

面询进行到一半的时候，来访者感觉到自己被罗杰斯"控制"住了。这正是我所要指出的，罗杰斯在谈话中时而采用指导性方式，时而采用他独特的共情、接受和非指导性的方式，他在这两种态度之间的摆动导致了他对来访者实施的控制。来访者说："简直令人难以置信……和别人聊这些，这是第一次……这也是我第一次真正放开，没有控制自己的情绪……我放弃了自我控制，使你在很大程度上控制了我，向你说了心里话。"在以人为中心的治疗中，由于来访者与治疗师之间建立了一种相互信任的关系，来访者往往不会有防备自己被控制的心理。但是，来访者轻轻说出的"你……控制了我"表达出了他的感受，即罗杰斯在实施控制——这与以人为中心的治疗方式是不同的。来访者的话告诉我，罗杰斯在试图影响他去达到一些特定的目标，即如何去处理他即时的、强烈的愤怒、痛苦和受伤害的感受。

我们很自然地会问一个问题：这次面询中，罗杰斯为什么在两种态度之间摇摆，时而表现出一种不同寻常的、在理论上有悖于来访者中心治疗原则的、指导性的做法；时而又回到他通常的、在理论上与来访者中心治疗原则相一致的、非指导性的做法？我不知道、也不想猜测其中的原因。我点评的目的，为的是展示出罗杰斯在这次面询中所采用的不同寻常的、指导性的治疗方法，而不是对其进行解释。关于罗杰斯为什么会这样做的原因，有着一些传闻。如果这些传闻属实，也许会对某些推断或解释提供支持。

有一种传闻说，罗杰斯不大情愿拍这些片子，但碍于同事们的面子而去做了。在这种矛盾的心情下，罗杰斯也许对这位矜持的来访者失去了几分耐心，因而没有坚持他的非指导性原则。另一种传闻说，来访者没有如实地把自己的一些重要情况告诉罗杰斯，如他所患白血病的病情。尽管罗杰斯这两次谈话时对来访者了解不多，但他可以感觉到来访者有一些事情不想告诉他，因而未能使他与来访者之间的关系达到他通常的那种相互坦诚的状态。

我们在这部片子的最后部分中看到，罗杰斯再次表现出一种令人不解的、不同寻常的行为方式。他完全是以共情来表达他对来访者的接受和准确的理解。结果可想而知，来访者变得异常激动，控制不住自己的泪水，无法继续下去，他请求结束谈话。面询结束时，罗杰斯倾身轻轻拍了拍来访者的膝盖，表示对他的支持与关怀。

就在这一连串令人感动的场面刚刚过后，罗杰斯便在面询后的评论中（此时来访者已离开现场）把来访者描述成一个"身披盔甲保护自己的人"。这种比喻令人感到奇怪和不解。在我们观看的录像中，那位来访者情绪激动地与罗杰斯谈了1个小时；罗杰斯对他的描述与我对他的感觉是不一致的。而且，对于罗杰斯来说，这样刻薄地评论一个来访者也是不同寻常的，这样的评论与罗杰斯在谈话结束时对来访者的那种关爱态度也是相矛盾的。这种反差说明，罗杰斯这次面询的表现与他的一贯表现大不相同。

在治疗师对来访者的面询中，常常会有一些地方做得不到位，其中会有两方面的问题：一方面是治疗师本人的理论修养和理念方面的一般性问题；另一方面是使用具体疗法中的特殊性问题，如使用来访者中心治疗方法却未能满足（罗杰斯提出的）产生变化所需的必要条件和充分条件。尽管如此，来访者还是能够通过治疗感觉到并讲述出自己的进步，而这些进步也可以通过客观评价被观察到。罗杰斯在他的治疗理论中清楚地说明，在治疗中，治疗师不需要绝对地遵从他的理论，为了使治疗得以进展，也不需要一成不变地遵守规定的原则（Rogers, 1957）。虽然罗杰斯说过这样的话，但根据我对罗杰斯多次面询的研究（Brodley, 1991），他一贯保持着来访者中心治疗的态度。然而，他在"愤怒与受伤害"个案中的表现却是一个例外。

参考文献

Baldwin, M. (1987). Interview with Carl Rogers on the use of the self in therapy. In M. Baldwin & V. Satir (Eds.), *The use of the self in therapy* (pp. 45-52). New York: Haworth Press.

Brodley, B. T. (1991). Some observations of Carl Rogers' behavior in therapy interviews. *Person-Centered, Journal, 1(2),* 37-48.

Brodley, B. T., & Brody, A. F. (1990, August). *Understanding client-centered therapy through the study of ten interviews conducted by Carl Rogers.* Paper presented at the Annual Conference of the American Psychological Association, Boston, MA.

Brody, A. F. (1991). *Understanding client-centered therapy through interviews conducted by Carl Rogers.* Clinical Research Paper submitted in partial fulfillment of requirements for Doctor of Psychology in Clinical Psychology, Illinois School of Professional Psychology.

Raskin, N.J. (1947). *The non-directive attitude.* Unpublished manuscript.

Raskin, N.J. (1988). Responses to person-centered vs. client-centered? *Renaissance, 5*(3 & 4), 2-3.

Rogers, C. R. (1957). The necessary and sufficient conditions of therapeutic personality change. *Journal of Consulting Psychology, 21,* 95-103.

Rogers, C. R. (1959). A theory of therapy, personality and interpersonal relationships, as developed in the client-centered framework. In S. Koch (Ed.),

Psychology: A study of a science: Vol. III. Formulations of the person and the social context (pp. 184-256). New York: McGraw-Hill.

Rogers, C. R. (1986a). Client-centered therapy. In I. L. Kutash & A. Wolf (Eds.), *Psychotherapist's casebook* (pp. 197-208). San Francisco: Jossey-Bass.

Rogers, C. R. (1986b). Reflection of feelings. *Person-Centered Remew, 1(4),* 357-377.

Whitely, J. M. (Producer). (1977a). *The right to be desperate* [Film]. American Personnel and Guidance Association.

Whitely, J. M. (Producer). (1977b). *Carl Rogers counsels an individual on anger and hurt* [Film]. American Personnel and Guidance Association.

点 评

"愤怒与受伤害"个案点评2
罗杰斯对超自然心理疗法发展的贡献

S.E. 梅纳海姆

在心理治疗理论中，人本主义心理学（humanistic psychology）被称为"第三力量"。罗杰斯也许是人本主义心理学最杰出的代表人物，他所做出的贡献在文献中有大量的记载，这些贡献使他在心理治疗领域的发展中享有受人尊敬的地位。我在本文中将要提出的一个观点是，在罗杰斯所取得的成就中，至少还有一个重要贡献尚未得到广泛承认，这就是他为"超个体心理学"（transpersonal psychology）或心理治疗中的"第四力量"的兴起和发展所做出的贡献。

在对"愤怒与受伤害"案例的点评中，我主要关注的内容与根据罗杰斯的理论对其工作进行评论的那些来访者中心疗法的专家有所不同。我将用此作为一个例子，来说明罗杰斯在第三力量心理学和第四力量心理学的发展中所起的作用。这两种心理治疗方法都是以罗杰斯所提出的以下思想为基础的：如果为来访者提供了必要的和充分的治疗条件（如无条件积极关注、共情、真诚和情绪一致性等），个体的"完好部分"和自我实现倾向就可能发挥作用。

面询中的要点回顾

实际上，这部录像片有一个名字，叫做"卡尔·罗杰斯为一个感到愤怒与受伤害的人做心理咨询"。这个片名已暗示出罗杰斯的观点，他认为，解决来访者的这些情绪问题对其成长和使来访者建立起与自己内心中的"完好部分"的联系是必要的。我们可以看到，整个谈话过程中，罗杰斯一直在促使来访者感觉并表达他的愤怒和受伤害的情绪，这样，来访者就能够回到被这种痛苦所掩盖的、更积极的情绪状态中来。

面询开始后，来访者告诉罗杰斯，说自己精神上非常痛苦。来访者明白他心里有多么愤怒，但是他不愿意表达出来，惟恐自己再次体验这种愤怒。他非常害怕自己产生愤怒的情绪，以至于想"跳过"有关的话题。这位来访者被诊断患有白血病，但是他感到，自己在感情上受到的伤害要比白血病给他带来的痛苦严重得多。他说，他的精神状态和他的身体状况一样，实际上正在日趋恶化。他认为愤怒不是自己本性里的品质，而他的生活经历使他心中充满愤怒。这里的问题是，来访者所受到的教育告诉他，愤怒是一种需要控制的情绪，不能表现出来。这种憋在心里不能诉说的愤怒是来访者痛苦的根源，但这种情绪又非常强烈，来访者对它的恐惧要比死亡给他带来的恐惧大得多。

罗杰斯在这一段时间的做法和他的思想是一致的，他认为，来访者的即时体验是最重要的。此时，来访者觉得自己陷入两难困境，一方面，他想要把自己对这个种族主义的虚伪社会的不满表达出来；另一方面，父母对他的教育又告诉他，要对这一切都视而不见，假装一切都正常，不要把自己的愤怒表现出来。瑞士心理学家米勒（Miller, 1981; 1990）和其他许多人都发表过有关的研究成果，这种情况在很多有功能障碍的家庭中都存在。

罗杰斯不断鼓励来访者充分表达自己的痛苦和愤怒，他的这种行为和对来访者做出的回应说明，他相当关注那些对来访者非常有害的情况。在一定的程度上，罗杰斯涉及存在中的一个超自然的（spiritual）或超个体的（transpersonal）维度。我们可以推测，在罗杰斯看来，来访者所患的血癌正是由于他情感上受到的巨大痛苦所致，或者说，这种痛苦至少起了加速病症恶化的作用。罗杰斯凭着自己的直觉对来访者做出反应，他的目的明确，带有指导性，但这并不是他平时的一贯做法。他明确地向来访者说，如果他想把愤怒发泄出来，可以就在这里发泄，没有关系。虽然罗杰斯的这种反应是真诚的、共情的，却使来访者感到很惊讶，并引起了他的"无意识探索"（米尔顿·埃里克森学派的治疗师们所称）。在三次停顿以后，来访者终于产生了一个重要的省悟，他认识到，使他受伤害的东西就是自己的愤怒情绪。

我认为，虽然罗杰斯的做法是一种指导性干预，有些反常，但同样表现出了罗杰斯对来访者真诚的关心和关怀。他之所以这样做，也许是他知道来访者身患重病，剩下的时间不多了。不管怎样，罗杰斯相信自己的直觉反应是对的，而且，他这么做的结果是使来访者很快地产生了顿悟。

在随后的一个阶段中，来访者对受伤害的情绪进行了探查。来访者似乎认为，再次体验这种受到伤害的情绪会使他感到比愤怒更加痛苦。来访者还意识到，他害怕向任何人诉说自己受到了伤害，因为这样做会使他显得软弱、依赖于人或容易被伤害。他不相信向别人敞开心扉会获得爱的回报。这时，他提到了自己的婚姻状况，说自己尽了最大的努力，他觉得他爱妻子，但最终还是受到了伤害。来访者把这次失败的婚姻看成是自己被别人彻底打败了。

让我们来总结一下以上部分面询的情况：罗杰斯的话使得来访者产生了顿悟，使他明白了自己的病况与情绪的因果关系，即愤怒的情绪对他是一种伤害。这种结果可以用罗杰斯理论解释，说明每一个人心理上都有着基本的"完好部分"，只是被掩盖在"愤怒与受伤害"的情绪之下，因此，来访者应被看作是一个受到了伤害的正常人。来访者感到他自己是那么愚蠢地信赖妻子，向她表达自己的爱，但却受到了伤害；这使他感到羞耻，而这种羞耻感又加剧了他的痛苦。这样一来，就使他更受到自己"不够好"的感觉的伤害。他认为，正是因为他在前妻面前表现出了自己脆弱的一面，所以他被前妻"彻底打败了"。所以他认为，解决问题的办法就是去压制自己的愤怒、痛苦和羞耻感，只要不把自己脆弱的一面暴露出来，也就没有人能再次打败自己。对这种强烈情绪的压抑会使人在精神上、甚至也会在身体上遭受巨大痛苦。来访者总是觉得自己是一个受害者，并且，他对再次体验自己经历过的痛苦感到非常恐惧。对来访者来说，如果让他在别人面前体验和表现自己脆弱的一面，他是不能接受的，因为这样做不符合（他所认为的）一个男人在与人相处时的行为准则。因此，来访者开玩笑说请罗杰斯来给他驱魔，帮他消除这种令他痛苦的情绪。

罗杰斯共情地讲了一些话，之后，来访者的态度有了一些变化，他说他不是不想哭出来，而是认为那样做不会有什么用。罗杰斯表示不同意来访者的理由，他说来访者是因为害怕才不敢哭出来。这时，罗杰斯再一次以不同寻常的指导性反应表达了自己的看法。来访者解释说他试图避免让自己哭出来时，罗杰斯再一次对来访者进行指导，在反应中使用了一个引导性问题，他问道："如果你过去哭过的话，那都是为了什么呢？"使用来访者中心疗法的治疗师一般是不会这样做的。但是，罗杰斯的指导却迅速产生了有利于来访者向前发展的效果。

来访者表示，他希望他能为失去真心爱他的岳父大哭一场；他希望自己能在岳父去世之前告诉他说自己很爱他，但自己却没有对他说。罗杰斯反复强调了表达这种爱的重要性，并提出了一个超自然维度（一个看不见的精神世界）的存在的可能性，他说："我不知道，也许你可以对我说，就像在对你的岳父说一样；也许你还是可以让他知道这一点。"不论是罗杰斯的这些非同寻常的反应（他提出了一些指导性的问题，说到一个看不见的世界），还是他那些真诚的、共情的反应，似乎都在向我们表明一点：在其职业生涯的这一阶段中，罗杰斯对自己的直觉深信不疑。我们清楚地看到，罗杰斯在极力促使来访者去体验他的感受，并把内心感受表达出来。从表面上看，这样做是有悖于罗杰斯思想的，因为，来访者中心治疗的原则是让来访者根据自己的节奏和速度逐渐得出自己的结论。然而，从实际效果看，虽然罗杰斯的这种反应有悖于非指导的原则，但都起到了帮助来访者深化体验的作用，并使他加深了对自己情感的认识。

在内心深处，来访者希望自己能够去爱别人，也渴望得到别人的爱。但是，经验告诉他，他不会得到爱和理解，而更可能得到的是伤害和被抛弃。首先，他的前妻一直不知道他所受到的伤害，直到他们分开数月之后才了解真情。接着，岳父突然去世。他前妻一家都不拿他当人看，他们只是虚伪地问问他的情况，并不关心他的内心感受。来访者由此得出结论说："我已经受到伤害了，我实在不想再与这些人纠缠在一起了，他们不会对别人付出的爱给予回报，不可能接受别人……我感到厌恶，我累了，我厌烦这一切。"

此时，来访者开始把他所患的白血病归因于种族主义造成的压力，归因于上述的所有那些使他无法得到爱的问题。罗杰斯接受了他的这种说法，并且鼓励他喊出来，甚至骂出来，但来访者并没有这样做。在面谈中，来访者显然并没有完全进入到那种情绪状态。事实上，来访者曾两次失口说他不能那样宣泄情绪，否则他的白血病就可能复发。罗杰斯重复来访者的话时，他在里面加了些骂人的话；来访者笑了，说他知道自己的话中实际有那些意思。来访者的癌症似乎对情绪反应非常灵敏。罗杰斯用粗话重述他的意思时，他的癌症出现了反应，他感到浑身发热。但与以往一样，他控制住了自己激动的情绪。对他来说，体验和表达愤怒和痛苦是有危险的。他觉得自己必须控制住那些强烈的情绪。

在后来的谈话中，来访者用了两个令人难忘的比喻，一个是"呕吐出来的绿

色黏液"，另一个是"就像他妈的一根树棍子，一下子砸上去"。这说明，来访者
实际还是感受到了那些强烈的情绪，至少是部分地感受到了那些情绪。来访者
表达了他对那些像自己一样在生活中感到无助的人们的同情，这一点很重要。
他强调说，即使是那些过着痛苦和受辱生活的街头醉汉，他们沦落至此也是有其
原因的。他说，他想给人们提供捐助，帮助他们，和他们交流。来访者讲这些话
不仅能够起到安抚自己情绪的作用，而且唤起了他对超个体的崇高境界的追求。
但他的这种追求还是有限的，局限于他的那些情绪体验的范围内。正如来访者
所说："最重要的是，我至少要能够控制住自己。"他还提到，每当那种受伤害的
感觉出现时，他必须要把它"从脑子中赶走"，或控制在一种"安全的程度上"。

　　罗杰斯对来访者的这句话做出了反应，对来访者说他决定不再围绕着痛苦
情绪的"深坑"徘徊表示认可。虽然来访者没能真正像罗杰斯所希望的那样深入
触及自己内心的痛苦，但是罗杰斯认为，来访者已经从他的体验中获得了一些东
西。来访者还没有做好准备再次体验内心深处的痛苦，但是，他已经可以认识到
这种愤怒情绪会对自己造成真正的伤害。他承认，这种伤害使他失去了对别人
的信任，因此，他不愿意再让别人看到自己脆弱的一面。然而，他还没有认识到
一点：一个人要想得到幸福，就需要去爱别人并得到别人的爱。来访者到此止步
不前了，因为他不愿意再对受伤害的感受进行深入的探查，而他今后是否可以再
去爱别人的问题没有解决。来访者感到自己被打败了，被打伤了。他觉得，不论
自己是否向别人表达爱，最后都会被毁掉。为了尊重来访者的要求，面询就这样
结束了，但来访者继续前进的希望是存在的。将来有一天，他也许能够更深入地
体验自己的情感，并再一次尝试与他人建立"爱"的联系。

推动心理学发展的第一力量、第二力量和第三力量

　　在过去的100年中，心理学得到了迅速的发展。那么，哪一种理论是推动心
理学发展的"第一力量"呢？人们在这一问题上还有争论。有人说行为主义是第
一力量（Kreutzer, 1984），也有人说心理分析理论是第一力量（Lueger & Sheikh,
1989）。行为主义是先出现的，并通过对可观察到的人类行为的测量建立起心理
学的科学效度。而心理分析理论则更促进了对人类行为的深入探索，强调指出
了对无意识现象和动机研究的重要性。在20世纪40年代罗杰斯的理论出现之前，

行为主义和心理分析都是心理学发展中占主导地位的理论。

罗杰斯从对"来访者"的治疗和观察开始，提出了在当时独树一帜的理论。这种理论认为，来访者都有健全的本质，只要能够给他们提供合适的条件，他们就有能力自己康复。实际上，罗杰斯同时汲取了行为主义理论中的精华部分（对行为科学精确地测量观察）和心理分析理论中的精华部分（通过建立医患关系达到使来访者康复的目标），形成了一套全新的人本主义心理学理论。而且，罗杰斯开始着手检验他和他的同事们根据这一理论进行心理治疗的效果。罗杰斯是对心理治疗过程进行研究的先驱者，是那些最早使用录音方法对心理治疗进行控制研究的学者之一。

人本主义心理学是推动心理学发展的第三力量。这一理论既不像过激的行为主义那样彻底否认"无意识"的存在，也不像心理分析理论那样将其放到重之又重的位置上。确切地说，罗杰斯的这一新的学说所提倡的，是要释放人的潜能，使成年的来访者都能感受到温暖、诚恳、真挚的人际关系和治疗师对他们无条件的积极关注，而这一切很可能是这些来访者以前生活中所欠缺的东西。在罗杰斯的人本主义心理治疗中，来访者所表述的体验感受被认为是真实存在的。在这种治疗中，即时体验要比无意识动机更重要。人本主义心理治疗所强调的，是帮助来访者对自己进行探查，使他们接受自己的体验。这种治疗的最终目标也超出了对条件反射的重建或消除等病理学的概念。人本主义心理治疗理论所强调的，是来访者的自我实现，他们的健康水平、创造力和自尊的提高，以及他们对自己体验的接受。

罗杰斯指出，人本主义心理治疗的附带作用之一，就是极大地削弱了治疗师的权力（Rogers, 1977）。治疗师不再充当对患者进行医治的专家，而是作为他们的辅助者，推动、促使来访者把自己内在的潜能释放出来。也许有人会想，这种"削弱"治疗师权威性的做法会不会遭到一些人的反对呢？的确如此。一些治疗理论强调建立治疗师的权威性，不赞同这种做法。然而，随着1961年《论一个人的成长》一书的出版，人们开始对罗杰斯的理论和"治疗技术"有所了解，罗杰斯也成为20世纪60年代"人类潜能开发运动"的领袖。

心理学发展中的第四力量

没有人会否认罗杰斯在心理学的第三力量发展中所起的重要作用。然而，罗杰斯对超个体心理学是否感兴趣？他对"第四力量"的发展有哪些影响？人们在这些问题上依然有很多争论。下面，我们将对在罗杰斯的生活和治疗工作中，以及在这一个案中超个体心理学的体现进行评述。

超个体心理学的定义多达40种（Lajoie & Shapiro, 1992）。格罗夫解释了这些思想中的核心概念，他说，超个体心理学是"人类精神的一种模式，承认超自然的或宇宙中的各种维度的重要性，承认意识进化的潜能"（Grof, 1985）。哈钦斯也提出过类似的观点，他说："从最简单的定义讲，超个体心理学就是超自然心理学……这种学说认为，人性中有两种内驱力：一种是那些要满足性欲和攻击他人的内驱力；另一种是那些要达到完满自我、将自我与崇高的精神境界相连并得到这种体验的内驱力"（Hutchins, 1987）。霍夫曼则认为，超个体心理学是"20世纪60年代马斯洛创建和提出的，是人本主义心理学中的一个思想，其目标是把人类的超自然的属性纳入一个完整的、包括人类本性及潜力的模式"（Hoffmann）。

我们从以上定义中可以看到，人本主义心理学与超个体心理学两种理论之间有很多重叠的部分。在心理治疗中，二者之间最大的区别在于，人本主义心理学强调的是人本身的作用，而超个体心理学则强调精神的作用。我在下面将谈到，罗杰斯一生都对超自然的问题有着浓厚的兴趣。开始攻读心理学博士学位之前，他所接受的是成为神职人员的训练。在他生命的最后一段时间里，罗杰斯甚至涉足过神秘的通灵活动，例如，他曾参加过一次降神会，为的是与他故去的妻子取得联系。尽管如此，罗杰斯所感兴趣的超自然的发展，主要是指人与人之间的精神的接触，罗杰斯认为，通过这种接触可以达到精神上的转换和超越。

我认为，罗杰斯把人体视为心理和精神汇合的地方。在1986年的一次讲习班上，罗杰斯和他的女儿及孙女一起谈到了这一点（Rogers, Rogers, & Fuchs, 1986）；他的女儿及孙女也都是心理治疗师。他说，宇宙是按照特定的原理运行的。人们对自身进行调整并使自己与宇宙的运动同步时，就会出现"超越的体验"。罗杰斯不能肯定这些感受是否属于"超自然"，但他认为，这种体验已经超出了一般的感觉，他不想否定一种可能性，即这种体验是与超自然存在联系在一起的。

　　罗杰斯从来没有否定过超自然存在，这也许与他早年受过神职人员训练有关。他在神学院读过两年书，在那里，超自然就意味着上帝，而上帝的存在形式与人类的存在形式是不同的。后来，罗杰斯发展出一套人本主义哲学，这一理论中并没有否定"神力"的存在，但也没有清楚地解释这种力量在人类生活中的作用。罗杰斯晚年对超自然力量的兴趣是非常明显的，对于有关"超越"自然的方面尤为关注。罗杰斯在一篇关于年龄增长问题的文章中写道，他"对某些关于转世的报道印象深刻"，"对伊丽莎白·库布勒－罗丝（Elisabeth Kubler-Ross）的研究很感兴趣"，并且，他"深深地被亚瑟·克斯特勒（Arthur Koestler）提出的关于个体意识只是宇宙意识中的碎片的观点所吸引"（Rogers, 1980）。在同一篇文章里，罗杰斯还对死亡的本质做出了推断，他写道："因此，对于死亡，我愿意去体验它，死亡是什么样就是什么样，不管是生命的终结还是生命的一种轮回形式，我相信我都能够接受它"（Rogers, 1980）。此外，罗杰斯还在文章中提到了自己的一系列经历，其中包括与一个"诚实的灵媒"的会面，还有他的夫人去世前后发生的一些事情（例如，她的梦和对家人的幻觉），这一切改变了他对"临终和人的灵魂是否继续存在的看法和感觉"。罗杰斯写道："我们每一个人都是一个超自然的实体，会永远地存在，偶尔也会以人体的形式显现；现在，我认为这是可能的"（Rogers, 1980）。下面，让我们来看一下罗杰斯的心理治疗理论和他的超自然思想之间的结合点是怎样逐渐形成的。

超自然存在

　　首先，我们有必要了解一下罗杰斯及其家庭背景的情况。罗杰斯原本可能成为一名优秀的牧师，因此，不难推断他曾是相信超自然存在的。他在一个"近乎原教旨主义的"（Thorne, 1992）、坚持传统信仰的基督教家庭中长大。根据传统宗教信仰，上帝是超凡的和高于人类的，普通人必须通过教会的神职人员才可能与上帝建立联系，人的行为必须遵守严格的规范。罗杰斯的父母都受过高等教育。他的母亲上过两年大学。他的父亲大学毕业后成为一名工程师。后来，他为了不使孩子们受到城市生活的诱惑，转而经营农场。这个家庭认为他们都是"上帝的选民"，因此，在生活中要有别于世俗世界，要以更高的标准要求自己。在情感关系方面，家庭成员之间相互关心，但同时有着严格的规矩，比如，看戏或打牌之类的娱乐活动是被禁止的，全家8口人都被一种信念紧密地联系在一起，那就是要努力工作和坚持原教旨信仰。

青年时代，罗杰斯曾经到中国去了6个月，参加在那里举行的基督教学生大会。在此期间，他的原教旨观点发生了根本性的变化。他开始感受到，一个人是可以直接与耶稣基督建立紧密的联系的。罗杰斯后来提出了关于建立治疗师与来访者之间紧密的个体间关系的心理学理论，这可能与他在中国的那段经历有关。返回美国后，他继续读书，获得了历史专业的学士学位。之后，罗杰斯决定成为一名牧师，到自由联合神学院学习了两年。在那里，他发现自己对任何一种教义的学习都无法全身心地投入，即使是那些更为自由的教义也无法引起他的兴趣。他对心理学的兴趣却越来越浓厚，最终他去了哥伦比亚大学师范学院，学习心理学。当时，大学的心理学讲坛是行为主义者的一统天下，罗杰斯深受影响，甚至打算按照华生的行为主义方法养育自己的第一个孩子。（当然，他的妻子很快说服了他，使他放弃了这种想法。）罗杰斯在大学所受的是"第一力量"的训练，毕业后，他又在纽约州罗彻斯特的儿童指导诊所接受了"第二力量"（心理分析）的训练。至此，他为自己的职业生涯做好了准备，也为他在后来发展第三力量心理学和第四力量心理学奠定了基础。

罗杰斯将其大半生的时间都投入了对一种有效的、以来访者为中心的心理治疗理论的建设和发展。他所阐述的理论观点似乎也反映了他对人性的看法。早些时候，他曾提出，那些成功地接受过心理治疗的人们和以前相比，通常会变得对精神世界更感兴趣（Rogers, 1961）。在这个问题上，罗杰斯的理论在荣格之后，但在威尔伯之前。荣格认为，从本质上说，人们的后半生中的全部问题都是精神方面的问题。威尔伯提出了一种超自然心理的发展理论（Wilber, 1986）。根据威尔伯的这一理论，超自然的精神部分的发展是在人的心理发展基础上按照一种有序的方式实现的。罗杰斯发现，人们在解决了自己的心理问题后会变得对精神世界更感兴趣；威尔伯所提出的理论与罗杰斯所看到的现象是相呼应的。

罗杰斯一贯强调个人成长以及人与人之间的亲密关系，他的这种观点是与一种对现实的超自然的理解联系在一起的。根据索恩的理论，对一些个人来说，参加以人为中心团体治疗的经历可以为他们打开"一条通向超自然领域的通道"，而人们过去一直"否定这种通道的存在，也从未探索过"（Thorne, 1992）。索恩进一步指出："罗杰斯早年的学习神学的经历对他有着一定程度的影响，使他能够在对主观现象和人际关系的理解中不排斥精神的作用，即他称之为超越、无形的或超自然力的作用"（Thorne, 1992）。索恩最后在其结论中指出，他相信，在未来的50年里，大多数人将不再把自己的精神和想象寄托于传统的宗教，而罗杰斯的心理学理论将使人们在对超自然存在的理解中找到新的精神寄托，并因此而铭记这位心理学家的名字。

显而易见，我们可以把罗杰斯看作是一个在超个体心理学的发展中具有重要影响的人物。是否强调精神的价值，是第三力量心理学家与第四力量心理学家之间的分水岭。因此，马斯洛（Maslow）也许可以被认为是对第四力量的发展有着重要影响的心理学家，但珀斯（Fritz Perls）和梅（Rollo May）不是。事实上，梅在给 *APA Monitor* 编辑部的一封信中曾说，美国心理学会中绝不允许有超个体心理学的立锥之地（May, 1988），他明确提出，心理学家需要研究个体，但不需要研究什么个体之间的神秘联系。

罗杰斯在一生中都对神学充满了兴趣。从另一方面看，他也对心理学的精神化做出了贡献。如果一种"神学"思想能够把心理学的第三力量和第四力量结合起来，那么，这必定是一种"泛神论"思想。泛神论认为，上帝无处不在，而有上帝的地方都应该是善的。罗杰斯从未否定过人都会有痛苦、会犯错误，但他认为人的本性中都有善和高尚的部分。他确信，作为个体，每一个人的本性中都有好的一面，作为一个整体，人类本性中也有好的一面。这种思想不仅对传统神学理论构成了威胁，也对主流心理学理论提出了挑战，然而，这种思想却构成了超自然心理学的认识基础。

克罗伊策认为，人本主义－存在主义疗法与超个人心理疗法之间的差别并不大（Kreutzer, 1984）。当然，罗杰斯从没有试图提出一种超自然心理学理论。尽管如此，他一贯强调爱的重要性、无条件的积极关注、真诚和自我的一致性，他的这种人本主义的态度总是能够为表达心灵的渴望和情感提供条件（Rogers, 1961）。因此，尽管我们不能说罗杰斯的来访者中心疗法是一种"超自然"心理治疗技术，但这种疗法确实是一种能够解决心灵问题的人本主义心理治疗技术。罗杰斯在《论一个人的成长》一书中指出，不管我们是否把那些问题称之为"超自然"问题和冲突，这种治疗效果是可能出现的。

阿贾亚认为，任何一种心理治疗方法所达到的最终目标都是与超个体心理疗法一致的，即达到一种觉悟（Ajaya, 1984）。威尔伯同意这种看法，他还指出，治疗师应该根据来访者的发展水平以及所要解决的问题的性质来选择心理治疗和干预的方法（Wilber, 1986）。罗杰斯使用的来访者为中心的治疗技术是一种治愈心理问题的适宜方法，并且是一种可能引起有关精神问题讨论的方法。超个体心理学认为，心理治疗的潜在目的就是寻求觉悟；当然，持有其他治疗观点的人也许并不是这样直白地表述。人的一些心理疾病也许可以通过行为主义或心理分析的方法得到治愈，但最终他们还是要面对有关存在和精神的问题。罗杰斯以人本主义的方法帮助来访者解决他们关于存在的问题，他的这种技术使觉悟的出现成为可能。阿萨吉奥里（Assagioli）提出了心理综合技术，荣格（Jung）建立了的积极想象法，但罗杰斯从没有提出过什么特殊的超个人心理治疗技术。尽管如此，罗杰斯在对人本主义理论和来访者为中心治疗的发展过程中，表现出一种超个体心理学的"态度"。罗杰斯的治疗工作表明，治疗师对患者的态度和信任程度对治疗的效果是极其重要的。在这一点上，人本主义心理学和超个体心理学的"态度"是一样的，即把每一个人的独特性和生命的价值视为其存在的条件。人本主义治疗师认为，我们每一个人都是人类共同体中的一部分；超个体主义治疗师则认为，我们每一个人都是整体意识中的一部分。患者通常感觉不出这种差别，但是，他们能够感觉到治疗师对他们的治愈是否充满着希望。很清楚，罗杰斯总是以其积极的态度鼓励患者，而不仅仅靠他的技术。尽管人本主义治疗与超个体心理治疗的区别有时不是很清楚，但是，在把积极的态度作为治疗基础这一点上，这两种疗法的观点是相同的，这一点也是至关重要的。从这方面讲，罗杰斯也是超个体主义心理疗法发展的先驱者。

从"愤怒与受伤害"个案看第四力量的未来发展

综上所述，我们可以把"愤怒与受伤害"个案视为罗杰斯心理治疗的一个缩影。罗杰斯认为，尽管这位来访者不信任他人，也不相信自己的感觉，但他在本质上是一个健全的人。罗杰斯相信，只要有了合适的条件，来访者内在的潜能就能够发挥出来，并在他的自我治疗中发挥作用，因此，他一直努力地尝试为来访者提供这样的条件。

罗杰斯也很相信自己。他几次打断了来访者在自我探查中的痛苦体验，根据自己的直觉对来访者进行干预。罗杰斯的那些做法是与他自己提出的非指导性治疗理论背道而驰的，但他还是那么做了。罗杰斯的干预虽然没有引发来访者真正的情绪宣泄，但每次都会使治疗有某种程度的进展。罗杰斯接受所有发生的一切，他相信，只要治疗师能够提供合适的治疗条件，即使是像来访者这样"身披盔甲保护自己的人"，最终也能够自我治愈情感上的创伤。

来访者不仅需要情绪上和认知上的康复，还需要精神上的康复。来访者需要学习，要学会相信自己的情感，学会接受自己并最终接受他人。罗杰斯的其他一些治疗个案表明，来访者在情绪的康复过程中可能会产生对探讨精神问题的兴趣（Rogers, 1961）。因此，超自然力是在情绪康复中开始发挥作用的。罗杰斯和威尔伯都提到，随着治疗的进展和发展水平的提高，人们会开始用一种新的观点看待生命，这种观点又会使人们加深对自己和他人的爱的情感，也许还会加深对上帝或"生存之本"的情感（Rogers, 1961；Wilber, 1986）。（超个体心理学是建立在一种整体哲学的基础之上的，这种哲学观认为，"生存之本"即全部生命之源。）

这一个案显示出"爱"在人的心理和精神中的重要性。来访者提到了他对街头醉汉的同情，表现出一种精神层面上的爱，这意味着每个人（包括那些醉汉）的心灵中都会迸发出精神火花。也许正是那些受到心理伤害的醉汉的精神火花，激发起这位来访者的同情心。如果这次治疗可以继续下去，将会有什么结果呢？这很难猜测；也许他会把这种"生存之本"的同情继续扩大，去同情其他人。超个体心理学中的"超自然"概念与人本主义心理学有一个重要的区别。超个体观点认为，一个醉汉或个体不仅是一个倒霉的人，更确切地说，这个醉汉是"生存之本"的一部分、人们中的一部分和"我"的一部分。超自然心理学家认为，上帝与人类是不可分离的。那么，"上帝"是什么？"上帝"被认为是一种爱的能量，存在于每一个人的身上，渗透在一切物质中。根据这种哲学观，我们不难解释为什么来访者会同情那些醉汉。

从第三力量的观点看，如果来访者能够信任别人和被别人爱，他就可能得到康复。但是，来访者寻求人性之爱的努力显然在情感上受到了阻断。从第四力量的观点看，来访者可以通过体验精神之爱去除情感上的障碍，从而得到康复。来访者所说的对那些醉汉同情的话暗示出，也许他自己的痛苦甚至已经把他引向精神之爱。不论是在东方还是在西方，那些传统的宗教思想都提出，超自然精神的实质就是爱。这里所指的并不是罗曼蒂克之爱，而是一种更加成熟的爱的概念，确切地说，就是要像关爱自己一样去关爱他人。对全人类来说，这种更高层次的、超自然的对他人之爱，可以进而转化为对全人类的爱，并成为一种更强大的力量。第三力量心理学强调爱在自我实现中的作用，而第四力量心理学则认为，由于出现了情绪障碍，使人无法把爱给予他人、给予整个人类和上帝，而心理治疗的作用就是消除这些障碍；这一点也体现在"愤怒与受伤害"个案中。是否关注来访者未来精神发展的目标，是第四力量心理学与第三力量心理学的一大区别。一旦表达爱的情绪障碍被消除（当然，并不是像"驱魔"那样驱除），人不仅能够拥有（第三力量所追求的）安宁、和谐和富有建设性的生活，而且能够拥有（第四力量所追求的）真正的精神生活。罗杰斯的直觉使他将心理与精神联系在一起，他先是创建了心理学的第三力量，后来又在不知不觉中成为第四力量的先驱。

参考文献

Ajaya, S. (1984). *Psychotherapy East and West: A unifying paradigm.* Honesdale, PA: Himalayan Press.

Grof, S.(1985). *Beyond the brain: Birth, death and transcendence in psychotherapy.*

Albany: State University of New York Press.

Hoffmann, E. (1988). *The right to be human: A biography of Abraham Maslow.* Los Angeles: J.P. Tarcher.

Hutchins, R. (1987, July). Ten simple ways to explain transpersonal psychology.

PDTP News, pp. 9-12.

Kreutzer, C. (1984), Transpersonal psychotherapy: Reflections on the genre.

Professional Psychology: Research and Practice, 15, 868-883.

Lajoie, D., & Shapiro, S. (1992). Definitions of transpersonal psychology: The first twenty-three years. *Journal of Transpersonal Psychology, 24,* 123-139.

Lueger, R., & Sheikh, A. (1989). The four forces of psychotherapy. In A. Sheikh & K. Sheikh (Eds.), *Eastern and western approaches to healing* (pp. 197-233). New York: Wiley.

May, R. (1988). *APA Monitor.*

Miller, A. (1981). *Thou shalt not be aware: Society's betrayal of the child.* New York: Meridian Press.

Miller, A. (1990). *Banished knowledge: Facing childhood injuries.* New York: Doubleday.

Rogers, C. R. (1961). *On becoming a person.* Boston: Houghton Mifflin.

Rogers, C. R. (1977). *Carl Rogers on personal power.* New York: Delacorte Press. Rogers, C. R. (1980).

Growing old—Or older and growing. In *A way of being* (pp. 70-95). Boston: Houghton Mifflin.

Rogers, C. R., Rogers, N., & Fuchs, F. (1986). *Challenging crisis creatively: A three-generation mew* [Videotape]. (Available from the Person-Centered Expressive Therapy Institute, Santa Rosa, CA.)

Thorne, B. (1992). *Carl Rogers.* London: Sage.

Wilber, K. (1986). The spectrum of development. In K. Wilber, J. Engler, & D. Brown (Eds.), *Transformations of consciousness.* New York: Random House.

第10章 马克个案（1982）
一个南非白人的两难处境

谈话记录稿

在一次去南非的访问中，罗杰斯与当地的几位同行一起度过了一个下午。这些人都从事着心理治疗师及咨询师工作，其中包括心理学家、精神病学家和社会工作者。在他们的邀请下，罗杰斯同意做一次心理治疗的示范。马克自愿充当来访者。主持者对马克说："你是知道的，这可不是聊天或是讨论。在这里，你要讲述自己真正关注的事情，或目前正在困扰着你的问题。"马克回答道："是的，我确实有一个非常现实的问题。我把此事说出来也许是在冒险，但是我愿意冒这个险。"

罗杰斯： 好，请坐吧。这事儿来得有点突然，我需要一两分钟，自己先想一想。可以吧？（听众的笑声和无法听清的议论声）那么，让我们先安静下来。（停顿）准备好了吗？

马克： 我准备好了。

罗杰斯： 那么，开始吧。我不知道你想要谈的是什么样的话题或问题。我很高兴听你说出来，想说什么就说什么吧。

马克： 我叫马克，37岁，是临床心理学家，我与其他一些心理学家和社会工作者一起为政府部门工作。人们有很多自己不能解决问题，我做评估和进行治疗，案例各种各样。其中有很多人只是普通老百姓，深受这种反动的社会制度的折磨；他们也不可能适应这个社会的要求。因为我是遵照地区卫生部门的指示行事，为地区政府工作，所以，在别人看来，我是在代表和维护这个邪恶的制度，因此我感到很苦恼。我认为自己是个好人，所以我的处境尴尬。有些人不喜欢我。我在政府部门供职。我是这个统治集团中的一个无足轻重但又不可或缺的小人物。有时，在我的职权范围内，我必须得做出决定，或是提出一些建议，对别人来说，他们不赞同我，认为那都是不能接受的；我不明白，这是为什么？

罗杰斯：我想，如果我听懂了你的意思的话，你心里认为自己是个好人，但别人对待你的态度困扰着你。是这样吗？

马克：哦，嗯。

罗杰斯：所以你觉得，你不得不做那些人们认为是卑鄙的事情，而你觉得这些事是可以做的，但问题是，别人把你看成是一个邪恶制度的代表。

马克：唔，是这样的。在我的工作环境中，人们讲荷兰语，或称为南非公用语，而我的母语是英语。在文化认同上，虽然我讲英语，但由于我的政府人员身份，我在上大学时的那些讲英语的、思想自由的朋友们疏远我，我所信奉的宗教的教友也因此疏远我。你能明白我的意思吗？

罗杰斯：是的，我明白了。

马克：北方大学的那些大学生认为，我是属于压迫者阵营的。我可不这样看自己。我不想压迫任何人。但是我仍然是这个制度中的政府雇员。我必须得记住是谁发给我薪水。你能理解我的两难处境吗？

罗杰斯：是的，我想我能理解你的处境。你一直在表达的意思是：你本人可以接受这个工作，但是，这使你感到你与教会之间，你本人与他人之间，以及与你的那些思想自由的朋友们之间的鸿沟越来越大了。但是，在你内心里——

马克：内心里？我不知道。我想努力把整个情况搞清楚，我问自己："我是谁？我觉着自己是个南非人——我是一个南非人。我认为自己对这个国家发生的事情负有责任。这使我感到受到伤害。"比如说，在警察拘留所里发生一起自杀事件。这人可能是一名政治犯。他所支持的东西与我所代表的东西是根本对立的。警方通常会受到责备，说他们没有在拘留所采取足够的预防措施。但那真的是警察的错吗？他们只是公职人员，只是在履行他们的职责而已。我有时觉得，我也不清楚自己为政府工作对还是不对。我需要弄明白自己的立场。

罗杰斯：你刚才说到的事中，有两件事我很感兴趣：人们对待你的某些态度使你
　　　　感到受到了伤害；你还提出了这样一个问题："在这个制度中，我到底是
　　　　一个什么人？"

马克：在这个制度中，我是个什么人。

罗杰斯：并且，有一些让你感到无可奈何的事情，你意识到自己非常容易受到攻
　　　　击和批评，就像那些警察一样。但是，你想得更多的是："我是谁？我在
　　　　努力做的，到底是什么事？"

马克：是这些问题。我是谁？我在努力做的，到底是什么事？而且，我非常明
　　　白自己的精力是有限的，如果我要利用有限的精力做什么事情的话，我
　　　希望是有效的、正确的、适当的事情。我不想走到路的尽头时才发现
　　　自己被欺骗了。我不想发现自己是在地堡中等待末日的到来，那是希特
　　　勒在他最后的日子里在地堡里做的事。我问自己："上帝啊，你看，我
　　　参与国内安全系统的工作，我也读过灾难心理学；可是，如果发生大规
　　　模的民众流血事件时，我会做什么呢？诸如此类的问题。"你看，如果
　　　有那么一天，我一觉醒来，发现第三帝国垮台了，而自己曾是帝国的卫
　　　士，我的命运会如何呢？我想搞清楚，希特勒德国的那些军人是怎么想
　　　的？他们会有什么样的感觉？他们有过和我一样的问题和困扰吗？我
　　　是这个邪恶制度中的一分子吗？我认为，那些士兵都是好人。你相信来
　　　访者中心治疗的理论，我也相信。我相信人的本性是善良的。但是，我
　　　看到我是在一个邪恶世界的包围之中。你明白我的意思吧？所以，我无
　　　法解决所有这些问题，这就是为什么现在我想和你谈谈的原因。

罗杰斯：谢谢你对我的信任。我还觉察到你有些恐惧，就像我听到的那样"如果
　　　　有那么一天，我一觉醒来，发现自己属于彻底失败的一方，我会有什么
　　　　感觉？在最后的日子里躲在地堡里会是个什么样子？这将会是一场灾
　　　　难。那时，我将做些什么？我会有什么感受？我会怎么看自己？"

马克：如果我能相信自己现在所做的事情是正确的，那就不会有这些问题了。

罗杰斯：是的。

马克：但是我想说明的一点是，嗯，我所做的一切都没有意义。你看，我不知

道你是否理解，但是在这几天，是在伦敦吧，报纸、刊物上都在说：这个国家实际上是一个邪恶的国家，散发着臭气，那里的情况真的很糟。我的外国朋友对我说："你为什么老是问我'你认为南非这个国家怎么样？'你自己还不知道吗！"我去了国外，在那里，对这个国家是完全否定的。但我回来后又觉得，事实并非都如此。什么是对的？什么是事实？

罗杰斯：所以，从表面上看，你是这一腐朽制度中的一员，但在你的内心里，你并不这么认为。

马克：是这样的。

罗杰斯：那么，你会坚持哪些观点？在哪些方面还准备观望一下再决定？

马克：我注意到，讲英语者的教堂和牧师们，他们好像不想参与政府的事情。作为一个讲英语的人，我的感觉是我不属于他们，因此，我成了这个国家中的一个少数民族中的少数中的少数。你能明白吗？

罗杰斯：是的，我明白。你与和自己所属的亚文化之间的联系断了，这使你再一次想弄明白一个问题："什么是自己该做的正确的事情？我的信仰是什么？"（长时间的停顿）这的确是一个两难困境。

马克：我想做一个诚实的人。我想做一个表里如一的人。但是，我不得不在人们面前做出一种假象，充当一种角色。我想，我也不能不接受一个事实，那就是人们看到的是我外表的这种样子，并不是每一个人都能了解我的内心。人们与我打交道时，会把我当成某一种人，就像他们看待那些身着制服的警察似的，因此，他们最后就会简单地把我归到某一类人里去；但他们并不知道真正的我是个什么样的人。

罗杰斯：你说，"我不得不在人们面前做出一种假象"，这话中充满了伤感。

马克：嗯，嗯。

罗杰斯：你了解生活在那个"假象"后面的你，但是也许你不知道别人实际上是不是认为你是个好人。

马克：也许不是，不是的。

罗杰斯：你觉得你不得不充当一种角色。

马克：是的，我不得不充当一种角色。

罗杰斯： 但这种角色与你本人并不是一回事。

马克： 是的。（停顿）也许，我不必非得去充当一个什么角色。但我却能够去做。当然，这样我就显得像是一个怪人。人们就会反对我，不喜欢我。是吧？

罗杰斯： 如果你按照自己的真实想法去做，谁又知道会是怎样一种情况呢？

马克： 是啊，谁又知道会是怎样一种情况呢？

罗杰斯： 人们也许会认为你是个怪人，或者，我也不知道他们会怎么看你。

马克： 是的，他们也许会认为我是个怪人。但不管我怎么做，他们都可能会认为我是个怪人。（听众的笑声）所以，这其实并不是问题所在。也许，从根本上说，这是我想回避的一个问题，但我的朋友们看透了我，他们也许会说"噢，你看，他这人就是怪。他是疯了。"诸如此类的话。

罗杰斯： 所以，也许他们能看透你的假象，知道你不是那样的人。

马克： 也许吧。也许他们对我的了解比我意识到的多，这对我是一种安慰。

罗杰斯： 你觉得这是一种安慰，是因为你感到"也许我可以做一个真实的我，起码，我的朋友们似乎了解真实的我。"

马克： 什么是对的，什么是错的，也许这涉及整个国家危机的问题，白人和黑人之间的种族问题，这样或那样的问题；你看，这些都和我无关。（长时间的停顿）可是，也许和我有关。我说不准。

罗杰斯： 我没有完全听明白，你刚才的意思是说，这个国家的形势——，种族冲突的形势，这些实际上与你的生活无关。然后，你又突然提出，这些也许和你有关。

马克： 也许是和我有关。（停顿）因为，我想以一种我所希望的方式去生活，我同样希望我的来访者们能以他们想要的方式去生活。我希望他们能以自己个人内心世界里的要求平衡来自外部世界的要求。这是一种非常微妙的平衡。

罗杰斯： 你看到，在你那些来访者的生活中，他们必须决定怎样建立他们的自我，怎样去建立与外部世界之间的微妙关系。

马克： 你知道，在南非荷兰语中，人们常说一个词，叫"挺住"。这个词有"坚持"的意思，或是"咬紧"，比如形容斗牛犬咬住不撒口。人们通常用它表示鼓励，或表达安慰的意思，安慰那些处在困境中的人们，因为他们所面临的问题没有现成的解决办法，他们只能接着走下去，或咬牙坚持住。我发现，我也在对自己这么说，就像是给我自己进行一种"现实疗法"。但这个社会中的情况是那么严峻，令人难以忍受，那么残酷。这些事实无法改变。他们怎么能这样做！不管你学习什么适应方法，都是无济于事的。

罗杰斯：所以，尽管这是一个邪恶的、糟得令人难以忍受的世界，你必须得咬紧牙关挺住。

马克：是啊，早晨起床我对自己说："嗨，马克，现在是 1982 年。你正好生在这个时代里，日子不好过。这个世界上，到处都在打仗。有一种马克思主义思想，传播到了全世界，它不相信有上帝存在。这是一个严峻的世界。但是我活着，正好降生在这个世纪。"然后，我对自己说："但是，我们现在还不能达到乌托邦那样的理想社会。这就是我们生活的时代，事情就是这样。"我告诉自己说，我们必须继续向前走。这听上去过分吗？

罗杰斯：噢，我理解。听上去，你现在似乎有点认命了，你觉得："是的，这是一个严峻和充满污秽的世界，但是我就生在这个世界、这个时代、这种地方；我没办法选择。"

马克：是这样的。(停顿) 你看，我觉得我不是一个坏人。就像在牛仔电影里，好人做了很多好事，坏人做了所有的坏事。电影结束时，我希望我是个好人，我不想将来让历史来指责我说："嘿，看看你当时干的那些坏事！"你明白我的意思吧？

罗杰斯：从某种意义上说，你觉得历史在看着你，而你最终或是成为一个好人，或是成为一个坏蛋。

马克：这个——是的。我想，我自己知道答案。我认为我要按自己的方式生活，恪守我自己的准则，在我自己的小环境中拥有真实的自我。

罗杰斯：你是指在你自己的人际关系环境里——

马克：是的。

罗杰斯：能够做你想做的人。

马克：是的。也许答案就在这里，答案就在里面。我并不需要回头去看别人在
干什么坏事，看有什么不公正的事，去为别人做的那些事担忧，我更需
要充分关注自己在这个小环境中的责任。

罗杰斯：我理解你的意思。别人怎么想，甚至历史将来怎么评价，都不是最重要
的；更重要的也许是"我能做些什么？在这个我力所能及的范围内，我
能做一个什么样的人？"

马克：嗯。对我来说，我也许应该接受一点，就是别人可能不同意我的观点，
他们可能会恨我。我不知道你能不能理解我的这种感觉。比如，我去参
加一个聚会，就是大学里讲英语的教师搞的那种社交性聚会；我站在那
儿，有些人走过来问我："你做什么工作？"我回答说："我在政府部门
任职。"他们说："你和那些可恶的讲南非荷兰语的人一起工作？"我承
认说我的同事大多都讲南非荷兰语。接着，他们就都走开了。

罗杰斯：所以，你觉得自己在这种社交场合中就像是个别人避之不及的麻风病
人。

马克：是这样的，是的。你知道我说的社交距离是什么意思么？

罗杰斯：是的，嗯。

马克：这使人非常沮丧，这真的很难。这种事——

罗杰斯：这种事只会让人们远离你，就好像是不想与你有任何瓜葛一样躲着你
走。

马克：所以这使人感觉很不好。还有黑人，和他们的关系会更糟。举一个例
子，发生一场革命。他们不会问我："你是好人吗？"他们是敌人——我
们这么说吧，我是他们的敌人，是他们所憎恨的有优越感的白种人，他
们不会对我说，"嘿，马克，你是个好人，你可以走了，我们只是要惩治
那些坏蛋。"

罗杰斯：所以，如果局势真的越变越糟，你也不会因为自己是一个好人有什么好
处。

马克：是的，不会的。（停顿）我到大学这边来过，人们要么是谈论足球，要么
是谈论学生的民权运动，或是聊一些和我关心的事情不相干的话题。如
果我不想脱离这里，我就得挺住。但是，我要进入一种角色，有时就要

做出和自己内心不符的样子，而那不是我真正想做的，并且——

罗杰斯： 你真正想说的是，你要做出一个样子，但那与你通常的或内心的东西不相符。

马克： 我说不准。我想，这里很多朋友或很多人都有相同的感觉。不管是白人还是黑人，我们中的很多人都在一定程度上和我有同样的问题，我还认为，我们中的很多人只是公职人员，或是普通百姓，我们不是政客。我们只是在过自己的生活。可我们是靠这个制度生活，我们是些"坏蛋"，我们依赖这个压迫人民的、令人憎恶的制度生活。你知道，这都是宣传。我们想说的是："看，我们是好的，实际上我们不是坏人。"你懂我的意思吧？

罗杰斯： 我懂。这让人觉得——从问题的另一面看，使你心中更加苦恼。你觉得："我不是一个坏人。"

马克： 嗯。我的感觉——（长时间停顿）我们还有时间吗？

罗杰斯： 什么？

马克： 我想我们谈话结束的时间到了。该结束了吧？

罗杰斯： 还早呢！（听众的笑声）你想什么时候结束就什么时候结束。

马克： 噢，……好吧。（停顿）你看——（停顿）你什么问题也没有问我。（听众的笑声）

罗杰斯： 我想，你已经部分地做出了回答。我一直在努力体会你的感受，我想再问一下，你是不是觉得你在生活中扮演着一种角色，但那不是真实的你？

马克： 嗯。

罗杰斯： 我听你说过，这样做肯定让你在内心里感到很困难。

马克： 嗯。（停顿）是的。你现在感觉到了吗，你真的体会到了吗？

罗杰斯： 是的，我确实能——

马克： 就像人们都认为你卡尔·罗杰斯是个大专家，都想看到你做出个权威的样子来。你怎么办？这是你自己要解决的问题。

罗杰斯： 不，我采取的解决办法与你的多少有些不同，而我的问题和你的问题也不一样。有人会说："看，卡尔·罗杰斯来了！"我觉得，即使他们想看

我做出他们期望的样子，我也不会在意他们怎么想。我只是罗杰斯，我
该怎么做还怎么做。

马克：嗯。

罗杰斯：我只想做我自己，我这个人是什么样就是什么样。

马克：这就是解决的办法吗？

罗杰斯：这是解决我的问题的办法，适合我的情况。

马克：这也是解决我的问题的办法。你相信吗？对我来说，我的解决办法就是
做我自己。你写了好多书，都是谈这个问题——要做你自己。

罗杰斯：是的。

马克：大家都喜欢这种观点。我希望你来告诉我，让我去做我自己。请告诉
我——

罗杰斯：你接着说。

马克：我想说："罗杰斯对我说，你一定能做你自己。"你看，你说了，我们能
够做到这一点。将来我要告诉人们，你非常成功地帮助了我们。

罗杰斯：刚才，你似乎提出了一个问题：你能不能这样对自己说，去做你自己？

马克：（停顿）是的，也许我能这样做。也许，不管怎样，我一直就是我。不喜
欢我的所作所为的人越多，问题也会越严重；也许真会是这样。我想不
清楚了。

罗杰斯：是呀，把人搞糊涂了。

马克：（长时间的停顿）现在你来总结一下我们的面询，好吗？

罗杰斯：（立即回答）不好。（听众的笑声）

马克：为什么？

罗杰斯：为什么？理由非常明确。因为，我脑子里想怎么总结出来并不重要，重
要的是你经过思考后自己做出总结。这并不是说你最后要做一个小结
报告。我的意思是，对于你来说，最重要的是你的切身感受，而不是我
对你的体验的几句评论。

马克：如果要说我此刻的感觉，我并不觉得比过去轻松，事实上，感觉更不好
了。几分钟以前我感到挺放松的。但和你谈到这儿，我感觉比刚才更糟
了。

罗杰斯：你怎么感觉更不好了？我没太听明白。

马克：我的感觉更糟了，也许是因为一些我不愿意去想的事情冒出来了。我说明白了吗？我是说，是不是由于这个原因？

罗杰斯：有些事情，以前你放在一边不去想，也没有什么感觉，但它们现在冒出来了。（长时间的停顿）这使你感觉不好。（长时间的停顿）

马克：不是这个意思。我是说，做人要诚实应该是对自己诚实，对吧？

罗杰斯：嗯，嗯。（长时间的停顿）我们大概应该停下来休息一会了。但是，咱们不需要匆匆忙忙地结束。

马克：没什么，我还好。那么，我来总结一下吧：我是这样的一个人，我必须弄明白那些对我来说真正重要的事情，比如如何"做我自己"；我必须凭良心办事，要在现实中生活，自己做决定，做我真正想做的、认为正确的事情；如果我想做这样的一个好人，那很好。别人也想成为这样的好人，我会对他们说："你们也能成为好人。"（停顿）我认为，在这个制度下，我从事的职业角色对我是一种挑战。这是一个挑战，我想我很坚强，我能应对这种挑战。实际上，脱下工作服换上那些宽松的旧衣服时，我才觉得，这是那个真正的我。……以前我做过私人开业的心理医生，即使是那时候，我也喜欢从医生的角色走出来，就像现在我把工作时的制服换下来的感觉一样。

罗杰斯：看来，这也许象征着你要放下的角色，并且去——

马克：是的。

罗杰斯：做你自己。

马克：是这样的。我认为，这也就是我们帮助来访者的方法，允许他们在各自不同的环境中去做他们自己。我想，我明白了一件事，就是人们要各司其职，各尽其责。在生活中，我必须要有自己的信念。我的来访者也一样，虽然他们有心理障碍，对这个世界充满怀疑，受精神病的折磨，他们同样需要有信念——

罗杰斯：我明白。

马克：我必须鼓励他们按照自己心里的目标去生活。好了，到此为止吧。谢谢。我非常感谢你对我的关注。

马克的批评和罗杰斯的回答

罗杰斯：我确实非常高兴，能和你一起完成这次面询，也很感谢你能作为来访者和我谈话。如果可以的话，我想再用一点时间，请你给在场的同事说说你在这次面询中的感受；我也谈谈我的感受，我们当着大家一起谈。好不好？

　　马克：你想让我现在说一下我对你的看法吗？

罗杰斯：说一下在整个过程中的感觉，对我的感觉，对任何事情的感觉都可以谈谈。

　　马克：如果我现在真的实话实说，你觉得你能对付得了吗？（听众的笑声）请你答应我，你要实话实说。……我确实是（停顿）我也想把这次谈话当成一次真正的面询，所以，我努力不去想我身后有这些人在看着我。但我仍然觉得，我只是在扮演一个来访者，这些都是安排好了的——。我觉得，你是在"照本宣科"，你说呢？我敢肯定，假如你把这次当成真正的面询，你一定会更关注这些事情的本质，你就不会这样放不开了。（听众的笑声）你也不会显得这么缺乏热情。但是，也许你该把你的真实感受说出来，比如，你说……"我能理解你的意思。""我觉得我能理解你"。（听众的笑声）

罗杰斯：看来，你是一名很好的咨询师。（听众的笑声）

　　马克：我相信，你也想成为一个好咨询师，我认为，你想成为一名真正的好治疗师，而且，就我所知，大家都认为你是一名优秀的治疗师。但我想知道，这次示范性治疗结束后，你回去之后，你会想些什么——你追求的是什么？你内心深处的目标是什么？到了这个年龄，你一定会想，你真正的收获是什么。我想，假如我到了你现在的年龄，我不会介意在场的这些人怎么评价我。我会坐下来，好好总结一下，想一想生活的意义到底是什么。生命行将结束的时候，我会好好利用这一段最后的夕阳。我会致力于要求改革现在的研究生课程，提出我自己的各种观点。名誉不过是一种虚荣，而一切虚荣都是过眼烟云。一切都只是生命中的一段过程而已。我认为这应该是你的感受。我认为,如果你对接待来访者感到厌倦了,你就应该取消一些面询。(听众的笑声)如果我是你,我就这么做。(罗杰斯笑了起来)笑什么?当然,你也许认为我是在胡说八道。

罗杰斯: 你很有口才。有几个地方你说得没错儿,但也有几点你说得不对。我没有经历过你所面临的这种两难处境,这对我来说似乎是一个挑战,所以,虽然我能体验到你的感受,但我没有亲身经历。这一点你批评得对,我也觉得我在这个问题上的反应不像对其他问题的反应那么深入。我确实从中学到了很多东西。在这么短的时间里,你既是我的来访者,又是我的指导教师,我对你表示感谢。(听众的笑声)

你刚才告诉我,我年纪大了应该做些什么,我很感兴趣。(听众的笑声)如果真像你说的那样,我也许不会来这里,我该说:"噢,我到南非去干什么?我不去。"我很感谢你的忠告,但是,我还是要不断地学习,但死的时候,我希望自己死在前进的路上,而不是留着"生命中最后的夕阳"去死。(听众的笑声)

我最近出版的那本书中,其中有一章的题目是"'不断成长并变老'还是'变老并不断成长'?"那也是人们评论最多的一个章节。我想,我还是喜欢……正如我在那个章节中所说,我更愿意死时依然年轻,换句话说,我确实喜欢能够不断得到新的经验,不断吸取新的东西。

我欣赏你的实话实说。我们的生活环境非常不同,不可能只靠一次接触就真正了解对方。但是,如你所说,你和这里的很多人都面临着这种两难困境,这一点是毫无疑问的,我确实认可这一点。我想,我们之间不需要在每件事上都达成一致意见,但是我认为,我们之间做到真正的相互尊重并不难。

就这次面询,我还有一件具体的事情要提一下。你说的一件事对我触动很大,也使我感到不安。事实上,你以前把一些事情放在一边,不去想,但我们的这次谈话让它们冒出来了,那是一些令人烦恼的事,所以,让它们冒出来很影响你的情绪。我们没能进一步谈这些事,是我唯一的遗憾。所以,现在我想对你说:"好了,没什么,一定不要为这些事烦心;我们下次见面的时候一定好好谈谈这些事情。我很愿意听你都讲出来。"但是，现在没有这个机会了，所以我感到很遗憾。

罗杰斯的反思 *

在总结这次面询和随后的交流时，我感到失望和困惑。我觉得，我在与其他来访者谈话时可以成功地达到共情，但这次却没有。谈话期间我曾认为，之所以不能做到共情，是因为马克的立场、政治观点以及他的价值观与我相差甚远。但他做最后评论的时候，我意识到了另外一个原因，即他并没有完全把自己当作一个来访者，他有时是把自己当作一个临床教学客观冷静的观察者和批评者。后来，我又听了这次的谈话录音并进行了研究。我意识到，他的感觉很混乱。正是因为这样一个原因，他对我也感到难以理解。

马克心中充满了各种矛盾，在我们进行谈话的那段时间，他正处在一种矛盾之中。他对我谈的都是非常现实的问题，事实上，与和我们接触过的其他人相比，他更真实地揭示了南非白人的两难处境。但是，与此同时，他又从一个旁观者的角度对这次面询提出批评……

马克非常明确地讲了南非白人所处的两难困境，就是在这关键的一点上，我的反应使他感到失望。我没有表现出我真的能理解和接受他的想法，因此，他表示希望结束这次谈话。接着，我又引入一个完全不同的话题，使我自己错上加错，并使他干脆甩开了他的问题，开始对我进行分析和批评。

让我们来看看马克是怎么说的。马克清晰地描述了他们国家中很多白人的两难处境，他说："我们是些'坏蛋'，我们依赖这个压迫人民的、令人憎恶的制度生活。"但他紧接着对这种说法做出否认，他说"你知道，这都是宣传。"他强调说："实际上我们不是坏人。"

其实这一点非常重要，但我却没有抓住马克的这种内疚感，而只是敷衍地给出了一个作用不大的反应；接着，马克表示不想再谈下去了，他说："我想我们谈话结束的时间到了。"他不能承受那种令人痛苦的感觉的折磨。

---

* 首先，我要向 D. C. 布林克博士表示深切的谢意。她有在南非工作的经历，并长期关注着这个国家，因此，她能够向我指出很多被我忽略的重要问题。并且，最初是她开始对这次面询的材料进行分析的，对于我理解马克心理抗争的动力有着很大的帮助。

接下去，马克抱怨说我没有向他提问。我没有理解他，而是说他"在生活中扮演着一种角色"肯定让他感到很困难；这一反应使我错上加错。此时，马克完全甩开他自己的问题，转而谈论起我作为"大专家罗杰斯"会遇到的问题。

马克向我描述了他内心的感受，如果我能很快抓住这一点，这次谈话也许会有一个更好的结果。然而，正是由于我的这个错误，我们看清了诚实正直的南非白人在精神上的极度痛苦。这些人知道，他们是依附于一个邪恶的制度生活，但认为他们作为个人并不是邪恶的人，而他们又找不到任何明确可行的出路。面对着全世界对这个制度的愤怒谴责，他们还要在这里生活下去，感到自己陷在两难处境中不能自拔，非常痛苦，难以面对现实。

我们从谈话记录音可以发现，马克像是一个被分成了两半的人，内心充满不确定性、怀疑和矛盾，几乎是在绝望中寻找解决办法，渴望找到对一个无法解决的复杂问题的确定答案。马克在面询后对我说，我应该对他说"我能理解你的意思。"他说话的语调清楚地表示，我应该告诉他"我完全明白，你做的都对！"他渴望得到这样的确认。在谈话时，他先是引我说出"这是解决我的问题的办法，适合我的情况。"之后，他立即抓住我的话，就像是一个溺水的人抓住了一根救命稻草，他马上说："这也是解决我的问题的办法。"

马克案例生动地说明，这位思考中的南非白人几乎无法对付他所处的环境。他在维护一个自己也不相信的制度。马克意识到，很多人认为这个制度是邪恶的。在他生活的环境中，充满了反对这个制度的情绪，有人不赞同这个制度，也有人憎恨这个制度。在一定程度上，马克意识到，他依附于一个令人憎恶的、压迫人的制度，有一种负罪感。他害怕历史将会严厉地惩罚他，但他没有找到明确的出路。马克知道，自己在别人眼里是个坏蛋，但是在家庭和朋友的小圈子里，他感到自己基本上被认可是一个好人。马克渴望得到支持，但连他本人都不能完全地肯定自己做得对不对。他知道，他也许最终将不得好死，但是却找不到一个避免灾难的明确出路。

面询是在一种能够认可马克的氛围中进行的，马克感觉到自己的情绪越来越低落，这并不奇怪。他渐渐开始面对这种可怕境遇给他带来的痛苦，他意识到了这个国家里发生的可怕事情给人们造成的痛苦。但是，这同时意味着他将再一次体验到痛苦、内疚和内心的挫折，而这种感觉令人难以忍受。这也许可以解释他为什么不让自己把内心的感受完全说出来。

马克告诉我应该怎样度过我的余生。虽然他说"假如我到了你现在的年龄"，但是，毫无疑问，这是他在对自己说应该怎样做；他好像看到了自己所向往的"最后的夕阳"的画面。但是，矛盾仍然存在。他想在他的生活中找到一种生命中"最后的夕阳"的意义，找到说明生活意义的那些东西。但他也许又觉得这些是徒劳的，因为"虚荣都是过眼烟云"，只不过是生活过程的一部分。很清楚，即使马克试图想象出一幅未来生活的理想画面，他的心灵深处仍然充满着矛盾，他在内心里仍然是个分成两半的人。

我很感谢马克，他使我们开始了解他所生活的这个社会，这是一个可怕的世界，用当地的话说，是一个"制造疯狂"的世界。

罗杰斯谈 16 个月之后与马克的通信

在我和马克那次面询的 16 个月后，我给马克写了一封信，问他是否还记得我们的谈话，以及那次面询对他是否有持续性的影响。几个星期过去了，他没有回信。我开始认为不会收到他的回信了。

然而，最终我收到了马克一封长长的回信，信的内容清楚地显示出，我们那次短暂的 30 分钟的谈话在他的内心引起了许多深层的回响。马克写道：

请宽恕我那样的出言不逊和鲁莽。与你个人的交流引出了使我感到困惑和给我带来巨大痛苦的问题，即生活的意义到底是什么的问题；而当时这种体验使我有了一种被撕裂的感觉。

这是马克第一次说出他在那次面询中及其后的愤怒心情。他接着写道：

我还想对露丝表达我的歉意。我们谈话的时候，她很快就发现了我的情绪不好。我想为自己当时和后来在招待会上拒绝和你们俩人说话道歉。

同时，他也为自己感到愧疚，因为"我失去了信心，也就贬低了那个充满浪漫的我——那个有着独创力和主动性的自我。"

下面是从马克来信中摘录的几段文字，我们可以看到他的真诚和心灵的挣扎。信中写道：

写这封信对我来说是非常困难的，我总是不知如何下笔，因为我需要正视我的现状，而接受这一切是很困难的。暴露自己不是一件容易的事情，这会使我感到非常脆弱，就像我现在的感觉这样。但是，如果不能坦诚地对待自己，给你写信将是毫无意义的。……

我对那次面询刚刚结束时自己的那些反应进行了反思，我相信，我们的谈话引发了我的许多强烈的情绪反应——那些使我陷入混乱和困惑的情绪。首先，是那种愤怒和受到伤害的情绪，就像是"受骗"的感觉。你知道，我在当学生时曾在儿童心理指导中心工作，所受的正是来访者中心疗法的训练。在我心目中，你代表着我那时的理念，一种理想主义的信念。和你谈话时，我那时学到的东西又触动了我，使我又感受到那种疗法的魅力、奥秘和理念；这些曾是我生活中不可缺少的东西，就像呼吸一样维系着我的生命。卡尔，我这样对你敞开心扉只有一个原因，因为只有你才知道这种疗法的奥秘。在给我的病人治疗时，我感受到了这种将治疗与生命过程本身的力量结合在一起的作用，不仅能够取得治疗效果，而且能够使治疗效果保持下去。又一次接触到我所丢失的东西，给我的震撼是这么大——你能想象吗？……

我无法解释为什么我竟把这些充满魅力的东西和理想主义的信念丢失了。浪漫主义也许是无法长期保持的。社会发展是不可抗拒的，人也要随着社会的发展而变化。但在我身上的这种变化，与其说是一种特别的经历，不如说是一种逐渐腐化的过程，一种由于别的什么东西的侵入而取代了过去信念的过程。也许是我感到缺乏支持，就自己放弃了过去的信念。无论如何，我开始意识到，我已经让周围的世界把过去的我吞噬了。

接着，马克讲述了他工作中的几次经历，这让他了解到了一些导致许多人死亡的不幸灾难。他在信中这样写道：

回过头来，我又想了一下那次面询结束后你对我的反应提出的问题。我相信，当时我发现了自己情感上受到的创伤，并为此感到震惊，因为我发现自己及我的那些来访者都对死亡和亲人的离散感到万分恐惧。那个星期，我正好在电视上看了电影《地堡》，是一个类似"善恶大决战"那样的故事。因此，我感到很绝望，希望能找到安慰。（可能是希望从你那里得到安慰。）我不是一个应该受到诅咒的人。在过去的几个月里，这些情绪有着重要的意义，因为，这使我努力去寻找具有建设性的解决问题的办法。

下面是马克的两个结论：

我已经认识到，我对这个世界、我自己以及我的环境的那种"两难困境"的感觉，这是我自己内心混乱的一种投射。这还是我本人的问题，所以，我并不是无能为力，我能够通过努力解决问题。

我已经意识到，既然这些问题也许该由我自己来处理，既然我的专业经验能起重要的作用，那么，我知道我必须开始自己来解决问题，第一步，就是给你写这封信。

卡尔，我感谢你给了我机会，能和你谈话、通信。这使我受益良多。我知道，你听到这些一定会高兴的。

马克向我道谢，我同时也想向他道谢，因为他使我更深地理解了他生活中的困境，即一个南非白种人的两难处境。我们谈话的时候，马克对这种两难困境的认识还停留在外在的因素方面，比如社会制度、他人的指责，诸如此类。现在，他开始接受这样一个事实，即从根本上来说，这种冲突与困惑存在于他的内心深处，比如，一方面他有着理想主义的信念；而另一方面，他又允许他人的控制和吞噬。他确信，这种内心的冲突就是他的问题所在，并且，他能够解决这个问题。

显然，马克是众多南非白人的一个代表。他们外部的现实境况与内心的真实感受之间存在着冲突，使他们感到痛苦不堪，如果没有外界的支持，他们几乎无法忍受和面对现实。在马克案例中，还是因为有了关怀和理解的必要条件，使他有可能通过自己的努力而达到内心的变化，在这个过程中，他在努力重新找回他的理想主义信念、他的独创力和主动性、以及他真实的自我。同样，我相信，他的很多白人同胞都有这种未曾言表的要求，希望能够得到我们的理解和关注，希望能够通过他们本人的艰苦努力，改变自己，改变整个社会。

马克在面询 3 年之后写给罗杰斯的信

马克和我之间一直保持着通信联系。准备出版这份资料时（经马克许可后），我给马克写了一封信，寻问他那次面询现在是否仍对他有某些影响，他是否愿意说明一下。下面是马克回信的全文。

亲爱的卡尔：

从那次面询至今，许多年过去了，其间我有一些感悟，很愿意与你分享。

和你的那次谈话对我确实产生了深刻的影响。那是一次令人很痛苦的经历。我讲出了我生活中的那些两重性、两难处境、心理冲突及困惑。我这样暴露自己是在冒险，因为这样做会使我的心被痛苦的情绪刺破，血会像泪那样流出来，我的情绪开始出现了脆弱和不稳定的状态。

在情绪变得脆弱和不稳定的同时，我感到了一种活力。这种感觉难以言表，我只能说，这让我有了一种记起自己到底是谁的感觉。那种感觉就像是从一个陌生的、不熟悉的地方回到了自己心爱的家。

我在这里描述的，是一个随着时间推移而变化的过程。这种变化至今仍在继续。

卡尔，你并没有把注意力集中在解决问题的策略问题上；我知道，你是不会那样做的。我从两重性的层面提出了那些问题，作为两难困境提出那些问题，我知道，在我的内心里我认为那些是没有办法解决的问题。因此，我对你的理解深表敬意和感谢。

谨致深切的问候

你的马克

罗杰斯的结束语

从我们那次面询至今，整整 3 年过去了。马克的转变过程仍在继续，这一点并不奇怪。我认为，我们那次谈话中的教训更是不应忘记的。评价一次面询是否成功、来访者与治疗师之间的关系如何，谁是最有发言权的人呢？事实又一次证明，最有发言权的人是来访者，而不是治疗师。

点　评

对马克个案的点评 1
· · · · · · · · · · · · · · · ·
一次性面询的持续性效果

J. 西曼

参加这次谈话的来访者化名为马克，南非白种人，37岁，是一位在南非政府中工作的临床心理学家。这是罗杰斯在为一群心理健康工作者开办的训练班上所做的一次示范性面询，马克自愿作为来访者与罗杰斯谈话。参加者被事先告知，罗杰斯希望充当来访者的人一定要谈自己真正关注的事情或问题。马克回答说："是的，我确实有一个非常现实的问题。我把此事说出来也许是在冒险，但是我愿意冒这个险。"后来，罗杰斯发表了这次面询的材料，他在报告前言中指出，这次面询"使我们看到了这位敏感的南非白人几乎无法忍受的内心冲突。它还显示出一次短暂但激烈的半小时咨询关系可能产生的强烈影响"（Rogers，1986）。

在罗杰斯与马克的这次面询中，体现了罗杰斯心理治疗方式中最重要的一个特点，即他总是从现象学的角度出发，通过自己全身心的投入，进入来访者的内心世界，深入理解来访者本人所经历的体验过程。我们可以看到，这种"置身其中"的做法不但可以促进来访者对自我的觉察，而且还有促进来访者本人内心自我沟通的重要作用。

罗杰斯的这种方法很快就在马克身上显示出效果。通过仔细阅读这次谈话的记录，我们看到，谈话中迅速出现了两个密切相关的主题，一个是马克在确认自己与别人之间的关系以及他与政治制度之间的关系时的思想斗争，另一个是马克对自己作为公职人员在这个体制中的作用的思考和心理冲突。

这些主题被迅速地摆到了桌面上，这一点说明，这些问题与马克意识中的核心问题有着非常紧密的联系。因此，马克开门见山地提出了一些令他感到困扰的问题，如别人把他看做一种邪恶制度的代表，而他认为自己是一个"好人"，他感到自己那些说英语的朋友们在疏远他。马克几乎从一开始就谈到了自己作为一个南非白人所面临的困惑。（马克说："……我认为自己对这个国家发生的事情负有责任。这使我感到受到伤害。……我有时觉得，我也不清楚自己为政府工作对还是不对。"）

此后，马克便继续沿着这条思路说出自己内心的疑惑，即他对自己基本的价值观系统的怀疑。作为一种比喻，马克提到了纳粹德国。（马克说："……如果有那么一天，我一觉醒来，发现第三帝国垮台了，而自己曾是帝国的卫士，我的命运会如何呢？我想搞清楚，希特勒德国的那些军人是怎么想的？他们会有什么样的感觉？他们有过和我一样的问题和困扰吗？我是这个邪恶制度中的一分子吗？……"）这种比喻体现出一种使他感到恐惧的驱动力，他担心自己也会成为一种邪恶制度中的一分子。自己在为一个邪恶的、行将灭亡的制度工作——马克用这一比喻来表达自己心中的怀疑，这真是再合适不过了。

后来的谈话中，马克始终在探讨两个问题，一个是"别人是怎么看待我的？"，另一个是"我该怎样看待自己？"。在这个过程中，我们可以察觉到马克身上发生的变化，开始时，他谈到的都是外界对自己有看法，后来，他开始注重自己内心的感受。因此，在谈话的最初阶段，马克几次说"并不是每一个人都能理解我"或"他们不赞同我"。但是，随着谈话的深入，马克对自己的质疑越来越触及他自己内心的困惑，以及他是否真正拥有自我等问题。这时，马克说："我认为我要按自己的方式生活，恪守我自己的准则，在我自己的小环境中拥有真实的自我。"后来他又说："我要进入一种角色，有时就要做出和自己内心不符的样子，而那不是我真正想做的。"

谈话结束时，马克把心里话都说了出来，但是，他的基本问题并没有得到解决，他害怕被别人视为异类，更怕被自己视为异类。谈话快结束的时候，他把这种不愉快的情绪清楚地表达出来，他说："但和你谈到这儿，我的感觉比刚才更糟了。"

我注意到，罗杰斯也感到不愉快，他对自己的表现感到很沮丧；这一点很值得注意。他认为，造成这种情况有两个原因：第一，自己的价值观和马克不同，第二，他认为马克在面询中并没有完全把自己当成一位来访者。但是，显而易见，造成罗杰斯不满的还有一个原因，即谈话最终非但没有出现一个完满的结果，马克反而声称自己比开始时感到更糟了。对于一个注重职业道德的治疗师来说，来访者的这种看法会使他感到非常不安。面询结束时，罗杰斯清楚地表达出他不安的心情，即自己没有机会进一步与马克讨论还未得到解决的困惑，这使他感到很遗憾。

面询场合及其影响作用

公开的示范性面询是罗杰斯经常使用的一种方法，用于演示他的临床治疗方式。在他的大多数演示中，面询效果似乎并没有因为有观众在场而受到明显的影响。然而，这次与马克的面询则明显地反映出了这种场合效应。对面询场合及其影响做进一步的分析将有两方面的意义，即能够加深我们对这次谈话内容的理解，同时也能够加强我们对观众的潜在影响作用的重视。

马克个案中，治疗取向的目标和观众造成的带有社会性取向的目标混淆在一起，这种作用在几个关键时刻对罗杰斯产生了影响，使他不能敏感地理解马克，没有做出恰当的反应。马克也混淆了自己对治疗的态度和对社会的态度，这样就进一步削弱了治疗本身的作用。最后一点，如果面询时有观众在场，这本身就是一个直接导致治疗过程复杂化的因素。

观众的直接影响是很大的。以下是一个突出的例子。马克说出了他的想法，他觉得这次面询被形式化了（马克说："你是在'照本宣科'"）。马克的话中带有一种不满的情绪，因为罗杰斯不能理解他，也未能在他感到孤立的时候给予任何帮助（马克说："也许你该把你的真实感受说出来"）。马克还表明，他认为自己在被用来做表演（马克说："我只是在扮演一个来访者"）。马克说出了他的想法，他认为自己被利用了，他希望能够与罗杰斯有更密切的关系；然而，非常不幸且具有讽刺意味的是，此时观众却笑了起来。正是由于这样的场合效应，马克把他想从罗杰斯那里得到更多支持的渴望和由于感到孤立而产生的失望情绪都隐蔽了起来，转移了话题。此时，罗杰斯也受到了这个场合中社交气氛的影响。本来，马克试图向罗杰斯传递一些他感到沮丧的重要信息，但罗杰斯却对马克打趣地说："看来，你是一名很好的咨询师。"这使得马克无法再谈下去了。

一些被忽略的方法学问题

以上我们谈到的场合效应以及引用的对话都是在面询之后的总结阶段发生的事情。正式面询已经结束了，谈话的气氛也会有所变化，这当然是可以理解的。然而，这里又出现了另一个问题：什么时候算是正式的面询时间，什么时候算是一般的社会性交流时间？我相信，从上述的马克的那个插曲中，我们可以感觉到，即使是在面询后的交流阶段，治疗师仍然需要继续保持认真倾听的态度，这是必要的并有着重要意义，因为来访者可能有一些重要的情绪，在面询中没有表达出来的，但可能会在随后的小组交流中表露出来。

从概念上讲，倾听的态度就是要达到共情。来访者中心治疗的一个特点，就是把共情性倾听作为这种治疗方式的核心。共情并不是来访者中心疗法独有的，任何称职的治疗师都知道，治疗时需要通过共情去理解来访者的话和他们的感受。来访者中心治疗的理论与其他心理治疗理论的差别在于，其他理论不只是要求治疗师们做到共情性倾听，还要求他们把注意和力量集中在其他一些概念结构上。例如，心理分析理论要求治疗师把注意力集中在移情、潜在的倒退和自恋反应等问题上；就是说，一种特定的治疗学说会要求治疗师在理论上设计出一整套反应模式，其中包含共情反应。来访者中心疗法则不同，这种疗法要求治疗师把关注的重点集中在来访者的生活体验上，集中在来访者即时的亲身感受上。

如何把握共情的程度也是马克个案中显露出来的一个问题。这也是采用来访者中心疗法的治疗师一直在争论的一个问题，其焦点是，治疗师应如何把握共情性倾听和反应的深度。在这个问题上，治疗师的观点各不相同，形成明显的和系统上的差别。

我想说明我本人在这一问题上的观点。探讨内心冲突时，来访者往往会采用一些掩饰的方式，如通过讽刺挖苦、轻率无礼或幽默的话语来谈论那些严肃的问题。正式面询结束了，马克在随后的交流中竭力想把自己内心深处的难言之隐讲出来，他通过一些不敬的言辞和无礼的态度来掩饰自己的尴尬。我认为，治疗师此时有责任继续去倾听，以获得完整的信息，理解来访者的尴尬处境，理解他们心中的呐喊。如果是我在做治疗，我绝不会因为看到来访者显得尴尬就止步不前；相反，我要继续下去，倾听来访者努力想要表达的信息，理解深层的含义，并做出回应。这正是需要最大程度共情的时刻。但在马克个案中，罗杰斯没有选择共情回应，而是选择了另一种反应，即引导马克自我暴露。按照罗杰斯提出的学说，治疗师应该根据治疗所需的"必要条件和充分条件"来判断和选择自己的反应。但是，罗杰斯这次的反应显然不是为了使马克把深层信息的传递出来。这个例子反映了一种典型的情景，此时治疗师需要面对选择。罗杰斯为什么会选择这种特别的反应呢？我们也许需要进一步分析这次示范性面询的环境背景、交谈中的复杂情况和动力，那可能是理解罗杰斯的最好办法。

罗杰斯与马克谈话的长期效应

现在，让我们来看一看罗杰斯与马克的这次短暂谈话的长期效应，这样将能够帮助我们对短期心理治疗或一次性治疗的长期效果做出一般性的推测。

马克已经给我们提供了有关的信息。我们从马克的谈话和信中内容可以了解到，他在面询时出现过强烈的情绪反应，但在随后3年时间里，在他身上反映出了重要的发展过程。我们看到，马克在面对失去的自我时感到非常震惊，这是他的即时体验，因为发现自己失去了理想主义信念，而这种信念曾"像呼吸一样维系着我的生命"。

马克对失去自我的深刻认识和情绪体验使他产生了一种震惊，而这一震惊使他重新看到了他原来的自我结构。马克之所以能够在生活和工作中与那些具有破坏性的东西保持一定的距离，原因就在于他的这种自我结构一直在起着免疫作用。当时，这种震惊使马克开始在根本上进行自我重组，后来，又使马克对自身的积极成分进行重新整合。正如马克在3年后写的那封信中所说，"在情绪变得脆弱和不稳定的同时，我感到了一种活力。……这让我有了一种记起自己到底是谁的感觉。"这种自我重新整合的经历常常会有一种特别的效果，即能够为个人的不断成长铺平道路。

显然，这里似乎有一个自相矛盾之处。如前所述，从治疗的即时体验看，罗杰斯和马克两人对面询的结果都感到不满意和不安；然而，马克信中的内容又可以证明，这次面询有着持久的和积极的效果。那么，我们如何解释这些看似矛盾的结果呢？

为了回答这个问题，我研究了 5 个治疗性面询的案例并进行了定性分析，发现每一次短暂的交流都具有持续性效果，而且，其强度比我们预期的要大得多（Seeman，1992）。下面列出的 7 点要素，对治疗的即时效果及持续效果具有决定作用，这些同时也是心理治疗中最重要的组成部分。通过一些来访者的反馈和评述，可以进一步说明这些要素的实际作用。

1. 治疗师对来访者即时体验的全身心关注。（来访者的话："治疗师的全部注意力好像都在我身上，总是在听着我说话，而他的回应使我对自己认识得更清楚了。"）

2. 治疗师对来访者的看法，即对任何一种观点本身的无条件肯定。（来访者的话："和他谈话时，我总是觉得我能够得到肯定。"）

3. 来访者意识到自己有一种特别的危机感，这种感觉能产生强烈的动机。（来访者的话："我意识我陷入了那种人际关系的危机。"）

4. 来访者能深切感受到治疗师在倾听自己诉说，自己得到了理解。（来访者的话："在与医生谈话时，我深深地感到有人能理解我。""这个过程显得是那么简单，似乎很平常，但是这就像是……在我面前放了一面心理之镜，非常必要。"）

5. 来访者重新恢复自信。（来访者的话："我无法用语言表达你对我的帮助有多大，你使我重新找回了自己原有的信仰。""正是由于得到了治疗师的肯定，我才又有了自信——相信我自己。"）

6. 面询对来访者的生活产生重要影响。（来访者的话："我想告诉你，和你的这次谈话使我的人生发生了重大的变化。"）。

7. 面询之后，来访者有能力自己保持治疗的效果。（来访者的话："自从那次谈话以后，我想更加全面地从心理方面弄明白在我身上到底发生了什么事情。""我意识到，治疗还在进行，我在靠自己继续治疗。"）

综合因素作用

把以上几点综合在一起，就可以理解为什么这些短暂交流能有持续性的治疗效果。来访者告诉我们，治疗师表现出了非常投入的关注和共情，表达出了对他们充分的接受和认可。这样做的结果，就是使来访者重新恢复了对自己的认可和信任，使他们能够不受束缚地依靠自己，找到自我的感觉，决定自己的行动。

通过分析若干治疗性面询的效果，我们可以看到，在那些采用来访者中心疗法的治疗报告中，对治疗过程和结果的描述一般都很相似。这些短暂的交流之所以能有持续的效果，并不是因为面询过程的某种特点所致，而是因为有两个要素在起作用：一个是来访者在寻求理解和改变时的心理特点，这就是他们要面对自己的心理危机；另一个是来访者强烈的情绪体验，包括他们在面询过程中和面询之后的体验。如前所述，有7点要素决定着短暂面询的效果，如果把马克在面询时的记录和后来他对面询效果的评述与这7点标准进行对照，我们就能看到，其中大多数是与马克的感受相吻合的。最不可思议的是，第4点"来访者能深切感受到治疗师在倾听自己诉说，自己得到了理解"与马克个案中的情况不符。我们知道，马克和罗杰斯两个人都对这个方面的缺欠感到不满。后来，马克对他治疗的经历进行了重新思考，在某种程度上淡化了这一欠缺。在这一案例中，马克的即时体验和面询后的体验等方面的作用对谈话的效果有很大的影响。

马克对这次观摩性面询的反思说明，他和罗杰斯的这次交流在两方面对他有着很大的推动作用，一是使他谈出了自己的危机感；二是在面询后仍对自己有着长期的影响。参照上述取得面询效果的7点要素中第3、5、6、7四点，我们可以看到，马克说出了他感到的危机，这一点可以从马克在面询开始时说自己在冒险以及后来使用希特勒的士兵在地堡的比喻中都能得到证实；在马克后来的发展中，他感到自己的信念和自信在不断增强；马克在给罗杰斯的信中写道："与你个人的交流引出了使我感到困惑和给我带来巨大痛苦的问题，即生活的意义到底是什么的问题；而当时这种体验使我有了一种被撕裂的感觉。"这段话明确地表达出了面询时马克强烈的情绪体验；面询结束后，这次面询的效应过程仍在持续，正如马克在信中所说："我在这里描述的，是一个随着时间推移而变化的过程。这种变化至今仍在继续。"

马克和罗杰斯之间的这次面询是短暂的，有着一些复杂的情节。但后来的事实可以证明，时间短暂的面询也可以产生持续性的效果。应该说，这次谈话对马克有着持续的影响，是使他终生受益的一次经历。

参考文献

Rogers, C. R. (1986). The dilemmas of a South African white. *Person-Centered Review, 1,* 15-35.

Seeman,J. (1992). *The power of the brief encounter.* Unpublished manuscript.

点　评

马克个案点评 2
· ·
对马克个案的实证分析研究和基于认知—行为理论的述评

A. M. 海斯　　　M. R. 戈德弗里德

罗杰斯不仅是一名杰出的临床心理医生，而且是把科学的观察方法用于心理治疗研究的先驱者之一。他开创了使用谈话录音作为"原始数据"分析心理治疗的方法，提出了一套对治疗师的态度和行为进行描述和分类的方法，并开创了对来访者变化过程的研究。现在，让我们运用这套分析方法，对罗杰斯和马克（一个深为内心冲突苦恼的南非白人）的面询记录进行分析。

通过分析罗杰斯对来访者的反馈内容，我们将了解到他在面询过程中究竟是怎么做的。从概念上讲，在任何一种类型的治疗中，治疗性反馈都是促成来访者改变的重要因素。通过反馈，治疗师可以帮助来访者将他们注意力集中在与个体内部问题和与人际关系问题有关的方面。在传统来访者中心治疗中，治疗师一直都把反馈作为主要方法，帮助来访者关注和分析自己经历中的那些被曲解或被否认的部分（Anderson，1974；Rice，1974；Wexler，1974）。僵化的知觉方式和扭曲的思维阻碍了来访者的成长，治疗师千方百计地寻找突破口，以打破这种障碍。以"信息加工模型"为基础的来访者中心疗法（Wexler，1974；Wexler & Rice，1974）与罗杰斯最初描述的来访者中心治疗方式有所不同。在这种治疗中，治疗师更多的是在扮演指导者的角色，帮助来访者组织对自己经历的反应，他们在治疗进程中不断地对来访者进行指导，韦克斯勒甚至把那些治疗师描述为来访者的代理信息处理器（Wexler，1974）。

在来访者中心治疗中，治疗师的反馈方式具有非常重要的理论意义。为此，我们编制了一个专门用于分析治疗师反馈的编码系统。现在，我们使用这个编码系统来分析一下罗杰斯在这次面询中的反馈，这将是非常有意思的。通过仔细分析罗杰斯使用反馈的方式，我们可以看到哪些是他想让马克关注的重要问题，哪些是他本人认为不重要的问题。通过这种分析方法，我们将能够超越仅限于来访者中心治疗理论范围的讨论，从一个更加普遍性的、多种理论的角度对罗杰斯的这次面询进行描述。首先，我们将对治疗中一些具体的谈话焦点进行分析，之后，我们将进一步对这个案例进行讨论。

如果由一个采用认知－行为疗法的治疗师来做这次面询，他会怎样做？在本篇的最后部分，我们将结合在记录分析中的发现提出我们的设想。

编码系统

治疗焦点编码系统（Coding System of Therapeutic Focus，缩写为 CSTF；Goldfried，Newman，& Hayes，1989）是为分析各种不同方式心理治疗的记录而编制的。这个编码系统涵盖范围广泛，涉及到来访者可能谈到的方方面面，因为各种信息都可能成为治疗师反馈的焦点，并且，编码不会受到专业术语的影响。这个系统由以下六个部分组成："所涉及的人"、"时间段"、"来访者情况中的具体要素"、"个体内联系"、"个体间联系"和"一般性干预"。表 10.1 中列出了这个编码系统中的六个部分以及每一部分中具体的子项目。

具体看，"所涉及的人"部分中区分出谈话中焦点人物的身份，"时间段"部分中确定了治疗师对来访者情况给予反馈的不同时间段（如过去，现在，将来）。这两部分中的细化分类为我们提供了治疗师在做出反馈时的基本背景材料。在"来访者情况中的具体要素"部分中，对治疗师的反馈中所反映的基本要素成分进行了分类，包括来访者所处情景、自我评价、一般性想法、情绪以及行动等。在这个案例中有一个例子，罗杰斯说："你说，'我不得不在人们面前做出一种假象'，这话中充满了伤感。"罗杰斯这一反馈中的焦点是来访者的情绪。对"个体内联系"和"个体间联系"两部分的划分，是为了区分治疗师的反馈所针对的两种不同的联系，"个体内联系"指来访者各种内心活动之间的联系，"个体间联系"指来访者的活动与其他人的活动之间方方面面的联系。例如，罗杰斯说："所以，尽管这是一个邪恶的、糟得令人难以忍受的世界，你必须咬紧牙关挺住。"这是一个针对"个体内联系"的反馈，指出"难以忍受"与"挺住"之间是一种带有"差别／不一致性"的联系。再如，罗杰斯说："我理解你的意思。别人怎么想，甚至

表 10.1　治疗师反馈焦点编码系统中的内容分类表

类别名称	反馈焦点
所涉及的人	
患者 / 来访者	以患者或来访者为焦点
治疗师	以治疗师本人为焦点
父母	以来访者的父母或保护人为焦点
配偶	以来访者当时的配偶为焦点
家庭成员	以来访者的子女或其他家庭成员（配偶和父母除外）为焦点
熟人、陌生人或其他人	以来访者生活中涉及的其他人为焦点
时间段	
前成人期	婴儿至中学阶段的经历
成人期	中学毕业后至开始进行心理治疗之前的经历
现阶段	刚刚过去的时段，即初次面询至此次面询之间
治疗中	此次面询之中
未来	此次面询之后
非特指时间段	未指明时间段或与时间无关
来访者情况中的具体要素	
情景	来访者的周围环境，了解这些信息将有助于对来访者的理解
自我观察	通过回应，指出来访者对其自身的客观认识
自我评价	来访者对自己的价值和能力的评价、判断和估计
期望	通过回应，指出来访者对其未来的期望
一般性想法	来访者泛泛的想法
意图	来访者对自己未来的选择，如愿望、欲望、动机或需要
情绪	来访者的感情体验
情绪的生理性反应	与来访者的感情体验有关的生理状态
行动	来访者的具体行为表现
非具体性要素	无法归入具体类别的来访者情况
个体内联系	
相似性 / 模式	来访者情况中的相似性或反复发生的情况
后果	治疗师指出，在来访者的情况中，一种要素对另一种要素产生影响并造成某种后果
差别 / 不一致性	从来访者情况中发现内部矛盾或分歧
恶性循环	治疗师把反馈焦点集中在来访者认为自己永远无法找到答案的问题上
个体间联系	
模式	从来访者的有关不同时间、场合及人物的谈话内容中，治疗师概括提出来访者在人际关系中的情况或行为模式

表 10.1 治疗师反馈焦点编码系统中的内容分类表（续）

本人对他人造成的后果	来访者的情况正在对另一个人造成的影响
他人对本人造成的后果	另一个人的情况正在对来访者造成的影响
比较／对照	治疗师把来访者的情况与另一个人的情况进行比较或对照
一般性相互作用	无法归于以上类别的来访者与他人之间的相互作用
恶性循环	访者认为永远无法得到解决的人际关系问题，而这种模式具有自我挫败性质
一般性干预	
选择／决定	指明来访者的抉择或其他可能的选择
现实／非现实	帮助来访者从他们自己的主观认识中走出来，并更加客观地认识自己的经历
期望反应／想象反应	来访者主观上想象的某人将对自己做出的反应；这种期望或想象源自来访者对自己与此人之间关系的看法
事例／主题	提出一个来访者情况中的具有高度代表性的事例；这一事例可以反映出一种总趋势或模式
提供支持	治疗师对于来访者的总体情况和具体情况都给予积极肯定
提供信息	把有关心理治疗的一般情况和知识告诉来访者
指出治疗中出现的变化	治疗师把治疗中出现的有关变化情况告诉来访者
避免干扰	强调指出来访者所做的某些事干扰了的进程
鼓励活动	治疗师鼓励来访者在两次面询之间或在整个心理治疗过程中尝试进行某种有利于未来发展的活动
自我暴露	治疗师向来访者讲述自己相似的个人经历

历史将来怎么评价，都不是最重要的；更重要的也许是'我能做些什么？在这个我力所能及的范围内，我能做一个什么样的人？'"来访者在把自己的观点与别人的看法进行比较；罗杰斯做出了针对"个体间联系"的反馈。在"一般性干预"部分中，对治疗师的反馈形式做了详细分类。例如，治疗师指出来访者可以就自己的情况做出选择或抉择，这属于"选择／决定"性质的干预；治疗师把来访者的主观看法与一个更加客观的观点进行比较，这属于"现实／非现实"性质的干预；治疗师把焦点集中在来访者所期望的或所想象的他人反应上，这属于"期望反应／想象反应"性质的干预。

为了对马克个案进行分析，首先，我们两个人分别独立完成了对录音文本的编码，然后，通过讨论对几处不同的编码达成一致看法。这个编码系统中使用的分析单位是"回","1回"（turn）指治疗师在来访者的两次谈话之间的全部反馈内容。在对一回反馈内容进行编码或计分时，如果治疗师的反馈中涉及若干类别的内容，则在每个类别上都计1分；对同一类别的内容只计1分，不重复计分。

马克个案记录的编码分析结果

根据马克个案的谈话记录，总共对37回反馈进行了编码。根据编码结果，我们先算出每一个特定类别内容出现的频次，之后，计算出每种类别(在37次中)的出现率。统计结果以标准化的百分数形式呈现，便于对各种类别反馈进行比较。在表10.2中，按内容类别列出了五个部分的分析，对每一部分中的子项目按百分数大小依次排序，并分为"最具特点部分"和"不具特点部分"列出。"最具特点部分"指的是罗杰斯面询时37回反馈中出现率超过15%的类别，"不具特点部分"指的是出现率低于15%的类别。尽管15%是一个随意规定的值，但我们有理由认为，那些反馈频率不高的类别反映不出罗杰斯治疗的特点。

为了说明我们对罗杰斯的反馈内容进行分类的方法，有必要对分析中一些数据结果的背景情况做出解释。我们在其他一些研究中采用过这一编码系统，结果发现，"所涉及的人"和"时间段"两部分中一些具体项目上的反馈出现率往往是最高的，这也许是因为这些内容在谈话中总是起着背景的作用。因此，每一回反馈中都会出现这两部分内容，而不一定会出现编码系统中其他部分的内容。"来访者情况中的具体要素"部分中的反馈出现率仅次于前两部分。这部分的内容涉及来访者方方面面的基本情况，如来访者所处的环境、行动和思想，而这些都是治疗师在面询过程中关注的焦点问题。在谈话的大多数时间里，治疗师可能会反复谈到特定的"时间段"或"所涉及的人"，但在谈到"来访者情况中的具体要素"时则可能不断变换话题，从一个具体要素转换到另一个具体要素，不大可能把注意力集中在某一个要素上。"个体内联系"和"个体间联系"两部分反馈的出现率比"来访者情况中的具体要素"部分更低，这是因为这两部分内容总是与"来访者情况中的具体要素"有关联，一般不会单独出现和编码计分。对"一般性干预"的编码需要比对其他部分更加慎重，因此，我们在这一部分中确定和编码的内容较少。说明这些背景情况将有助于读者理解以下编码分析的结果。

表 10.2　对罗杰斯在与马克谈话中各类反馈出现率的分析结果（百分数）

最具特点部分		不具特点部分	
所涉及的人			
患者 / 来访者	97%	治疗师	14%
熟人、陌生人或其他人	73%	父母	0%
		配偶	0%
		家庭成员	0%
时间段			
现阶段	76%	治疗中	11%
未来	27%	前成人期	0%
		成人期	0%
		非特指时间段	0%
来访者情况中的具体要素			
非具体性要素	51%	情景	11%
一般性想法	38%	自我观察	3%
自我评价	27%	期望	2%
情绪	27%	情绪的生理性反应	0%
意图	16%		
行动	16%		
个体内联系			
后果	19%	相似性 / 模式	3%
差别 / 不一致性	16%	恶性循环	0%
个体间联系			
比较 / 对照	19%	本人对他人造成的后果	8%
		他人对本人造成的后果	8%
		一般性相互作用	3%
		恶性循环	0%
		模式	0%
一般性干预			
无		现实 / 非现实	11%
		期望反应 / 想象反应	5%
		指出治疗中出现的变化	3%
		自我暴露	3%
		选择 / 决定	0%
		事例 / 主题	0%
		提供支持	0%
		提供信息	0%
		鼓励的活动	0%
		避免干扰	0%

所涉及的人

最具特点部分：在罗杰斯的37回反馈中，大多数（97%）都是以马克为焦点的反馈，同时有多达73%的反馈为以其他人（一般的熟人、陌生人以及其他人）为焦点的反馈。罗杰斯让马克去思考别人如何看待他以及别人如何看待南非的社会政治形势，以便使其把自己的观点与别人的看法区别开来。

不具特点部分：有14%是以罗杰斯为焦点的反馈，这是因为马克在这次示范面询结束前的大部分时间里都在对罗杰斯的表现进行评价，并讨论一个真正的罗杰斯应该怎样做。这一个案中没有出现以家长、配偶或家庭成员为焦点的反馈。

时间段

最具特点部分：在这一案例中，大多数涉及"时间段"的反馈都是以"现阶段"或"未来"为焦点的，在全部反馈中，有76%是以马克的当前情况为焦点的反馈，27%为以马克的将来为焦点的反馈。

不具特点部分：在全部反馈中，有11%是以"治疗中"为焦点的反馈，但没有出现过涉及"前成人期"、"成人期"或"非特指时间段"的反馈。

来访者情况中的具体要素

最具特点部分：在罗杰斯的全部37回反馈中，有51%是以"非具体性要素"为焦点的反馈，在这一部分的反馈中出现率最高。"非具体性要素"指的是那些无法完全归入具体要素的部分。在罗杰斯的谈话中，有很多这样的例子，如罗杰斯说："你要做出一个样子（非具体性的），但那与你通常的或内心的东西（非具体性的）不相符。"

罗杰斯也把反馈集中在马克对他自己经历的认识以及这些经历对个人的意义方面，在罗杰斯的全部反馈中，有65%涉及这些方面的内容，占了相当大的比例。其中，38%为针对"一般性想法"的反馈，27%是针对马克"自我评价"的反馈。"一般性想法"指的是一些非具体性想法，无法归入任何具体的类别（如自我观察、自我评价以及期望）。罗杰斯做出此类反馈主要是为了使马克注意一点，即他在谈到南非形势以及自己在扮演这种政府代表角色时的内心矛盾。例如，罗杰斯说："从表面上看，你是这一腐朽制度中的一员（想法），但在你的内心里，你并不这么认为（想法）。那么，你会坚持哪些观点？在哪些方面还准备观望一下再做决定（想法）？"这就是一种针对"一般性想法"的反馈。

罗杰斯对马克"自我评价"的反馈占27%，提出了诸如"我是谁"的问题，并且探讨了马克在自己是好人还是坏人的感觉之间摇摆的问题。罗杰斯还把马克的自我评价与马克认为别人对他的评价进行了比较，帮助马克把自己的看法与外界的看法区分开来。

在罗杰斯的反馈中，有27%是以马克的"情绪"为焦点的。罗杰斯把谈话焦点集中在马克对"情景"或"自我评价"的一般性想法时，马克的情绪会发生显著变化，他的一些情绪被调动出来。例如，罗杰斯对马克说："你说，'我不得不在人们面前做出一种假象'，这话中充满了伤感。"此时我们可以看到，他的这种反馈引起了马克的情绪波动。尽管马克当时并不是在谈论他自己的情绪反应，但罗杰斯却在反馈中提出了马克的这种情感经历，使马克的注意力集中到了自己的情感上。

在罗杰斯的37回反馈中，有16%包含针对"行动"的反馈，也有16%包含针对"意图"的反馈。罗杰斯的目的是为了深入了解马克在做什么工作，有什么信仰和生活原则。

不具特点部分：在罗杰斯的全部37回反馈中，只有11%是对外部"情景"的反馈，涉及"自我观察"的反馈只有3%，涉及"期望"的反馈只有2%，而涉及"情绪的生理性反应"的反馈则一次也没有出现过。

个体内联系

最具特点部分：在"个体内联系"部分中，罗杰斯的反馈中涉及较多的只有两类，确切地说，在全部37回反馈中有19%是针对"后果"的反馈，有16%为针对"差别/不一致性"的反馈。例如，罗杰斯说："你说，'我不得不在人们面前做出一种假象'，这话中充满了伤感。"这也是前一节中提到的作为"情绪"编码的例子。在这里，罗杰斯把马克说自己"不得不做出假象"的思想与痛苦的感受联系起来。罗杰斯注意到马克诉说的经历对他的"自我评价"或"情绪"的影响时，他常会针对"后果"做出反馈。罗杰斯通过对"差别/不一致性"的反馈，把马克的内心冲突显现出来，例如，罗杰斯说："……你是不是觉得你在生活中扮演着一种角色，但那不是真实的你？"

不具特点部分：属于"个体内联系"部分中的其他类别的反馈非常少。在马克个案中，包含"相似性/模式"的反馈仅为3%，而涉及"恶性循环"的反馈从未出现过。

个体间联系

最具特点部分：在罗杰斯的37回反馈中，有19回为"比较/对照"的反馈，是这一部分中唯一出现较多的反馈。罗杰斯做出这种反馈的目的，是指出来访者在某些方面与其他人的相似之处或不同之处。例如，罗杰斯说："你心里认为自己是个好人，但别人对待你的态度困扰着你。……所以你觉得，你不得不做那些人们认为是卑鄙的事情，而你觉得这些事是可以做的，但问题是，别人把你看成是一个邪恶制度的代表。"罗杰斯在反馈中把马克的看法与别人对他的看法联系在一起，并指出马克本人的看法和"自我评价"与其他人的差别。在整个谈话记录中，罗杰斯运用这种反馈策略的例子随处可见。

不具特点部分：在罗杰斯的全部反馈中，对"本人对他人造成的后果"和"他人对本人造成的后果"的反馈均为8%，针对马克与他人之间"一般性相互作用"的反馈仅占3%，而对于"恶性循环"和"模式"的反馈没有出现过。

一般性干预

总的来说，罗杰斯这个案例的特点，就是没有任何"最具特点"的"一般性干预"。在罗杰斯的反馈中，只有一种属于"一般性干预"的反馈出现较多，即针对"现实/非现实"的反馈出现率达11%。这一类反馈的目的，是为了对马克的主观看法与他的较为客观的看法进行比较。在若干回反馈中，罗杰斯都把焦点放在了马克认为自己不得不给人以假象的想法上；同时罗杰斯也指出，马克自己已经意识到他的朋友理解他，他们能够看透"假象"并仍然喜欢他。在罗杰斯的全部反馈中，有5%是针对马克的"期望反应/想象反应"的反馈；有3%是对"自我暴露"的反馈；其他类别的干预（"选择/决定"、"事例/主题"、"提供支持"、"提供信息"、"鼓励的活动"和"避免干扰"）均未出现过。

讨论

这次观摩性面询开始时，马克一直在寻求罗杰斯的帮助，希望罗杰斯能够帮助自己分析和认识困扰着自己的价值观冲突，并帮助自己解决问题。罗杰斯并未马上把反馈的焦点集中在马克价值观冲突的问题上，也未对他为一个暴虐政府工作的道德问题给予特别关注。他的这种做法与来访者中心治疗的理论是一致的。罗杰斯没有去解释或说明马克对其价值观的疑问，而是把注意力放在了人们对南非局势的观点和马克当时的感受上，特别是集中在马克对自己的看法上。

马克这种思想混乱的状况证明了罗杰斯的一个观点。在罗杰斯看来，人们在自相矛盾的价值观中生活并往往做出不符合自己思想的事情，这是现代生活中一个普遍存在的问题。罗杰斯认为，我们价值观中的大部分东西都是从别人或群体那里接受来的，几乎未经过检验或认真的检查就被融入自己的价值体系，成为固定的概念（Rogers，1983；Rogers & Stevens，1967）。马克个案生动地说明，如果我们放弃了自己的价值判断过程，放弃了自我评价，而总是以他人的标准评价自己，结果将使我们产生心理冲突以及严重的不安全感。正如罗杰斯在面询中所演示的，治疗师的任务就是要探索来访者的内心矛盾，即他所接受的别人的价值观与他自身体验之间的根本性差距（Rogers，1983）。治疗的目的，就是促使来访者从注重外控点的评价转向更加注重内控点的评价，把分裂的自我整合起来，更加全面、开放地体验生活，并且更愿意感受这样的体验过程（Raskin，1985）。有了这样的基础，人们就更有能力做出更令自己满意的选择，促进个人成长；这也是来访者中心治疗的最终目标。

为达到这一目标，罗杰斯在谈话中花了大量的时间首先了解马克周围其他人的信仰、价值观和情绪，只有清晰地了解到这些影响马克的"外在"观点，才能够帮助他对自己的"内在"观点进行解释。这里提到的其他人，包括那些也在南非政府任职的人、反对政府的人和不在南非生活的人，甚至也包括未来的一代人。从整个谈话看，"外在"观点与"内在"观点之间的冲突一直得到罗杰斯的高度重视。在编码中，我们把这类反馈区分出来，归在"个体间联系"部分的"比较/对照"子项中。

　　罗杰斯的反馈使马克的注意力从关注外部转向关注内部，从关注其他人的看法以及在南非社会中的道德观问题，转向自己内心的感受。马克说自己是"依赖这个压迫人民的、令人憎恶的制度生活"的"坏蛋"中的一个，他开始探索自己内心的冲突和恐惧，探索自己为什么难于接受自己的原因。罗杰斯把反馈的焦点集中在马克的感到孤立、"无法言表"的自我上，使马克把注意力集中到对自己是一个什么人的自我评价上。这次面询中的背景情况非常复杂，然而，在罗杰斯营造出的这种鼓励性的、非指导性的和共情的谈话氛围中，马克依然能够对自己的内心进行深入探察，对自己作为政府工作人员的行为举止、意图想法、身份认同、角色作用和所负的责任等问题提出了疑问，对自己是好人还是坏人以及自己的价值观是否正确等基本问题进行了思考。这样做的同时，马克的这些混乱思想也与相应感情反应结合在一起。他开始谈到自己的内疚、自己在社交场合中那种"麻风病人"的感觉、对被压迫者报复的恐惧，以及他可能在维护一个邪恶制度的负罪感；他甚至把自己与希特勒德国的纳粹分子进行类比。

　　罗杰斯使用了针对"个体内联系"的反馈方法，把"后果"作为反馈焦点，使马克情况中的"一般性想法"、"自我评价"、"情绪"、"行动"和"意图"等具体要素之间的联系显现出来。把"差别/不一致性"作为反馈焦点，以探查和弄清马克内心的冲突。同样，罗杰斯使用了针对"个体间联系"的反馈方法，把"比较/对照"类作为反馈焦点，以便更好地理解马克的观点和其他人的观点。这两种反馈在很大程度上是一样的。罗杰斯使马克注意到各种差别和不一致性，即他内心的感受与他在现实生活中所扮演的角色是不一致的；一个人身在南非和不在南非时，他对南非形势的看法是有差别的；由于自己在为一个邪恶制度工作而视自己为坏人，下班后在自己的小天地里生活而视自己为好人，这种不一致性导致了心理冲突。

　　马克个案的谈话记录中，完全没有表现"一般性干预"的特性；这与罗杰斯的非指导性治疗思想是一致的。"一般性干预"通常表现为一些指导性治疗策略，例如：鼓励来访者在两次面询之间进行某些活动、向来访者提供某些信息，或向来访者指明他可能去做的选择。这些在罗杰斯的谈话中都没有出现。但有趣的是，在他的37回反馈中，有11%都涉及"现实/非现实"问题；而这部分正是认知－行为治疗理论中的一种典型策略，即让来访者能够将自己的主观体验与客

观的现实进行对照。在认知－行为治疗理论中，治疗师要主动对来访者的那些
扭曲的思想提出怀疑，教会他们重建认知结构的方法，甚至给他们布置作业，让
他们练习使用这些方法（Beck & Weishaar，1989）。当然，罗杰斯所采用的对"现
实／非现实"的反馈与这种认知－行为治疗策略是不同的。他并不是在使用这
种策略，而只是跟着马克的思路走，在马克说自己不得不给人以"假象"的时候，
提出了这一问题。

　　这次谈话中，罗杰斯在大量时间里的注意力都集中在"时间段"上，其中，
大部分时间他所关注的都是马克"当前"的体验。之后，马克谈到自己对将来的
恐惧，因为他不知道如果被压迫者掌权后将会发生什么事情，下一代人将会怎样
看待他。此时，罗杰斯把反馈的焦点转到了"未来"。面询结束前，马克不再继
续探索自己的内心冲突和恐惧等问题，把话题转向对罗杰斯在治疗中的表现进
行评价，并提出了自己对罗杰斯本人的看法。但这是一种很特殊的情况，在一般
的面询中并不多见。

其他可行的治疗方法

　　作为一位来自美国的访问学者，面对的是马克因自己为南非政府工作而感
到的两难处境，这一次观摩性面询对罗杰斯的难度是非常大的。马克在为那样
一个压迫人民的政府工作，而当时南非的社会体制是其他国家的人民不能接受
的，并且在价值观上也是不能认同的，对此罗杰斯一定有他自己的观点，这是毫
无疑问的。因此，他不得不考虑深入讨论马克两难处境的影响问题，其中包括对
马克本人的影响、对观众的影响、对罗杰斯本人的影响以及各方的相互影响问题。
他必须要考虑：首先，人们对这个问题在情感上的敏感性；其次，谈论这个话题
对"自我"可能造成的威胁；此外，这次观摩性面询有时间限制；那么，能不能鼓
励马克去探索自己的感受？对问题的探索可能深入到一个什么程度？在这些南
非听众中，有的人也和马克一样，在政府中任职，在这种环境中进行观摩性面谈
的效果是难以预测的。然而，罗杰斯营造出了一种热情的、支持性的和共情的
谈话氛围，这一点足以证明罗杰斯的个人魅力和他的治疗风格的力量。

　　马克的问题是一个严重的思想混乱和价值观冲突的问题。每当面对价值观
冲突时，马克就会感受到内心里的混乱和极大的痛苦，这使他极力回避那些混乱

和冲突的情绪体验。罗杰斯把马克的注意力从道德观和心理冲突的问题转到自我评价的问题，这样就使马克能够看到自我中一些以前被自己否定的、自己感到无法接受的部分，减弱了他孤立的感觉，并且开始对自我中分离的部分进行整合，并增强重新整合后的自我感。罗杰斯假设，如果马克能够接受自己并根据内在参照系行动，他就会更加肯定自己的价值观，从而使他能够根据自己新整合的信念体系进行决策。罗杰斯的目的，并不是期望马克能够通过这次谈话做出"最佳的"或是"正确的"的决定，而是要帮助他找到真实的自我。罗杰斯认为，这个寻找自我的过程始于那次观摩性面询，而后持续了数年之久。我们都了解到了马克经历的过程。在理论意义上，罗杰斯的个人成长原则虽然没有在他对马克的面询中得到体现，但还是在马克后来的变化中发挥了有效作用。

毫无疑问，这次30分的观摩性面询对马克产生了深刻的影响。3年之后，马克仍然在继续进行对自我的深入分析。尽管如此，这个案例也暴露出了非指导性治疗方法中的问题，包括"自我感"在来访者的变化过程中的核心作用问题，以及非指导性治疗方法本身的一些局限性。罗杰斯认为，自我感是心理变化的核心机制，因此，罗杰斯决定去探查马克的自我感，而不是消除他在价值观和信仰方面的疑虑。罗杰斯认为，不论个人成长的过程还是在治疗中出现变化的过程，都是在一个人形成的坚定的内在发展取向和以此为基础的自我感和价值观的作用下发生的（Raskin，1948）。在马克个案中，罗杰斯对自我评价的关注明显地反映了他的这种观点。

与此不同的一种观点认为，治疗师可以更加直接地把反馈焦点集中在来访者僵化的知觉、扭曲的思维、混乱的价值观以及有问题的行为举止上，以达到两方面的目的，即改善来访者的自我感和矫正其对自己某些经历的困惑性反应。这一观点与认知－行为治疗理论的思想是一致的。认知－行为治疗理论认为，来访者的心理变化要通过学习才能产生，学习包括更加准确地认识这个世界的过程、对自己的思想进行重新评价的过程和学会更具适应性的行为方式的过程。因此，一种更加积极的自我评价是认知与行为变化的结果，而不是引起这些变化的原因（Goldfried & Robins，1983）。把罗杰斯的做法与认知－行为治疗师的做法进行比较会很有趣。我们使用这一编码系统分析了贝克（Aaron Beck）所作的一次观摩性面询（Goldsamt，Goldfried，Hayes，& Kerr，1992）。贝克面对的是一位抑郁的来访者，他觉得自己毫无价值，没有人喜欢自己。编码分析结果发现，在贝克的全部反馈中只有10%是对来访者自我评价的反馈。与之不同的是，罗杰斯对马克"自我评价"的反馈则占了27%。虽然罗杰斯和贝克的这两次观摩性面询中的来访者不同，问题的性质也不一样，但从理论上讲，这两名治疗师所运用的一般性策略还是比较一致的。

与罗杰斯相比，认知－行为治疗师会更多地采用指导的方法。认知－行为治疗理论认为，适应不良是由于一个人学会了错误的思维方式或行为方式造成的，而纠正和改善这方面问题的方法就是要教来访者学会正确的认知方式和行为方式。罗杰斯的假设是，一旦个体心中生成了一种评价和价值判断的内控点，就能够使其在个人成长过程中完成自我纠正。认知－行为治疗理论的假设是，要想使来访者产生变化，最为快捷的道路就是教他们学会新的思维技巧，如果没有新的学习，变化就不会出现，或是要等待较长时间才能出现，而这种等待是没有必要的。通过治疗师与来访者的合作，可以打破旧有的思维模式，代之以有助于来访者成长的新模式。来访者需要在治疗中和平时生活中实践和练习，努力掌握这些新东西（Arkowitz & Hannah，1989；Beck & Weishaar，1989）。

与罗杰斯在马克个案的做法相比，贝克在面询中对"治疗中"时间段的关注是罗杰斯的两倍，原因是他在治疗过程中一直在教来访者如何检查和应对自己的消极想法（Goldsamt et al.，1992）。认知治疗中所采用的方法之一，就是教来访者对自己的主观看法与更加客观的看法进行比较；这就是我们编码系统里"一般性干预"部分中所指的"现实／非现实"的比较。在贝克的治疗中，他运用这种策略的频率几乎是罗杰斯的两倍。这种方法可以用来帮助那位心情抑郁的来访者解决问题，同时，需要通过练习才可能掌握这种方法，因此，贝克鼓励来访者在两次面询之间尝试运用这种方法；这就是我们编码系统里"一般性干预"部分中所指的"鼓励的活动"。贝克运用这种鼓励性干预的频率也比罗杰斯高。罗杰斯非常重视马克的自我评价、情绪与行动之间的联系，然而，贝克在治疗中对这些因素之间联系的反馈频率还要高出一两倍。在认知－行为治疗理论中，非常强调这种成分之间的相互作用关系，因此，治疗师所关注的重点与这种理论是一致的。与罗杰斯不同的是，贝克几乎从不使用有关联系的信息（如"个体内联系"部分中的"差别／不一致性"和"个体内联系"部分中的"比较／对照"）去探查、澄清或区别问题所在的环节。此外，贝克并不像罗杰斯那样关注来访者从"外在"观点取向到"内在"观点取向的变化过程，因此，他对其他人（如"所涉及的人"部分中的"熟人、陌生人或其他人"）作用的重视程度也远不如罗杰斯。

一位使用认知－行为方法的治疗师也会注意到马克需要认可和支持，并注意到他的感觉，即马克担心由于自己在为这个不公正的国家制度工作而成为一个坏人。正如罗杰斯所做的那样，认知－行为治疗师也会帮助马克去认识自己，并且告诉他，他不会仅仅因为在政府中工作就是坏人，而且，有大量的事实证明他是一个好人。使用认知-行为方法治疗师会简单说明这一点，以便使马克有一种得到支持的感觉，而且会减少因为怕自己成为坏人并遭人谴责而产生的忧虑。在这种支持下，马克会开始探讨在南非的社会政治形势下的价值观和思想。一旦这些问题中的一部分能够得到澄清，治疗师便可以开始对马克的（通过学习形成的）价值观进行仔细检查，分析这些价值观是不是正当的，是不是与他的信仰相一致，看这些价值观是不是未经过认真检查就被作为真理而接受了。罗杰斯在治疗中使用的一种方法，是把"内因"决定的自我观和"外因"决定的自我观区分开来。上述的认知－行为治疗策略与罗杰斯的方法在目的上是相似的，差别在于认知－行为治疗可能会更多地使用主动的假设－检验，而不是等待来访者自己去探索，让他们自己去把问题想清楚。假如是由一位使用认知－行为方法的治疗师来面询，他可能会对治疗期间进展做一个总结，鼓励马克继续采用某些策略，最终使马克以一种解决问题的态度对待生活，并对自己的价值观有一个更加明确的认识。认知－行为治疗师认为，这种方法会更有助于马克这样的来访者解决他们的心理冲突问题，而且，会比罗杰斯的让来访者自己探索和非指导性的方法效果更快，能够帮助他们更早地从困境中走出来。

尽管马克至少在随后3年的时间里继续进行着自我探索，但在他给罗杰斯的信中却没有提到他在对价值观的思考中到底有什么感悟，只是提到了诸如理想丧失、被别人控制以及被这个制度吞噬的感觉。尽管马克觉得对自己有了更多的了解，感到自己更有活力，但他似乎还是没有找到一个有效的、解决内心冲突的办法。他仍然在政府部门供职，而他对这个政府的价值观持反对态度。马克的自我认可度有了提高，但是，他似乎还没有弄清楚自己的价值观到底是怎样的，怎样才能在生活中使自己的所作所为与价值观保持一致。

另外，还有一种能够帮助解决马克摆脱两难困境的治疗方法，那就是运用格式塔治疗方法。通过使用格式塔治疗中的双椅技术（the Gestalt two-chair technique），可以从两个不同方面探查马克矛盾的想法，一方面认为自己在政府工作是有价值的，另一方面认为自己是一个邪恶制度中的一员。假如能让这两方面的理由直接交锋，人的看法会变得越来越明确，对内心感受的探索更加深入，这些会有助于马克的更深层次的变化。从理论上讲，这样的心理冲突得到明确后，来访者就能够逐渐把这两个方面的自我整合起来（Greenberg，1984）。使用这种方法也可以达到罗杰斯的目标，即把马克的外在价值体系与他个人的内在感受进行对比，最终将破碎的自我感整合起来。实践证明，双椅技术是一种解决心理冲突的有效策略（Clarke & Greenberg，1986），并且，最好能够与认知-行为疗法结合使用，达到促进来访者转变的目的（Goldfried，1988；Goldfried & Hayes，1989；Robins & Hayes，1993）。同样，这种技术也可以成为来访者中心治疗的辅助方法，促进来访者对自我的探索对外在观点和内心想法的比较。

结论

罗杰斯对心理治疗进行研究持续了数十年。有趣的是，我们今天能有机会仿照他的研究模式并以他的一次面询为样本进行研究。我们观察的角度与罗杰斯有所不同，因为我们并不是要研究来访者在治疗中的反应，也不是研究使用来访者中心疗法的治疗师的态度，我们所要观察的是治疗师在与来访者谈话过程中实际做了些什么。通过对马克个案的分析，我们可以看到罗杰斯所关注的方面有哪些，他不太关注的方面有哪些，并且可以对他的治疗策略进行更为一般性的讨论。使用同样的编码系统，我们对罗杰斯的这次观摩性面询进行了编码，也对一位认知-行为治疗专家的一次观摩性面询进行了编码，这就使我们可以对这两次面询中所使用的策略进行比较。心理治疗需要在博采众长的基础上才能发展。我们的编码系统为分析各种不同的治疗案例提供了一个通用表达系统，使我们能够分析和比较基于不同理论的治疗方法之间的相同之处和不同之处。

参考文献

Anderson, W. (1974). Personal growth and client-centered therapy: An information processing view. In D. A. Wexler & L. N. Rice (Eds.), *Innovations in client-centered, therapy.* New York: Wiley.

Arkowitz, H., & Hannah, M. T. (1989). Cognitive, behavioral, and psychodynamic therapies: Converging or diverging pathways to change? In A. Freeman, K. Simon, L. Beutler, & H. Arkowitz (Eds.), *Comprehensive handbook of cognitive therapy.* New York: Plenum.

Beck, A. T., & Weishaar, M. (1989). Cognitive therapy. In A. Freeman, K. Simon, L. Beutler, & H. Arkowitz (Eds.), *Comprehensive handbook of cognitive therapy.* New York: Plenum.

Clarke K. M., & Greenberg, L. S. (1986). Differential effects of the gestalt two-chair intervention and problem-solving in resolving decisional conflict .*Journal of Counseling Psychology, 33,* 11-15.

Goldfried, M. R. (1988). Application of rational restructuring to anxiety disorders. *The Counseling Psychologist, 16,* 50-68.

Goldfried, M. R., & Hayes, A. M. (1989). Can contributions from other orientations complement behavior therapy? *The Behavior Therapist, 12,* 57-60.

Goldfried, M. R., Newman, C. F., & Hayes, A. M. (1989). *The Coding System of Therapeutic Focus.* Unpublished manuscript, State University of New York at Stony Brook, Stony Brook, NY.

Goldfried, M. R., & Robins, C. J. (1983). Self-schema, cognitive bias, and the processing of therapeutic experiences. In P. C. Kendall (Ed.), *Advances in cognitive-behavioral research and therapy* (Vol. II). New York: Academic Press.

Goldsamt, L. A., Goldfried, M. R., Hayes, A. M., & Kerr, S. (1992). Beck, Meichenbaum, and Strupp: A comparison of three therapies on the dimension of therapist feedback. *Psychotherapy, 29,* 167-176.

Greenberg, L. S. (1984). A task analysis of intrapersonal conflict resolution. In L.

N. Rice & L. S. Greenberg (Eds.), *Patterns of change: Intensive analysis of psychotherapy process.* New York: Guilford Press.

Raskin, N.J. (1948). The development of nondirective therapy. *Journal of Consulting Psychology, 12,* 92-110.

Raskin, N.J. (1985). Client-centered therapy. In S. J. Lynn & J. P. Garske (Eds.), *Contemporary psychotherapies: Models and methods.* Columbus, OH: Charles E. Merrill.

Rice, L. N. (1974). The evocative function of the therapist. In D. A. Wexler & L.

N. Rice (Eds.), *Innovations in client-centered therapy.* New York: Wiley.

Robins, C. J., & Hayes, A. M. (1993). An appraisal of cognitive therapy. *Journal of Consulting and Clinical Psychology, 61,* 205-214.

Rogers, C. R. (1983). *Freedom to learn* (Rev. ed.). Columbus, OH: Charles E. Merrill. Rogers, C. R., & Stevens, B. (1967). *Person to person: The problem of being human.*

New York: Simon & Schuster.

Wexler, D. A. (1974). A cognitive theory of experiencing, self-actualization, and therapeutic process. In D. A. Wexler & L. N. Rice (Eds.), *Innovations in client-centered therapy.* New York: Wiley.

Wexler, D. A., & Rice, L. N. (Eds.). (1974). *Innovations in client-centered therapy.* New York: Wiley.